TRAITÉ CLINIQUE

# HYGIÈNE

*Enlever la Couverture*

# DE L'ENFANCE

6820

PAR

## Le Dr Jules UFFELMANN

À L'USAGE DES ÉTUDIANTS, DES MÉDECINS, DES CONSEILS D'HYGIÈNE
ET DES ÉTABLISSEMENTS D'INSTRUCTION PUBLIQUE

TRADUCTION

PAR

## Le Docteur G. BOEHLER

Secrétaire de la rédaction de la *Revue mensuelle des Maladies de l'Enfance*
Médecin de la Compagnie des chemins de fer de l'Ouest.

AVEC 10 FIGURES DANS LE TEXTE

PARIS

G. STEINHEIL, LIBRAIRE-ÉDITEUR

2, RUE CASIMIR-DELAVIGNE, 2

1889

TRAITÉ PRATIQUE

# D'HYGIÈNE

## DE L'ENFANCE

# TRAITÉ PRATIQUE

# D'HYGIÈNE

# DE L'ENFANCE

PAR

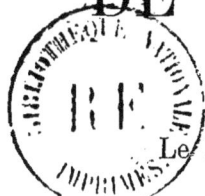

Le Dr JULES UFFELMANN

A L'USAGE DES ÉTUDIANTS, DES MÉDECINS, DES CONSEILS D'HYGIÈNE
ET DES ÉTABLISSEMENTS D'INSTRUCTION PUBLIQUE

TRADUCTION

PAR

## Le Docteur G. BOEHLER

Secrétaire de la rédaction de la *Revue mensuelle des Maladies de l'Enfance*
Médecin de la Compagnie des chemins de fer de l'Ouest.

AVEC 10 FIGURES DANS LE TEXTE

PARIS

G. STEINHEIL, LIBRAIRE-ÉDITEUR
2, RUE CASIMIR-DELAVIGNE, 2

1889

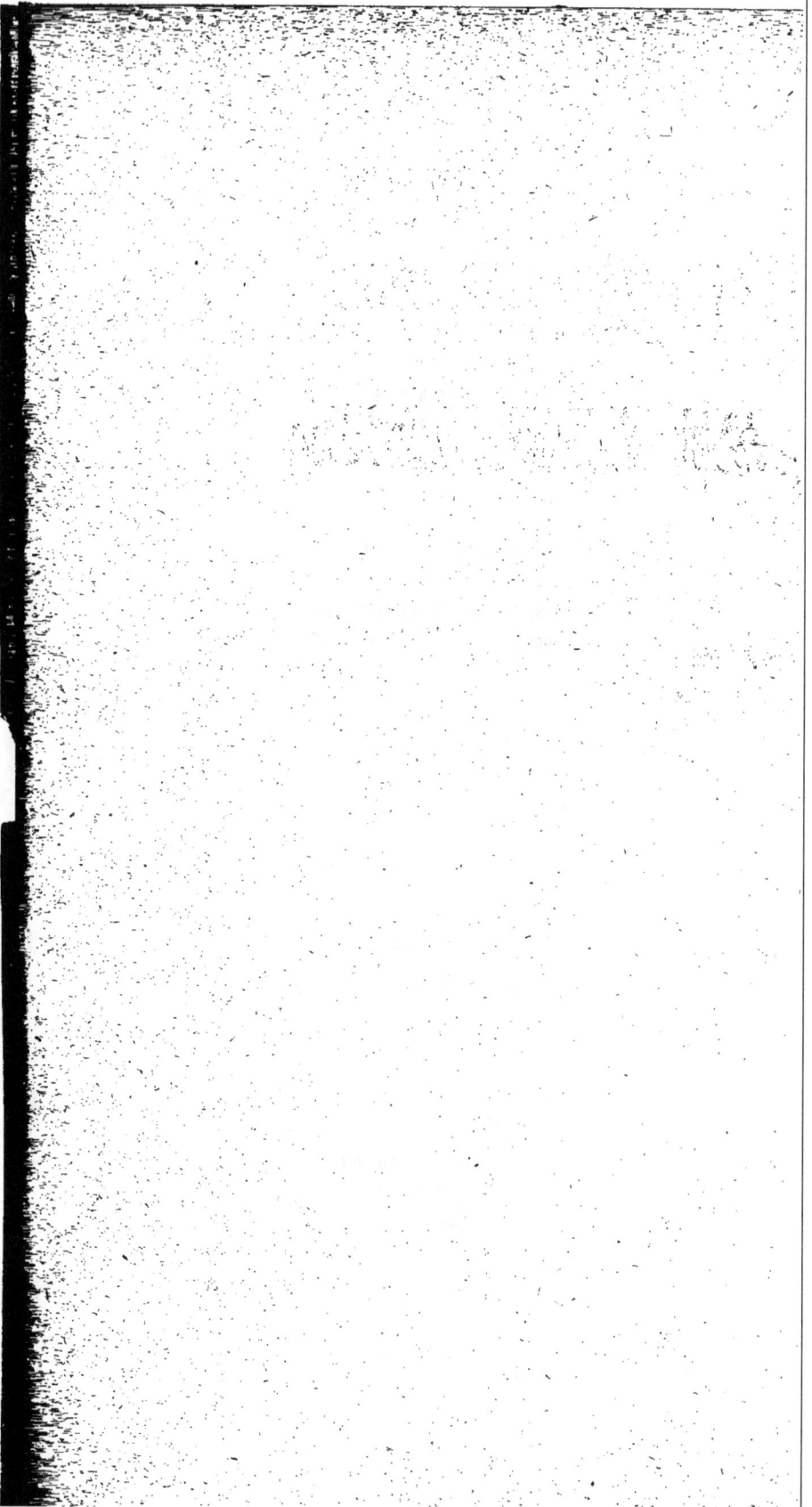

# PRÉFACE

L'hygiène *générale* de l'enfant, depuis sa naissance jusqu'à l'âge de la puberté, présente un intérêt incontestable. Cependant elle n'avait pas encore été exposée d'une façon scientifique jusqu'à ce jour. J'ai essayé de combler cette lacune. Le cadre que je me suis tracé comprend l'histoire de l'hygiène infantile, la mortalité et la morbidité de l'enfance, l'étiologie générale des maladies de cet âge.

Pour ce qui concerne les différentes branches de l'*hygiène privée*, j'ai toujours pris pour point de départ de ce travail la physiologie de l'enfant. Je traiterai successivement de l'alimentation, des soins généraux, de l'habitation, de l'hygiène des organes de la respiration et de celle du système osseux et musculaire, du sommeil, de l'hygiène des sens, de la santé morale, ainsi que des habitudes nuisibles à la santé des enfants.

L'*hygiène publique* s'occupe particulièrement des mesures sanitaires applicables à tous les enfants en général, puis des mesures de préservation pour les différentes classes d'enfants, les enfants des écoles, des fabriques et des ateliers, les enfants des classes pauvres, les enfants trouvés, les enfants confiés à la garde d'étrangers, les enfants abandonnés, les

enfants des crèches, les jeunes détenus, les enfants qui se
trouvent en voyage et enfin les enfants malades.

Mon but principal a été de donner aux élèves en médecine
et aux médecins eux-mêmes, aux agents sanitaires et aux pédagogues, un exposé précis, reposant sur des données posi-
tives de tout ce qu'il importe de savoir sur les soins à donner
aux enfants. L'avenir du livre montrera si le but que je me
suis proposé a été atteint.

# TABLE DES MATIÈRES

# PRÉLIMINAIRES

L'*hygiène infantile* a pour objet de développer et de protéger la santé corporelle et intellectuelle des enfants. Elle doit par conséquent ne pas se contenter d'enseigner de quelle façon l'organisme de l'enfant peut être amené à un développement aussi complet que possible, mais encore indiquer les dangers qui menacent cet organisme et les moyens les plus certains de les éviter.

L'importance pratique d'un semblable enseignement n'échappe à personne; car les enfants sont l'orgueil et la joie de la famille. Le désir le plus ardent de leurs parents est de les voir devenir des individus sains et robustes, des soutiens de leur vieillesse. C'est sur eux aussi que repose l'avenir de l'État, dont la grandeur et la puissance, la prospérité et la force sont d'autant plus solidement établies que ses citoyens sont plus sains de corps et d'esprit. Mais c'est dans la jeunesse que se préparent la force et l'énergie de l'âge mûr, car la constitution de l'adulte, sa force de résistance et son aptitude au travail dépendent avant tout de l'observation plus ou moins stricte qui a été faite des règles de l'hygiène pendant l'enfance.

L'inobservation des règles générales de l'hygiène pendant l'enfance a un contre-coup marqué sur toute la vie ultérieure

1

et trop souvent ses conséquences fâcheuses se font sentir jusque dans les générations suivantes. De là l'importance capitale de l'hygiène infantile, importance qui grandit encore par ce fait que l'organisme du tout jeune enfant est plus exposé que celui de l'adulte à de graves et nombreux dangers.

L'hygiène infantile se divise en *hygiène privée* et en *hygiène publique*. La première s'occupe des soins particuliers à donner à l'enfant en ayant égard aux circonstances spéciales dans lesquelles il peut se trouver ; la seconde traite, tout en se basant sur les données de l'hygiène privée, des soins à donner aux enfants en général ou à une classe particulière d'enfants, par exemple aux enfants pauvres, aux enfants confiés à des étrangers, ou occupés dans des fabriques ou des ateliers. Cette division a son importance, parce que la santé de toute une classe d'enfants demande des soins généraux dont il saurait à peine être question, lorsqu'il s'agit d'un enfant en particulier.

La branche d'enseignement qui nous occupe a son histoire, car elle est aussi ancienne que la médecine ; elle a ses auxiliaires : la statistique, l'étiologie des maladies et la physiologie. Bien des notions qui la concernent sont puisées dans l'hygiène en général ; mais vouloir la faire dériver entièrement de cette dernière, est chose aussi impossible que de faire dériver la pathologie de l'enfant de la pathologie des adultes.

# HISTOIRE DE L'HYGIÈNE INFANTILE

L'étude de l'histoire de l'hygiène infantile a une grande importance pour quiconque s'intéresse à la santé de la jeunesse. Elle nous fait assister au développement progressif de cette partie spéciale de l'hygiène qui a été fondée d'abord sur des notions empiriques auxquelles sont venues se joindre peu à peu des données scientifiques. Elle nous montre aussi toute la somme des résultats pratiques qui ont été obtenus de tout temps dans cette importante matière, et c'est là surtout ce qui fait l'intérêt de cette étude.

Il ne peut pas nous être indifférent de savoir par quels moyens les anciens peuples civilisés sont arrivés à fortifier leurs enfants, à former des jeunes hommes et des jeunes filles sains de corps et d'esprit. C'est particulièrement de nos jours qu'il importe de jeter un regard rétrospectif sur la méthode d'éducation si complètement développée dans la Grèce classique où régnait la plus heureuse harmonie entre la culture de l'esprit et celle du corps, et de puiser dans cette étude les renseignements qui nous sont indispensables.

Il n'est pas sans intérêt non plus de poursuivre à travers l'histoire l'étude des médications vicieuses et des préjugés qui ont été en vigueur aux époques les plus différentes, relativement à l'hygiène des enfants, et de passer en revue les diverses phases de la lutte que les médecins ont eu à soutenir à travers les siècles.

L'étude du développement progressif de l'hygiène publique
de l'enfance n'est pas moins instructive. L'histoire nous
apprend comment sont nés, se sont développés et perfectionnés les établissements et les institutions consacrés aux
soins de certaines classes d'enfants ; les orphelinats, les
dépôts d'enfants trouvés, les hôpitaux d'enfants, les crèches,
les salles d'asile, les asiles de scrofuleux, de rachitiques, de
convalescents, d'enfants arriérés, d'aveugles, de sourds-
muets ; elle nous renseigne aussi sur les progrès de l'hygiène
scolaire, sur l'assistance aux enfants occupés dans l'industrie
et sur la prophylaxie des maladies infantiles contagieuses.
Toutes choses, on le voit, utiles non seulement en théorie,
mais aussi dans la pratique ; importantes non seulement pour
les médecins, mais aussi pour les pédagogues. J'ose donc
espérer que le lecteur accueillera avec faveur les développements qui vont suivre.

### a. — *Histoire des résultats pratiques.*

On trouve déjà chez les anciens Égyptiens et chez les Indiens
les rudiments d'une hygiène de l'enfance. Les premiers
jugeaient par son odeur de la bonne qualité du lait de la mère
et mélangeaient le lait des animaux avec une décoction de
farine de blé, nourriture réputée chez eux comme très saine
pour les petits enfants.

Les Indiens qui avaient particulièrement souci de l'alimentation en général, possédaient des notions assez exactes sur
l'hygiène infantile. Le cordon ombilical était habituellement
lié à une distance de huit travers de doigts de l'abdomen et
fixé au cou. Les trois premiers jours de la naissance, l'enfant
prenait indépendamment du lait de la mère qui était encore
considéré comme impur, du beurre avec un peu de sel, ou du

miel. Voulait-on plus tard le confier à une nourrice, cela ne pouvait se faire que le dixième jour.

Après les quatre premières semaines, on donnait quelques sucreries à l'enfant et on le sevrait de bonne heure, vers l'âge de six mois, pour lui donner, à partir de ce moment, du lait et du riz et beaucoup plus tard, des viandes légères. Leurs prescriptions sur la manière de coucher, d'asseoir les enfants, sur leur habitation, leurs jeux et le séjour en plein air étaient très rationnelles. Ils avaient des lois précises sur l'époque à laquelle on pouvait se marier, le sexe masculin à 24, et le sexe féminin à 12 ans.

A l'apparition des maladies contagieuses, on isolait les enfants. L'inoculation de la variole a été connue et pratiquée de bonne heure. Les prêtres prenaient le pus de varioles artificielles et le frottaient, après l'avoir conservé un certain temps, dans des incisions du bras. De fait, il y avait donc chez les Indiens une hygiène infantile.

*L'éducation chez les anciens Grecs.* — Cela est vrai, à un degré bien plus élevé, des anciens Grecs. Chez eux, ce fut Licurgue, qui près de neuf cents ans avant l'ère chrétienne, introduisit par une législation sévère, une hygiène pratique de l'enfance. Les enfants nouveau-nés étaient portés devant les anciens qui avaient pour mission de contrôler l'état de leur constitution physique. Les enfants difformes ou chétifs étaient livrés sans pitié à la mort, parce que des individus dépourvus de santé ne pouvaient pas être utiles à l'État. Par contre, les enfants bien constitués étaient élevés avec grand soin, sans mollesse aucune toutefois. Dès l'âge de sept ans, ils étaient soumis à une éducation donnée par l'État, endurcis systématiquement, habitués à une nourriture et à des vêtements simples et formés à la gymnastique. Les filles même étaient obligées de prendre part à la course,

au tir de l'arc et au javelot. Tous les dix jours, on inspectait
la jeunesse pour s'assurer des résultats pratiques que l'on
attendait de ce système d'éducation.

Telle était la première éducation à *Sparte* ; il en était de
même, avec moins de rudesse et de sévérité toutefois, à
*Athènes* et dans les autres états de la Grèce. Néanmoins, on
savait aussi, dans ces derniers états, former les enfants et en
faire des hommes sains de corps et d'esprit, les moyens plus
doux y donnaient même des résultats plus brillants. Jusqu'à
l'âge de six ans, garçons et filles restaient exclusivement confiés aux soins de femmes qui les élevaient avec sollicitude,
mais sans mollesse. Les enfants nouveau-nés passaient d'abord
par un bain, ils étaient nourris soit par leur mère, soit par une
nourrice. On les emmaillotait, les couchait dans un berceau
en osier qui avait la forme d'une corbeille plate ou d'un soulier muni d'anses sur ses côtés. Le sevrage avait lieu beaucoup
plus tard que chez nous ; à partir de ce moment, l'enfant était
confié à une gardienne, au moins dans les familles aisées.

A sept ans commençait l'éducation proprement dite, reçue
pour les garçons en dehors de la maison, pour les filles au
sein de la famille. Les garçons étaient en général confiés à un
pédagogue jusqu'à l'âge de seize ans ; on leur enseignait la
lecture, l'écriture, le calcul, la musique, le dessin et surtout
la gymnastique. En effet, les Athéniens et les tribus qui leur
étaient parentes, cherchaient à développer l'esprit par le
corps, convaincus qu'ils étaient qu'un esprit sain ne pouvait
résider que dans un corps bien portant. Le but essentiel de
l'éducation athéno-grecque était de donner au corps une belle
attitude, d'imprimer de la grâce à chaque mouvement, de
développer le corps suivant une harmonie d'ensemble propre
à faire paraître dans l'individu toute la somme de force et
d'habileté, ainsi que de courage et de vigueur dont il était

capable. Si à Sparte on visait à endurcir le corps contre toutes les fatigues et toutes les douleurs, on poursuivait à Athènes un but plus élevé et plus noble; on voulait former le corps d'une façon harmonique qui eût de bons effets sur l'esprit lui-même. Et en effet, on put admirer chez ce peuple un degré peu ordinaire de force, d'adresse, de grâce et de dignité.

L'enseignement de la gymnastique était toujours donné en commun sur des places appropriées à cet usage, comme les palestres et les gymnases. Les palestres, si l'on veut établir une différence entre ces deux institutions, étaient en quelque sorte des établissements privés de gymnastique, destinés aux jeunes garçons ; les gymnases étaient des écoles publiques pour jeunes gens et adultes, entretenues soit par les deniers publics, soit par les largesses de particuliers dévoués à leur patrie. Les premiers aussi étaient plus petits et plus simples, car les élèves y apprenaient seulement les éléments de la gymnastique et n'y trouvaient pas l'occasion de s'instruire. Les gymnases au contraire, contenaient de nombreuses divisions : une salle pour les exercices du corps, une chambre pour les frictions à l'huile, une autre pour les aspersions de sable, les bains froids, les bains de vapeur, un vestiaire, une salle pour les jeux de balle, des galeries couvertes et en plein air pour les promenades et les courses. Les galeries étaient établies sur les côtés d'un carré ou d'un rectangle, le péristyle, et s'ouvraient sur ce dernier, tandis qu'extérieurement elles donnaient sur des exèdres munis de bancs et destinés à la conversation.

La plupart des gymnases étaient garnis de statues d'hommes célèbres, de princes et de généraux puissants, de vainqueurs illustres dans les jeux nationaux ; on y voyait aussi des tablettes en marbre ornées d'inscriptions élogieuses. A proximité des gymnases se trouvaient de frais bosquets où l'on pouvait se promener et se reposer.

Dans ces institutions qui existaient dans toutes les villes et
qui avaient un préposé, des maîtres, des inspecteurs, ainsi
que de nombreux domestiques, la jeunesse était instruite
par des maîtres spéciaux, les gymnastes. Les exercices du
corps, qui étaient soumis à des règles déterminées, avaient
lieu sous la surveillance du sophroniste, c'est-à-dire du surveillant dans l'ordre moral et pédagogique. On s'exerçait à
la course, au saut, au pugilat, à lancer des disques et des
dards, ainsi qu'à la nage et au jeu de la balle. Ce dernier exercice était spécialement recommandé par les médecins ; ils
le considéraient comme un jeu très favorable au développement de l'adresse du corps, et lui reconnaissaient en outre
une importance pédagogique considérable. Aussi s'y exerçait-
on, avec le plus grand zèle dans les palestres et les gymnases ; enfants, jeunes gens et adultes s'y livraient journellement,
même les jeunes filles et les femmes prenaient souvent part à
cet exercice auquel on avait trouvé de nombreuses variantes.

Ce qu'il y avait d'essentiel dans l'enseignement de tous
ces exercices, c'était, comme je l'ai déjà signalé, la méthode.
On visait simultanément à des buts hygiéniques, esthétiques
et éthiques ; on ne se proposait pas uniquement de développer les aptitudes militaires ; aussi, l'enseignement de la gymnastique était-il donné conformément à un plan déterminé et
avec la conscience du résultat supérieur auquel on tendait.

Dans les exercices corporels, on accoutumait l'enfant à
lutter et à vouloir avec persévérance, à combattre et à vaincre ;
en même temps, on l'habituait à obéir et à conserver sa présence d'esprit. D'autre part, la belle alternative du jeu et de
l'effort sérieux donnait de l'élasticité aux jeunes gens, en
sorte qu'ils étaient toujours prêts à déployer leur activité.

Telle était l'éducation chez les Grecs : ils cherchaient à
faire de leurs enfants des hommes sains, persévérants, réso-

lus, capables d'utiliser ensuite, dans la vie pratique, dans la paix comme dans la guerre, ce qu'ils avaient appris pendant leur jeunesse. En même temps, le développement de l'esprit n'était pas négligé. Seulement on procédait par une autre méthode et en partie aussi dans un autre sens qu'on ne l'a fait plus tard. L'important n'était pas d'apprendre beaucoup de choses, mais de former le caractère, le sentiment du beau, d'affiner les sens, d'aiguiser le jugement, de donner des idées généreuses, patriotiques, courageuses, de redresser les penchants inférieurs et égoïstes, la paresse, la grossièreté, les tendances vicieuses : c'était en un mot d'obtenir la santé et la vivacité intellectuelle. La fréquentation des gymnases où la jeunesse s'entretenait avec les hommes les plus instruits et les plus distingués était particulièrement propre à produire cet effet.

Malheureusement, les Grecs finirent par abandonner cette belle méthode de développement simultané du corps et de l'esprit. La corruption des mœurs fit oublier le principe : *tout pour l'éducation de la jeunesse*. La gymnastique devint de plus en plus de « l'athlétique » ; elle cessa d'être un moyen d'éducation : d'autre part, les jeunes gens s'amollirent comme les parents et c'est ainsi que la vie publique déclina rapidement de la grande hauteur qu'elle avait atteinte.

De tous les peuples de l'antiquité, les Grecs sont le premier qui ait organisé officiellement l'assistance des *orphelins*. On donnait à ces enfants un tuteur, *epitropos*, qui était chargé de veiller à leur entretien et à leur éducation ; le tuteur pouvait être mis en accusation, s'il ne remplissait pas ses devoirs. Les enfants qui avaient perdu leur père à la guerre étaient l'objet d'une sollicitude spéciale. L'État lui-même devenait leur tuteur, il les faisait entrer au *prytanée* ; ces enfants y restaient jusqu'à l'âge de vingt ans, ils y étaient nourris et instruits ; à leur sortie, l'État leur faisait cadeau d'un équipement militaire et les mettait en possession de la fortune de leur père. Cette institution fonctionna d'abord à Milet ; elle fut adoptée ensuite dans les états Grecs proprement dits, spécialement à Athènes. (Aristoteles Polit. II, 5. 4.) (1).

Nous nous sommes suffisamment étendu sur la façon dont on élevait et dont on formait la jeunesse chez les Grecs. Il nous reste à examiner comment on procédait chez l'autre grand peuple de l'antiquité : le peuple romain.

*L'éducation chez les Romains.* — On dit toujours qu'en vertu de la puissance paternelle, les Romains avaient le droit de décider, à la naissance d'un enfant, si cet enfant devait ou non être élevé. En vérité, le père n'avait que le droit de proposer l'exposition, si l'enfant était mal conformé, et le consentement des cinq parents les plus proches était nécessaire. On assure que c'était Romulus lui-même qui, par humanité, avait apporté cette restriction à la puissance paternelle. Lorsqu'on avait décidé l'exposition d'un enfant difforme et chétif, on le portait à la *Columna lactaria*, place où les personnes étrangères pouvaient le prendre pour l'élever. Ces nourrissons s'appelaient *Altelli.* Aux premiers temps de Rome, la mère nourrissait elle-même son enfant et ce n'est que lorsqu'il était élevé qu'elle le confiait à une institutrice capable, chargée de surveiller ses jeux et ses occupations en général. Plus tard, ce fut la mode chez les gens aisés, de faire venir des nourrices de loin et de leur abandonner l'enfant à elles et aux serviteurs. Déjà Quintilien se plaignait que de son temps la plupart des mères romaines négligeassent ce devoir sacré ; Plutarque mentionne ce fait

(1) Sur l'éducation des Grecs voir : GUHL et KONER, *Leben der Griechen und Rœmer*, 1864 — KRAUSE. *Gymnastik und Agonistik der Hellenen*, 1841. — CRAMER, *Geschichte der Erziehung u. d. Unterrichts*, 1832. I. Th.

que la femme de Caton l'Ancien nourrissait elle-même ses enfants ; c'était donc une exception. On mettait au cou des enfants des colliers assez larges pour qu'ils pussent les porter à la bouche, ces colliers composés de dents de chevaux ou de sangliers devaient faciliter la dentition. On se servait de l'amulette contre le mauvais regard.

L'éducation était privée ; le père et la mère se la partageaient. Il n'y avait pas d'éducation publique dans des établissements comme ceux des Grecs. On ne voulait pas, Cicéron le dit, d'une éducation réglée par des lois et commune à tout le monde. Du reste, dans les premiers temps, ce dont on se préoccupait surtout, c'était de former une race vigoureuse de corps et saine d'esprit. Toute mollesse était bannie.

On apprenait aux garçons à monter à cheval, à nager, à courir, à sauter, à lutter, à manier les armes : tous ces exercices avaient pour but de les rendre vigoureux et adroits. Le jeu de la balle était également en honneur. Mais tous ces exercices ne constituaient pas comme chez les Grecs un moyen d'éducation générale, un moyen de former et de développer simultanément les facultés intellectuelles. Les Romains n'ont jamais eu une idée aussi élevée de la gymnastique.

Les filles recevaient une éducation simple et pratique sous les yeux de leur mère. Elles apprenaient à filer, à tisser, à broder, mais on leur enseignait aussi la musique et la danse. Il est difficile de dire si l'on attachait un intérêt spécial à leur développement physique, mais il est de fait que déjà du temps de Térence et de Galien, les femmes avaient l'habitude de se serrer la taille et que déjà à cette époque on connaissait très bien les inconvénients de cette pratique. Dès l'âge de douze ans, les jeunes filles pouvaient contracter mariage, cependant l'âge ordinaire était de quatorze à seize ans.

Dans les *écoles*, l'enseignement était très souvent commun aux garçons et aux filles. L'école elle-même était installée soit sur une terrasse, soit à un rez-de-chaussée du côté de la rue dont elle n'était séparée que par un rideau, soit quelquefois même dans quelque boutique du marché. La classe commençait de grand matin, quelquefois même avant le jour. Les vacances d'été ne duraient pas moins de quatre mois. A l'époque de la République, Rome ne possédait pas de gymnases analogues aux gymnases grecs, mais il en existait dans diverses villes de la Grande Grèce : par exemple à Naples et à Tarente.

L'empereur Néron fut le premier qui fit construire un établissement de ce genre dans la capitale même ; mais il n'y introduisit pas la méthode grecque de gymnastique.

Telle était l'éducation de la jeunesse à l'époque des temps primitifs de Rome. Vers la fin de la République, lorsque l'ancienne simplicité des mœurs disparut, la jeunesse commença à s'amollir. Les parents cessèrent de surveiller attentivement leurs enfants ; ils n'eurent plus grand souci d'en faire des jeunes gens sains et vigoureux (Tacite). On appréhenda même les charges de l'éducation et le nombre des naissances diminua rapidement.

On distingue cependant un point lumineux parmi les ombres de cette triste situation de Rome à son déclin ; c'est le commencement de la sollicitude publique pour les enfants pauvres.

*Hygiène publique des enfants pauvres chez les Romains.* — Nerva fit le premier pas dans cette voie ; il ordonna que les garçons et les filles de parents nécessiteux seraient élevés aux frais du trésor public. Trajan alla plus loin encore. Il commença par faire admettre un grand nombre d'enfants pauvres dans la catégorie des personnes admises aux distributions de blé, c'est-à-dire dans la catégorie des personnes assistées par l'État. A Rome seulement, ces enfants s'élevaient au nombre de 5.000. En outre, il se procura des capitaux dans un grand nombre de villes au moyen de mesures fiscales et leurs revenus furent employés à soutenir des enfants pauvres (*pueri alimentarii*) soit directement au moyen d'argent, soit au moyen de vivres. Le bel exemple de ce souverain fut imité par un nombre assez considérable de particuliers, de là l'origine de fondations charitables (*pecuniæ alimentariæ*) telles que celle de Cælia Macrina de Pline à Comum, etc..

Cette œuvre de sollicitude pour les enfants indigents se poursuivit sous les successeurs de Trajan. C'est ainsi que Antonin fonda, comme on le sait, l'établissement de Faustine pour secourir les petites filles pauvres. Ce fut lui aussi qui le premier préposa des médecins spéciaux (*Archiatri populares*) au traitement des indigents. C'est d'Alexandre Sévère que date la *fondation Mammée* pour garçons et filles.

Constantin le Grand prescrivit aux communes par une loi spéciale, de nourrir tous les enfants pour lesquels les parents, par impuissance ou par négligence, ne faisaient pas le nécessaire ; il ordonna en outre, que ces malheureux fussent secourus sans délai, leur situation n'en comportant point. Justinien plus tard abrogea ce devoir des communes.

Ce même Constantin édicta en 318, une loi qui punissait de mort l'infanticide ; Valentinien, Valens I<sup>er</sup> et Gratien renouvelèrent cette loi en visant spécialement l'exposition des enfants.

*Éducation physique chez les anciens Allemands.* — Les premiers Allemands avaient une postérité forte et nombreuse. Avoir beaucoup d'enfants passait pour un honneur et non pour une charge. Les mariages n'étaient pas conclus de bonne heure, mais la fidélité entre époux était strictement obser-

vée. Ces deux circonstances devaient être profitables à la
santé des enfants. Ce qui était encore plus utile, c'est que la
mère les nourrissait elle-même, comme les auteurs romains
nous le rapportent et qu'après les avoir nourris, elle les gar-
dait auprès d'elle se constituant leur protectrice contre les
nombreux dangers auxquels est exposée la jeunesse. Les garçons du reste étaient exercés de bonne heure à la natation, à
la lutte, à l'équitation, aux exercices militaires, aux travaux
des champs ; quant aux filles, on les élevait à la maison de
manière à préserver leur innocence.

Une coutume spéciale aux Germains, c'était de plonger les
nouveau-nés dans l'eau froide, coutume insoutenable au point
de vue hygiénique, ainsi que le reconnaissait déjà Galien, qui
dans sa dissertation « de sanitate tuenda » en signalait les
dangers.

Chez les anciens Allemands, comme chez presque tous les
peuples à un degré de civilisation inférieur, le père avait le
droit de ne pas laisser vivre son enfant. Mais dès que celui-ci
avait absorbé si peu de nourriture que ce fût, par exemple
une goutte de miel ou de lait, ou dès qu'il avait poussé des
cris, le père ne pouvait plus faire usage de son droit d'exposer ou de tuer son enfant.

Dans les tribus germaniques du Nord, le père perdait ce
droit dès que l'enfant avait été aspergé avec de l'eau. Du reste,
on n'exposait, paraît-il, que les enfants difformes, les enfants
qui étaient nés en un jour néfaste et ceux au sujet desquels
avaient été faites de fâcheuses prédictions (1).

Pour les orphelins, on choisissait dans la famille un tuteur
qui devait veiller à ce que l'enfant fut nourri et soigné. La

(1) Voir GRIMM, *Rechtsalterthümer*, p. 457. — ROCHHOLZ, *Deutscher Glaube und
Brauch im Spiegel der heidnischen Vorzeit.* — HABERLAND, *Der Kindermord als
Volkssitte.* Im « Globus », 1880.

famille elle-même constituait une sorte de conseil de tutelle qui avait le droit et le devoir de contrôler le tuteur.

Voilà le résumé de ce que l'histoire des nations les plus considérables de l'antiquité, nous a transmis au sujet de sa sollicitude pour la population infantile. Examinons maintenant ce que l'on a fait pour les enfants au moyen âge.

*Sollicitude publique pour les enfants au moyen âge.* — Personne ne s'étonnera que le christianisme, en se consolidant et en se propageant, ait suscité un plus vif intérêt en faveur des orphelins et des enfants pauvres. L'amour actif, prêché dans la nouvelle doctrine, devait s'adresser tout d'abord aux abandonnés et aux malades. Aussi, dans toutes les communautés chrétiennes, cette sollicitude ne tarde-t-elle pas à se manifester avec éclat.

Lorsque quelques particuliers, comme par exemple la fille de Symmachus, Galla, se chargeaient d'enfants pauvres et d'enfants exposés, il ne s'agissait que d'un acte de charité qui se reproduisait fréquemment. Mais dès le Ve siècle, l'Église elle-même, avait organisé l'assistance des enfants trouvés.

A Trèves, Angers, Arles, Mâcon et Rouen, ainsi que dans beaucoup d'autres villes de la région rhénane et de la Gaule, il y avait à cette époque, aux portes des églises, des cuves de marbres, (*conchæ marmoreæ*) destinées à recevoir les enfants abandonnés. Le marguiller, (*matricularius*) était chargé de les retirer, d'enregistrer la date de leur exposition et de leur chercher des parents adoptifs.

Mais déjà à cette même époque, il y avait dans d'autres villes, des établissements destinés à recevoir les enfants abandonnés. Les *bréfotrophies* sont, en effet, fameuses parmi les institutions de bienfaisance de l'époque de Justinien. Il est vrai que l'on n'a pas de dates bien précises, mais ce qui ne fait pas le moindre doute, c'est qu'en 787, l'archidiacre Datheus fonda à Milan une maison d'enfants trouvés et que l'existence de cet établissement inspira d'autres fondations analogues.

Parmi les plus célèbres, il faut citer celle de Montpellier 1070, celle de Marseille 1155, celle de Rome où se trouva le premier tour, 1204, celle de Florence 1317, celle de Nuremberg 1331, celle de Paris 1362, celle de Venise 1380. Leur nombre était devenu très considérable vers la fin du moyen âge, surtout dans les pays latins, en Italie, en France, en Portugal, tandis qu'en Allemagne, elles n'avaient pas acquis une extension analogue.

Au début, la plupart de ces établissements étaient sous la dépendance des évêques, lesquels nommaient les directeurs ou bréfotrophes. Il n'y avait alors d'assistance publique pour les enfants qu'à l'intérieur de ces établissements; ce ne fut qu'au siècle dernier que l'on recommença à pratiquer l'assistance au dehors (voir plus loin). Les évêques, étant les inspirateurs de la direction de cés maisons, donnaient eux-mêmes les instructions nécessaires et les règlements spéciaux. Il est enfin un fait qui mérite d'être mentionné : c'est que, dès le XIIᵉ siècle, il s'était constitué à Milan, une société pieuse dont le but était notamment de rechercher et d'élever lés enfants abandonnés.

De ce que primitivement l'Église assista les enfants abandonnés, il n'en faudrait pas conclure qu'elle ait toléré l'abandon. Loin de là, elle le punissait de ses peines les plus sévères. Mais, ni ses rigueurs, ni les rigueurs de la loi civile n'étant capables de l'empêcher, l'Église recueillit les enfants abandonnés et en organisa l'assistance.

D'autre part, le christianisme, en se préoccupant de soulager les pauvres, n'oublia pas les enfants pauvres. Dans beaucoup de localités, il y eut, dès une époque fort ancienne, des orphelinats dont les présidents, *orphanotrophi*, étaient généralement nommés par les évêques.

Ces orphelinats s'élevèrent d'abord en plus grand nombre en Orient, ainsi qu'en Italie et en France ; plus tard on en institua aussi en Angleterre, en Allemagne et dans les Pays-Bas ; ils étaient fondés ou par l'Église, ou par des princes et par la noblesse, ou par des femmes bienfaisantes. Un des premiers qui aient été fondés en Allemagne est celui du cloître de Wissembourg, au IXe siècle. On bâtit aussi des hospices pour les pauvres en général, et on admettait dans ces hospices les enfants aussi bien que les adultes.

Tel fut le célèbre *Orphanotropheum* de l'empereur Alexius Ier à Constantinople ; cet établissement construit à l'époque de la première croisade, n'était pas un orphelinat proprement dit, mais une grande maison de pauvres, destinée aux indigents de tout âge et de toute religion. Je ne puis oublier, enfin, que la fondation des premiers hôpitaux remonte à cette époque où les sentiments humains du christianisme prédominèrent sur le paganisme.

Dès la fin du IVe siècle de l'ère chrétienne, Fabiola à Rome aurait bâti un hôpital sur le modèle des hôpitaux édifiés peu de temps auparavant à Bésarée et à Jérusalem. Ce qui est sûrement constaté, c'est la fondation de celui de Monte Cassino en 529, de celui de Cremone en 680, de celui de Lucques en 729. Au IXe siècle, il y avait, rien qu'à Rome, vingt hôpitaux et hospices, où l'on admettait et soignait sans doute aussi les enfants pauvres.

En Allemagne, les premiers hôpitaux ont été fondés peu de temps après le concile d'Aix-la-Chapelle (816), où il fut recommandé aux évêques de construire, non seulement des églises mais encore des asiles pour les pauvres et pour les malades.

Ces asiles s'élevèrent plus nombreux après l'époque des croisades, grâce surtout à l'initiative des ordres hospitaliers. Nous savons qu'il existait un hôpital de pauvres, au IX<sup>e</sup> siècle à Wurzbourg, qu'il en existait un à Constance au X<sup>e</sup> siècle. On fonda l'hôpital d'Eichstædt en 1091, l'hôpital Egdius à Bamberg en 1120, l'hôpital de la Sainte-Croix à Augsbourg en 1136, l'hôpital Elisabeth à Marbourg en 1229. A peu près à la même époque furent bâtis les premiers hôpitaux de Vienne, un hôpital à Mayence et plusieurs autres.

La plupart de ces hôpitaux étaient destinés aux pèlerins, aux lépreux et aux infirmes ; dans quelques-uns d'entre eux on recevait aussi des enfants. Ainsi les chroniques font mention d'un hôpital, de München-Schwabing qui avait une chambre réservée exclusivement aux enfants malades. Les hôpitaux de Vienne, au XIII<sup>e</sup> siècle, admettaient les malades, sans distinction de patrie ni d'âge. Mais en général l'assistance des enfants pauvres, dans leurs maladies, était fort défectueuse.

Les Béguines avaient souvent, dans leurs couvents, une infirmerie spéciale ; une de leurs obligations était d'élever les enfants pauvres, surtout les orphelins, et de secourir les enfants malades. Il y avait aussi beaucoup de femmes pieuses qui prenaient soin des petits enfants ; mais il est évident que dans ces conditions, il n'existait pas de mode de traitement systématique pour les enfants malades.

*Hygiène scolaire au moyen âge.*

Pour ce qui concerne les écoles à cette époque, il n'y a que peu de chose à dire sur leur hygiène. Au VI<sup>e</sup> siècle, les premières écoles chrétiennes furent installées dans les cloîtres des Bénédictins. Les enfants y étaient admis de leur cinquième à leur quinzième année. Ils y étaient instruits, logés, soignés, habitués à l'obéissance, à l'ordre, à la ponctualité. La vie y était dure, morne, empoisonnée par des peines sévères, qui ne consistaient pas seulement dans les mauvais traitements, mais aussi dans la réclusion et la privation de nourriture.

Les écoles de cathédrale s'ouvrirent un peu plus tard. Les règles canoniques de Chrodegang, de Metz (742-766), qui ont favorisé le développement des écoles, nous donnent quelques détails sur ce sujet. Le chapitre 48 « *de pueris nutriendis et custodiendis* » nous apprend que les écoliers y étaient également logés et soignés.

Le règlement recommande aux directeurs ecclésiastiques de tenir la jeunesse qui leur est confiée, sous une discipline rigoureuse, pour qu'elle ne soit pas entraînée à la dissipation et aux vices. Mais celui à qui sont confiés l'enseignement, les soins et la surveillance, doit être prudent quand il administre des châtiments corporels ; s'il blesse un écolier il sera destitué. Les boissons et les aliments, soigneusement réglés, étaient en général très simples ; un silence absolu devait régner pendant les repas. La gymnastique était exclue de l'enseignement, parce que dans l'opinion du clergé elle visait à des avantages extérieurs et par conséquent secondaires.

Au VIIIe et au IXe siècle, Charlemagne encouragea particulièrement le développement des écoles. Il en fonda un grand nombre surtout dans les cloîtres et les établissements religieux ; il y fit recevoir des enfants de toutes les conditions, ils apprenaient la lecture, l'écriture, le chant, la langue latine ; ils étudiaient la Bible et les pères de l'Église. La discipline dans ces établissements était excessivement rigoureuse ; c'était à coups de bâton que les maîtres réclamaient

l'ordre et l'obéissance. Très souvent on punissait les enfants
en les fouettant après les avoir deshabillés et attachés à une
colonne. Les chroniques spéciales de l'époque retentissent
de plaintes sur la gravité des punitions scolaires. Le *Schwa-
benspiegel* contient une loi qui défendait aux maîtres de donner plus de douze coups de verge de suite à leurs élèves.

Même au XVᵉ siècle, il n'y avait pas encore de locaux spéciaux pour les écoles. L'enseignement était donné dans la
maison des chanoines ou dans le bâtiment de l'Église collé-
giale, ou dans un local près du cloître. Les élèves étaient
logés ailleurs. On ne leur accordait pas de vacances régulières, en dehors des fêtes célébrées par l'Église et de certaines après-midi, qui étaient généralement au nombre de
deux par semaine.

Mais au moyen âge, nous trouvons déjà, à côté des écoles
savantes allemandes, des écoles populaires où l'on n'enseignait
qu'à lire, à écrire et à calculer. Les locaux étaient d'une simplicité extrême ; la lumière y arrivait parcimonieusement par
de petites vitres rondes ou en losange. Les enfants étaient
assis sur de petits bancs sans dossier et sans table. Ils avaient
leurs livres et leurs devoirs sur leurs genoux ; leur encrier
était suspendu à leur côté. C'est dans cette position qu'ils
lisaient et écrivaient. On ne se servait pas encore d'ardoises,
mais on avait des tablettes de bois, ou des plaques soit de
verre, soit de métal, enduites de cire, et l'on écrivait avec un
poinçon, terminé en haut par une lame plate. Le parchemin
était rare, et on ne s'en servait qu'avec ménagement. Les
garçons et les filles recevaient l'enseignement en commun,
généralement une heure ou deux par jour. Il n'y avait pas
d'inspection supérieure. Pouvait tenir école qui voulait.

A partir du milieu du XVᵉ siècle, des progrès commencè-
rent à se manifester dans les écoles supérieures ; ces progrès

réalisés par les *humanistes*, intéressent l'hygiéniste d'autant plus que dès lors la gymnastique fut remise en honneur. Ce fut d'abord en Italie que l'on recommença à pratiquer les exercices corporels. Ainsi on établit, à Mantoue et à Urbino, des maisons d'éducation où l'on enseignait non seulement les sciences, mais encore la gymnastique, la lutte, l'escrime, l'équitation, le tir à l'arc, le jeu de paume, afin que les jeunes gens devinssent vigoureux, souples et adroits. De l'Italie, cette nouveauté se répandit en Suisse, puis en Allemagne. Dans le « *Dialogus de gymnasiis* », un jeune garçon nous décrit ses exercices corporels à l'école : grimper à l'échelle, se suspendre à une corde oscillante, soulever des poids, courir en les portant, porter d'autres enfants sur son dos, etc. Il nous parle aussi de jeux auxquels les enfants se livraient à l'école, par exemple le jeu de Colin-Maillard.

Malheureusement, cette réforme devait bientôt disparaître ; vers le commencement du XVIIe siècle, les exercices gymnastiques furent abandonnés dans les écoles supérieures, bien qu'il ne manquât pas de personnes pour en proclamer la nécessité.

Un fait me paraît mériter une mention particulière, c'est que, pendant le moyen âge, il existait déjà en Italie des écoles de petits enfants. Elles avaient une grande analogie avec les *asiles modernes*. C'était les *scuole delle maëstre regionarie ;* elles étaient complètement indépendantes de l'autorité ecclésiastique ; on y recevait des enfants de 2 à 5 ans, on les nourrissait et on les instruisait. Ces établissements ont persisté jusqu'à ces derniers temps ; leur première origine est obscure.

Pour ce qui concerne l'éducation privée des enfants pendant le moyen âge, nous ne sommes renseignés que sur ce qui se passait dans les classes supérieures de la société.

Les fils de chevaliers recevaient une éducation, grâce à laquelle ils étaient souples et bien portants. De bonne heure, ils se livraient à des exercices fortifiants, équitation, natation, tir à l'arc, escrime et chasse, ainsi qu'à des jeux de guerre, tandis que l'enseignement scientifique n'était donné que mollement.

C'était une habitude générale, notamment après les croisades, de faire élever les garçons d'un certain âge, à la cour des princes ou des chevaliers de grande importance. Dès l'âge de sept ans, on emmenait les enfants dans une de ces cours. Ils devaient y apprendre d'abord les convenances, les usages et l'obéissance, s'endurcir, se fortifier. Dès l'âge de quatorze ans, ils recevaient l'épée, et à partir de ce moment, ils étaient obligés de prendre part aux exercices d'armes.

A l'âge de 21 ans, le jeune homme obtenait enfin la dignité de chevalier. Un extérieur agréable, une fière attitude, de l'adresse, telles étaient les premières qualités que l'on cherchait à faire acquérir aux jeunes gens. Pour adoucir leur caractère, on faisait en sorte qu'ils se trouvassent souvent dans la société de nobles dames et jouvencelles car on avait reconnu la haute influence que les femmes exercent sur le caractère et sur le cœur.

Il paraît du reste que, du moins dans les derniers siècles du moyen âge, la jeunesse des villes s'adonnait aux exercices corporels. Dans nombre de localités, on trouvait des places de récréation et de jeu, où les jeunes garçons, les adolescents et les adultes s'exerçaient, tous les jours et surtout les jours de fêtes, à lutter, à sauter, à courir et à jouer. (Ainsi la municipalité de Nuremberg fit l'acquisition d'une place pour cet usage, en 1484). Hermann von der Busche (1) nous apprend qu'à Cologne en 1508, la jeunesse ne passait pas ses moments

(1) Voir BINZ, *Die Leibesübungen im Mittelalter*, 1880.

de liberté dans l'oisiveté, mais se livrait aux exercices qui font honneur à un citoyen libre, qui trempent le corps et lui donnent la santé, tels que courir, sauter, nager, monter à cheval, tirer à l'arc jouer à la balle. Aeneas Sylvius nous rapporte une observation semblable concernant la ville de Bâle : il y a vu les jeunes gens s'exercer à la course, à la lutte, au tir à l'arc, au jeu de la balle. Malheureusement le zèle ne tarde pas à se refroidir, et déjà au XVIIe siècle on ne les pratique plus ; ou, du moins, il ne nous reste que peu de documents sur ces beaux exercices.

### *Hygiène privée au moyen âge.*

Pour le reste, on ne sait rien de précis au sujet de l'éducation physique des enfants, spécialement des enfants de la campagne, au moyen âge. Tout ce que l'on peut conclure des écrits des médecins qui vivaient vers le commencement des temps modernes, c'est qu'on avait abandonné quelques-unes des fâcheuses coutumes d'autrefois, comme celle de plonger les nouveau-nés dans l'eau froide, mais que par contre on en avait adopté beaucoup d'autres non moins déplorables. Nous allons voir en quoi elles consistaient.

A la fin du moyen âge, lorsque la médecine commença à sortir des ténèbres profondes dans lesquelles elle était confinée depuis des siècles, elle entraîna l'hygiène dans sa marche en avant. On exhuma les trésors enfouis dans les ouvrages des anciens et on en tira parti. Mais l'influence de la science sur la pratique dans ce sens étant encore excessivement faible, les améliorations ne pouvaient s'accomplir que très lentement. Leur nécessité du reste ne pouvait pas faire un doute.

A cette époque, on ignorait totalement les règles les plus

élémentaires de l'hygiène. Ainsi, pour ne citer que quelques coutumes, quelques-uns des préjugés courants, on serrait les nouveau-nés dans leurs langes au point de presque les immobiliser.

Dans beaucoup de contrées du sud de l'Europe, spécialement en Italie, régnait l'usage de faire brûler les enfants à la nuque par un barbier, immédiatement après le baptême ; on croyait les mettre ainsi à l'abri des coups de sang et des maladies mortelles.

Dans presque toute l'Europe, selon Scipio Mercurius, on avait l'habitude de suspendre au cou et au poignet des enfants des colliers et des bracelets formés de coraux attachés ensemble, « non pas seulement pour l'ornement, mais à cause de la force et de la vertu que donne le corail quand on le porte sur le corps, car il préserve de l'épilepsie, il empêche d'avoir peur du tonnerre et de la foudre, il réconforte le cœur, il raffermit les dents, il garantit de la diarrhée, etc. »

Ce qui préoccupait particulièrement les parents, c'étaient les sorts qu'on pouvait jeter aux enfants. Il y avait d'innombrables remèdes en usage : le satirion, l'Agnus Dei, un Pater noster béni par le pape, la pratique consistant à envelopper les enfants d'une fumée d'encens, de clous de girofle et de canelle, l'emploi d'un saphir pendu au cou des enfants, etc. Quand les enfants étaient agités et qu'ils ne dormaient pas, on leur faisait prendre du jus de pavot, usage qui se répandait de plus en plus, car il était recommandé aux mères même par de bons médecins.

Les décoctions, les jus légèrement laxatifs devinrent alors en grande faveur pour les premiers jours de la vie. A l'époque de Spigelius (1578-1625) cette pratique devait être générale, car cet auteur proteste très énergiquement contre le conseil donné par les sages-femmes et même par la plupart des médecins de prescrire aux nouveaux-nés de l'eau de grand mil, des amandes douces avec du sucre, etc., et de leur retirer le lait de la mère, qui avait une action purgative (SPIGELIUS, *De formato fœtu liber*, Pars. II, C. III). D'après le témoignage de tous les auteurs, les enfants étaient sevrés très tard, généralement vers le milieu ou la fin de la deuxième année, souvent même après la troisième année ; on choisissait de préférence l'époque où le croissant de la lune augmentait ; souvent on frottait les mamelons avec de l'aloès, de l'absinthe, de la moutarde, pour faire perdre à l'enfant l'habitude de têter. En fait de nourriture artificielle, je ne trouve mentionnée que la bouillie de lait et de pain blanc, mais elle ne donna généralement que de mauvais résultats. Ce qui est très remarquable c'est que, à l'époque de Mercurius, la déplorable habitude de confier les enfants à des étrangères était déjà très répandue, même chez les artisans.

Dans les maladies des enfants, il était excessivement rare que l'on fît venir un médecin ; les vieilles femmes et les sages-femmes étaient les conseillères que l'on écoutait. Et cependant le savoir des sages-femmes était alors bien restreint. On sait que le soin de faire subir à ces dernières l'examen sur les accouchements et sur l'hygiène des nouveaux-nés incombait au clergé qui y était encouragé par les évêques.

Au commencement du XVIe siècle, c'était encore un prêtre qui leur faisait passer cet examen, et elles étaient contrôlées par des femmes honorables préposées à cet effet. Il est facile de se rendre compte de ce que pouvait être l'instruction des sages-femmes dans de pareilles conditions. Au XVIIe siècle seulement cette situation s'améliora quelque peu. On nous rapporte comme un fait remarquable, qu'en 1609, la municipalité de Francfort-sur-le-Mein envoya un fils de bour-

geois à Strasbourg pour qu'il y étudiât l'art des sages-femmes
afin de se mettre en état de l'exercer lui-même et de l'enseigner à d'autres personnes. Il semble donc que ce soit une
des premières tentatives que l'on ait faites pour amener une
amélioration dans tout ce qui concerne les fonctions des
sages-femmes.

Ce ne fut que dans le courant du XVII° siècle, le fait est
certain, que l'habitude de faire examiner les sages-femmes
par les médecins, se généralisa, bien que quelques villes
l'eussent adoptée antérieurement. Cette réforme ne pouvait
manquer d'avoir une influence sur la manière de soigner les
enfants. Mais cette réforme ne pouvait pas être assez profonde, car les médecins étaient encore imbus de préjugés.
Pour prouver cette assertion, je n'ai qu'à citer l'ouvrage de
Welsch, professeur de médecine et médecin de la ville de
Leipzig ; cet ouvrage, excellent pour l'époque est intitulé :
« *Das Kindermutter — oder Hebammenbuch* », traduction
considérablement augmentée, du livre de Mercurius (1671).

Indépendamment des chapitres sur les accouchements, il
en contient d'autres sur les soins à donner aux enfants. Les
annotations du professeur Welsch nous montrent ce qu'il savait en fait d'hygiène de l'enfance. Ainsi, à propos de la
pratique consistant à brûler les enfants à la nuque, pratique
mentionnée par Mercurius, il écrit : « ce remède *n'est pas à
rejeter* ; cependant il est un peu affreux et cruel ». Et immédiatement après il affirme que le meilleur moyen de conjurer les sorts, consiste dans les prières dites avec persévérance par les parents et dans l'emploi de colliers ou de
bracelets de saphir. Il estime aussi que c'est pendant la
croissance de la lune qu'il faut sevrer les enfants. Dans d'autres livres destinés aux sages-femmes, nous lisons des assertions encore plus étranges. Même au commencement du

siècle suivant, on n'avait pas encore accompli beaucoup de progrès ; car le *Weiber-und Kinderarzt* de Goldhammer, médecin de Stolberg, contient encore à peu près les préjugés que je viens de signaler. Dans ce petit livre, par questions et par réponses, dédié aux sages-femmes, nous trouvons le conseil de sevrer les enfants à l'époque où la lune augmente, de leur attacher de la rue autour du cou pour les préserver de la variole et d'autres recommandations de même valeur.

Quelque incomplète qu'elle fût, la réforme relative aux sages-femmes, protégea la santé et la vie des enfants. Je n'avais qu'à indiquer les faits et surtout à montrer combien était détestable alors l'hygiène privée des enfants.

### *Assistance des enfants pauvres au XVIe et XVIIe siècle.*

Mais que faisait-on à cette époque en faveur des enfants pauvres et abandonnés ? Dans beaucoup de pays, l'Église, dont les richesses s'accroissaient constamment, se chargeait d'entretenir et d'élever la jeunesse, comme elle avait fait, du reste, pendant tout le moyen âge ; elle avait institué, à cet effet, un grand nombre d'établissements variés. Nous nous y arrêterons un peu plus loin, en passant la revue des pays latins. Du reste, cette assistance des enfants, quelque mérite qu'elle eût, devint à la longue, par la générosité même avec laquelle elle était pratiquée, un danger public, en favorisant le mal auquel elle voulait porter remède. Aussi, dès le XVIe siècle, se produisit-il, dans beaucoup de pays, une réaction par suite de laquelle l'assistance des pauvres de tout âge fut soustraite à l'Église pour être confiée à la commune.

Il en fut ainsi en Allemagne. Déjà avant la Réforme, les

corporations dans beaucoup de localités avaient commencé, en dehors de la participation de l'Église, à s'occuper des enfants pauvres et à les confier à des parents adoptifs. Mais on ne réglementa cette assistance que quand on s'occupa de régulariser l'assistance des pauvres en général.

On fonda alors un grand nombre d'orphelinats ; ces établissements n'existaient pas auparavant, du moins en Allemagne. Un des premiers fut celui de Nuremberg ; il fut institué en 1562, immédiatement après une épidémie de peste. Quatorze ans plus tard fut ouvert à Wurzbourg le *Juliusspital*, qui comprenait un orphelinat : ce dernier même reçut des enfants dès 1582. D'autres villes suivirent l'exemple. Les premières ordonnances sur les orphelins datent de cette époque, où tant d'enfants étaient privés de leurs parents.

Pour ce qui concerne les enfants trouvés, après la réforme, on prit de plus l'habitude de les confier à des personnes désignées par les autorités municipales. On cessa en Allemagne de fonder de nouveaux établissements spéciaux et les anciens furent peu à peu abandonnés.

Dans toute l'Autriche, les lettres patentes du 15 octobre 1552 mirent à la charge des communes l'assistance des pauvres, des orphelins et des enfants trouvés. Les Pays-Bas avaient pris la même mesure en 1531 ; quelques villes l'avaient devancée. En Angleterre, une réforme importante s'accomplit entre 1541 ou 1550 et le commencement du VIIe siècle. Les paroisses furent chargées de secourir tous les indigents ; le *poor Lawact* de 1601, leur imposa de mettre à la disposition des pauvres, y compris les enfants, des asiles où les uns et les autres seraient logés et soignés, les enfants devant en plus y être instruits.

Telle est l'origine de ces *Workhouses* si célèbres autrefois et maintenant unanimement condamnés. Ce sont des bâtiments où l'on admet tous les pauvres, adultes, vieillards et enfants, malades et individus en bonne santé. Ces établissements qui aujourd'hui sont funestes à leurs hôtes, tant au point de vue moral qu'au point de vue physique, étaient sans doute indispensables alors comme moyen de faire disparaître la mendicité et le vagabondage. On sait que, dès le début, la scrofulose, la tuberculose, le rachitisme et les maladies d'yeux ont fait d'innombrables victimes parmi les enfants recueillis dans ces workhouses. On ne se préoccupait pas de la santé des individus; les réformes à cet égard sont de date récente.

Dans les pays latins, l'Église, comme je l'ai déjà indiqué, pourvoyait à l'assistance des enfants pauvres; que ce rôle lui fût ou non assigné, le fait n'en subsiste pas moins. Ce qu'elle a fait en Espagne et en Italie, de plus ce qu'elle a fait faire en donnant l'exemple est extraordinaire : On vit s'élever en grand nombre, dans ces pays, les orphelinats, surtout sous l'impulsion de l'évêque Borromée de Milan, les maisons de secours, les refuges pour les jeunes filles pauvres, les établissements de travail pour jeunes garçons et jeunes filles pauvres, enfin de nouvelles maisons d'enfants trouvés : établissements divers dont une partie subsiste encore aujourd'hui.

C'est à cette époque, par conséquent au XVI° et au XVII° siècle, que remonte la fondation d'un grand nombre de maisons de pauvres, *alberghi dei poveri*, destinées à recevoir les adultes pauvres, les vieillards affaiblis par l'âge, ainsi que les enfants pauvres, orphelins et abandonnés. Je me borne à rappeler l'*Ospizio di S. Michele*, de Rome, et le non moins grandiose établissement qui fut fondé à Gênes en 1655, sous le nom d'*Albergo dei poveri*.

Il en était de même en France. Bien que l'ordonnance de 1536 pour Paris et le décret de 1662 pour le pays tout entier eussent imposé aux communes le devoir de soutenir les pauvres, c'étaient en réalité l'Église et les particuliers incités par son exemple, qui se chargeaient de la charité à l'égard de ceux-ci, y compris les enfants. Il se forma partout des bureaux de bienfaisance, aux frais de notables particuliers et d'ecclésiastiques ; mais c'étaient ces derniers qui s'occupaient des détails. On vit surgir, comme en Italie, de nombreux établissements de bienfaisance.

Au XVIIᵉ siècle, ce fut principalement Saint Vincent de Paul qui s'occupa des enfants, fit fonder des orphelinats et des maisons d'enfants trouvés et qui en composa les règlements. En s'adressant à Louis XIV, il obtint que le grand établissement d'enfants trouvés de Paris fût érigé en institution d'État, en 1670. Son initiative eut d'importants résultats puisque dès lors l'État se préoccupa d'améliorer l'état sanitaire et la condition sociale des enfants malheureux et abandonnés.

*Assistance des enfants malades au XVIᵉ et XVIIᵉ siècle.*

Le lecteur demandera sans doute quelles dispositions on prenait en faveur des enfants malades issus de parents pauvres, au XVIᵉ et au XVIIᵉ siècle. Nous avons vu qu'on faisait peu de choses pour eux au moyen âge. La période dont nous allons nous occuper, ne fut signalée par aucun progrès. Il est vrai que la plupart des établissements de bienfaisance, des orphelinats et des établissements d'enfants trouvés, ainsi que des grandes maisons de pauvres, avaient des infirmeries, comme les institutions analogues en ont encore en Italie, comme en ont encore les workhouses en Angleterre. Mais ces infirmeries étaient sans exception misérablement installées. Il n'y avait point d'hôpitaux spéciaux pour les enfants malades.

Çà et là, les enfants que l'on admettait dans les hôpitaux ordinaires (et le nombre de ces hôpitaux était considérable) étaient placés dans des sections spéciales, qu'on appelait chambres d'enfants, mais en général on les mettait dans les mêmes salles que les adultes. On les y installait sans avoir égard à la nature de la maladie, et ce qui était plus fâcheux encore, on en faisait coucher plusieurs dans le même lit, de sorte que souvent un enfant atteint d'une maladie contagieuse, infectait plusieurs autres petits enfants.

Un rapport excessivement instructif sur le fameux Hôtel-Dieu de Paris, écrit au XVI° siècle, constate qu'alors sept à huit lits de cet hôpital étaient réservés pour des enfants malades, mais que ces derniers se trouvant quelquefois au nombre de 25 à 30, couchaient jusqu'à huit dans un lit.

En 1697, d'après un autre rapport, aucune amélioration n'avait été introduite dans cet état de choses? S'il en était ainsi à l'Hôtel-Dieu, comment les enfants étaient-ils soignés dans d'autres établissements moins importants. On n'avait pas égard aux maladies spécifiques de l'enfance; on n'avait aucun souci d'isoler les jeunes malades atteints d'affections contagieuses. Il n'est donc pas étonnant que la mortalité des enfants dans les hôpitaux fût effrayante. Le rapport de 1697 constate que, sur vingt enfants admis, il n'y en avait pas plus d'un, en moyenne, qui recouvrât la santé. La mortalité était donc de 95 pour 100.

Il devait s'écouler encore un siècle entier, avant que l'on essayât de perfectionner l'hygiène des hôpitaux.

*Hygiène scolaire au XVI<sup>e</sup> et XVII<sup>e</sup> siècle.*

Pour ce qui concerne les écoles, elles avaient bien progressé depuis la réforme ; cependant il n'était guère question d'hygiène des enfants. C'est ce qui résulte de la lecture des règlements : ceux-ci ne s'occupent que de l'enseignement et des peines disciplinaires. Cependant il n'est pas sans intérêt de connaître la disposition des écoles de cette époque. Examinons donc, au point de vue de l'hygiène, les écoles de Zurich au XVI<sup>e</sup> siècle. (1)

C'est dans cette ville que fut construit en 1569 le premier bâtiment scolaire pour les élèves de latin. Les salles de classe étaient au premier étage. Il y avait trois salles donnant sur un corridor. De nombreuses mais petites fenêtres laissaient arriver le jour de face et de droite. Les bancs étaient bas, longs, sans dossier ; les tables étaient à part ; elles étaient relativement hautes et larges. On chauffait au moyen de petits poëles bas, en terre. Les classes se tenaient de six heures à neuf heures du matin, de midi à une heure, de deux à quatre heures de l'après-midi. La première heure du matin était réservée à la langue latine.

Il y avait vacances pendant la canicule, en outre tous les jours fériés et toutes les après-midi des dimanches et des samedis. Les punitions consistaient en amendes, en châtiments corporels et même en emprisonnement.

Cette même ville possédait déjà en 1583 six écoles allemandes : quatre pour les garçons et deux pour les filles. Pour les garçons on avait installé une maison spéciale, dans laquelle il y avait des salles de classe à trois étages consécutifs. Le rez-de-chaussée était réservé aux élèves les plus jeu-

(1) ERNST, *Geschichte des Zürcherischen Schulwesens,* 1879.

nes, ceux qui apprenaient à lire ; le premier étage recevait
des élèves un peu moins jeunes ; ceux-ci apprenaient à lire
et à écrire ; au deuxième étage enfin, les élèves les plus âgés
apprenaient à lire, à écrire et à calculer. On entrait dans
cette école à cinq ans. Le nombre des heures de classe était
de cinq en hiver, de six en été ; on commençait en été à sept
heures, en hiver à huit heures. Il n'y avait de vacances que
les jours fériés.

A la même époque, il y avait à Winterthur une école, qui
était à la fois latine et allemande. L'enseignement dans toutes les classes prenait cinq heures par jour ; il commençait,
pour ceux qui apprenaient la langue latine, à six heures du
matin ; pour les élèves d'allemand à huit heures. — A l'école
de Hambourg dite Johanneum, les classes commençaient
également à des heures que l'on trouverait aujourd'hui fort
matinales : d'après le règlement de 1529, c'était six heures
en été et sept heures en hiver.

En 1634, elles commençaient à six heures et demie et
duraient sans interruption jusqu'à neuf heures, le mercredi
jusqu'à dix heures. Tous les jours sauf le mercredi et le
dimanche, on avait des devoirs à faire à la maison. Il y avait
vacances à Pâques, à la Pentecôte, à la Saint-Michel et à
Noël, mais un jour ou deux après la fête, en outre trois jours
pendant la semaine de la Quinquagésime et huit jours pendant la canicule. Précaution étonnante, le règlement défendait, sous des peines sévères, de se baigner en pleine eau.
Nous trouvons la même défense dans le règlement scolaire
d'autres localités : par exemple celui d'Essling (1548) et celui
de Meissen (1580).

L'école (*Alumnat*) d'Ilsenburg (1) fut dotée, en 1561, d'un
local particulier pour les classes. Ce local était bas, pro-

(1) JACOBS, *die Klosterschule zu Ilsenburg*, 1867.

3

bablement à moitié sous terre ; il était voûté ; l'éclairage était médiocre.

Pour ce qui concerne la nourriture, elle fut sans doute longtemps mauvaise ; car, dans une ordonnance du comte Caspar Ulrich, nous lisons qu'il régnait des fièvres putrides, pernicieuses, dans cet établissement, qu'il les attribuait à la mauvaise nourriture et qu'en conséquence il devait exiger une meilleure alimentation. Les élèves eurent dès lors une cuisine « fine et proprement apprêtée ». C'était : le dimanche, le mardi, le jeudi, à midi et le soir, de la soupe avec de la viande et des légumes à discrétion ; le dimanche, il y avait du rôti en plus ; le lundi, le mercredi, le vendredi et le samedi, à midi et le soir, de la soupe avec du poisson et des légumes, du fromage, du beurre ou de la graisse fondue. En outre, pain et bière de table à discrétion pour le déjeuner et le goûter.

Nous possédons aussi les règlements relatifs à la nourriture du gymnase de Joachimsthal, au commencement du XVII⁰ siècle (1). La nourriture devait également être excellente.. Ainsi on avait, le dimanche : à midi, du rôti de veau, des écrevisses, du lard et des épinards, le soir des tripes de bœuf, du veau au lard et aux épices, ainsi que de l'orge. Les élèves avaient, en outre, de la bière brassée dans les dépendances de l'école même, et de temps en temps du vin provenant de la cave du prince électeur. Les jours de semaine, on donnait de la viande ou du poisson, des pois, du lard, de l'omelette, de la soupe au gruau d'avoine ou au gruau de sarrasin.

Les livres d'école de cette époque étaient presque toujours bien imprimés, c'est-à-dire en caractères gros et nets. Cette observation s'applique surtout aux catéchismes, aux livres de chant et aux bibles. De même, le principal livre d'exercices

(1) *Symbol. Joæhimicæ. Speiseordnung von* 1621.

pour la langue latine, le Donat, était mieux imprimé qu'un grand nombre des livres classiques actuels.

## L'hygiène privée au XVIIIᵉ siècle.

Nous voici au XVIIIᵉ siècle ; nous remarquons immédiatement une activité extraordinaire dans toutes les branches de l'hygiène. Les médecins clairvoyants reconnaissent de plus en plus la nécessité de réformes. Ils s'efforcent de faire comprendre au peuple, au moyen de petits traités à la portée de tout le monde, la nécessité de mieux soigner sa santé et surtout celle des enfants. Les gouvernements eux-mêmes prennent des mesures prophylactiques plus générales. Mais l'influence de ces dispositions est encore excessivement faible.

Presque personne ne comprend encore la nécessité de mesures de police sanitaire. L'instruction des masses ne s'opère qu'avec une excessive lenteur, malgré la publication d'ouvrages populaires. L'hygiène privée était encore bien arriérée, et même des habitudes fâcheuses étaient venues s'ajouter aux anciennes. L'allaitement par la mère, qui du moins en Allemagne avait été l'usage général, commençait à être abandonné d'une façon inquiétante. C'est ce qui ressort surtout des plaintes formulées par les auteurs, surtout par le célèbre J. P. Frank.

Pour la première fois, nous voyons apparaître le biberon. D'après la description de Camper, il était d'abord en étain et pourvu d'une tétine en cuir, adaptée à un tuyau allant presque au fond de la bouteille, plus tard on le fit en verre et on lui donna une tétine en corne, en trayon de vache, en étain, ou un couvercle creux avec une éponge.

Le système consistant à nourrir les enfants au moyen de bouillie s'était fort répandu. On écrivait de longs mémoires

sur ses avantages et ses inconvénients. Beaucoup d'auteurs
du reste ne le mentionnaient qu'à propos de la décroissance
de l'allaitement maternel. (1) Peut-être n'avait-on eu recours à
la bouillie qu'après avoir constaté les mauvais résultats produits par l'emploi du lait de chèvre ou du lait de vache. On
ne savait pas encore en quoi ils diffèrent du lait de femme
et on ne connaissait pas la manière de les préparer pour l'a-
limentation des enfants.

Un fait qui paraît mériter d'être signalé, c'est qu'on donnait
très-peu de viande aux enfants plus âgés, et cette par-
cimonie était d'autant plus grave, que déjà la quantité de
viande mangée par les adultes était elle-même trop faible.
On croyait que la viande donnait de la férocité au caractère
et exagérait prématurément les penchants sexuels.

D'autre part, il est intéressant de savoir que l'usage des
corsets pour les jeunes filles se propageait d'une façon désas-
treuse. C'est ce que nous apprennent directement les publications des médecins et indirectement les édits contre cet
usage ; j'en mentionnerai une plus loin. — L'éducation
tout entière de la jeunesse n'était dirigée par aucun système.
On ne songeait guère au développement naturel des forces
physiques et des forces intellectuelles. C'est ce qui amena
l'amère réaction de Rousseau (dans son *Émile*) et la réaction
plus correcte de Pestalozzi.

Les enfants étaient encore mal soignés dans leurs maladies. Vers la fin du siècle dernier, le peuple n'appelait que
rarement les médecins, lorsque les enfants, surtout les
petits enfants, étaient malades. On s'adressait aux sages-
femmes et aux femmes âgées, comme étant les personnes les
plus compétentes.

J. P. Frank s'exprime catégoriquement à cet égard dans

(1) J. P. FRANK. — *System der Medicinal-Polizei*. T. V, p. 160.

le troisième volume de sa *Police médicale* : « On s'imagine,
dit-il, qu'il n'y a rien à faire contre les maladies des enfants ; cette persuasion est cause que, dans tous les pays,
ce sont les sages-femmes et les gardiennes d'enfants qui sont
préposées au traitement de ces derniers. Je sais qu'il meurt
annuellement beaucoup d'enfants dont un grand nombre
pourrait être sauvé, si les parents n'étaient pas imbus de
cette idée préconçue que la maladie de leurs enfants n'est
pas naturelle et n'est pas de celles que les médecins peuvent
guérir ». Ce fait cesse de nous surprendre, le même auteur
nous apprenant « qu'alors la plupart des médecins, par
une négligence incompréhensible, s'abstenaient d'étudier
les maladies spéciales aux enfants et par suite abandon-
naient volontiers aux bonnes femmes cette partie de la pratique médicale ».

C'est pour remédier à cet état de choses que furent composés les traités populaires et promulgués les édits des autorités. Je parlerai ailleurs des ouvrages auxquels je fais
allusion ici ; quant aux édits, je mentionnerai ici les plus
particulièrement caractéristiques.

De ce nombre sont les défenses de donner aux enfants des
boissons soporifiques, pour les calmer ; les édits qui, comme
celui promulgué en 1765 dans le Palatinat électoral, avaient
pour objet d'empêcher que les enfants ne fussent étouffés
pendant leur sommeil ; ceux qui, comme l'édit badois de
1752, interdisaient de faire coucher les enfants avec les adultes ; les dispositions sur les baptêmes à la maison.

Ce fut surtout en Autriche qu'il parut un grand nombre de
décrets de ces divers genres. En 1774 « ordonnance pour les
naïfs paysans » : on leur défendait de placer à l'avenir les enfants dans un four encore chaud, pour les guérir de la gale.

En 1771, décret de la cour, exigeant que les enfants ne

fussent pas soumis à un travail excédant leurs forces. En 1783,
décret interdisant l'usage des corsets dans les orphelinats et
établissements d'éducation ; recommandant en outre aux personnes qui dirigent les écoles de renvoyer immédiatement les
jeunes filles qui arrivent avec des corsets. Tous ces édits tra-
hissent et caractérisent les préoccupations sanitaires de l'époque, surtout en ce qui concerne les enfants.

La réforme si importante relative aux sages-femmes, réforme commencée au XVIIe siècle, se poursuivit au XVIIIe.
Des établissements pour l'éducation de ces femmes furent
fondés, d'abord à Paris et dans d'autres villes de France,
puis après 1750 en Prusse, savoir à Berlin, à Magdebourg, à
Neuruppin, à Treuenbrietzen, à Glogau, à Breslau, à Kœnigsberg, etc. ; en Autriche, ce fut seulement au début du siècle
actuel. Au fur et à mesure que le nombre de ces écoles augmentait, le nombre des femmes instruites par les médecins
préposés au service sanitaire des districts, alla en diminuant.

D'autre part, il parut des règlements plus sévères sur les
examens des sages-femmes.

*L'assistance des enfants pauvres au XVIIIe siècle.*

Quant à ce qui concerne l'assistance des enfants pauvres
et abandonnés, on commença à se préoccuper de l'assainissement des asiles qui leur étaient réservés. De même que
Howard et Cirillo se firent les champions de la réforme des
prisons, de même Armstrong et J. P. Frank entrèrent en lice
pour réclamer la réforme des hospices d'enfants et spécialement des maisons d'enfants trouvés. Ils voulaient que la ventilation fût améliorée, que les locaux fussent tenus plus proprement, que des dispositions plus logiques fussent prises en

faveur des malades, que la nourriture fut améliorée et que les soins de la peau ne fussent pas négligés.

On réalisa, en effet, un grand nombre d'améliorations dans beaucoup d'orphelinats et d'établissements d'enfants trouvés. C'est ce qui eut lieu surtout en Autriche, à l'instigation de Joseph II, qui montra tant de zèle pour cette partie de l'hygiène publique. Mais ailleurs aussi, on procéda de même : ainsi, par exemple, à l'orphelinat de Pforzheim et à celui de Cassel. A la fin du siècle précédent, l'orphelinat de Pforzheim était installé dans une partie réservée de la prison. Les orphelins s'y trouvaient entassés dans des locaux trop étroits et mal tenus.

Au XVIIIe siècle, on se mit à remédier à cette malpropreté. Voici les détails que nous trouvons sur les mesures qui furent prises à cette époque. Toutes les chambres de la section des enfants étaient balayées deux fois par semaine, fenêtres et portes ouvertes, et les corridors étaient également nettoyées. On faisait ensuite dans les chambres, des fumigations au bois de genévrier, mais seulement pendant les mois d'hiver et de printemps ; on lavait les fenêtres *deux fois par an*; on changeait les draps de lit *toutes les quatre ou six semaines*, on battait les matelas *deux fois par été* ; on balayait les salles à manger *tous les jours* après le repas ; on époussetait les murs *une fois par semaine ;* au printemps et en été, on laissait les fenêtres ouvertes, avant, après et pendant le repas, en hiver on ne les ouvrait qu'après. On lavait la tête aux enfants, au moins *deux fois par jour*.

Quand l'un d'eux devenait malade, le médecin était chargé de pourvoir aux mesures préservatrices et curatives et particulièrement de décider s'il fallait envoyer l'enfant à l'hôpital.

Lorsque dans sa visite, il remarquait que les gardiennes

ne se conformaient pas à toutes les règles de propreté prescrites, il devait les rappeler à leurs devoirs, la propreté étant
considérée comme un des premiers agents de la santé, et au
besoin avertir l'administrateur.

Le médecin devait faire deux visites par jour à l'hôpital, et
veiller à ce que la propreté y fût parfaite, à ce que l'air y fût pur.
Quand un enfant venait à mourir, on accrochait son lit au-
dessus du parquet et on le laissait à l'air pendant quelques
mois avant de le faire servir à nouveau.

A l'orphelinat de Cassel, on paraît avoir fait davantage
encore pour la santé des enfants vers la fin du XVIIIᵉ siècle.
Les dortoirs restaient ouverts pendant tout le temps où les
élèves n'y étaient pas. On maintenait une extrême propreté
dans ces salles ainsi que dans celles où les enfants se tenaient dans la journée. Quand les fenêtres étaient fermées,
on faisait fonctionner le ventilateur de Lentini. Pendant
l'été on ordonnait des bains fréquents aux enfants.

Voici quel était le régime alimentaire : deux fois par semaine un quart de livre de viande, une fois un huitième de
livre de saucisse, une fois par semaine une once (2 loth) de
beurre, tous les jours 1 1/8 de livre de pain ; en outre des
soupes au lait et à la farine.

Une telle observation des règles de l'hygiène était, du
reste, chose tout-à-fait exceptionnelle. Mais, même dans les
établissements où l'on avait opéré ces réformes, on n'obtint
pas de résultats bien accusés. Cela tenait à certains défauts
de construction des édifices et aux vices généraux du système de garde des enfants en commun.

Quelques médecins et quelques directeurs d'établissements le reconnurent et conseillèrent de retirer les orphelins de ces maisons, pour les confier à des familles. C'est ce
qui fut réalisé, en 1790, pour l'orphelinat de Pforzheim, dont

la « députation » fit adopter le système de l'entretien des enfants au dehors.

L'état sanitaire dans les orphelinats était déplorable. A celui de Montpellier, il mourait 60 nourrissons sur 100 ; à celui de Lyon 36 sur 100 ; à Rouen, sur 100 enfants, il n'y en avait que 2 qui atteignirent leur 15° année. Sur 13229 enfants trouvés, qui furent soignés de 1741 à 1774 dans l'établissement de Londres, il n'y en eut que 2353 qui parvinrent à l'âge de 5 ans.

La syphilis régnait, avec une fréquence extraordinaire, parmi ces pauvres enfants, au point que dans la plupart de ces institutions, on les examinait, dès le jour de leur admission, pour reconnaître s'ils étaient atteints de cette maladie. J. P. Franck la considérait comme la cause principale de cette excessive mortalité. « A Paris, disait-il, la plupart des enfants trouvés sont dans un tel état qu'ils meurent du poison vénérien avant qu'on n'ait pu les séparer des quelques enfants qui sont sains ».

Du reste, la nourriture des enfants était très défectueuse. Six à huit nourrices devaient suffire pour tous les enfants du grand orphelinat de Paris. L'orphelinat d'Aix en Provence était forcé de faire nourrir jusqu'à quatre enfants par une même nourrice. On rapporte, comme un fait très remarquable, que l'*Ospizio degli Esposti*, de Milan, entretenait cinq cents nourrices.

L'alimentation artificielle donna des résultats profondément regrettables. A l'hôpital d'Aix, lorsqu'on se fut mis à nourrir les enfants avec du lait de vache et du lait de chèvre, il n'y en eut pas un seul qui dépassa quatre mois. On changea alors et l'on donna de la bouillie de mie de pain ; mais cette alimentation elle-même ne fut pas supportée, de sorte que le directeur se décida à consulter la Faculté de Paris. Celle-ci émit un avis très sensé à maints égards ; elle exigea surtout que l'on renonçat à l'usage de faire nourrir plusieurs enfants par une même nourrice et que, pour l'alimentation artificielle, le lait de vache ou le lait de chèvre fût mélangé avec des décoctions mucilagineuses de racine de chiendent, du mucilage d'orge ou de gruau ; elle préconisa, pour certains cas, l'emploi de bouillons nutritifs ; elle recommanda de substituer la cuillère à ce qu'on appelait le suçon.

A l'orphelinat de Stockholm, de 1750 à 1760, on nourrissait les enfants avec une bouillie faite de lait et d'eau par parties égales, avec un peu de gâteau de seigle azyme. Le résultat fut encore mauvais ; la plupart des enfants mouraient avec vomissements, diarrhée et convulsions cérébrales. A Rouen, on essaya de nourrir un certain nombre d'enfants, avec du lait de vache, dans une maion isolée, choisie à dessein en dehors de la ville ; mais, au bout de dix mois, il ne restait plus que treize enfants vivants, sur cent trente-deux que l'on avait soumis à ce régime.

Ce qui en outre était préjudiciable aux enfants, c'était la grande malpropreté qui, d'après tous les rapports, régnait à l'intérieur de ces établissements et qui était bien plus grande encore que celle des hôpitaux. Selon J. P. Frank, l'odeur d'urine dans le grand orphelinat de Paris était écœurante ; c'est à elle que l'on attribuait la grande fréquence des maladies d'yeux chez les enfants.

Ajoutez à cela que les salles étaient combles. Le même auteur nous dit que souvent il y avait plus de cent enfants dans une salle et que par suite, l'air y était empesté, surtout pendant la nuit.

Il était donc urgent d'opérer une réforme. Elle ne fut pourtant essayée que dans une partie seulement des orphelinats et fut réduite à bien peu de chose. Ce fut Lyon qui commença; dès 1767, les enfants trouvés furent placés en dehors de l'établissement. Le directeur décida que les enfants, quelques jours après leur admission, seraient confiés à des parents adoptifs et élevés à la campagne. Il promit une gratification à chaque famille qui aurait élevé un nourrisson jusqu'à ce qu'il fut en état de faire sa première communion, et une gratification plus considérable si elle conservait l'enfant jusqu'à dix-huit ans.

Dans de rares établissements, celui de Londres par exemple, on suivit ce bon exemple. Dans d'autres, on chercha à développer la salubrité, en faisant arriver plus de lumière et d'air. C'est ce qui eut lieu, par exemple à Paris ; où une grande épidémie régna dans l'orphelinat en 1739 ; on se décida alors à démolir de hautes murailles et des bâtiments très élevés qui étaient situés dans le voisinage et à élargir l'établissement.

Dans d'autres établissements, on essaya de diminuer la mortalité en établissant un contrôle sanitaire et en prenant des gardiennes plus dignes de confiance ; Gustave III de Suède, par exemple, fit adopter des mesures de ce genre. Une instruction royale de 1763, confia à deux chevaliers du chapitre de l'ordre des Séraphins la surveillance générale de toutes les maisons d'enfants, en leur imposant l'obligation d'exercer leurs fonctions très rigoureusement.

Un fait qui mérite d'être noté, à propos des établissements d'enfants trouvés, c'est la fondation, en 1784, de la maison d'accouchements et d'enfants trouvés de Vienne, parce que cette combinaison a souvent servi de modèle. Cet établissement fut créé par Joseph II : « *pour la conservation de l'humanité et pour le bien de la jeunesse abandonnée* ». Il voulait que les femmes enceintes non mariées, de toutes conditions, pussent y aller accoucher secrètement, et que tous les enfants provenant de naissances secrètes y trouvassent un abri. Il est intéressant de savoir qu'on n'y adopta point le système du tour, et que peu de temps après avoir été fondé, il fut érigé en établissement de vaccination, le premier qu'ait possédé ce pays.

Il ne faut pas non plus oublier de rappeler que les premières institutions de sourds-muets et d'aveugles furent fondées dans la seconde moitié du XVIIIe siècle. Le célèbre abbé de l'Épée établit en 1760 l'institution de sourds-muets de Versailles ; en 1768, Heiniche fonda celle d'Eppendorf et peu de temps après, il en fonda une autre à Leipzig. La Hollande eut la sienne à Groningen, à la fin du siècle dernier ; d'autres pays ne tardèrent pas à suivre l'exemple.

C'est également en France que fut fondé le premier établissement d'aveugles : l'abbé Haüy le créa à Paris en 1784. Sept années plus tard, cette maison fut adoptée par l'État sous le nom de : « *Établissement public d'éducation et d'enseignement pour les enfants aveugles* ». De cette époque à la fin du siècle, d'autres institutions d'aveugles s'élevèrent à Édimbourg, à Liverpool, à Bristol, à Dublin et à Londres.

Cette époque est également celle des premiers témoignages de sollicitude en faveur des enfants confiés à des étrangers ; et c'est le gouvernement français qu'il faut citer en premier lieu.

Dès le XVIIe siècle, il avait institué par « lettres-patentes » un « bureau des nourrices pour la ville de Paris » ; au commencement du XVIIIe (1715), une ordonnance royale très détaillée réglemente le service des nourrices dans la ville de Paris ; en 1729, cette ordonnance est complétée par une autre en vertu de laquelle, toutes les nourrices doivent être examinées au point de vue de leur aptitude et de leur moralité ;

quant à la première, elle ordonnait que l'on tînt des registres et stipulait les devoirs des nourrices.

Dès 1769, on tenta une autre réforme, en instituant un comité de contrôle, assisté de plusieurs médecins. Ceux-ci étaient chargés de visiter au moins une fois par trimestre, dans un district déterminé, les nourissons confiés à des étrangères et de tenir un journal. Une organisation du service des nourrices devint nécessaire également pour Versailles. Elle fut opérée en 1761 ; elle ressemblait beaucoup à celle de Paris.

Dans d'autres villes d'Europe, on se borna à l'examen médical des personnes qui se proposaient comme nourrices. C'est ce qui eut lieu, par exemple, à Francfort-sur-le-Mein, où un chirurgien de la ville était chargé d'examiner les nourrices et de leur enseigner leurs devoirs. A Stockholm, ces personnes devaient se rendre au « bureau des nourrices » et s'y faire examiner ; 3.000 thalers étaient affectés à l'entretien de cette institution et aux honoraires du médecin.

Il ne semble pas qu'en dehors de la France, d'autres mesures aient été nécessaires. Mais dans ce pays, surtout à Paris, l'habitude de confier les enfants à des étrangers, à la campagne, avait fait des progrès regrettables.

D'après un rapport de Gardane à J. P. Frank, on envoyait les nourrissons dans un périmètre de 50 lieues autour de la grande ville ; il n'y avait pas moins de 12.000 familles vivant de cette industrie ; il est donc vraisemblable que, comme une nourrice n'avait le droit de se charger que d'un enfant, on envoyait de Paris 12.000 enfants par an. « Dans cette grande ville, ajoute J. P. Frank, l'allaitement maternel était devenu quelque chose d'insolite, et même de méprisable. »

## Mesures prophylactiques au XVIII<sup>e</sup> siècle.

L'assistance publique des enfants malades était également restée très défectueuse, et tout ce que l'on a dit sur ce sujet pour le XVII<sup>e</sup> siècle s'applique également au XVIII<sup>e</sup>.

Depuis longtemps, on n'avait absolument rien fait pour la prophylaxie des maladies contagieuses des enfants. Nous avons vu que les hôpitaux eux-mêmes favorisaient l'infection. Le XVIII<sup>e</sup> siècle devait accomplir une grande réforme dans cet important domaine ; il devait engager la lutte contre la plus meurtrière de toutes les maladies épidémiques d'alors : la variole.

J'ai dit plus haut que les prêtres indiens connaissaient et pratiquaient déjà l'inoculation de la variole. Cette méthode se répandit peu à peu dans d'autres pays ; nous savons qu'il y a des siècles que les populations du Caucase inoculaient le pus de la variole à leurs enfants.

En Europe aussi, cette méthode fut connue peu à peu, et même elle fut pratiquée çà et là ; mais elle ne se généralisa qu'au siècle dernier. Une anglaise, Lady Montague, femme de l'ambassadeur anglais à Constantinople, contribua à sa diffusion rapide. Elle avait vu, en Orient, l'inoculation donner de très heureux résultats ; c'est pourquoi elle fit inoculer la variole elle-même à ses deux enfants en Angleterre. L'heureux résultat de cette tentative produisit une grande sensation ; par ordre du roi, des essais furent pratiqués sur cinq orphelins, ainsi que sur six malfaiteurs. Ces essais n'ayant pas eu d'issue fatale, Georges I<sup>er</sup> fit inoculer la variole à ses propres enfants. Cette méthode était dès lors en bon chemin, du moins en Angleterre. Ce ne fut que depuis le milieu du XVIII<sup>e</sup> siècle qu'elle fut pratiquée, d'une façon courante, dans

d'autres pays surtout en Suède, où l'on institua des établissements d'inoculation publique, et en Italie où Gatti fit de la
propagande en faveur de la nouvelle méthode.

La première inoculation prophylatique au moyen du vaccin
de vache eut lieu fort peu de temps après. Il paraît qu'elle
fut pratiquée par le fermier Jesty sur sa femme et ses fils
en 1774. Il est certain qu'en 1791, Plett, maître d'école en
Holstein, vaccina les enfants de son propriétaire. Mais ce fut
Jenner qui, vers la fin du siècle, après de longs et consciencieux essais préliminaires, démontra que la vaccination proprement dite était réellement un moyen de préservation et
qui la fit entrer dans la pratique courante.

Le premier établissement de vaccination publique de Londres fut fondé le 2 décembre 1799, à peine deux ans plus
tard, on comptait 100.000 personnes inoculées dans le pays.
Presque en même temps, on commençait à utiliser pratiquement dans d'autres pays la grande découverte du médecin
anglais. Je donnerai des détails un peu plus loin.

On tenta également de préserver de la rougeole par inoculation ; on profita d'épidémies bénignes, pour faire ces essais.
Ce fut F. Howe qui tenta l'expérience à Édimbourg, en
1859. Des succès apparents lui amenèrent d'abord beaucoup
de partisans, mais bientôt on reconnut l'inutilité de cette
pratique et on y renonça.

### L'hygiène scolaire au XVIIIᵉ siècle.

L'hygiène scolaire fut mauvaise pendant le XVIIIᵉ siècle.
Dans bon nombre de contrées, les enfants dès l'âge de quatre
ou de cinq ans étaient forcés d'aller à l'école, et comme les
écoles étaient peu nombreuses, les enfants avaient, à faire,
dans maints endroits, en allant et en revenant, une heure

de chemin et davantage, dans la boue, dans la neige, ou sous la pluie. Les salles de classe étaient presque partout, même dans les villes, basses, insuffisamment éclairées et généralement encombrées ; les bancs étaient mauvais, le plus souvent sans dossier.

Les punitions scolaires étaient funestes à la santé. J. P. Frank, dans un chapitre spécial, parle de ces punitions et de la cruauté des maîtres. Souvent ceux-ci, avec des bâtons, frappaient les enfants au point de leur faire des trous à la tête ; d'autres fois, pour ne pas se déranger, ils se servaient de longs bâtons qu'ils manœuvraient à tour de bras, frappant sur plusieurs bancs, à la fois, à tort et à travers, et faisant pâtir les innocents comme les coupables ; ils fouettaient les élèves à nu et laissaient à genoux, pendant une demi-heure, sur une bûche anguleuse, des enfants de six à sept ans.

J. P. Frank dit qu'il ne se passait guère d'année, sans que la brutalité des maîtres n'occasionnât quelque malheur. Le témoignage de Frank, à cet égard, est confirmé par celui d'un grand nombre de ses contemporains. — Mais voici qu'apparaissent les premiers règlements relatifs à l'hygiène scolaire. Je me borne à mentionner ici l'ordonnance scolaire de Wurzbourg en 1743, celle de Brunswick en 1753, celle de la haute-principauté de Fulda en 1775, celle de Bade-Durlach en 1774. Ces règlements fixent l'âge où les enfants sont tenus d'aller à l'école, la durée de l'enseignement ; ils touchent aussi à d'autres points concernant l'hygiène.

Ainsi le règlement bavarois décidait qu'il ne fallait pas surmener les enfants par des travaux trop nombreux et trop variés. Le règlement badois exigeait que, pendant l'été, tout l'enseignement fut reporté aux heures du matin. Celui de Wurzbourg disait qu'il ne fallait pas envoyer les enfants à l'école, tant qu'ils étaient incapables d'en profiter, c'est-à-dire avant le commencement de leur huitième année. Mais sur cette dernière question, les lois différaient beaucoup ; celle de Brunswick ordonnait aux parents d'envoyer leurs enfants à l'école depuis l'âge de quatre ans ; celle de Saxe avait fixé une règle semblable, tandis qu'en Bavière la fréquentation de l'école n'était obligatoire qu'à partir de six ans révolus.

D'autres règlements s'occupèrent de la propreté et du chauffage dans les écoles ; d'autres encore, par exemple, celui du Palatinat électoral du 16 septembre 1705 s'occupèrent des punitions scolaires. L'ordonnance autrichienne de 1774 examine en détail les punitions ; elle recommande aux maîtres de ne pas punir les défauts d'intelligence et de mémoire, la lenteur naturelle de conception, la légèreté et l'inattention, en tant qu'ils résultent du tempérament, ni les défauts qui se rattachent à des infirmités physiques. Elle représente aux maîtres que le corps des enfants est faible et facile à blesser, et que par conséquent il faut renoncer à beaucoup de punitions et d'instruments de punition qui ont été usités jusqu'alors.

Un règlement tyrolien, très pratique, de 1788, excluait de l'école, jusqu'à guérison complète, les enfants atteints de maladies contagieuses.

En fait de mesures propres à favoriser directement et activement l'hygiène scolaire, on ne voit pour ainsi dire rien de nouveau se produire. Il faut faire observer que quelques pédagogues, dans des institutions particulières, tentèrent de remettre en honneur les exercices de gymnastique ; Basedow, Salzmann et Pestalozzi sont de ce nombre ; mais en général ils rencontrèrent peu d'imitateurs.

*L'hygiène des enfants employés dans les manufactures*
*au XVIII° siècle.*

L'Autriche est le seul pays où, dès le siècle dernier, on se soit préoccupé de la protection sanitaire des enfants occupés dans les fabriques. Une ordonnance de 1786 prescrivait ce qui suit :

1° Les garçons et les filles doivent être isolés dans les dortoirs des fabriques ;

2° Il ne doit coucher qu'un enfant dans un lit, et non quatre ou cinq, comme cela est déjà arrivé ;

3° On lavera et on peignera les enfants au moins une fois par semaine ;

4° On leur donnera du linge propre tous les huit jours ;

5° Les lits seront nettoyés, les draps seront changés tous les mois ;

6° Le médecin de l'arrondissement se livrera deux fois par an à un examen général de la santé des enfants ;

7° Les autorités locales et l'ecclésiastique exerceront un contrôle et dresseront un rapport sur tous les points précédents.

Cette ordonnance, ainsi que tant d'autres concernant l'hygiène des enfants, fut l'œuvre du généreux empereur Joseph II.

*Considérations générales sur l'hygiène infantile*
*au XIX° siècle.*

Me voici arrivé à la fin de mes considérations sur ce qui a été fait au siècle dernier, relativement à l'hygiène de l'enfance ; je vais maintenant examiner ce qui a été accompli depuis le commencement de ce siècle. On verra que cette œuvre n'est pas minime. Les sentiments modernes d'humanité et le souci de l'hygiène ont coopéré en faveur de l'enfance. Il fallait déployer beaucoup de zèle ; car de nouveaux et nombreux dangers pour l'enfance étaient venus s'ajouter à ceux qui résultaient des préjugés héréditaires et des mauvaises dispositions pour tout ce qui concerne l'hygiène de l'enfance. Le XIXᵉ siècle est le siècle du rapide développement de l'industrie, de l'aggravation de la lutte pour l'existence, de la concentration de la population dans les villes ; de là des conditions hygiéniques d'autant plus défavorables qu'elles agissaient plus longtemps et que naturellement elles agissaient sur les individus les moins capables de résister : les enfants.

Dans les classes inférieures, les mères forcées d'aller gagner leur pain au dehors ne pouvaient plus rester dans leur rôle naturel : surveiller et soigner les générations qui s'élèvent. D'autre part, le raffinement croissant des mœurs, le besoin des plaisirs sans cesse plus vif augmentaient d'une façon inouïe le nombre des mères ne nourrissant pas elles-mêmes. Cette diminution de l'allaitement maternel dans les couches supérieures de la société et dans la population industrielle est caractéristique de l'époque moderne. D'autres circonstances défavorables vinrent s'ajouter aux précédentes. Une des plus graves est la dégénérescence physique qui est une conséquence de la précocité et de la persistance du travail des enfants dans les ateliers et qui se transmet, de génération en génération, avec une intensité croissante. Il faut y ajouter l'exiguïté des logements où s'entasse un trop grand nombre d'individus, surtout dans les centres de transactions et dans les villes industrielles : et c'est là une des premières causes d'étiolement pour la jeunesse.

D'autre part, le développement rapide des villes vint

augmenter, dans une mesure inconnue jusqu'alors, la difficulté de se procurer une bonne alimentation pour tous les
enfants nourris artificiellement.

Enfin le désir excessif d'acquérir de l'instruction préparait
de grands dangers pour la santé physique et intellectuelle de
la jeunesse scolaire, pendant qu'elle avait à subir toutes les
influences nuisibles qui résultent pour elle de l'acuité de
plus en plus grande du désir des jouissances.

De cette courte esquisse il résulte que l'intervention énergique de l'hygiène était devenue absolument indispensable.
C'est ce qui a eu lieu en effet et c'est ce que je vais exposer en détail.

Le siècle précédent avait légué au nôtre une grande quantité de mauvaises coutumes et de préjugés au sujet de l'hygiène des enfants. Nous constatons la lutte qu'engagèrent
contre ces préjugés des hommes comme J. P. Frank. Il est
certain qu'on retrouve encore aujourd'hui une partie de ces
coutumes qu'on déplorait alors ; mais d'autres, grâce à l'action des médecins, grâce également à l'action de la presse,
ont disparu ou sont en train de disparaître, je ne dirai pas
partout, mais du moins dans les classes de la population
accessibles aux conseils et à l'instruction.

Les médecins se sont occupés de la diététique de l'enfance
et de ses maladies, sinon encore suffisamment, du moins
infiniment plus qu'auparavant ; la conséquence de ces études
a été que les médecins ont été consultés au sujet de ces maladies bien plus souvent qu'autrefois et qu'ils ont exercé une
plus grande influence sur l'hygiène de la nouvelle génération.

De plus, l'instruction professionnelle des sages-femmes a
été perfectionnée ; toutefois on ne peut nier qu'elle n'ait besoin de l'être encore beaucoup, surtout en ce qui concerne

l'hygiène des enfants jusqu'à l'âge d'un an, si l'on veut que
ces femmes rendent de réels services dans les familles où
elles sont les principales conseillères. Mais, par suite des
progrès de la pédiatrie, les manuels populaires sur les soins
à donner aux enfants, si nombreux à notre époque, ont
exercé une influence favorable. Malheureusement ils n'ont
pas réussi à supprimer la principale cause du mal, laquelle est que la mère n'allaite pas elle-même. Il s'est produit, au contraire, une amélioration qu'on ne peut méconnaître, dans le choix et l'installation des chambres d'enfants,
ainsi que dans la manière de les tenir propres et de les
aérer ; de même, pour l'habillement et l'hygiène de la peau.
Du reste, ce changement ne provient pas uniquement de la
propagation des connaissances spéciales ; il tient aussi à ce
que le bien-être à augmenté en général et à ce que le sentiment de la propreté est plus développé aujourd'hui qu'autrefois.

Quelle que soit la cause, le fait n'en subsiste pas moins.
Seulement il faut encore ici faire abstraction des classes inférieures et surtout des classes purement industrielles de la
population.

Pour ce qui concerne l'alimentation artificielle des enfants,
on ne peut nier qu'il n'y ait progrès au moins en un sens,
puisqu'on a renoncé à l'usage de la bouillie. Je sais très
bien qu'on ne l'a pas abandonné d'une façon absolue, qu'il
persiste encore obstinément dans certaines contrées, notamment dans le Sud de l'Allemagne. Mais il est certain qu'il
diminue de plus en plus. On emploie aussi beaucoup moins
le suçon ; les biberons bien combinés se sont largement
propagés.

Un fait qui paraît mériter qu'on le signale : dans beaucoup de familles, on a adopté l'habitude de faire bouillir,

aussitôt après livraison, le lait destiné à la nourriture des
enfants. C'est ce que l'on fait, dans presque toutes les familles, à Rostock, depuis longtemps déjà, de sorte que cet
usage paraît tout naturel. Il y a là un progrès hygiénique
considérable.

Peut-on envisager de même l'emploi, qui se répand de
plus en plus, de succédanés du lait, de farines pour les enfants, etc ? Je n'ai pas à examiner cette question ici ; je ne
fais que me borner à constater cet emploi d'aliments que l'on
ne connaissait pas autrefois. Pour ce qui concerne l'hygiène des enfants plus âgés — à part l'hygiène scolaire
dont je parlerai plus tard. — on n'y trouve qu'une chose
remarquable : c'est l'essor qu'a pris la gymnastique, dans
la première moitié de ce siècle, en Allemagne (sous l'impul-
pulsion de Guts Muths et de Jahr), en Suède, en Danemark
et plus tard aussi dans d'autres pays. Cette nouvelle faveur
accordée aux exercices corporels, la part qu'y prennent ou
qu'y doivent prendre les filles dans beaucoup de villes d'Allemagne, forment un spectacle d'autant plus agréable, qu'il
y a là un remède contre le surcroit d'efforts intellectuels im
posé à la jeunesse.

### Progrès de l'hygiène publique au XIXᵉ siècle.

J'arrive maintenant aux perfectionnements qui ont été
apportés, en ce siècle, à l'hygiène publique de l'enfant. Je
constate d'abord que l'on a mis en vigueur beaucoup de
prescriptions tombées en désuétude, et que l'on a adopté un
grand nombre de nouveaux préceptes d'hygiène. Les autorités
et les sociétés y ont également contribué. Quelques-unes des
mesures qu'elles ont prises ne concernent pas uniquement la

jeunesse, mais ne lui en sont pas moins tout spécialement profitables.

Je compte dans ce nombre les réformes sanitaires que l'on a accomplies dans l'hygiène de l'habitation, en supprimant les logements insalubres, en assainissant ou en supprimant les habitations dans les caves, en surveillant l'état de salubrité des garnis, réformes qui se sont accomplies dans un grand nombre de pays et de villes. Il faut ajouter que l'on a créé dans les villes, surtout en Angleterre, des places de jeu et de récréation. Les lois sur la falsification des substances alimentaires ont été très profitables à la santé des enfants ; principalement les lois sur la falsification et la diminution de valeur du lait. Des sociétés favorisèrent et souvent provoquèrent directement la fondation d'établissements de cures de lait et de laiteries contrôlées, dans des villes où auparavant il était presque impossible de se procurer de bon lait. — Mais on obtint, par intervention directe, des résultats bien plus considérables, en faveur de certaines catégories d'enfants.

## *Les hôpitaux d'enfants au XIX<sup>e</sup> siècle.*

Une réforme fondamentale s'est accomplie dans l'assistance publique des enfants malades. Cette réforme est partie de Vienne et de Paris. Dans la première de ces villes, le D<sup>r</sup> Maslatier avait fondé en 1787 une policlinique pour les enfants. Cette policlinique acquit une grande réputation ; reprise en 1794 par le célèbre Gœlis, elle fut très importante pour les les progrès de la pédiatrie. Ce fut peu de temps après que s'éleva à Paris le premier hôpital d'enfants. Au milieu des troubles de la révolution, il s'y préparait une réforme de tout le système des hôpitaux. Une commission avait été nommée pour étudier les défauts de ce qui existait et pour proposer des améliorations. C'est ce qu'elle fit, et bien que ses propositions n'aient pas été réalisées directement, les matériaux qu'elle avait rassemblés n'en ont pas moins été utiles ; c'est grâce à eux que l'on a pu se mettre sérieusement à l'œuvre pour remédier aux vices qui avaient été découverts. Un des moyens proposés était la création d'un hôpital spécial pour les enfants malades ; jusqu'alors, comme je l'ai déjà dit, ceux-ci avaient été soignés dans les hospices généraux, ou dans les infirmeries des asiles d'enfants, lesquelles n'étaient aucunement appropriées pour cet usage. L'orphelinat de la Maison de l'enfant Jésus, rue de Sèvres, fut transformé en un hospice d'enfants, qui depuis cette époque a toujours prospéré. On y a rattaché une policlinique qui est dirigée d'une façon modèle et a rendu à la science des services extraordinaires.

A Londres, une institution policlinique fondée en 1769 avait sombré ; en 1816, on y créa le *royal infirmery for children* avec plusieurs succursales dans la ville. Ensuite, pendant une vingtaine d'années, il n'est pas question d'autres institutions de ce genre. Mais, dès 1834, il se produit, pendant quelques années, une sorte d'émulation : de tous côtés, on fonde de semblables établissements. C'est en cette année même que sont fondées la policlinique de Dresde et l'hôpital Nicolas à Saint-Pétersbourg ; en 1837 est fondé l'hôpital Anne, à Vienne ; en 1839 l'hôpital d'enfants de Pest. Ensuite des hôpitaux d'enfants furent installés à Ludwigsburg, à Hambourg, à Prague, à Stuttgart, à Berlin (deux), à Francfort-sur-Mein, à Munich, à Cassel, à Brême, à Stettin, à Bâle, à Zurich, à Vienne, à Ratisbonne, à Nuremberg, à Altona (deux), à Heidelberg, à Lisbonne, à Rome, à Manchester, à Londres (plusieurs), à Moscou (l'hôpital de Saint-Wladimir), à Paris (l'hôpital Sainte-Eugénie) ; on en édifia encore plusieurs autres. Dans un grand

nombre d'hôpitaux, on organisa des sections spéciales pour
les enfants, et dans beaucoup de villes, on institua des am-
bulances et des policliniques d'enfants.

Presque toutes ces fondations sont dues à des particuliers ;
il y en a beaucoup qui étaient petites au début et qui ne se
sont agrandies que peu à peu ; mais elles ont toutes subsisté
et elles ont prouvé nettement qu'elles répondaient à un besoin
public.

Mais ce qui nous intéresse, ce n'est pas seulement le fait
de la fondation de ce grand nombre d'hôpitaux d'enfants ;
c'est aussi que la plupart d'entre eux présentaient, dans leurs
dispositions intérieures, de grands perfectionnements sur
celles que pouvaient offrir les meilleurs hôpitaux du siècle
dernier. On se préoccupait de plus en plus de faire arriver
une grande quantité d'air frais, d'éliminer rapidement les
excrétions, d'isoler les enfants atteints de maladies contagieuses, de placer en observation les cas suspects, de loger
à part et d'une façon spéciale les convalescents, et la plupart des établissements modernes ont été installés en vue
de ces divers besoins à satisfaire. Ce n'est pas ici le lieu d'entrer dans les détails ; je me bornerai à faire remarquer que
le souci récent de la salubrité des hôpitaux généraux a présidé d'une façon absolue à l'installation des hôpitaux d'enfants, témoin l'hôpital des enfants de Dresde, l'hôpital de
Saint-Wladimir à Moscou, le nouvel hôpital d'enfants à Manchester, celui de Lisbonne, celui de Londres, situé Great
Ormond Street, et un grand nombre d'autres.

On est même allé beaucoup plus loin en ce qui concerne les
soins donnés aux enfants malades dans les hospices. On a affecté
des établissements spéciaux aux cas spéciaux que peuvent présenter les enfants. Il y a des hospices pour le traitement orthopédique ; le professeur Rizzoli, entre autres, a fondé un établis-

sement de ce genre, pour les enfants pauvres, à Bologne. Londres a, depuis 1867, un *hospital for hip diseases in childhood*, et Bournemouth a fondé, en 1874, dans le comté de Hampshire, un hôpital d'enfants pour les maladies chroniques des articulations. Dans le grand duché de Bade, presque tous les arrondissements ont pris les dispositions nécessaires pour que les enfants pauvres, atteints de maladies d'yeux, reçoivent des soins spéciaux à Fribourg ou à Heidelberg ; et à Berlin, on a créé un emploi spécial de médecin des pauvres atteints de maladies d'yeux. Quant au traitement spécial des enfants scrofuleux et atteints de faiblesse générale, il a produit des résultats si extraordinaires que je ne puis me dispenser d'entrer, à ce sujet dans quelques détails historiques.

Dès 1796, un hôpital pour les scrofuleux fut fondé, sur le littoral anglais, à Margate. Cet hôpital n'était pas destiné spécialement aux enfants, mais tous les ans, il en recevait et soignait un grand nombre. C'est l'institution qui existe encore maintenant sous le non de : *Royal seebathing infirmary and hospital for scrofula at Margate.* Pendant cinquante ans elle fut seule en son genre. En 1845, le marquis Falleti di Barolo fonda à Turin l'*ospedale di Santa Filomena* pour les enfants scrofuleux et rachitiques. L'hôpital d'enfants de Ludwigsburg s'accrut en 1854 d'une succursale à Wildbad pour les enfants malades ayant besoin de ce bain, et en 1861 d'une succursale à Jagstfeld pour les scrofuleux. En 1855 s'éleva en Autriche, l'hôpital des bains d'eaux salines de Hall ; en 1857 celui de Bade près de Vienne.

Cette œuvre de charité se développa largement par les efforts incessants d'un homme dont la mémoire doit être impérissable : le Dr G. Barellai de Florence. Il conçut l'idée de tenter la guérison des scrofuleux de l'hôpital Santa Maria, en les envoyant au bord de la mer ; il proposa son plan à la

Société de médecine de Florence et la décida à constituer un comité qui devait agir dans ce sens. Quelques fonds furent bientôt recueillis, et avec ceux-ci il fut possible d'envoyer quelques enfants aux bains de mer de Viareggio, au Nord-Ouest de Pise. C'était en 1856. Le succès de la première saison fut éminemment favorable et même surprenant ; l'essai, renouvelé l'année suivante avec un plus grand nombre d'enfants, donna des résultats tout aussi heureux. On construisit une maison spéciale pour ce traitement ; c'était le premier hospice maritime d'Italie. Barellai fut le champion infatigable de ce mode de traitement des enfants scrofuleux ; il se forma à son instigation, dans les localités les plus diverses, des *comitati per la cura balnearia degli scrofolosi,* et bientôt les hospices se succédèrent les uns aux autres. Maintenant le littoral italien n'en a pas moins de vingt, où l'on reçoit et où l'on traite annuellement plusieurs milliers d'enfants, appartenant presque sans exception aux classes pauvres.

Peu de temps après la fondation de l'hospice maritime de Viareggio, on se mit en France à agir dans le même sens. Le D<sup>r</sup> Perrochaud ayant constaté les bons résultats qu'on avait obtenus en envoyant sur le bord de la mer quelques enfants scrofuleux, l'Assistance publique de Paris se décida à envoyer un certain nombre de ces enfants à Berck-sur-Mer ; en 1867 un bâtiment grandiose fut construit près de cette localité. La famille Rothschild a fondé, dans ce même pays, un petit hospice maritime, pour les enfants pauvres israélites.

Des établissements analogues ont été créés tout récemment à Scheveningen, à Refnaes en Danemark, à Norderney, à Wyk en Fœhr, à Gross-Müritz dans le Mecklembourg. L'Amérique du Nord n'est pas restée en arrière, mais ses hospices maritimes ne sont destinés pour la plupart qu'aux en-

fants débiles et à ceux qui souffrent de catarrhes intestinaux.
Je citerai, parmi les institutions de ce pays le *rea hospitale*
de *Beverley farms* près de Boston, celui de Rockaway, celui
d'*Atlantic city*, celui de *Cape May*, et les hôpitaux flottants de
New-York et de Chicago.

En Allemagne on s'est occupé surtout de fonder des établissements de cure par les eaux salines. Celui de Jagstfeld
est resté longtemps le seul de ce genre. En 1868 on en créa un
autre à Rothenfeld. Aujourd'hui l'Allemagne en possède dix-
huit. Indépendamment de ces établissements, il y en a qui
reçoivent non pas les enfants scrofuleux, mais plutôt les convalescents et les enfants débiles. En Allemagne on a fondé
ceux de Godesberg, de Augustusbad, de Bad Elster. En France
il y a des établissements de convalescents à Épinay-sous-Sé-
nart, à la Roche-Guyon ; il en existe plusieurs à Paris. En
Angleterre, les *reconvalescent-homs* sont excessivement nombreux.

Pour les enfants des écoles, on a créé des établissement,
spéciaux. Ainsi, dans le courant de ces dix dernières années
on a créé les établissements de rachitiques et de scrofuleux
de Turin, Gênes et Milan ; au voisinage d'Ostende on a
fondé, paraît-il, une école champêtre pour les enfants pauvres de Bruxelles. A Davos, le directeur Perthes, à Saint-
Blasien, le Dr Fresenius ont institué un établissement pour
les enfants faibles de la poitrine.

Le pasteur Bion, de Zurich, s'est occupé des enfants débiles et ayant besoin de refaire leur santé. C'est à lui qu'on doit
la fondation des colonies de vacances ; le succès fut tel qu'on
en créa dans d'autres villes : à Bâle, à Francfort-sur-le-Mein,
à Dresde, à Breslau, à Berlin, à Brême, à Stuttgardt et à
Vienne.

C'est à la fin du siècle dernier qu'on a créé les premiers éta-

blissements d'aveugles et de sourds-muets ; le nombre s'en est
accru d'une façon extraordinaire dans ce siècle. Berlin a eu
un établissement d'aveugles en 1806, Saint-Pétersbourg en
1807, Vienne, Prague et Amsterdam en 1808, Dresde et
Zurich en 1809, Copenhague en 1811, Naples en 1818, Breslau en 1819, Brunswich en 1829, Hambourg en 1830, Boston
en 1831, Manchester en 1837, etc... Il en est de même des
établissements de sourds-muets ; ils se sont élevés en nombre
de plus en plus grand, depuis le commencement de notre
siècle : en Allemagne seulement on en compte actuellement
une centaine.

On a fait beaucoup également pour l'assistance et le traitement des idiots. Au commencement de ce siècle, ces malheureux, quand on s'en occupait, étaient placés dans les
asiles et les hôpitaux généraux, exceptionnellement chez des
particuliers. En 1804, le Dʳ Itard a fait un essai d'éducation
systématique des idiots. Mais c'est en 1816 que Guggenmoos
fonda à Salzburg le premier établissement à leur usage.
Celui-ci vécut peu de temps, faute d'être secouru. Une école
pour les idiots fut fondée à Paris, en 1821 ; une autre en
1842. Un établissement d'idiots fut institué à Woldberg
dans le Wurtemberg, en 1835 ; après cet établissement on
vit surgir celui de Guggenbühl sur l'Abendberg ; cette nouvelle création a depuis servi de modèle. Ce n'est que quelques
années plus tard que nous trouvons des établissements analogues, à La Haye, en Danemark, au Massachusetts, en
Angleterre et en Écosse ainsi qu'en Allemagne, par exemple
à Marienberg, à Rieth et à Hubertusburg. Leur nombre
s'est considérablement augmenté surtout de 1852 à 1870.
Dans quelques-uns de ces établissements il y a des sections
spéciales pour les épileptiques, du reste pour ces derniers
on a fondé des hospices spéciaux.

On s'est occupé même des enfants incurables. Il y a un établissement pour eux à Paris rue Lecourbe. Il y en a un autre à Neuilly ; tous deux datent de notre siècle. Celui-ci a accompli une grande partie de l'œuvre négligée par les époques précédentes, en fait d'hygiène publique, et c'est dans l'hygiène des enfants qu'il a réalisé les plus grands progrès.

*Prophylaxie des maladies contagieuses.*

Mais qu'a-t-on fait relativement à la prophylaxie des maladies contagieuses ? Nous avons vu que la magnifique découverte de Jenner s'est produite à la fin du XVIIIe siècle. C'est au XIXe siècle qu'elle a été mise en pratique.

En 1801 un institut de vaccination fut créé à l'établissement des Enfants-Assistés de Vienne ; on créa ensuite d'autres institutions de ce genre ; cependant on ne décréta pas la vaccination obligatoire.

Le premier établissement de vaccination de Russie fut fondé en 1810 dans la Maison d'Enfants-Trouvés de Saint-Pétersbourg ; l'obligation avait été décidée huit années auparavant, mais jamais elle ne fut mise en pratique. La plupart des États d'Italie autorisèrent la vaccination, au commencement de ce siècle ; la population l'adopta avec enthousiasme ; il parut des règlements sur la vaccination, mais il n'y eut pas de lois pour l'imposer.

La République française, il y a quatre-vingt-six ans, se montra très favorable à la nouvelle méthode ; de même Napoléon Ier ; en 1809 parut même une loi sur la vaccination. Néanmoins la vaccination s'est moins acclimatée en France qu'ailleurs.

Dans l'Amérique du Nord elle a été adoptée en 1800, mais elle n'a jamais été rendue obligatoire. Elle a été appliquée en

Allemagne plus tôt et mieux qu'ailleurs. Dès les premières dizaines d'années de ce siècle, la Bavière, le duché de Bade, le Wurtemberg et le Hanovre la rendirent obligatoire ; plusieurs petits états suivirent cet exemple. La Prusse fut presque indifférente ; on se borna dans ce pays à decréter indirectement l'obligation comme en Autriche.

La loi allemande du 8 avril 1874 a enfin rendu la vaccination obligatoire pour toute l'Allemagne, et elle a ajouté pour tous les écoliers d'un certain âge, l'obligation d'être revaccinés.

Il y a lieu de mentionner brièvement que, vers le milieu de ce siècle environ, on essaya d'employer, au lieu de lymphe humaine, celle qui avait été empruntée au veau vacciné ; les essais furent faits d'abord à Naples, puis dans d'autres villes italiennes, enfin à Paris, à Bruxelles, à Anvers, à Utrecht, à Hambourg, à Dresde, à Saint-Pétersbourg et à Moscou. Cette méthode de vaccination animale a été inventée par Negri, qui n'était pas médecin.

Pour le reste, ce que l'on a fait relativement à la prophylaxie des maladies contagieuses peut se résumer en quelques mots. On a publié des lois relatives à l'obligation de faire connaître l'existence des cas morbides, à l'isolement, à la désinfection des vêtements et des objets usuels. Les meilleures prescriptions sont celles que contient la loi hollandaise sur les épidémies. Quelques états allemands ont pris des dispositions spéciales au sujet de la prophylaxie de la diphthérie, de la fièvre scarlatine et de la rougeole.

On n'a que depuis peu créé, et encore en très petit nombre, des hôpitaux pour les malades atteints d'affections contagieuses.

*Protection des enfants en nourrice.*

J'arrive maintenant à ce que l'on a fait en faveur des enfants confiés aux soins d'étrangers. En France, les ordonnances sur les nourrices avaient été complètement insuffisantes ; l'énorme mortalité des enfants en nourrice n'avait pas diminué. En l'an IX de la République, le régime des nourrices fut réglementé à nouveau et soumis au contrôle du conseil général des hospices ; en 1865, parut une nouvelle ordonnance sur l'inspection de ces enfants, laquelle était confiée alors à 55 médecins.

Ces décrets n'eurent aucun résultat favorable. Mais les médecins et les sociétés de protection de l'enfance ne se lassèrent pas de faire entendre leurs avertissements ; ils rassemblèrent d'importants matériaux statistiques pour montrer combien la France perdait de vies humaines par le fait des nourrices. Le gouvernement fut presque mis en demeure de trouver un moyen de mieux protéger l'enfance. De là la loi du 22 décembre 1874 « sur la protection des enfants du premier âge » et le règlement sur son exécution, du 27 février 1877. (J'examinerai plus loin en détail le contenu de ces deux textes). D'autre part, l'Académie nomma une commission permanente d'hygiène des enfants, et le ministère une commission officielle de protection de l'enfance.

Dans d'autres pays, on n'avait pas à se préoccuper autant des inconvénients résultant de l'envoi des enfants en nourrice, car heureusement le triste abus qui consiste à confier les nouveau-nés aux soins d'étrangers n'y est pas aussi enraciné qu'en France. En dehors de ce pays, les enfants nés hors mariage étaient seuls exposés aux dangers de ce système. Il est vrai que le nombre n'en était pas minime et qu'il était

urgent de les protéger, car la mortalité de ces enfants était
excessive. On le reconnut ; c'est ce dont témoignent en ce qui
concerne l'Angleterre, le *Infant life protection act* de 1872,
pour le grand-duché de Hesse, la loi de 1875 sur la protection
des enfants envoyés chez des étrangers, dans diverses villes
d'Allemagne diverses ordonnances de police.

Mais, partout où l'hygiène publique s'est développée, ce sont
surtout des sociétés qui ont montré le plus de sollicitude pour
les enfants en nourrice. Il s'est fondé en effet, dans ces derniers temps, des sociétés de protection de l'enfance, dans
divers pays, surtout en Allemagne, en Angleterre, en France
et dans l'Amérique du Nord. Je donnerai plus loin quelques
renseignements sur leur bienfaisante activité.

Pour ce qui concerne les enfants pauvres et les orphelins,
on a également amélioré beaucoup leur situation depuis le
commencement de ce siècle. Mais la réforme la plus importante que l'on puisse constater, c'est l'adoption, dans beaucoup de communes et de districts, du système consistant à
confier les enfants à des familles, système auquel, comme je
l'ai dit, on était déjà arrivé dans quelques cas particuliers,
vers la fin du siècle dernier, et qui maintenant a été reconnu
comme étant incontestablement préférable à tous les autres.
Il faut citer en particulier les administrations de district du
grand-duché de Bade qui depuis 1868 ont adopté ce nouveau système et l'ont organisé d'une façon excellente. Mais
il ne faut pas oublier que la capitale de ce même pays a organisé l'assistance des enfants pauvres de telle sorte que l'on
peut prendre modèle sur les dispositions adoptées par cette
ville, qui a confié à un comité de femmes notables la surveillance des enfants ou orphelins ou privés seulement soit de leur
père, soit de leur mère. Ceci me conduit à mentionner brièvement les résultats de l'assistance volontaire des enfants

5

pauvres. Chez nous, ce sont surtout des sociétés de femmes, surtout celle que je viens de nommer et la société patriotique générale, ainsi que les sociétés de protection de l'enfance, déjà mentionnées, qui ont déployé le plus d'activité dans ce domaine et qui ont créé des asiles très variés, des hospices et autres établissements d'hospitalité.

En France on a vu se fonder, pour le même but les « comités de patronage » qui exercent un contrôle avec l'aide des femmes et les « sociétés protectrices de l'enfance ».

Les « *children aid societies* » qui se sont fondées dans l'Amérique du Nord, ont déployé une activité extraordinaire et ont fondé un très grand nombre d'asile : orphelinats, refuges pour les enfants abandonnés, asiles temporaires pour les enfants errants, pour les enfants sans parents, écoles agricoles pour les garçons orphelins, établissements professionnels pour les enfants pauvres, etc. En Angleterre il s'est fondé, pour secourir les enfants pauvres, des sociétés en grand nombre ; mais c'est surtout la « *ladies sanitary association* » qui s'est le plus distinguée.

En Italie, se sont développées des « Congregazioni di Carita » qui étendent leur sollicitude à tous les pauvres, sans exclure les enfants, en tant du moins que cela était nécessaire, vu le grand nombre des asiles spécialement destinés à ces derniers.

Du reste il ne faut pas oublier que les réformes capitales accomplies dans ces derniers temps en faveur des pauvres en général ont profité aux enfants pauvres et orphelins. Réglementation nouvelle de cette assistance dans un grand nombre de pays et de communes, fondation de maisons de secours spécialement aménagées pour leur servir de logement, commencée depuis peu dans quelques villes d'Angleterre, en Saxe, dans le duché de Bade et dans d'autres pays, tout cela a servi aux enfants, sinon exclusivement à eux.

Malgré tout, l'assistance des enfants pauvres laisse encore un vaste champ ouvert à la philantropie et à l'hygiène. Il y a encore infiniment à faire pour nous donner satisfaction. Qu'on jette un coup d'œil sur les établissements des pauvres à la campagne : on verra dans quel triste état ils se trouvent, on verra combien laisse à désirer la santé des enfants qui y résident. C'est ce que nous apprennent également les rapports sur les workhouses anglais et sur les maisons de refuge françaises.

Pour les nombreux enfants des classes inférieures, privés des soins maternels, du moins à certains moments, on a fondé des crèches et des établissements de garde des petits enfants. Les premières ne reçoivent que des enfants de un et deux ans, elles ont été instituées par un français, M. Marbeau, en 1844 ; elles sont devenues de plus en plus nombreuses dans la plupart des pays civilisés. Les établissements pour la garde des petits enfants ont été fondés par le pasteur Oberlin, en Alsace, vers la fin du siècle dernier ; par le fabricant Owen, à New Lanark en Écosse au commencement de notre siècle. La première école de petits enfants a été fondée en Angleterre par Brougham à Brewers Green ; en 1826, on comptait déjà 60 écoles de ce genre. A la même époque, en Allemagne la princesse Pauline de Lippe-Detmold créa une œuvre analogue. En 1827 le ministre prussien recommandait chaleureusement cette création. Depuis lors, les écoles de ce genre se sont élevées partout en très grand nombre, surtout en Italie ; le Piémont, à lui seul, en a quatre-vingt.

En France, à partir de 1830, ces écoles ont été adoptées sous le nom de salles d'asile ou garderies ; un décret de 1855 à formulé des prescriptions spéciales sur l'installation de ces établissements. A la campagne on organisa les maisons rurales d'après le système de Frœbel.

Pour ce qui concerne les enfants trouvés, les réformes essentielles datent aussi de notre siècle : la plus importante est l'adoption du système consistant à les faire élever en dehors des établissements publics où la mortalité des enfants était si considérable. Dès le siècle dernier, on avait commencé dans quelques maisons d'enfants trouvés, à abandonner l'ancien système et aussitôt qu'il était possible, on retirait les enfants de l'établissement pour les envoyer à la campagne. La nouvelle maison d'accouchements et maison d'enfants trouvés de Vienne devait également, d'après ses statuts, confier les enfants dès l'âge de deux mois, à des nourrices de la campagne. Malgré les bons résultats du système il se passa beaucoup de temps avant qu'il ne fût généralement adopté. Pour la plupart des établissements, la réforme ne s'est accomplie que dans le courant des vingt-six dernières années ; pour quelques-uns elle ne l'est pas encore. La suppression des tours, qui a eu lieu presque partout, est-elle une véritable réforme ? Presque tout le monde l'affirme ; quelques personnes le nient. Je me borne à enregistrer le fait. — A cette occasion, je ne dois pas oublier que depuis 1808 il a été défendu dans les provinces de Russie, de fonder des maisons d'enfants trouvés, et que l'on préfère organiser des *colonies*.

### *Réglementation du travail des enfants au XIX<sup>e</sup> siècle.*

Au commencement de notre siècle on ne s'occupait guère des enfants employés dans les fabriques et les ateliers. Ce fut en Angleterre que l'on prit les premières dispositions en leur faveur, il y a environ quatre-vingt-six ans.

Depuis cette époque il s'est produit de tous côtés un mouvement de plus en plus accusé pour l'amélioration de l'état

sanitaire des ouvriers, spécialement des femmes et des enfants. La première loi qui a été promulguée pour la protection
des ouvriers et qui a été effectivement exécutée fut celle de
Robert Peel, de 1802 ; vint ensuite la loi de 1819 et spécialement celle de 1833 : *Act to regulate the labour of children and
young persons in the mills and factories of the united kingdom.*
Ce fut le commencement de la grande série de lois sur les
fabriques qui, à dater de cette époque, ont été promulguées
dans ce pays et qui avaient spécialement pour objet la protection des femmes, des enfants et des adolescents. Pour la
France *loi relative au travail des enfants*, en 1841 ; en 1875,
nouvelle loi pour remplacer la première.

En Autriche le réglement relatif aux métiers, de 1859,
contenait de nombreuses dispositions en faveur de la santé
des enfants. La Belgique, la Hollande, la Suisse, plusieurs
états de l'Amérique du Nord firent également des lois sur la
protection des enfants.

L'Allemagne eut le réglement des métiers, de 1869, et la
disposition additionnelle de 1878 ; le Danemark et l'Espagne
eurent les lois de 1873 ; la Hollande, la loi de 1874. En 1873
enfin parut en Italie une loi spéciale pour empêcher l'exploitation des enfants par des industriels ambulants. Mais d'autres mesures encore ont été prises en faveur des enfants de
la population ouvrière, spécialement de la population industrielle. Dans un grand nombre de villes d'Angleterre, de
France et d'Allemagne, on s'est préoccupé d'installer des
habitations saines pour les ouvriers ; en réalisant ce projet, on a protégé les enfants. J'apprécierai ailleurs l'importance de ce progrès. Il faut aussi rappeler que l'installation de crèches et d'établissements pour la garde des petits
enfants est utile surtout aux enfants des classes ouvrières.

*Des progrès dans l'hygiène scolaire au XIX^e siècle.*

L'hygiène scolaire était bien négligée au début de ce siècle. Les prescriptions législatives prises ça et là pour remédier au mal n'avaient pas servi à grand chose, car elles n'avaient pas été énergiquement exécutées. On n'avait pas estimé nécessaire de faire davantage, et l'excellent ouvrage de J. P. Frank avait en vain exposé les maux de la situation : rien de pratique n'en était résulté. Seuls Pestalozzi et ses élèves avaient réussi dans leur campagne contre l'enseignement tel qu'il se pratiquait alors ; on fut forcé de reconnaître la haute valeur de l'enseignement par les yeux pour le développement de la santé intellectuelle, et d'admettre la nécessité d'exposer progressivement et systématiquement chaque partie de l'enseignement. Mais d'autres réformes restaient encore à accomplir ; en 1836 Lorinser proclama combien l'installation des bâtiments scolaires compromettait la santé des élèves ; il protesta hautement contre l'excès de travail qu'on imposait à ceux-ci, il montra combien cette pratique était funeste à la santé. Ce cri d'alarme fut entendu des médecins, des pédagogues et des autorités.

Une des premières réformes effectives fut d'introduire dans le programme des écoles l'enseignement de la gymnastique. Après avoir été adopté en Danemarck et en Suède, il le fut en Prusse par la fameuse ordonnance de 1842, qui reconnaissait les exercices corporels comme constituant un élément indispensable de l'éducation virile ; c'est grâce à elle que l'on visa à développer harmoniquement les forces physiques et les forces intellectuelles.

D'autres états d'Allemagne ont suivi l'exemple ; toutefois

l'enseignement de la gymnastique n'est pas obligatoire dans tous ces états.

Quant à la réforme des bâtiments scolaires, elle s'est accomplie lentement. Jusqu'alors on les avait construits sans se préoccuper de l'hygiène. Les édifices que l'on construit aujourd'hui sont incontestablement bien mieux aménagés. Ils sont en général isolés, les classes sont claires, spacieuses ; on n'y voit plus ces poëles de fonte qu'on chauffait du dehors, mais des poëles à ventilation, qu'on chauffe de l'intérieur, ou des calorifères ; le système de ventilation a été perfectionné ; on a remplacé les bancs d'autrefois par d'autres d'un meilleur système.

On ne constate pas encore un progrès considérable dans la méthode d'enseignement ; on se plaint, au contraire, de ce que les élèves soient trop surchargés, trop surmenés, qu'ils aient trop de travail à faire à la maison ; de ce que l'enseignement ne leur soit pas approprié et de ce qu'on leur demande trop d'application.

Il est cependant un fait d'une grande importance : c'est que, dans beaucoup de pays et dans un certain nombre de villes, l'hygiène scolaire a fait l'objet de travaux soignés et approfondis, lesquels ont abouti à la promulgation de réglements spéciaux. Je me bornerai à mentionner pour les grandes villes américaines les *by-laws* des *School-committees* de Washington et celles de Philadelphie, le réglement wurtembergeois sur l'organisation des maisons d'écoles et sur l'hygiène dans les écoles du 28 décembre 1870, l'ordonnance royale saxonne du 3 avril 1873, le décret ministériel autrichien du 9 juin 1873, la loi du grand-duché de Hesse, du 16 juin 1874, et celle du 27 juillet 1876, le décret ministériel pour l'Alsace-Lorraine, du 3 juillet 1877 : toutes ces prescriptions sont excellentes, incomparablement supérieures à celles du siècle dernier.

Ce qui est plus important encore, c'est que les médecins sont appelés de plus en plus à exercer un contrôle sur la salubrité des locaux et sur la santé des enfants. C'est ce qui a eu lieu, par exemple, en Autriche, où ont été instituées des commissions spéciales d'hygiène scolaire, dans les grandes villes de l'Amérique du Nord, où le school-committee, lors de ses visites, est accompagné d'un médecin ; c'est ce qui a lieu enfin à Bruxelles, à Anvers, à Amsterdam et à Paris, où toutes les écoles sont régulièrement visitées par des médecins.

Pour terminer il ne faut pas oublier de mentionner que la création de jardins d'enfants date de notre siècle. Ils ont été fondés par le célèbre pédagogue Frœbel.

## B. Histoire des résultats scientifiques.

Je n'ai traité jusqu'à présent que des résultats pratiques concernant l'hygiène de l'enfance. Il me reste à exposer les découvertes successives que la science a faites, dans cette partie de l'hygiène, toutefois je ferai observer que mon intention n'est pas d'énumérer et d'analyser tous les travaux spéciaux ; je me bornerai à expliquer le développement progressif de l'hygiène scientifique en prenant pour guide les principaux ouvrages sur la matière.

Dans les écrits qui nous sont restés des Égyptiens et des Indiens on reconnait les commencements d'une diététique de l'enfance. Que l'on consulte quelques-uns des livres sacrés du roi Ménès et surtout l'*Ayour-véda Ayusch*. Le chapitre V de ce dernier traite des soins à donner aux femmes en couche et aux nouveaux-nés ; il reproduit les règles d'éducation et d'hygiène qui ont déjà été résumées dans le chapitre précédent et une série d'autres préceptes diététiques ou prophylactiques.

Ce qui est particulièrement intéressant, c'est la diététique de la diarrhée et le procédé d'extirpation radicale des ganglions scrofuleux.

Hippocrate, on le sait, s'est occupé particulièrement de l'enfance ; il s'est efforcé de rechercher les causes des maladies de cet âge. Ses ouvrages nous donnent aussi beaucoup d'indications utiles sur la diététique du jeune âge. Guidé par l'expérience, il nous conseille de ne pas faire jeûner les enfants, de ne pas les faire manger en temps inopportun ou trop abondamment. C'est à lui qu'on doit les premiers renseignements qui aient été donnés sur les transformations qui s'accomplissent chez l'enfant pendant la dentition, sur l'augmentation de la mortalité qui se produit immédiatement après le sevrage.

Nous devons à Platon et à Aristote des explications détaillées sur la méthode d'éducation. Le premier s'est fait le propagateur du système qui vise à l'harmonie du développement physique et intellectuel. Celui qui ne développe pas uniformément son corps et son esprit est pour lui un boiteux, un estropié. Le meilleur moyen d'éducation est la gymnastique ; on doit y exercer les filles et même les enfants des esclaves. Il connait très exactement l'effet hygiénique des exercices corporels, les avantages des mouvements actifs et passifs, les différences entre l'*agonistique* et la *gymnastique* ; il expose cette dernière jusque dans ses dernières sousdivisions. Il déclare que les jeux sont nécessaires aux enfants, qu'ils ne servent pas seulement à donner de nouvelles forces pour les occupations sérieuses, mais que, convenablement dirigés, ils sont utiles au corps et à l'esprit. Il désire même que l'État fournisse les places de jeux et surveille les jeux des enfants. (*Lois*, livre VII.)

Aristote avait exprimé des opinions analogues sur l'édu-

cation de la jeunesse. Il disait : « L'éducation doit être la
même pour tout le monde, et c'est à l'État de s'en charger.
Chacun est membre de l'État et le soin que l'on prend de
chaque membre doit naturellement toujours tourner au
profit de la communauté. Or, comme il est constant qu'il
faut former le corps par accoutumance plutôt que par enseignement, et le corps plutôt que l'intelligence, il en résulte
qu'il faut avant tout exercer les enfants à la gymnastique et
à l'art de la lutte, car l'une donne au corps le maintien, l'autre lui donne l'adresse.

Pendant la croissance, il faut se livrer à des exercices
modérés, mais éviter tout excès dans le genre de vie et dans
le travail, afin que la croissance ne soit pas entravée. Mais
après trois années consacrées à cet enseignement, il faut
habituer le jeune homme à des efforts prolongés et à un
genre de vie fatigant. Car il n'est pas bon de surmener à
la fois l'esprit et le corps, en effet, chacun de ces genres d'efforts produisant des résultats différents, la fatigue du corps
arrête le développement de l'intelligence, celle de l'esprit
arrête le développement du corps. » Voici le détail de ses
prescriptions :

Jusqu'à l'âge de cinq ans, l'enfant doit jouer et ne doit pas
apprendre ;

A partir de cet âge jusqu'à sa septième année, il doit
regarder et écouter ;

De cette époque jusqu'à la puberté, il doit se livrer à l'é-
tude des sciences et à de légers exercices corporels ;

Pendant les trois années suivantes, il ne doit s'exercer
qu'aux sciences et à la musique ;

Mais depuis la fin de cette période jusqu'à vingt et un ans,
il doit se soumettre à de durs exercices corporels et à un régime rigoureux.

Au sujet de l'importance hygiénique des jeux, Aristote partage l'opinion de Platon. Il faut se reposer, disait-il, afin de pouvoir se remettre au travail avec des forces nouvelles. Or le jeu repose l'esprit et en même temps il le rassérène. » (*Aristote à Nicomaque*, X, 6 et suiv., ainsi que IV, 8. 1. 2 ; en outre, *Politique*, VIII, 2). Ce qui est surprenant, c'est qu'Aristote approuve l'exposition, c'est-à-dire la mort des enfants chétifs, comme il l'explique dans sa *Politique*, VIII.

Malgré tous ces travaux dignes d'attention, l'hygiène scientifique de l'enfance n'était qu'ébauchée. Il en fut ainsi jusqu'à ce que Soranus fût venu éclairer son époque sur l'hygiène et l'éducation de la première enfance (1).

Voici ses principes :

Lorsque l'enfant vient de naître, on fait un double nœud au cordon ombilical ; on coupe ce cordon à quatre doigts du ventre avec un instrument tranchant ; on nettoie l'enfant à l'eau chaude et non dans un bain froid comme font les barbares. Il faut ensuite l'emmailloter dans des bandes propres en laine en commençant par les extrémités supérieures, on les passera ensuite autour du tronc, puis autour des extrémités inférieures, et on finira par envelopper l'enfant dans un ou deux langes communs.

Quand ces opérations sont terminées, on le placera, pour le faire reposer, sur un coussin rembourré de laine ou sur une jonchée légère ; pendant deux ou trois jours, on ne le forcera pas à manger, mais ensuite on lui donnera un peu de miel faiblement cuit, puis pendant un jour ou deux le lait d'une autre femme ; à partir de ce moment seulement il aura le lait de sa mère. Ce n'est qu'en cas de nécessité qu'on donnera une nourrice à l'enfant. Celle-ci ne devra pas avoir moins de 20 ans, ni plus de 35 ; elle devra avoir enfanté au moins

(1) Soranus. Περιγυνακειων Παδων. Chapitre 26 et suivants.

deux fois, en dernier lieu depuis deux ou trois mois ; elle devra être absolument saine, d'un tempérament calme, et s'abs-
tenir du contact sexuel.

Pour choisir la nourrice, on aura égard à la mine de son
enfant, et on essaiera son lait en en examinant la couleur et
la consistance ; on l'essaiera également par l'odorat et par le
goût. Lorsque la nourrice sera définitivement arrêtée, elle
devra se tenir proprement, ne pas rester oisive, mais se
livrer à des travaux peu fatigants ; elle ne mangera pas
d'oignons, pas de légumineux, pas d'épices, mais du pain,
des œufs, du pigeon, du poulet, etc. ; jusqu'au quatorzième
jour elle s'abstiendra rigoureusement de vin, ensuite elle ne
s'y remettra que très progressivement.

Pour ce qui concerne l'enfant, d'après Soranus, on ne doit
pas lui donner à téter toutes les fois qu'il pleure, mais à
intervalles déterminés. On lui donnera alternativement le
sein droit et le sein gauche ; quand il aura fini, on ne le
bercera pas, mais on le couchera pour qu'il repose. Il ne
dormira jamais à côté de sa nourrice, mais sur une couche à
part. Si l'enfant ne se tait pas après avoir tété, on le calmera
par des chants et non par des menaces. Pour le bercer on se
servira d'une scappa ou d'une natte suspendue.

Un chapitre spécial est consacré au bain de l'enfant. La
chambre doit être à une température modérée ; la gardienne
doit huiler le petit être, puis l'arroser d'eau tiède jusqu'à ce
que la peau commence à rougir légèrement. Après le bain,
elle doit le sécher, l'huiler, lui frotter les membres les uns
après les autres. Quand il grandit, il faut le baigner dans les
établissements de bains publics.

Jusqu'au sixième mois, ou plus exactement jusqu'au moment où l'enfant commence à se lever et à s'asseoir, on lui
donnera le lait de sa mère, ensuite indépendamment de ce der-

nier, du pain trempé dans de l'eau ou dans du lait ; ce n'est que plus tard qu'on lui donnera de la bouillie légère d'épeautre et des œufs à la coque ; on ne lui donnera jamais de nourriture solide, avant qu'il n'ait fait ses dents ; pour boisson, on lui donnera de l'eau ou du vin fortement étendu d'eau, qu'on lui fera prendre au moyen de bouts de seins artificiels. On sévrera l'enfant entre 18 et 24 mois, jamais tout d'un coup, mais en le privant du sein très graduellement ; le printemps sera l'époque qu'on choisira de préférence. On n'ôtera pas les langes au bout de 40 ou de 60 jours, mais peu à peu et seulement quand l'enfant ayant environ une demi-année, sera suffisamment fort.

Voilà une très brève esquisse de l'hygiène de Soranus ; l'objet de mon travail ne me permettait malheureusement pas d'entrer dans les détails de son exposé, détails dont quelques-uns sont très importants et qui font ressortir sa tendance bien connue à l'individualisation. Néanmoins le lecteur reconnaîtra que nous devons considérer Soranus comme le fondateur de l'hygiène de l'enfant, car il est le premier qui ait réuni cette hygiène en un système fondé sur l'observation exacte, sur d'abondantes observations personnelles et sur une logique rigoureuse.

Peu de temps après lui, la nouvelle doctrine fut appuyée et développée par Galien, le plus grand médecin de ce temps. Son hygiène, c'est-à-dire sa dissertation « *de sanitate tuenda* » traite également de la diététique de l'enfant, de son alimentation, des soins de la peau et de la gymnastique. Il y a un chapitre qui développe le choix de la nourrice, un autre la nourriture et le bain des enfants, un autre la question de savoir s'il faut leur donner du vin, un autre traite des exercices corporels ainsi que de la méthode de développement intellectuel. Galien a des théories remarquables sur la grande

supériorité que présente le lait de la mère par rapport à tout
autre, sur l'inconvénient des vêtements sales et de l'insuffisance des soins de la peau, sur la prudence à observer lorsque l'enfant commence à marcher (1). Il parle, avec non
moins de justesse, de l'utilité diététique du mouvement,
surtout du mouvement pratiqué systématiquement, et de la
gymnastique dont il développe en détail les nombreuses méthodes. Galien va jusqu'à demander que l'éducation des garçons soit confiée aux mains d'un médecin.

En réalité, il a ajouté à l'hygiène une annexe d'une
importance extrême, en écrivant avec tant de soin ce chapitre sur les exercices corporels et sur le développement
corporel du jeune garçon jusqu'au moment où celui-ci entre
dans l'âge viril. De plus, il recommande très rigoureusement de ne pas négliger le développemnt du caractère
de la jeunesse. En entretenant les jeunes gens dans les bonnes
habitudes et les bons principes on en fait des hommes capables, fermes de caractère et moraux. Seulement il faut commencer cette éducation dès la tendre enfance, parce que
c'est alors que s'accomplit le développement du tempérament.

Au IVe siècle, parut une dissertation d'Oribas (2) sur l'é-
ducation des enfants ; ce n'est guère qu'une reproduction
des idées de Soranus et de Galien. Il parle du choix et de la
diététique des nourrices; il mentionne à cette occasion les
inconvénients que présente pour les nourrissons l'allaitement par les femmes enceintes ; il traite des soins de la peau
des enfants, du sevrage, des moyens de calmer les enfants,
de la dentition. C'est de lui que vient la recommandation
d'employer la racine de violette pour les enfants qui font
leurs dents.

(1) *De sanitate tuendâ*, Liber I. Cap. 8. et Liber II. Cap. 2. 9. 10. 11. 12.
(2) ORIBASIUS, Lib. III. περὶ παιδοτροφίας.

Le même auteur nous donne aussi les conseils suivants doublement précieux à notre époque, sur la méthode de développement intellectuel des enfants : « L'enseignement ne doit pas commencer avant la septième année révolue ; il doit alterner avec des exercices corporels et des récréations ; en outre, il faut conduire l'enfant, d'après un plan déterminé, de ce qui est facile à ce qui est difficile. Il ne faut jamais, surtout au commencement de l'enseignement, tourmenter l'enfant en l'occupant du même sujet pendant toute la journée, car les hommes les plus vigoureux se fatiguent quand ils s'adonnent à la science avec feu et sans interruption. L'enfant, à partir de l'âge de douze ans, doit déjà suivre l'enseignement des professeurs de langues et de mathématiques, mais il doit aussi exercer son corps, sous la surveillance d'hommes intelligents, expérimentés, connaissant les règles exactes de l'alimentation, de la gymnastique, des bains et du sommeil ».

Les ouvrages d'Aëtius (*Sermo de victus ratione infantis*) et de Paul d'Egine (*de tuendâ sanitate*) ne contiennent guère autre chose que ce qui se trouve dans ceux de Soranus et de Galien.

On trouve plus d'originalité chez les médecins arabes, surtout chez Rhazès et chez Avicenne. Le premier, médecin de de l'hôpital de Raj, plus tard de celui de Bagdad, était un excellent diététicien, dont le principal précepte était de ne prescrire aucun médicament tant que les moyens diététiques suffisaient. Dans son livre, *De aegritudinibus puerorum*, il nous donne toute une série d'excellents conseils hygiéniques. C'est lui qui démontre que l'excès de nourriture amène la scrofule ; c'est lui qui, le premier, défend expressément de sevrer pendant la saison chaude et qui insiste sur la nécessité de faire en sorte que les évacuations intestinales soient

régulières pendant la dentition. C'est également Rhazès qui
a donné la première description de la variole et de la rougeole.

Avicenne, dont les travaux sur la médecine et l'hygiène
des enfants sont malheureusement si peu pris en considération, s'occupe spécialement de l'hygiène infantile. Il recommande à la mère de nourrir elle-même, il parle du traitement
du nouveau-né, qu'il conçoit presque de la même manière
que Soranus, il traite du choix des nourrices et de leur
régime. Il veut que l'on évite toute agitation au nourrisson
après l'allaitement; il rejette le sevrage complet jusqu'à la fin
de la seconde année, mais il désire que, dès l'apparition
des premières dents, l'alimentation de l'enfant soit complétée
par une autre nourriture : d'abord, du pain mâché par la
nourrice, puis du pain avec du lait ou avec de l'eau miellée
ou du vin étendu d'eau. L'enfant doit s'habituer très lentement à marcher.

Dans un chapitre spécial, Avicenne traite ensuite de la diététique des enfants plus âgés et de la manière de les former
aux bonnes mœurs ; il exige que l'on fasse alterner le sommeil, le bain, le jeu et le manger, que l'enseignement par
les professeurs commence à partir de l'âge de six ans et que
l'enfant ne reste pas trop longtemps de suite à l'école. Il
attribue une grande importance à ce que l'on tienne compte
des tempéraments, en temps utile, car ceux-ci dans leurs
oppositions ont une grande influence sur la santé du corps.

Un dernier chapitre traité de l'hygiène des jeunes gens,
de leurs exercices corporels, de la nourriture, du sommeil et
de l'enseignement. L'auteur du *Regimen convalescentis* et du
*Regimen hecticam habentium*, a donc lui aussi comme on le
voit, envisagé l'hygiène de l'enfance, d'une façon remarquable.

Un autre médecin arabe Garib Ben Said donne, dans son mémoire : *de generatione fœtus et regimine puerperarum et infantium*, de nombreuses règles sur le traitement hygiénique des enfants jusqu'à la puberté. Quelques chapitres du livre royal d'Ali Ben Abbas, traitent de la diététique des nourrices et de l'hygiène des nouveau-nés.

Après les médecins arabes, l'hygiène infantile fut négligée pendant plusieurs siècles. L'école de Salerne elle-même ne favorisa pas d'une façon bien remarquable l'hygiène de l'enfance : cette école cependant jouissait d'une grande réputation, elle se nommait avec orgueil *Civitas hippocratica* et attachait une importance spéciale à la diététique (*regimen sanitatis salernitanum*). L'ouvrage de *Trotula de Ruggiero*, intitulé *de passionibus mulierum*, contient un chapitre qui s'occupe de la diététique des enfants ; mais ce chapitre, *de infantium et puerorum a partu cura ac nutricis electu* n'apprend rien de nouveau et ce sujet n'est traité que d'une façon superficielle.

Vers la fin du moyen âge, lorsque la médecine générale recommença à prospérer, on s'occupa davantage de l'hygiène des enfants. Le premier traité de ce genre et en même temps le premier ouvrage imprimé sur la médecine des enfants est le « *Regimen der jungen Kinder* » de Bartholomæus Metlinger ou Merlinger. Il parut en 1473 à Augsbourg, contient non seulement des préceptes sur la guérison des maladies des enfants, mais renseigne aussi sur la protection de la santé et sur les soins des enfants ; presque toutes ces prescriptions, à dire vrai, sont empruntées à la médecine grecque et à la médecine arabe. Le XVIᵉ siècle lui aussi, ne nous offre guère que des compilations des ouvrages d'Hippocrate, de Soranus, de Galien et d'Avicenne, je citerai, parmi les auteurs qui nous intéressent :

ALBERTUS MAGNUS, *Secreta mulierum* 1519. — SEBASTIANI AUSTRII, *Hippocratis aphorismi puerorum morbos enarrantes.* Basileæ 1540.

6

Lobera de Avila, *De diaeta, sterilitate et morbis infantum*. Pinciæ et Valladolid 1551. — Mercuriale, *Ratio lactandi infantes* 1552, et idem : *De arte gymnastica*. — Jul. Alessandrini, *Paedotrophia*. 1559. — Wuertz, Félix : *Kinderbüchlein, Anhang zur Leipziger und Lübecker Ausgabe der : Practica der Wundarznei*. 1563. — Phayre, A *book of children and regimen of life* 1650-1596. — Vallambert, *De la manière de nourrir et de gouverner les enfants dès leur naissance*. 1565. — Tobias Coberus, *De lacte et pultibus, quibus infantes sustentantur* 1593. Gorlitz. — Trunconius, *De custodienda puerorum sanitate*. Florentiæ 1593.

Les règles de l'hygiène des enfants sont à peu près les mêmes dans tous ces ouvrages. Pour les esquisser brièvement, je donne ci-dessous un extrait du recueil, de la même époque également, intitulé : *Thesaurus sanitatis* 1577. Il s'y trouve un chapitre : *Therapia recens natorum* d'après Eucharius Rhodion :

Après la ligature du cordon ombilical, il faut huiler l'enfant sur tout le corps, puis le baigner à l'eau tiède. Il importe aussi de faire couler de l'eau dans les yeux. Après la chute du cordon ombilical, qui a lieu entre le troisième et le quatrième jour, on répandra sur le nombril de la cendre d'escargots pulvérisée.

Il faut veiller attentivement à ce que l'enfant soit toujours droit dans son berceau ; on le lavera deux ou trois fois par jour. Le premier jour, on privera l'enfant du lait de la mère, et pendant ce temps, on lui donnera une nourrice, car il ne faut pas qu'il meure de faim. On le sèvrera quand il aura plusieurs dents, cependant on attendra toujours qu'il ait un an accompli.

Pour le choix d'une nourrice, l'auteur recommande les principes de Soranus, dans ce qu'ils ont d'essentiel. Il n'est pas du tout question d'alimentation artificielle ; elle ne paraît avoir été employée que rarement. Du reste, les autres auteurs de cette époque la mentionnent à peine. Metlinger parle, il est vrai, de bouillie au lait pour les enfants « si l'allaitement au sein ne convient pas », mais Rœsslin n'est d'avis de donner de la bouillie au pain blanc que dans le cas de diarrhée ; le *Kinderbüchlein* de Würtz ne fait aucune allusion à l'alimentation artificielle. Ce dernier ouvrage s'occupe surtout des soins généraux à donner aux enfants ; il s'attache à combattre les errements si nombreux à cette époque, c'est-à-dire les coutumes regrettables dont j'ai parlé plus haut. L'auteur est bien plus indépendant que ses contemporains ; il puise apparemment dans un important trésor d'observations, et il est bien rare qu'il fasse allusion à la médecine des anciens. Son petit livre, malgré ses lacunes, contraste donc heureusement avec la plupart des autres ouvrages de cette époque sur la diététique des enfants. Il est aussi remarquable en ce qu'il insiste sur la nécessité d'avoir de bonnes sages-femmes dans l'intérêt de l'hygiène des enfants.

L'humaniste J. Camerarius, dans son ouvrage *Præcepta vitæ puerilis*, insiste sur la pratique régulière des exercices corporels. Il donne ce beau précepte : « Exerce ton corps de telle sorte qu'on reconnaisse qu'il t'importe plus de tremper ta santé que d'acquérir beaucoup de force. » Or les exercices qu'il recommande sont le jeu de la balle, la course, le combat et la lutte. Nous lisons des observations semblables dans le livre de l'humaniste Sadolet : « *De liberis recte instituendis.* »

C'est à ce même siècle que remonte le premier livre sur les sages-femmes, le *Rosengarten*, d'Eucharius Roesslin, ainsi que toute une série d'écrits sur les maladies épidémiques, sur la variole, la rougeole, la diphthérie, la coqueluche et la fièvre pétéchiale. Je mentionnerai brièvement l'ouvrage de Georgius Pictorius (*De peste et papulis puerorum*, 1555), celui d'Ingrassias sur une épidémie de fièvre scarlatine à Palerme, celui de Massa (*De febre pestilentiali ac de petechiis, morbillis, variolis, etc.*, 1540), celui de Donatus (*De variolis et morbillis*), celui de Betera (*Variolarum malignarum tractatio*), ceux de Cornutus, Fosterus et Soglia sur l'angine diphthéritique, celui de Ballonius sur la coqueluche (*Constitu tio æstiva*, 1578.)

Le XVII° siècle fut encore plus fécond en mémoires sur l'hygiène proprement dite de l'enfance ; toutefois on n'y reconnaît pas encore de progrès notable, car la physiologie sur laquelle l'hygiène s'appuie était encore dans l'enfance. Néanmoins nous voyons disparaître quelques-unes des erreurs et quelques-uns des préjugés transmis par les anciens, surtout au sujet des soins à donner aux nouveau-nés. Le fait le plus important, c'est que les médecins ont commencé à s'adresser aux parents, surtout aux mères dans des manuels populaires.

Je mentionnerai ici, parmi ce grand nombre de publications :

HERLICIUS, *De cura gravidarum, puerperarum et infantium* 1602. — RODERICUS A CASTRO, *De universa mulierum medicina* 1603. Hamburg. — HERRERA, *De puerorum sanitate tuenda* 1604. — MERCATI, *De puerorum educatione et custodia tractatus* 1608. — HUCHERUS, *De diaeta et therapia puerorum* 1610. — GALLEGO DE LA SERNA, *De puerorum alendi ratione et sanitate tuenda* 1633. — FORESTIUS, *De regimine infantis libri* 28, 1654. — HELMONT, *Tractatio de infantis nutritione ad vitam longam*, 1652. — WELSCH, *Kindermutter-oder Hebammenbuch nach Mercurius*, 1671, Leipzig. — SOMMER, *Kurzes und nützliches Weiber und Kinderpflegbüchlein.* 1676. — RIEDLIN, *Anmerkungen zur sorgfœltigen Aufziehung der Kinder*, 1688. — GEHEMA, *Sorgfœllige und gewissenhafte Sœugamme*, 1689. — LAMPERTI, *Erwünschter Hausarzt der erkrankten Kindheit*, 1689.

Ces derniers ouvrages sont destinés, comme le titre l'indique, à agir directement sur le public. Parcourons quelques-uns des auteurs de ce XVII° siècle.

Rodericus a Castro, se guida sur les Anciens dans tout ce

qui est essentiel. Pendant les trois ou quatre premiers jours,
il fait nourrir l'enfant par une autre femme que sa mère ; il
lui administre une boisson au miel légèrement laxative : dans
le cas où l'on ne trouve aucune femme pour allaiter l'enfant,
celui-ci ne doit prendre aucun autre aliment après cette boisson au miel.

Rodericus a Castro désire que la mère allaite pendant 18 à
24 mois, qu'elle sèvre l'enfant en enduisant de liquides
amers les mamelons et que pendant l'époque de transition
elle donne à l'enfant de la bouillie de farine ou de la bière
chaude.

Le retour des règles ou le commencement d'une grossesse
nouvelle, nuit selon lui, au lait de femme ; la bière augmente
la quantité de lait. Cet auteur ne dit rien sur l'alimentation
artificielle des enfants.

Le livre de Welsch traite, non seulement des accouchements, mais encore de l'hygiène des enfants. Les chapitres
qui concernent ces derniers, commencent par adjurer les
mères de ne prendre une nourrice que dans les cas urgents,
de nourrir elles-mêmes leurs enfants. Il examine ensuite
la question de savoir quand il faut commencer à donner le
sein à l'enfant, la question du choix de la nourrice et celle
du sevrage. L'auteur adhère à l'opinion de Spigelius qui, à
l'encontre des Anciens, recommandait de donner le sein à
l'enfant, quatre heures après la naissance ; il exige que l'on
sèvre les enfants aussitôt qu'ils ont assez de dents pour
mastiquer, mais jamais avant l'accomplissement de la première année, autant que possible ni en été, ni en hiver,
mais toujours à l'époque où la lune augmente.

Il n'est pas encore question d'alimentation artificielle.
D'après Welsch, le berceau doit être placé de telle sorte que
la lumière arrive inégalement aux deux yeux ; il recommande

de placer un miroir au-dessus du berceau pour empêcher l'enfant de loucher. J'ai déjà dit plus haut, avec quelques détails, que ce même auteur, comme Mercurius dont il avait traduit et annoté le livre, n'était pas exempt de graves préjugés.

John Graunt a inauguré la statistique de la mortalité. On connaît ses *natural and political observations made upon the bills of mortality*, 1662.

Vers la fin du siècle, lorsque les gouvernements se préoccupèrent plus vivement de l'éducation des sages-femmes, on publia un certain nombre d'ouvrages pour l'instruction de ces dernières. Je citerai celui de Huxholz pour la Hesse, celui de Vœlter pour le Wurtemberg. Ces ouvrages, pour la plupart, ne renferment que très peu de renseignements sur l'hygiène des enfants. Il en est de même pour les autres ouvrages sur les accouchements : par exemple, celui de Justine Siegemundin, d'Anna Horenburgin, de Louise Bourgeois, de Marguerite de Tertre, de François Mauriceau. Cependant la médecine de l'enfance était encore rattachée étroitement à l'art des accouchements.

Il y a lieu de remarquer que c'est au XVIIᵉ siècle que parut la première description détaillée d'une épidémie de fièvre scarlatine (par Dœring), la première description du rachitisme (par Glesson), des varicelles (par Sennert et Rivière), et que parmi les comptes-rendus d'épidémies diphthéritiques de cette époque, lesquels sont excessivement nombreux, surtout pour l'Italie, il y en a quelques-uns qui renferment des conseils prophylactiques. Dans le très instructif mémoire d'Alaim : *Discorso intorno alla preservazione del morbo contagioso e mortale che regna a Palermo*, 1626 il est déjà question d'isolement et d'aération fréquente.

Il n'y eut plus de progrès important dans l'hygiène scientifique de l'enfance avant le milieu du XVIII⁰ siècle. Il fallait que des hommes comme Haller eussent augmenté les connaissances en physiologie ; que Toaldo et Nehr eussent excellemment fondé la statistique médicale, spécialement celle de la mortalité, qu'enfin l'hygiène dans son ensemble eût elle-même notablement progressé.

Dans tous les ouvrages de la fin du XVIII⁰ siècle, on reconnaît une heureuse transformation ; ils dénotent plus d'indépendance dans l'investigation, ils sont plus exempts de spéculations philosophiques. On avait déjà un nombre assez considérable de traités populaires d'hygiène de l'enfance ; ces ouvrages se multiplièrent d'une façon surprenante. On publia encore des livres sur l'hygiène scolaire et la gymnastique, sur l'usage des bains pendant la jeunesse, sur l'usage et l'abus des langes, en sorte qu'il y avait déjà spécialisation.

Je mentionnerai dans ce grand nombre de publications :

MEIBOM, *De valetudine tuenda*, 1721. — JUCH, *De usu et abusu fasciarum apud infantes*, 1730. — GROVE, *De tuenda valetudine recens natorum*, 1731. — SCHEFFEL, *Paedotrophia*, 1747. — LANGGUTH, *De officio matris prolem lactandi*, 1732. — NELSON, *Essay on government of children*, 1756. — BALLEXSERD, *Discours sur l'éducation physique des enfans depuis leur naissance jusqu'à l'âge de leur puberté*, 1762. Traduit en allemand en 1763. — ROSEN VON ROSENSTEIN, *De morbis infantum*, traduit par Murray en 1765. (Contient un très grand nombre d'indications sur la diététique de l'enfant). IBERTI, *Metodo artificial de criar a los recien nacidos y darles una buena educacion física*, etc. 1789). — W. CADOGAN, *Ueber das Sæugen*, etc. 1782. — STOLL, *Ueber die kœrperliche Erziehung der Kinder*, 1781. — ESSIG, *Von der gehœrigen physischen Erziehung der Kinder von ihrer Geburt bis in ihr 16. Jahr*, 1784. — BUSCH, *Anführung des Landvolks zur kœrperlichen Erziehung der Kinder*, 1789. — HUFELAND, *Erinnerung an alle Mütter*, etc. 1793. — GUTSMUTHS, *Gymnastik für die Jugend*, 1793.

Enfin, la fondation de trois journaux d'hygiène mérite une mention spéciale ; ces journaux, qui s'occupaient également ment de l'hygiène des enfants, sont :

La Gazette salutaire (1776) et *Avvisi sopra la salute umana* (1750), publié par TARGIONI TOZZETTI. — GRAUMANN, *Diætetisches Wochenblatt*, 1781.

L'ouvrage le plus important du XVIII<sup>e</sup> siècle n'en reste pas moins celui de J. P. Frank : *Von der physischen Erziehung des Neugeborenen bis zum erwachsenen Bürger*. Ce traité (t. IV à VI de l'ouvrage du même auteur : *System der medicinischen Polizei*, 1791) a en tête un chapitre intitulé : « De la génération en dehors du mariage, de l'avortement volontaire et d'autres manœuvres dont sont victimes les enfants nés hors mariage. Est non moins important, le mémoire de J. P. Frank, publié par un anonyme : « *über eine gesunde Kindererziehung für sorgsame Eltern*.....» Ces ouvrages, surtout le premier, montrent exactement où en était alors l'hygiène des enfants ; aussi ne sera-t-il pas hors de propos de les analyser brièvement ici.

Le célèbre auteur parle d'abord des mesures générales pour protéger l'enfant né hors mariage ainsi que sa mère, des moyens de diminuer la cohabitation hors mariage et la prostitution, de l'expulsion du fœtus, de l'abandon des enfants, de l'infanticide et des mesures propres à l'empêcher.

Il traite ensuite de la grande mortalité des enfants pendant les premières années de la vie. Nous apprenons qu'alors dans beaucoup de localités 25 0/0 des enfants venus au monde vivants mouraient dans leur première année, qu'en France il en mourait encore davantage et que même à la campagne, sur 100 enfants, il en mourait 23 au bout d'une année. J. P. Frank, dans le cours de son travail, parle du traitement des enfants en léthargie, de la section du cordon ombilical, de l'inconvénient de l'usage alors général de couper le filet, et du danger d'étouffer les enfants pendant le sommeil. (D'après les listes de mortalité de Londres, de 1686 à 1690, par conséquent en cinq années, 514 enfants furent étouffés; 215 le furent de 1710 à 1715 ; 559 de 1730 à 1735 ; 163 de 1750 à 1755). Suit une énumération des dangers auxquels on expose les enfants en les portant au baptême quand il fait froid, en les baptisant avec de l'eau trop froide, en les emmaillottant trop fortement, en les berçant inintelligemment, en les surveillant insuffisamment, en les faisant trop tôt marcher, en se servant de lisières et de chariots.

L'auteur blâme ensuite les personnes qui veulent que l'on habitue à la dure tous les enfants sans exception ; il combat la méthode très usitée qui consiste à les élever en les effrayant de dangers imaginaires, ou en leur donnant constamment des friandises ; il s'élève contre la mauvaise habitude de faire coucher les enfants avec les grandes personnes, et contre la malpropreté des enfants, qu'il considère comme une cause essentielle d'un grand nombre de maladies.

Vient ensuite ce chapitre remarquable déjà signalé et résumé, chapitre dans lequel il se plaint de ce que les enfants malades trouvent rarement l'assistance qu'il leur faudrait. J. P. Frank recommande également aux mères, dans les termes les plus pressants, de nourrir elles-mêmes leurs enfants ; en même temps il traite des inconvénients de l'alimentation par le lait des animaux. Il connaît l'influence nuisible que produisent l'impureté de l'air dans les étables, et la mauvaise alimentation sur la santé des animaux et sur leur lait ; il connaît l'action purgative que possède le lait au printemps quand les vaches ont ingéré avec avidité, du gazon nouveau et des herbes pleines de sève, mais il condamne l'habitude de faire bouillir le lait avant de s'en servir.

Il ne prétend pas défendre la bouillie au lait, sur laquelle

il donne beaucoup de détails, mais il tient pour nécessaire
de ne pas la faire prendre à l'enfant, avant que celui-ci n'ait
4 ou 5 semaines, et il estime qu'il est très dangereux d'en
donner une trop grande quantité.

J. P. Frank ensuite, met en garde contre la pratique de
conserver les aliments des enfants dans des vases étamés,
des vases en cuivre ou en fer blanc, parce que les aliments
en devenant acides, attaquent et absorbent du métal.

Quant à la question de savoir si, à l'apparition de la menstruation, les femmes doivent suspendre l'allaitement, l'auteur répond négativement, comme les anciens médecins, mais
il pense qu'il peut survenir des inconvénients. Il est d'avis
que, pendant une nouvelle grossesse, l'allaitement est nuisible
à la mère comme au fœtus. Plus loin il traite du sevrage
et recommande de ne pas dépasser l'âge de dix mois. Un
chapitre spécial est consacré aux nourrices, aux enfants en
nourrice et aux enfants trouvés.

Tout le volume VI, qui s'occupe de l'hygiène scolaire et
de la gymnastique, est très intéressant. Voici à peu près ce
qu'il contient. L'éducation publique, a besoin, plus que toute
autre chose d'être surveillée par la police. Celle-ci doit contrôler toutes les prescriptions relatives aux occupations, à l'enseignement, aux jeux des enfants ; elle doit empêcher les
efforts exagérés et la mollesse. Il ne faut pas demander trop
tôt à la jeunesse une tension corporelle ou intellectuelle ; cette
tension ne doit jamais être permanente. Il est très nuisible
d'astreindre les élèves au travail, vers le milieu de la journée, entre l'enseignement donné dans la matinée et celui de
l'après-midi ; il est nécessaire d'abréger la durée de l'école
pendant les mois chauds ; il est désirable que des prescriptions protègent la jeunesse, afin qu'on ne lui apprenne pas
prématurément des métiers nuisibles.

Les écoles doivent être isolées, élevées, spacieuses, claires et saines à tous égards. La lumière doit venir en très grande quantité mais non au point d'être aveuglante, de derrière et de gauche, jamais de face ou de tous les côtés à la fois. Il faut que le plafond ait des ouvertures pour les ventilations, au moins dans les grandes écoles ; quand cela n'est pas possible, il faut ouvrir souvent les fenêtres et adapter des ventilateurs à roue dans les vitres des coins. Il faut tenir les cabinets proprement, mais sans trop les éloigner de l'école. Le chauffage ne doit être ni trop faible, ni trop fort. La place des tables doit être indépendante de l'arrivée de la lumière et du voisinage du poële ; ces tables seront de grandeur différente pour les différentes classes et auront des appuis qui ne soient pas tout à fait verticaux. En outre, l'instituteur a le devoir de veiller à ce que les enfants ne s'habituent pas à prendre des positions nuisibles à la santé.

Les enfants, surtout les filles, ne doivent pas rester assis plus d'une demi-heure. Pour ce qui concerne les punitions scolaires, il faut recommander et même prescrire aux maîtres la plus grande modération. Il faut renvoyer de l'école les enfants malades, surtout ceux qui sont atteints de maladies contagieuses.

J. P. Frank enfin, plaide chaleureusement pour le rétablissement de la gymnastique, il recommande que les écoliers s'exercent à la marche, sous la conduite de leurs professeurs, tout en étudiant l'histoire naturelle, qu'ils se livrent à des exercices militaires, qu'ils luttent de vitesse pour arriver à un but, qu'ils s'exercent à lancer des projectiles, à patiner, qu'ils pratiquent le jeu de la balle, qu'ils fassent de l'escrime et de la natation. Frank demande que l'on réserve des places de jeu publiques et que l'on ait des maîtres d'exercices.

Voilà ce qu'il y a d'essentiel dans les ouvrages de J. P. Frank. Toutes réserves faites au sujet de la prolixité de l'auteur, ils n'en révèlent pas moins des progrès considérables.

Des préjugés séculaires y sont critiqués avec une grande netteté et combattus avec beaucoup de force, des vérités nouvellement acquises y sont défendues avec énergie, il propose clairement et nettement des applications utiles pour la pratique.

Quelques dizaines d'années après l'apparition de cet ouvrage, on avait publié d'importants travaux sur la statistique de la mortalité. On commença par donner les listes de naissances et de décès de quelques villes. Toaldo est le premier qui ait composé un travail rigoureusement scientifique. Peu après fut publié le travail de Nehr : *Quare plures moriuntur infantes.*

D'autres auteurs encore publièrent des travaux sur la mortalité : ce sont Wargentin (dans les mémoires de l'Académie des sciences de Suède), Buffon et Moheau (*Recherches et considérations sur la population de la France*), Sünmilch (*Gœttl. Ordnung*, 1$^{re}$ et 2$^e$ partie). Il s'était donc fondé une nouvelle science, excessivement importante pour l'hygiène de l'enfant, parce qu'elle invitait à des recherches étiologiques et à des réformes pratiques.

La connaissance des maladies épidémiques fit également de grands progrès au XVIII$^e$ siècle. On vit paraître des descriptions très exactes : de la coqueluche par Alberti et Fr. Hoffmann, de la rougeole par Orlow et Werlhof, de la diphthérie par Chomel, Home, S. Bard, Perkons, Wilson, Wedel, etc. Heberden montra en 1767 la différence entre les varicelles et la rougeole. Il y a un très grand nombre d'auteurs qui ont écrit sur l'inoculation, tels sont Kirkpatrick, Holwell, Maitland, de la Condamine, Tissot, Bailies, Hufeland, et surtout

Gatti dans son célèbre mémoire : « Réflexion sur les préjugés qui s'opposent aux progrès et à la perfection de l'inoculation », 1764, ainsi que dans l'autre : « Nouvelles réflexions sur la pratique de l'inoculation », 1766.

A la fin du siècle enfin parurent les travaux si originaux de Jenner, sur la vaccination : *An inquiry into the causes and effects of the variolæ vaccinæ* etc., 1798, et : *Further observations on the variolæ vaccinæ*, 1799, ainsi que : *Continuation of facts and observations relating to the variolæ vaccinæ*, 1800.

L'hygiène scientifique de l'enfance a pris un bien plus grand essor dans notre siècle qu'au siècle dernier. La physiologie et la pathologie frayèrent le chemin par d'importantes découvertes ; c'est dans les cliniques d'enfants nouvellement établies que se trouvèrent les guides. Connaissant mieux la digestion ainsi que les phénomènes d'assimilation et de désassimilation chez l'enfant on devait forcément arriver à concevoir plus clairement l'hygiène de l'enfant.

La chimie des aliments a considérablement aidé notre science à atteindre son but ; elle a contribué, avec la physiologie et par un commun effort, à fonder la théorie de l'alimentation de l'enfant, aussi bien des nourrissons que de l'enfant plus âgé, d'une façon si solide qu'on ne peut nier les résultats obtenus de ce côté. Il suffit, pour s'en convaincre, de comparer même superficiellement la diététique des enfants, au point où elle en est aujourd'hui, avec ce qu'elle était à l'époque de J. P. Frank, c'est-à-dire il y a environ un siècle. L'expérience, la balance et le verre à réactif : voilà les instruments de cette réforme.

D'autre part les immenses progrès de l'hygiène publique en général ont exercé une très grande influence sur le développement de l'hygiène scientifique des enfants. Toutes les améliorations réalisées dans celle-là ne profitent-elles pas à celle-ci, qui n'en est qu'une subdivision ! L'hygiène de l'air, de l'eau, du sol, des habitations, du vêtement, des mouvements du corps, des causes de maladie, avait été l'objet d'investigations heureuses ; la théorie de la désinfection avait été approfondie. L'une et l'autre devaient réagir sur notre science et ont en effet contribué extraordinairement à ses progrès. Le lecteur en sera pleinement convaincu quand il aura lu les chapitres que je viens de résumer.

Ce qui en outre a puissamment contribué à l'élaboration scientifique de l'hygiène de l'enfance, en fournissant à cette hygiène un grand nombre de points de repère, c'est la statistique de l'enfance ; cette statistique a été établie très rigoureusement dans ces derniers temps et elle a mis en évidence les nombreux dangers auxquels est exposée l'enfance.

La bibliographie de l'hygiène de cet âge s'est accrue à l'infini ; ce qui paraît particulièrement intéressant, c'est que la spécialisation est poussée bien plus loin qu'au siècle dernier. Je ne puis noter ici qu'une partie des travaux publiés.

Parmi ceux qui concernent l'hygiène de l'enfance, je mentionnerai :

Von Ammon, *Die ersten Mutterpflichten und die erste Kinderpflege*, 1800 — 1879. — Fleisch, *Handbuch über die Krankheiten der Kinder und über die medicinisch-physische Erziehung derselben bis zu den Jahren der Mannbarkeit*, 1803. — Wendt, *Ansichten über physische Erziehung*, 1812. — Golis, *Vorschlæge zur Verbesserung der kœrperlichen Kindererziehung in den ersten Lebensperioden*, 1823. — Meissner, *Ueber die physische Erziehung der Kinder*, 1824. — Mauthner, *Kinderdiatetik*, 1853. — Bednard, *Kinderdiætetik oder Pflege der Kinder in den ersten Lebensjahren*, 1857. — Hauner, *Grundzüge der physischen Erziehung der Kinder*, 1868. — Furst, *Das Kind und seine Pflege im gesunden und kranken Zustande*, 1876. — Muller, *Gesundheitspflege und Erziehung der Kinder im ersten Lebensalter*, 1879. — Jacobi, Die Pflege und Ernährung des Kindes, *in Gerhardt's Handbuch der Kinderkrankheiten*, 1877. — Pfeiffer, *Regeln für die Wochenstube u. Kinderpflege*, 1879. — Leroy, *Traité de l'éducation phy-*

*sique des enfants*, 1825. — LANAUD, *Essai philosophique sur l'hygiène des enfants*. Strasburg, 1825. — HUC, *Hygiène de l'enfance*, 1839. — GANNEAU, *Education physique et morale des nouveau-nés*, 1858.— BOUCHUT. *Hygiène de la première enfance*. 1862, 7ᵉ édition. 1879. — GARRIGAT, *Considérations pratiques sur l'alimentation, les vêtements, la gymnastique de l'enfance*, 1864.—SIRY, *L'éducation physique, morale et intellectuelle*, 1873. — BERGERON, BERTILLON et MARJOLIN, *Hygiène des nouveau-nés*, 1878. — GRANGÉ, *Hygiène infantile*, 1879. — FREZZA, *Igiene dei bambini*, 1865. — VENTUROLI, *Igiene dei fanciulli*, 1869. — BETTINI, *Della salute dei fanciulli e della maniera di conservarla*. 1875, — VALERIO, *La vita dei fanciulli, norme e consigli alla novelle madre di famiglia*. 1879. — RIGACCINI, *L'igiene dei bambini sani e malati* 1880. — NORTHOMORE, *Education founded upon principles*. 1800. — SMITH: H., *The female monitor on nursing*, 1801. — CALDWELL, *Thoughts on physical education*, 1836. — CORY, *The physical and medical management of children*, 1844. — COMBE, *Treatise on physical and moral management of infancy*. 1850. — BREIDROOD *The domestic management of children*, 1874. — BARETT, *The management of infancy and childhood*, 1875. — LOWES, *Childrens lives and how to protect him*, 1878. — MILNE, A., *How to nurse a child*, 1880.

Voici des auteurs qui s'occupent de l'éducation en vue de la santé intellectuelle et qui visent au développement des sens :

PESTALOZZI. *Wie Gertrud ihre Kinder lehrt?* (1801) et *Buch der Mütter etc.*, 1803. — WENZEL, *Die übermœssige Geistesanstrengung etc.*, 1826. — KRAUSS. *Populœre Anthropologie*, 1843. — SCHREBER. *Die planmœssige Schœrfung der Sinnesorgane*, 1859. — FRŒBEL. *Ges, pœdag. Schriften*, 1874. — GOLDAMMER, *der Kindergarten*, 1873, 1881.

Les ouvrages suivants traitent surtout de l'alimentation des enfants :

SAUR, *De educatione infantum nulla adhibita nutrice*, 1808. Rostock. — BOER, *Ueber die Sœugung neugeborner Kinder*, 1808. Wien. — HEZEL, *De lactis effectu in matrem et infantem*, 1836. — MEISSNER, *Ueber das künstliche Auffüttern der Kinder*, 1840. — HINTERTHUR, *De lactatu*, 1853, Jena. — ALBU, *Die Ernahrung der Kinder ohne Muttermilch*, 1866. — HOLST, *Ueber die verschiedenen Methoden der künstlichen Ernahrung der Sœuglinge*. 1869. — FURST, *Die künstliche Ernahrung des Kindes im ersten Jahre*, 1870. — ENGLER, *Die Nahrung des Sœuglings*, 1872. — KEHRER. *Die erste Kindernahrung*.

*Volkmann's Sammlung*, (70) 1874. — Voit, *Ueber die Kost in œffentlichen Anstalten*, 1876. — Gerber, *Zur Ernahrung der Kinder*, etc. 1876. — Pletzer, *Die künstliche Ernahrung der Kinder*, 1878. — Demme, *Experimentelle klinische Untersuchungen über die Zweckmassigkeit einer Reihe zur künstlichen Ernahrung Neugeborner empfohlener Nahrungsmittel*, 1877. — Hofmann, Ueber Ernæhrung und Nahrungsmittel der Kinder, 1878, in D. *Vierteljahrsschr. für œff. Gesundheitspflege*. — Biedert, Ueber künstliche Kinderernæhrung, 1877, 1878, 1879, in d. *J. f. Kinderheitkunde*. — Biedert, *Ueber Kinderernahrung*, 1880. — Albrecht, Wie ernahrt man ein neugeborenes Kind? 1879. — Uffelmann, Was ist im Laufe der letzten 2–3 Jahre auf dem Gebiete der Kinderernæhrunhsfrage geleistet worden. *Archiv f. Kinderheilkunde*, 1880. — Bombail-Pilhès, *De l'allaitement et de ses divers modes*, 1829. — Trousseau, De l'allaitement, 1850 *(Gaz. des hôpitaux)*. — Piorry, Note sur le lait artificiel ou lait-bouillon, 1855-56 *(Bull. de l'académie impériale)*. — Lacoy, Les divers modes de l'allaitement, 1869 *(Lyon médic.)*. — Donné, *Conseil aux mères sur la manière d'élever les enfants nouveau-nés*, 1869. — Chevallier, *Les enfants en nourrice*, 1874. — Fochier, Régime alimentaire des nouveau-nés dans les hôpitaux, 1874 *(Lyon médic.)* und *L'allaitement artificiel*, 1874. — Parrot, Rapport sur l'allaitement artificiel dans les hôpitaux et hospices, 1874 *(Union médicale)*. — Bouchut, De l'allaitement artificiel des nouveau-nés et des enfants à la mamelle, 1874 *(Gaz. des hôpitaux)*. — Blanc, *Hygiène alimentaire des nourrissons*, 1879, Paris. — Segay, *Des moyens de généraliser l'allaitement maternel*, 1874, Paris. — Tordeus, *De l'alimentation des enfants en bas âge*, 1879, Bruxelles. — Morton, *Remarks on the subject of lactation* (London), 1831. — Wilkinson, The effects of human milk on the child, 1839 *(Boston med. and surg. Joural)*. — Cumming, *Food for babies or artificial human milk.*, 1859 (New-York). — Barnes, Infant alimentation etc. *(Lancet)*, 1861, 1. — Smith. On the hand-feeding of infants, 1874 *(Sanitary New-York*, 1874). — Mansveld, Infants, their food and its digestion, *Chicago med. Journal*, 1874. — Barth, *Childrens Aliments* etc., 1878. — Combe, *Digestion und Diotetics*, 1880. Chavasse, *Advice to a mother*, 1880.

  J'ai à peine besoin de dire que, parmi ces nombreux ouvrages il y en a qui sont écrits à un point de vue populaire ; c'est ce qu'indique souvent le titre du mémoire. L'époque moderne est excessivement riche en ouvrages de ce genre, et il y en a beaucoup qui sont excellents. Tels est celui d'Ammon qui, maintenant revu par Winckel, en est à sa 23e édition, et ceux de Pfeiffer et Müller.

On a publié nombre de travaux sur les succédanés du lait, sur le bouillon de Liebig, sur la farine de Nestle, sur d'autres farines d'enfants, sur le mélange crêmeux de Biedert etc.; nombre de travaux aussi sur des méthodes pour rendre le lait de vache plus digestible pour le nourrisson ; nombre de travaux encore sur les biberons. D'autres publications traitent des soins de la peau, de l'habillement, des bains et des lotions. Dans le cours de mon ouvrage, j'aurai l'occasion de donner plus de détails à leur sujet.

Considérable aussi est la série des travaux qui développent des sujets concernant l'hygiène publique de l'enfant. De ce nombre sont les travaux sur les établissements de cure de lait, et sur l'approvisionnement de lait pour les grandes villes.

KANYRIM in *D. Vierteljahrsschr f. œff. G.* 1879. — CHALYBAEUS, *Die Kindersterblichkeit in der grossen Stadt.* 1879. — KIRCHHEIM, Hyg. Einrichtung von Kuhstaellen, Molkereien und Milchlæden, in *Vierteljahrschr. f. œff. G.* 1879.

Je mentionnerai en outre les publications sur le traitement des maladies et sur les hôpitaux d'enfants, spécialement les suivantes :

JADELOT, *Description de l'hôpital des enfants malades*, 1805. Paris. — DE WATTEVILLE, *Rapport sur l'administration des hôpitaux et des hospices*, 1851. Paris. — HÜGEL, *Beschreibung sæmmtlicher Kinderheilanstalten in Europa*, 1849. Wien. — STEINER, *Studien über zweckmæssige Organisation der Kinderspitæler*, 1864. *Prager Vierteljahrschr.* — RAUCHFUSS, *Sur la construction des hôpitaux d'enfants*, 1868. Paris. — MAJER, Die Kinderheilanstalten Baierns, 1872 *Journal f. Kinderh.* — Hospital for sick children. *The Builder*, 1872. — RAUCHFUSS, *Die Kinderheilanstalten. Gerhardt's Handbuch d. Kinderkrankheiten*, 1877. — FŒRSTER, Das neue Kinderhospital der Dresdener Kinderheilanstalt, im *Jahrb. f. Kinderheilkunde*, 1878. — MONTI, Ueber Kinderspitæler, etc. *Wiener med. Presse*, 1880. P. 1123 ff. — BARELLAI, Degli ospizi marini per gli scrofolosi, *Annali univ. di med.*, 1862. — COLLETTI, *Sugli ospizi marini*, 1868. — CASATI, *La scrofola e gli ospizi marini*, 1871. — CHALLE, *Traitement ma-*

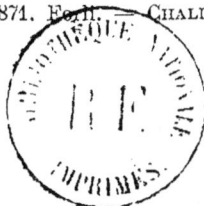

7

*ritime de la scrofule et du rachitisme*, 1877. — Paris. — KRABBE, *Die Kinderpflege in den Soolbædern,* etc., 1879. — VARRENTRAPP, Feriencolonien krænklicher Schulkinder. D. *Vierteljahrschrift f. oeff. G.* 1878. — UFFELMANN, Ueber Anstalten und Einrichtungen zur Pflege unbemittelter scrophulœser und schwæchlicher Kinder, insbesondere über Seehospize, Soolbæderheilstætten, lændliche Sanatorien, Reconvalescenzhæuser und Feriencolonien. D. *Vierteljahrsschr. f. œff. G.* 1880. — PINI, *Piu istituto dei rachitici in Milano*, 1877. — GIACHI, *Il nuovo edificio dell' istituto dei rachitici in Milano*. Milano, 1881.

### Au sujet des enfants en nourrice et des enfants trouvés, on a publié les travaux suivants :

TONINI, *Prime idee di un progetto tendente a migliorare la condizione fisica e morale degli esposti*, 1847. — SACCHI, *Sugli ospizi degli esposti in Lombardia*, etc., 1849. — GRILLENZONI, *Relazione intorno al riordinamento dell' ospizio degli esposti in Ferrara*, 1861. — NARDO, *Considerazione sulla convenienza igienica e morale dell' Instituto degli esposti,* 1865. — AGOSTINI, *I trovatelli*, 1871. *Annali universali di medicina*. — JACOBI, *On foundlings and foundling institutions*. 1872 New-York. — BROCHARD, *Les enfants trouvés à Vienne et à Moscou*, 1873. Lyon. — Loi du 23 décembre 1874, ayant pour objet la protection des enfants du premier âge et en particulier des nourrissons, 1875 *Bullet. de l'académie*, Paris. — GUÉRIN, Discussion sur la mort des enfants en nourrice, 1873 *Gaz. médicale*, 22. — SEMICHON, *Histoire des enfants abandonnés*, 1879 Paris. — LACROIX, *Du rétablissement des tours*, 1879 Paris. — CHIARLEONI, *Lattamento mercenario*, 1879. — SIGEL, und STEPHANI, Referat über das Ziehkinderwesen im *Aerztl. Vereinsbl*, 1878. — GOETTISHEIM, *Ueber Kinderkosthæuser* D. *Vierteljahrsschr. f. œff. G.*, 1879, III 408. — SEYDEL, Das Ziehkinderwesen. *Sæchsisches Wochenblatt*, 1877. — HESEKIEL, Ueber die Ziehkinder. *Verhandlungen des Magdeb. Vereins fur. œff. G.*, 1880. — UFFELMANN, Ueber die ital. Findelanstalten in der Abhandlung : *Oeffentliche Gesundheitspflege in Italien. D. Vierteljahrschrift f. œff, G.*, 1879. — HÜGEL, *Europœisches Findelwesen*, 1861.

### Les publications suivantes concernent le travail des enfants dans les fabriques et les ateliers :

VILLERMÉ, *Tableau de l'état physique et moral des ouvriers employés dans les manufactures*, 1840. — SISMONDI, *Nouveaux principes d'économie politique*, 1841, Tom. I. — CONSIDÉRANT, *Du travail des enfants*, etc. 1863. Bruxelles et Leipzig. — EICHTHAL, Les lois sur le travail des enfants dans les manufactures. *Revue des Deux-Mondes*, 1872. — Gœttisheim, Die Kinder-und Frauenarbeit in englischen Fabriken, 1869. *D. Vierteljahrsschr f. œff. C.* — Lewy, Die Arbeitszeit in den Fabriken. *D. Vierteljahrsschr. für œff Gesundheitspflege.* VIII. 351. — Hayem et Périn, *Législation protectrice de l'enfance ouvrière*, 1879 Paris. — Jay Raoul, *Du travail des enfants et des filles mineures dans l'industrie.* 1879. — Hirt, *Arbeiterschutz*, 1879. Leipzig. — Hornemann, Ueber die Beschæftigung von Kindern in Fabriken in den *hygienischen Abhandlungen*, 1881.

Au sujet des crèches et des établissements de garde des petits enfants, je citerai les ouvrages suivants comme étant des plus remarquables.

Vilderspin, *Ueber die frühzeitige Erziehung der Kinder*, aus dem Englischen von Joseph Wertheimer. 1826. — Marbeau, *Des crèches.* Paris 1845. — Helm, *Die Krippe in Breitenfeld bei Wien.* Leipzig 1857. — v. Salviati, *Die Sœuglingsbewahranstalten.* Berlin 1852. — Bericht *über den Verein zur Errichtung und Erhaltung von Krippen.* Frankf. a. M. 1854. — *Wiener Krippenkalender* 1856. — Wolfring, I. *Jahresbericht üeber die Krippe zu Fürth.* 1857. — Morichini, *Istituti di carita. Conservatorii per le fanciulle.* 1870. — *Bulletin de la Société des crèches.* 1876. 1877. 1878 etc. — d'Haussonville, *L'enfance à Paris. Revue des Deux-Mondes.* 1877. — A. Weir, The sanitary and moral influence of the crèche, in *Sanitary Record.* 1879. — Steinitz, Ueber Sœuglingsasyle. *Breslauer ærztl. Zeitschr.* 1879. P. 114. — Mettenheimer, *Geschichte der Schweriner Sœuglingsbewahranstalt in den ersten fünf Jahren ihres Bestehens* etc. 1881.

Sur l'hygiène des enfants pauvres, on a : « *Die Armenkinderpflege*, in Carlsruhe, 1874 », le mémoire de d'Haussonville que je viens de citer, intitulé « *L'enfance à Paris* » et de nombreux articles sur le *Boarding out system* dans le *Sanitary Record*, 1878, 1879, 1880.

Pour ce qui concerne l'hygiène scolaire, l'ouvrage de J. P. Frank, cité plus haut, était pour elle une base excellente ; néanmoins il se passa bien du temps avant qu'on ne songeât à édifier sur ces fondations. A partir de 1850 les médecins et les pédagogues se mirent également à l'œuvre, et ils firent œuvre utile. Ils étudièrent la construction des écoles,

la ventilation, le chauffage, l'éclairage, les sièges, les objets
servant à l'enseignement, l'enseignement lui-même, l'éducation corporelle, les maladies scolaires. On peut mentionner
les travaux suivants :

LORINSER, *Zum Schutz der Gesundheit.* 1836. — FRORIEP, *Bemerkun-
gen über den Einfluss der Schulen auf die Gesundheit.* 1836. — SCHRE-
BER, *Ein ærztlicher Blick in das Schulwesen.* 1859. — SCHREBER, *Die
Sorge für die Gesundheit in der Schule.* 1860. — PAPPENHEIM, *Die Schule
und die Gesundheit der Schule.* 1860. — LION, *Die Hygiene der Schule.*
1863. — RECLAM, *Gesundheitslehre für Schulen.* 1865. — ZWEZ, *Das
Schulhaus und dessen innere Einrichtungen.* 1864. 1870. — GUIL-
LAUME, *Gesundheitspflege in den Schulen.* 1865. — PAROW, *Ueber die
Nothwendigkeit einer Reform der Schultische.* 1865. — FAHRNER, *Das
Kind und der Schultisch.* 1865. — BEHREND, Ueber Erhaltung der Ge-
sundheit der Kinder im schulpflichtigen Alter. 1867. *(Journal f. Kin-
derkr.)* — COHN, *Untersuchung der Augen von* 10060 *Schulkindern.*
1867. — VARRENTRAPP, Hygienische Anforderungen an Schulen, in der
*D. Vierteljahrsschr. f. œff. G.* 1869. — VIRCHOW, Ueber gewisse die
Gesundheit benachtheiligende Einflüsse der Schule. 1869. *(Virch. Ar-
chiv.).* — THOMÉ, *Schulgesundheitspflege.* 1871. — BUCHNER, *Zur
Schulgesundheitspflege.* 1873. — GAUSTER, *Die Gesundheitspflege im
Allgemeinen und hinsichtlich der Schule im Besonderen.* 1874. Wien.
— BAGINSKY, *Handbuch der Schulhygiene.* 1876. — IDEM, *Schulbesuch
in Gerhardt's Handbuch der Kinderkrankheiten.* — GROSS, Zur Schul-
gesundheitspflege, in *D. Vierteljahrsschr. f. œff. Gesundheitspflege.*
XI. P. 425. — MARET, *Die Schule und der Lehrstoff ;* ibidem, P.
127. — COURTEILLE, *Hygiène des collèges et des maisons d'éducation.*
1827. — SAUCEROTTE, *Petite Hygiène des écoles.* 1865. Paris. — VERNOIS,
De l'état hygiénique des lycées. 1867. *Ann. d'hygiène publique.* —
RIANT, *Hygiène scolaire.* 1874. 1875. Paris. — TRÉLAT, Hygiène des
écoles. *Revue scientifique.* XVII. — PINI, Scuole per i rachitici, in *Ann.
univ. di medicina.* 225. P. 537. — DU JARDIN, *Igiene della scuola.* 1871.
— DE GIAXA, *Igiene della scuola.* 1880.

Sur la mortalité de l'enfance, on a publié, dans ce siècle,
des renseignements extraordinairement précieux. Ils se trouvent en partie dans les rapports de statistique générale des
naissances et des décès, en partie dans des mémoires spéciaux. Parmi ces derniers je mentionnerai :

LICHTENSTÆDT, *Ursachen der grossen Sterblichkeit der Kinder im*

1. *Lebensjahr*. 1837. — Rau, *Ueber die unnatürliche Sterblichkeit der Kinder*. 1836. — Walser, *Ueber die Ursachen der grossen Sterblichkeit unter den Kindern*. 1860. — Wasserfuhr, Sterblichkeit der Neugebornen und Sæuglinge in Deutschland. *D. Vierteljahrsschr. f. œff. Ges.* 1868. — Stricker, *Zur Frage über die Kindersterblichkeit*. 1868. — Ploss, Studien über die Kindersterblichkeit. *Jahrb. f. Kinderheilk*. VII. — Wolff, A., *Untersuchungen über die Kindersterblichkeit*. 1874. — Pfeiffer, Die Kindersterblichkeit, in *Gerhardt's Handbuch der Kinderkrankheiten*. 1877. — Israels, Over de sterfte der kinderen in de drie ersten Levensjahren. 1850. *Tijdschrifft d. N. M. tot bevorderung der Geneeskunst*.— Quetelet, *De l'influence des saisons sur la mortalité aux différents âges dans la Belgique*. 1838. — Bondet, Discussion sur la mortalité des jeunes enfants. *Bull. de l'académie impériale*. 1866-1869. — Monot, *De la mortalité excessive des enfants*. 1874. — Devilliers, *Rapport de la commission de l'hygiène de l'enfance*. 1877. — Billaudeau, *Des causes de l'excessive mortalité des enfants nouveau-nés et en bas âge*. 1879. — Royers, Neglected causes of infant mortality of New-York. 1868 (*in Medical Record*). — Little, The excessive mortality of children. 1874. *British medical Journal* I. — Jarvis, *Infant mortality*. 1873. Boston. — Curtis, Infant mortality in New-York *Cycl. Pract. Medecine*. XIX, p. 267.

Le nombre des ouvrages sur les maladies épidémiques et contagieuses de l'enfant s'est, lui aussi, notablement augmenté. On trouvera leur énumération dans les divers mémoires dont se compose le *Handbuch der Kinderkrankheiten* de Gerhardt ; elle est faite avec beaucoup de soin ; je me dispenserai de l'enregistrer ici.

Enfin, il ne faut pas oublier que, dans ces derniers temps, on a fondé des journaux spéciaux pour l'hygiène de l'enfance, notamment :

*Der Kindergarten*, Organe de la ligue de Frœbel. — *Der œsterreichische Kinderfreund*, pour favoriser le développement rationnel de l'hygiène des petits enfants. — Le journal italien : *Igiene infantile*, depuis 1878. — Le journal de l'Amérique du Nord : *the Kindergarten Messager and the New Education*. — La Revue française : *l'hygiène de l'enfance*, depuis le 1ᵉʳ avril 1878, et le *Journal de la jeune mère*, revue illustrée du premier âge, fondée en 1874 par le Dʳ Brochard.

C'est à dessein que j'ai omis de donner une analyse,

même partielle, des travaux les plus importants de notre
siècle. Dans l'exposé qui suit, je tiendrai compte des données qu'ils renferment, en tant qu'elles nous intéressent.
J'ai déjà signalé, du reste, le progrès général dont elles
témoignent par rapport aux travaux du siècle dernier.

Pour terminer je ferai remarquer encore une fois que
je ne prétends pas avoir donné tout un catalogue. Ce n'est
qu'un tableau d'ensemble où l'on pourra trouver des points
de repère. Il faudra chercher les détails complémentaires,
dans les divers chapitres de cet ouvrage.

# NATALITÉ ET MORTALITÉ DE L'ENFANT

**Les principales maladies de l'enfant et leur étiologie.**

### Natalité et mortalité.

La science de la *natalité* et de la *mortalité* de l'enfant est une des principales bases de l'hygiène, car elle nous présente, en chiffres précis, l'influence des conditions favorables ou nuisibles et nous invite ainsi à prendre les mesures nécessaires pour nous mettre à l'abri des unes ou sous la protection des autres. Une science plus importante encore se rattache immédiatement à la première et ne peut guère s'en séparer : c'est celle qui traite des principales maladies de l'enfant et de leurs causes. Elle nous montre directement les dangers qu'il faut éviter et, autant que possible, prévenir. Il nous importe donc de mentionner ici brièvement ce qui nous intéresse dans l'une et dans l'autre.

Le nombre total des enfants, depuis ceux qui viennent de naître, jusqu'aux enfants de quinze ans, est à peu près le tiers de l'ensemble de la population (33,66 0/0 d'après Wappæus); celui des enfants jusqu'à l'âge de cinq ans est à peu près le neuvième de la population. Il en est ainsi du moins dans les États civilisés de notre continent. Nous trouvons une proportion plus élevée que la précédente, aux États-Unis d'Amérique et au Canada, en outre dans tous les pays et districts qui sont principalement industriels.

La proportion de la population infantile est plus basse surtout en France, où elle n'est que de 27 0/0. L'Allemagne est
à peu près intermédiaire entre les pays qui ont beaucoup
d'enfants et ceux qui en ont peu, mais elle présente elle-
même une grande différence dans ses diverses parties. Il y a
excès sur la moyenne, par exemple en Saxe, dans les districts gouvernementaux d'Oppeln, de Posen, de Bromberg;
il y a infériorité dans plusieurs districts bavarois, par exemple la Bavière inférieure, la Souabe.

Le rapport entre le chiffre de la population infantile et
celui des adultes dépend de plusieurs causes, mais d'abord
évidemment du nombre des naissances. On calcule que,
dans les pays européens, il y a annuellement une naissance
pour 29 à 30 individus. C'est le rapport qu'ont trouvé Wappæus (1) et Oesterlen (2). Ce dernier admet que le nombre
des enfants vivants est au chiffre de la population comme
1 : 30,4, et le premier fait remarquer que le chiffre moyen
des naissances y compris les morts-nés est de 1 : 29,4, tandis que, si l'on n'y comprend pas le morts-nés, il est de
1 : 30,5.

Néanmoins on constate encore ici de grandes variations
selon les divers pays, ces variations sont de 1 : 23 à 1 : 38,
et, si l'on tient compte des petits groupes de population,
ainsi que du nombre des habitants des cercles et des localités, elles sont même de 1 : 17 à 1 : 40 En moyenne, on ne
trouve pas tout à fait 4 enfants par mariage, mais 387 enfants à peu près pour 100 mariages.

Nous constatons un nombre élevé de naissances aux
États-Unis, au Canada, en Russie et en Hongrie, un petit
nombre en France. L'Allemagne occupe à peu près une place

(1) Wappæus, *Allgemeine Bevœlkerungsstatistik*, 1859. T. I et II.
(2) Oesterlen, *Handbuch der med. Statistik*, 1874.

intermédiaire pour le nombre des naissances annuelles. Mais, en Allemagne même, c'est le royaume de Saxe qui occupe le rang le plus élevé et le district de Lunébourg le rang le plus bas.

Le rapport moyen des naissances à la population, en Allemagne, était en 1870, de 1 : 24 à 1 : 25 ; dans le district de Zwickau il était de 1 : 20, dans le district de Lunébourg 1 : 33, dans toute la Prusse 1 : 25. Les localités et districts industriels présentent une plus grande natalité que les localités et districts agricoles ; les villes une plus grande natalité que les campagnes, les classes pauvres une plus grande natalité que les classes aisées.

L'histoire nous montre une diminution des mariages et une diminution des naissances dans un grand nombre de pays en train de déchoir ; elle nous montre en même temps que la principale cause de ce phénomène n'est pas tant le manque d'aliments, mais le relâchement des mœurs, un désir effréné des jouissances, le mépris de la sainteté du mariage. C'est ainsi qu'aujourd'hui encore nous voyons le nombre le plus faible de naissances (26, 3 par 1000 habitants) dans les pays où l'on manifeste ouvertement une tendance à profiter autant que possible des jouissances matérielles de la vie, où l'adultère est un incident très fréquent de la vie quotidienne, et où l'immoralité croissante des diverses classes alliées à un égoïsme renforcé est telle qu'élever des enfants et faire leur éducation est considéré comme une grande charge et non comme un devoir sacré. Au nombre de ces pays se trouve la France, dont la grande pauvreté en enfants ne peut provenir du défaut de moyens de subsistance, vu le bien-être général de la population, mais doit être rapportée aux causes que je viens de mentionner. Le désir des jouissances et l'immoralité ruinent de plus en plus la vie de famille et avec elle la société et l'État. Certainement, au point de vue de l'économie politique, l'abondance des enfants ne doit pas être considérée comme absolument favorable et heureuse, mais une pauvreté en enfants, causée par la dépravation des mœurs du peuple, est à tous égards profondément déplorable.

L'exemple de la France et l'observation d'après laquelle les classes pauvres engendrent plus d'enfants que les classes aisées, permettraient peut-être de conclure que l'approvisionnement en substances alimentaires est sans importance pour le nombre des naissances. Il n'en est pas ainsi.

Les années de cherté et de *famine* présentent régulièrement une diminution du nombre des mariages et des naissances. En Bavière, les grands renchérissements du blé, de 1846 à 1847 et en 1854, ont correspondu au minimum des naissances. (1)

Dans le Wurtemberg, d'après Oesterlen, il y a eu, en 1845, année de fertilité, 1 naissance par 24 habitants ; en 1852, année de disette, 1 naissance par 28 habitants.

En Belgique, le nombre des naissance a diminué de près de 8 0/0 pendant les années de cherté 1846 et 1847 ; dans le royaume de Saxe, le nombre des naissances a diminué d'environ 18 0/0 pendant l'année de cherté 1855.

Les *guerres* et les années de suspension générale des affaires ont les mêmes effets que les années de famine. L'explication en est excessivement facile ; la difficulé de gagner de l'argent et l'élévation du prix des vivres écartent du mariage ; des circonstances plus favorables y encouragent. Si en France, malgré la fertilité du sol et la grande facilité de gagner de l'argent, on constate un relâchement dans la conclusion des mariages et une faible fécondité dans la population, ce phénomène

(1) Mayr, *Die Gesetzmæssigkeit im Gessellschaftsleben* 1876, p. 234.

tient aux causes que j'ai déjà signalées ; et, si les classes pauvres, malgré leur faible réserve de moyens de subsistance et
malgré l'incertitude de leurs gains, procréent un grand nombre d'enfants, il le faut attribuer à ce qu'elles sont exemptes
de soucis et d'ambition, à ce qu'elles ont peu d'égoïsme et à
ce que par suite elles envisagent sans trop d'inquiétude les
difficultés de l'avenir.

La mortalité aux divers âges influe, on le conçoit, sur le
rapport entre le nombre des enfants et celui des adultes. A
un grand nombre de naissances ne correspond pas toujours,
tant s'en faut, une proportion considérable de la population
infantile pour 100. Il peut même arriver, et il arrive effectivement, qu'une mortalité anormale des enfants du premier
âge compense l'excédant de naissances et fasse tomber au-
dessous de la quantité normale la proportion des enfants.
Mais quelle est la proportion des décès suivant les âges,
spécialement pour la période qui comprend de la naissance à
15 ans.

Sur 1000 décès il n'y en a pas moins de :

445   entre   0 à 15 ans.

par contre il n'y en a que :

85   entre   15 à 30   —
230   —   30 à 60   —

et

260   —   60 ans et au-delà.

La mortalité considérable de l'enfance ressort immédiatement de ce tableau, dont les chiffres sont tirés de statistiques très nombreuses. Sur 1000 individus vivants, on en
compte environ 333 de 0 à 15 ans, tandis que sur 1000 individus morts, il y en a environ 425 de cet âge.

Une étude attentive nous montre que la mortalité des
enfants *varie notablement au fur et à mesure qu'ils avancent*

*en âge*. Elle est maxima pendant la première année de leur existence ; ensuite elle diminue progressivement jusqu'à la fin de la sixième année ; elle reste à partir de cette époque jusqu'à la quinzième année, au niveau qui est le plus faible et en même temps plus constant que celui de n'importe quelle autre période de la vie.

Si l'on établit ses calculs d'après des statistiques nombreuses on voit que, sur 1000 individus venus au monde vivants, il y en a 188, un cinquième par conséquent, qui meurent dans leur première année. Wappæus a trouvé ce résultat en dépouillant 15 millions de décès.

Oesterlen ajoutant encore un autre million de décès à ceux de Wappæus est arrivé presque exactement au même résultat. Il nous est donc permis d'admettre que cette proportion correspond approximativement à la réalité.

Comparons cette proportion avec celle de la mortalité totale, nous voyons que la mortalité des nourrissons est à peu près huit fois la mortalité totale, car la mortalité générale de la population dans les pays européens auxquels se rapportent les chiffres donnés par ces auteurs, n'est que de 25/1000. Du reste la mortalité des nourrissons diffère extraordinairement pour les divers pays. C'est dans une province suédoise, le Jemtland, qu'elle est le plus faible.

Voici, par ordre croissant, la mortalité par rapport au nombre des enfants nés vivants, dans divers pays :

| | |
|---|---|
| Jemtland | 90/1000 |
| Norwège | 104 » |
| Nouvelle-Galles du Sud | 107 » |
| Écosse | 119 » |
| Oldenbourg | 124 » |
| Schleswig-Holstein | 129 » |
| Danemark | 136 » |
| Suède (le pays tout entier) | 137 » |
| Belgique | 155 » |

| | |
|---|---|
| Angleterre ........ .............. | 167/1000 |
| France ..... .................... | 173 » |
| Prusse.......................... | 204 » |
| Italie ................. ........ | 232 » |
| Autriche....................... | 251 » |
| Bavière ...................... | 311 » |
| Wurtemberg ................... | 360 » |

Il paraît, d'après ces chiffres, que la perte absolument inévitable en enfants dans le cours de leur première année, peut être évaluée entre 90 et 100/1000. Ce qui prouve que cette valeur est approximativement exacte, c'est qu'elle n'est qu'un peu plus petite pour certaines catégories d'enfants, nés et élevés dans des conditions très favorables. En conséquence nous avons considéré comme excessive et anormale, dans la rigueur entière de ces expressions, toute mortalité d'enfants, supérieure à la précédente. Admettre avec Wappæus, Oesterlen et Wasserfuhr la proportion de 188 à 190/1000 comme valeur limite, ce serait implicitement considérer comme inévitables certains facteurs que l'on peut éviter et qui influent notablement sur la mortalité des nourrissons. Il faut s'efforcer d'atteindre les résultats que l'on obtient dans la province de Jemtland (Norwège) et dans la Nouvelle-Galles du Sud. Néanmoins nous sommes obligés de reconnaître que, dans les conditions sociales actuelles des états civilisés, on est réduit à considérer comme favorable une mortalité de nourrissons inférieure à 188/1000. (1).

Sur les douze mois de la première année de l'enfance, c'est au premier qu'incombe la plus grande mortalité, puis au second, puis au troisième et au quatrième, puis au douzième, celui dans lequel on sèvre la plupart des enfants. Après le douzième mois vient le cinquième, puis le sixième,

(1) WASSERFUHR, *Untersuchungen über die Kindersterblichkeit in Stettin*, 1867.

le septième, le huitième, le neuvième, le dixième et le onzième dans lesquels la mortalité diminue progressivement. Il
ne faut pas croire cependant que ce soit là une règle générale ;
les exceptions à cette règle ne sont point rares, mais ce qui
est certain, c'est que, d'une façon générale, la mortalité dans
le premier mois est la plus considérable. On peut estimer
que les quatre dixièmes des enfants qui meurent dans leur
première année ne dépassent point un mois. Dans les premières semaines de la vie il meurt en moyenne autant d'enfants que dans la seconde et la troisième année réunies, ou
que dans les quinze années qui s'écoulent de l'âge de 24 ans
à l'âge de 40 ans. En Bavière la mortalité, dans le premier
mois, par rapport à tous les enfants nés vivants, est de
14 0/0 ; dans les deux mois suivants elle est de 7 0/0 dans le
troisième, le quatrième et le cinquième mois elle est de
5, 4 0/0, dans les six derniers mois elle est de 5, 7 0/0.

La cause de cette forte mortalité durant les premiers mois
est évidente. C'est dans ce mois d'abord que meurent presque tous les enfants *chétifs* ; mais même ceux qui sont nés
vigoureux présentent moins de résistance pendant cette période. Lorsqu'elle est passée, ils augmentent en force de mois
en mois et le contingent qu'ils fournissent au nombre des
individus qui meurent diminue progressivement.

A partir de la seconde année, comme je l'ai déjà dit, la
mortalité des enfants *continue à diminuer* de plus en plus,
de sorte que, cette année offre moins de mortalité que la précédente. Sur toute la catégorie des enfants entre l'âge de douze
mois et la fin de la cinquième année, il en meurt en moyenne
37 0/0 par an. C'est ainsi que, sur 1000 individus nés vivants, il y en a environ 333 qui sont morts au bout de cinq
années.

« Un dixième de tous les enfants qui viennent au monde

meurt dans son premier mois, après être à peine entré dans la vie ; un cinquième est mort au bout de la première année ; un tiers dans le courant des cinq premières années. Sur dix enfants, il y en a à peine sept qui atteignent leur sixième année ». (Oesterlen).

Cet ordre de décès, tel que je viens de l'exposer et qui a été déduit de statistiques nombreuses est influencé par un grand nombre de causes que l'hygiène a le plus grand intérêt à étudier. (1)

L'une des causes les plus importantes est *le climat* du pays. C'est ce qui résulte de l'excessive mortalité des enfants dans la zône équatoriale et dans la zône polaire ; dans celle-ci il meurt à peu près la moitié des enfants vivants, avant la fin de leur première année ; dans celle-là il en meurt environ le tiers. La principale explication de ce fait, démontré par la statistique de l'Islande, de Westmannoë, d'Arkangel, ainsi que de Cuba et d'autres îles des Indes-Occidentales, c'est que les enfants, spécialement les nouveau-nés, sont bien plus sensibles que les adultes à un excès de chaleur et de froid.

Ce qui contribue aussi à cette mortalité, indépendamment du climat, c'est le peu de soin que l'on prend des enfants dans ces pays ; pour ce qui concerne spécialement l'extrême Nord, c'est incontestablement parce que pendant des mois entiers, les petits enfants restent confinés dans des huttes qui, d'après les descriptions que nous en avons, sont très insalubres.

On a affirmé (2) que *l'altitude* exerce aussi une certaine influence sur la mortalité des enfants. Or, il est très difficile, d'après les rapprochements faits jusqu'à présent, de se con-

(1) Comparer PFEIFFER, Die Kindersterblichkeit, in *Gerhardt's Handbuch der Kinderkrankheiten*, t. 1, p. 531 et suivantes. Un grand nombre de données de mon exposé proviennent de ce mémoire.
(2) Notamment ESCHERICH, PLOSS, v. SICK,

vaincre qu'il en soit réellement ainsi, car il est à peu près impossible d'isoler ce facteur et d'éliminer complètement tous les autres, tels que la différence de genre de vie, de mœurs, d'habitation, d'habillements, etc. Cependant il est bien reconnu qu'en général les nourrissons, sur les hauteurs, présentent une plus grande mortalité que dans les plaines, mais qu'inversement, les enfants plus âgés présentent, sur les hauteurs, une mortalité moindre.

Dans *les contrées marécageuses* le nombre des naissances est moindre, celui des décès parmi les enfants est plus considérable que dans les plaines dont le sol est modérément humide. Les nombres considérables dépouillés par Villermé (1) le prouvent de la façon la plus précise. D'après lui, 1546 décès d'enfants habitant des régions marécageuses correspondent à 1000 décès d'enfants habitant des régions saines ; ce résultat est fondé sur l'examen de 1.800.000 décès d'habitants de pays marécageux. Dans l'île anglaise d'Ely, où il y a beaucoup de marais, 50 0/0 des décès sont répartis parmi les enfants de moins de 10 ans, tandis que, dans les régions saines de l'Angleterre, cette catégorie d'enfants ne participe que pour 35 0/0 à la mortalité totale.

Villermé a trouvé que, dans les contrées marécageuses, ce sont surtout les enfants de 1 à 4 ans qui sont enlevés, et que pour les habitants des pays marécageux, l'état sanitaire est bien meilleur, entre la dizième et la quinzième année, et encore un peu plus tard. Mais d'autres comparaisons de statistique, celles-ci faites surtout par des auteurs italiens, nous apprennent que les districts de Malaria sont également dangereux pour les enfants de quelques mois, surtout dans le fort de l'été et vers la fin de cette saison.

Ceci me conduit à parler de l'influence de *la saison* sur la

---

(1) VILLERMÉ, in *Annales d'hygiène publique*, t. IX, p. 342, et t. XII, p. 36.

mortalité des enfants. En général, la saison fraîche produit plus de décès parmi les enfants que la saison chaude. La mortalité des enfants, surtout de ceux qui sont dans leur première année diminue assez rapidement à la fin de l'*hiver*; elle remonte en été, pour redescendre en automne. Les deux extrêmes sont donc nuisibles aux enfants; mais le froid, comme je l'ai dit, leur est en général plus nuisible que la chaleur. Ce qui exerce une influence décisive, ce n'est pas le dégré absolu de chaleur, car, dans les contrées tropicales, la saison fraîche tue autant d'enfants, et même, dans certaines parties de ces contrées, elle en tue plus que n'en enlève chez nous l'hiver le plus rigoureux, D'autre part, l'hiver relativement chaud de l'Italie fait périr, dans ce pays, un nombre d'enfants incomparablement plus grand que n'en fait périr l'hiver beaucoup plus froid de notre pays ou de la Suède. (1)

Dans quelques pays, la mortalité des enfants pendant l'été égale celle de l'hiver ou même la dépasse d'une quantité notable. C'est ce que nous constatons, par exemple, en Allemagne, en France et dans la partie orientale des États-Unis, surtout dans les grandes villes. Les mois de juillet et d'août sont ici les plus meurtriers de toute l'année, par l'effet des catarrhes intestinaux de mauvaise nature qui se produisent à cette époque. La fréquence de ces catarrhes est d'autant plus grande que la température s'élève davantage.

Selon Escherich (2), l'augmentation de la mortalité des enfants, pour le premier degré de chaleur qui dépasse la moyenne, est de 1,3 0/0, pour le second elle est déjà de 5 0/0,

---

(1) Voir, par exemple, le *Saggio statistico* relatif à la ville de Milan, pour 1872 et les années suivantes; on y trouvera des rapprochements intéressants entre la température et la mortalité.

(2) ESCHERICH, *Die Sterblichkeit der Kinder im ersten Lebensjahre in Süddeutschland, in Baier. ærztl. Intelligenzblatt*, 1860-1871.

8

et Turner affirme qu'à Londres, 1 degré Fahrenheit d'élévation au-dessus de 50° ne produit pas moins de 33,7 décès sur 1.000 naissances, à moins que cette élévation de température ne soit transitoire.

En Allemagne, l'augmentation de la mortalité pendant les mois d'été s'adresse surtout à la catégorie d'enfants de 0 à 1 an, un peu moins à celle de 1 à 2 ans. Les catégories immédiatement supérieures ne présentent que de légères différences dans la mortalité, selon les divers mois. En France, (1) pour les enfants de 0 à 10 ans, l'été est plus dangereux que l'hiver, tandis qu'à partir de ce moment le danger de l'hiver est bien plus accusé. A Genève, selon Lombard, (2), les enfants de 2 à 15 ans présentent, pendant tous les mois de l'année, à peu près la même mortalité.

Il est très remarquable qu'en Italie la saison chaude n'a pas, comme chez nous, une influence prédominante sur la mortalité des nourrissons. Dans ce pays, la mortalité croît également pendant l'été ; mais dans beaucoup de localités elle atteint à peine la hauteur de la mortalité des petits enfants pendant l'hiver ; et même il meurt pendant l'hiver incomparablement plus d'enfants de 0 à 1 mois que pendant l'été. C'est ce que montre le tableau suivant de la mortalité des enfants de Turin (3) pour 1876.

| | | | | |
|---|---|---|---|---|
| Il y est mort en janvier, février et décembre | 249 | enfants | de 0 à 1 an. |
| — | en mars, avril et mai | 232 | — | — |
| — | en juin, juillet et août | 238 | — | — |
| — | en septembre, octobre et novembre | 137 | — | — |
| Il y est mort en janvier, février et décembre | 141 | enfants | de 0 à 1 mois. |
| — | en mars, avril et mai | 151 | — | — |
| — | en juin, juillet et août | 89 | — | — |
| — | en septembre, octobre et novembre | 24 | — | — |

(1) MAYR, loc. cit., p. 289.
(2) LOMBARD, Zeitschrift für schweizerische Statistik, 1873.
(3) Rendiconto statistico dell' uffizio d'igiene di Torino, 1876.

A Milan, il est mort en 1872 :

|  | en hiver, | au printemps, | en été, | en automne. |
|---|---|---|---|---|
| Enfants de 0 à 1 mois | 309 | 230 | 251 | 289 |
| —     1 à 24   » | 169 | 181 | 173 | 181 |
|  | 478 | 411 | 424 | 470 |

Pendant les étés pluvieux la mortalité des enfants est très fréquemment plus faible que pendant les étés secs, peut-être en raison de la fraîcheur, peut-être aussi parce que la pluie lave l'air comme le sol. La diminution de la mortalité a, dans ces cas, pour principale cause, la diminution de la fréquence des diarrhées d'été. Mais il y a aussi des exceptions. C'est ce qui résulte clairement du tableau suivant, dressé par le docteur Trench à Liverpool [1].

|  | 1866 | 1867 | 1868 | 1869 | 1870 |
|---|---|---|---|---|---|
| Décès par suite de diarrhées dans le 2e semestre | 810 | 576 | 859 | 744 | 907 |
| Hauteur de la pluie en pouces (anglais) | 6,16 | 5,58 | 2,8 | 3,96 | 2,62 |

La différence entre la mortalité des enfants dans les villes et à la campagne est nettement en faveur de la campagne. Dans tous les pays, pour lesquels nous avons des données statistiques suffisantes, la mortalité des enfants dans la population urbaine est généralement beaucoup plus considérable que dans la population des campagnes. Déjà Süssmilch calculait que, sur 100 décès il y en avait :

dans les villes,......... .... 46,4, chez des enfants de 0 à 5 ans
dans les campagnes........ 38,2          —

Voici quelle a été, d'après Oesterlen, dans sept États européens, pour 100 naissances (y compris les morts-nés), la proportion des enfants morts avant la fin de la cinquième année :

dans les villes... .. ....................·..................... 33, 60 0/0
dans les campagnes............. .... ................ · 27, 28 0/0

(1) Reproduit par le Dr Sander, *Deutsche Vierteljahrsschrift fur öffentliche Gesundheitspflege*, 1873, p. 68.

En Angleterre, sur 100 décès de toutes les catégories d'âge, les enfants jusqu'à l'âge de dix ans ont fourni :

en moyenne.................................. 44, 91 0/0
dans les villes de 100.000 habitants et au-dessus...... 51, 39 0/0
dans les villes de moins de 20.000 habitants.......... 46, 79 0/0
dans les districts agricoles............... ... .......... 35, 40 0/0

Dans la Nouvelle-Galles du Sud, la mortalité des enfants au-dessous de 1 an n'est que de 10,7 0/0 des naissances d'enfants vivants ; dans la ville de Sidney elle est de 16,5 0/0 ; dans ses faubourgs elle est de 74,3 0/0 ; dans les districts agricoles, elle est de 8,8 0/0. Chez nous aussi, il meurt plus d'enfants dans les villes qu'à la campagne. En Bavière et en Wurtemberg, en France aussi, la différence est faible, mais ailleurs elle est très importante. A Erfurt, par exemple, la mortalité des nourrissons est à peu près de 24 0/0, tandis que dans les environs elle est approximativement de 19 0/0 ; à Kreuznach la mortalité des nourrissons est de 17,6 0/0, dans les environs elle est de 15,6 0/0. Il n'y a que de rares exceptions, par exemple à Stuttgart et à Francfort-sur-le-Mein, dans le district agricole de Merthyr Tydvil (Angleterre).

La mortalité des enfants, surtout de ceux dans le cours de leur première année, est extraordinairement élevée dans les grandes villes de l'Europe et de l'Amérique du Nord. Londres seule fait exception. Ainsi,

à Berlin, la mortalité des nourrissons est d'environ 30 0/0,
　　　en 1876 elle était de 35 0/0.
à Hambourg la mortalité des nourrissons est d'environ 23 0/0
à Munich　　　　—　　　　　—　　　—　40 0/0
à Dresde　　　　—　　　　　—　　　—　25 0/0
à Vienne　　　　—　　　　　—　　　—　29 0/0
à New-York　　　—　　　　　—　　　—　31 0/0
à Londres elle n'est que de　　　　　　　15,5 0/0

Cette excessive mortalité des nourrissons reconnaît pour cause exclusive ou presque exclusive, la prédominance des diarrhées d'été, laquelle est si accusée dans les grandes villes. Ainsi, pour ne citer qu'un exemple, Berlin, dans le trimestre chaud a, pour 100 enfants qui viennent au monde vivants, plus de 37 décès 0/0, tandis que la moyenne de l'année est de 30 0/0.

En dehors des grandes villes, *les localités industrielles* présentent une forte mortalité d'enfants. En Angleterre, par exemple, les décès d'enfants au-dessous de 10 ans, représentent :

Dans les districts industriels................ 45,90 0/0
Dans les districts agricoles.................. 35,40 0/0

La différence est donc très importante. Mais la situation est plus défavorable encore dans les villes industrielles. Ainsi St-Olaves présente une mortalité de 300/1000. Manchester, Liverpool, Sheffield, Birmingham, St-Helens, etc., perdent environ un quart de tous les enfants nés vivants, avant la fin de la première année, et la moitié avant la fin de la sixième ou de la septième année.

Les chiffres fournis par Rouen et Lille ne sont qu'un peu meilleurs. En Allemagne, nous trouvons une grande mortalité d'enfants dans les villes industrielles de la Saxe. Ainsi, sur 100 enfants venus au monde vivants, il y en a à Apolda 27, à Chemnitz, 48, qui sont enlevés dans leur première année. Dans cette dernière ville, la mortalité entre 2 et 6 ans est de 16 0/0, ce qui correspond approximativement à la moyenne.

Cependant il y a aussi (et il ne faut pas oublier de le signaler) des villes industrielles où la mortalité des enfants n'est pas excessive. De ce nombre sont principalement les villes de la plaine que traverse le cours inférieur du Rhin, par exemple Barmen et Elberfeld. En 1878, dans les villes allemandes de plus de 15.000 habitants, il est mort 255 enfants sur 1000

dans leur première année, à Barmen, la proportion a été de
170 sur 1000, et à Elberfeld de 173 sur 1000.

La mortalité des enfants dans les localités industrielles
tient à des causes multiples ; les mères, souvent occupées
en dehors de la maison, ne veillent pas suffisamment sur
eux ; les familles vivent dans des logements étroits et insalubres, les alentours sont insalubres également, la nourriture des enfants est insuffisante et mal choisie ; ces enfants,
issus de parents physiquement dégénérés, n'ont hérité que
de peu de force de résistance. J'examinerai plus loin ces influences en détail.

On a également admis que la *race* pouvait exercer une influence sur la mortalité des enfants. Est-ce avec raison? Il
est permis d'en douter. Il est de fait que, dans beaucoup de
pays et de localités, les juifs perdent moins d'enfants que les
chrétiens, par rapport au nombre des naissances. Selon
Neumann, il meurt à Bade 270 enfants chrétiens sur 1000
avant la fin de la première année de la vie ; sur 1000 enfants
juifs il n'en meurt que 184. Wolff (1) dit qu'à Erfurt, sur 1000
enfants chrétiens, il y en a 409 qui sont enlevés avant leur
quatorzième année, et que sur 1000 enfants juifs il n'y en a
que 198. Selon Kerschensteiner, (2) la mortalité des enfants
à Munich est :

Chez les catholiques, de 41 0/0 des naissances d'enfants vivants
— protestants, de 27 0/0 — —
— israélites. de 15 à 16 0/0 — —

Mais il n'est pas permis de conclure immédiatement de
ces chiffres à une plus grande force de résistance de *la race
israélite*. La population juive, du moins dans les pays et localités où l'on constate une moins grande mortalité d'enfants,

(1) WOLFF, *loc. cit.*
(2) KERSCHENSTEINER, Die Kindersterblichkeit in München, in *Jahrbuch für Kinderheilkunde*, t. IX, p. 339.

vit dans des conditions économiques relativement favorables ;
les femmes souvent nourrissent elles-mêmes, et en général
elles ont soin de leurs enfants, en toutes circonstances, plus
que les autres mères. En outre, le nombre des enfants nés
hors mariage, qui fournissent ailleurs un contingent si considérable à la mortalité, est très petit chez les israélites, et ces
derniers, dans les cas de maladie, ont recours beaucoup plus
tôt et beaucoup plus fréquemment à l'assistance du médecin.
Ce sont ces circonstances, et non des propriétés de race, qui
font que la mortalité des enfants juifs est moins considérable.

On ne peut pas davantage attribuer à la *race irlandaise*
une plus grande mortalité d'enfants ; car, si les enfants de
cette race sont enlevés en plus grand nombre, même là où la
mortalité n'est pas élevée, cela tient à la mauvaise situation
économique des parents et à leurs habitudes anti-hygiéniques.

Il en est de même de la grande mortalité des enfants chez
*les nègres* ; elle est incontestablement subordonnée à d'autres
facteurs qu'une propriété de race, car il y a des peuples
nègres chez lesquels la mortalité des enfants est faible et
même très faible, par exemple au Sénégal d'après Thévenot, (1) chez les nègres du Loango d'après Falkenstein. (2)

Le chiffre des naissances est encore un des éléments qui
exercent une grande influence sur la mortalité des enfants ;
plus il est élevé, plus la mortalité est grande, et inversement.
Déjà Casper (3) et Wappæus avaient signalé ce parallélisme.
« Les hommes meurent en moins grand nombre, ils ont une
vie plus longue » dit Casper, « dans les lieux où on engendre
moins d'enfants, et inversement ». Et Wappæus s'exprime

---

(1) THÉVENOT, *Maladies des Européens dans les pays chauds*, 1840.
(2) FALKENSTEIN, *Die Loango expedition*.
(3) CASPER, *Betr. Z. med. Statislik* 1825. — *Denkwürdigkeiten*, 1846.

ainsi : « quand le nombre des naissances est plus grand, la mortalité des enfants est plus grande, comme si la valeur d'une vie d'enfant était en proportion inverse de la fréquence de la génération, etc. »

Les statistiques récentes, aussi bien celles qui s'appuient sur des chiffres considérables que celles qui sont basées sur des chiffres peu élevés ont constaté ce fait. Je renvoie, pour ce qui concerne ce sujet, aux résultats obtenus par Schweig et Majer. Schweig a compulsé les comptes rendus de l'état civil du grand duché de Bade, et il a trouvé que dans les années normales il y a pour chaque nombre de naissances, une valeur moyenne de la mortalité, valeur qui croît avec l'accroissement des naissances.

Il a calculé que :

Les naissances étant de 2,1 0/0, la mortalité moyenne était de 2,0 0/0
   —    2,5 0/0,   —    2,2 0/0
   —    3,6 0/0,   —    2,7 0/0
   —    5,3 0/0,   —    3,6 0/0

Il a trouvé, dans beaucoup de pays, des proportions à peu près égales et il a constaté, en outre, que l'accroissement du chiffre de la mortalité, quand le chiffre des naissances augmente, doit être imputé à l'augmentation de la mortalité des nourrissons.

Le même auteur a en outre comparé particulièrement la fréquence des naissances et la mortalité des nourrissons dans trois villes allemandes et il a obtenu ainsi les chiffres suivants, qui peuvent se passer de commentaire.

A Carlsruhe, la natalité est de 2,43 et la mortalité des nourrissons est de 0,58 pour 100 habitants.

A Berlin, la natalité est de 3,64 et la mortalité des nourrissons est de 0,96 pour 100 habitants ;

A Chemnitz, la natalité est de 4,76 et la mortalité des nourrissons est de 1,49 pour 100 habitants.

Majer (1) à étudié au point de vue de la Bavière, la question
dont nous nous occupons ici. D'après lui, la Bavière peut se
diviser en 4 districts ; le premier présente une faible mortalité
d'enfants : 15 à 25 0/0 de tous les décès, le second 25 à
35 0/0, le troisième 35 à 44 0/0, le quatrième 45 à 50 0/0.
A ce dernier correspond une natalité de 43 (enfants nés
vivants) sur 1000, au troisième une natalité de 38,9 sur
1000, au second une natalité de 34,1 sur 1000, au premier
une natalité de 34,7 sur 1000. Le district qui présentait la plus
forte natalité et mortalité ne possédait plus, que 22,4 enfants à
la fin de leur première année pour 1000 habitants ; mais celui
qui présentait la plus faible natalité ne possédait plus que
27, 7 de ces enfants pour 1000 habitants. Voici comment se
répartissaient la natalité et la mortalité par arrondissements.

| | NATALITÉ | MORTALITÉ par rapport aux enfants nés vivants |
|---|---|---|
| Ingolstadt............ | 5,58 0/0 | 5,41 0/0 |
| Kelheim.............. | 5,18 0/0 | 5,24 0/0 |
| Heman.............. | 4,94 0/0 | 5,34 0/0 |
| Bamberg ............ | 3,68 0/0 | 2,95 0/0 |
| Berchtesgaden........ | 2,97 0/0 | 2,99 0/0 |
| Lindau.............. | 2,85 0/0 | 2,48 0/0 |
| Wegscheid............ | 2,85 0/0 | 2,18 0/0 |

La communication du D^r Falkenstein (2) sur la mortalité
des enfants parmi les nègres du Loango est intéressante elle
aussi. Le chiffre des naissances chez eux est excessivement
faible ; il n'y a que deux enfants, trois tout au plus, par famille, et par suite la mortalité des enfants, si grande en général chez les nègres, est extraordinairement faible, c'est la
plus petite que présentent toutes les catégories d'âge.

Il est donc évident que l'augmentation de la mortalité marche
*parallèlement* à l'augmentation de la fréquence des naissances.

(1) MAJER, Die Sterblichkeit der Kinder wœhrend des ersten Lebensjahres in
Baiern in *Jahrbuch für Kinderheilkunde*. 57, p. 133.
(2) FALKENSTEIN, *loc. cit.*

Comment cela s'explique-t-il ? Le plus grand nombre d'enfants se trouve dans la population la plus pauvre, comme je l'ai déjà fait observer. Cette classe, malgré la fréquence des naissances, peut conserver le sentiment de toute la valeur que possède la vie des enfants, mais elle ne peut leur donner les soins et l'attention dont ils ont besoin, surtout dans les premiers temps de la vie, c'est-à-dire dans la période même où cette vie est le plus menacée.

A l'arrivée d'un nouveau rejeton, la quotité du salaire quotidien réservée à chaque membre de la famille diminue ; la quotité du volume d'air ne diminue pas moins, et cette diminution est excessivement grave. A cela vient s'ajouter que la quantité des naissances coïncide généralement avec une plus rapide succession de celles-ci ; les enfants, dans les ménages qui ont beaucoup d'enfants sont donc moins capables de résistance en venant au monde, et ils ont une moindre part de la sollicitude maternelle. Ainsi s'explique en particulier que le parallélisme entre la natalité et la mortalité ne puisse se prouver avec autant de facilité et de certitude dans aucune autre classe que dans la classe industrielle, dans laquelle les facteurs défavorables exercent leur influence plus que partout ailleurs.

J'ai déjà fait observer que le prix des vivres influe fortement sur le nombre des naissances. Il a la même influence sur la santé et la vie des individus, spécialement des enfants. Dans les années de cherté, la mortalité de ceux-ci est plus grande que dans les années de bon marché. Wappæus nous l'a montré au moyen de chiffres qu'il a obtenus par l'étude des statistiques irlandaises pour les années 1841 à 1851 et des statistiques russes pour les années 1846 à 1850. Récemment Wolff a fait une démonstration semblable pour Erfurt (1);lors-

(1) WOLF, *Untersuchungen uber die Kindersterblichkeit*. Erfurt, 1874.

que les vivres étaient bon marché, il mourait moins d'enfants que dans les années de cherté. On peut présumer immédiatement que ce phénomène sera plus apparent dans la population industrielle que partout ailleurs. La statistique en a effectivement fourni des preuves. Dès que, par suite d'une circonstance quelconque, la quotité de subsistance revenant à l'enfant est diminuée, le péril pour la santé et pour la vie de cet enfant augmente. Une plus grande fréquence des naissances et un prix plus élevé des vivres agissent pareillement en ce sens.

D'après tout ce qui précède, personne ne peut s'étonner de ce que l'aisance ou la gêne des parents exerce l'influence la plus décisive sur la mortalité de leurs enfants. La mortalité est maxima dans les classes inférieures, elle est minima dans les classes supérieures. Il y a plusieurs années déjà, Cooper a montré que, dans les familles princières, sur 1000 décès, il y en avait 57 frappant des enfants de 0 à 5 ans et que, dans les familles pauvres au contraire, sur 1000 décès il y en avait 345 frappant des enfants de ce même âge.

D'après Marc d'Espine,(1) les classes aisées de Genève sont si favorisées sous le rapport de la santé que leurs enfants d'un an ne fournissent que 1,5 0/0 à la mortalité générale, tandis que l'ensemble de la population infantile du même âge, à Genève, fournit un contingent d'environ 12 0/0 à la mortalité générale.

Clay (2) calcule que, sur 700 enfants nés vivants en Angleterre, il en vivait encore, au bout d'un an :

a. 90 appartenant aux classes aristocratiques

b. 79    —       —    commerçantes

c. 68    —       —    ouvrières

(1) MARC D'ESPINE : *Notice statistique sur les lois de mortalité et de survivance.* Genève, 1838-45.
(2) CLAY, cité par PFEIFFER *loco cit.*

et au bout de 10 ans,

      *a.* 81 appartenant aux classes aristocratiques

      *b.* 56        —        —        commerçantes

      *c.* 38        —        —        ouvrières.

Voici la proportion des enfants âgés de moins d'un an, qui sont morts, de 1864 à 1873, dans l'arrondissement de Belfort.

      *a.* enfants appartenant à la gentry. . . . 12, 3 0/0

      *b.*        —        factory class.   17, 3 0/0

A Mulhouse en Alsace, les enfants de la classe ouvrière meurent, avant la 8$^e$ année, dans la proportion de 50 0/0, tandis que, parmi les enfants des fabricants, 50 0/0 atteignent leur 29$^e$ année.

Wolff a constaté, pour Erfurt, que, dans cette ville, sur 100 enfants dans la première année, il en meurt :

en moyenne . . . . . . . . . . . . . . . . . 24,4

dans les classes supérieures . . . . . . . . . 8,9

dans la classe moyenne. . . . . . . . . . . 17,3

dans la classe ouvrière. . . . . . , . . . . 30,5

Voici, d'après le rapport de l'*Oberbürgermeister* Bachem (1) la proportion des décès de nourrissons, appartenant à des parents ayant divers revenus :

jusqu'à 600 marcs                    29 0/0

depuis 600 m. jusqu'à 1500 m. . . . . 25 0/0

depuis 1500 m. jusqu'à 3000 m. . . . 18 0/0

depuis un revenu supérieur à 3000 m. . 15 0/0

En présence de tels chiffres, on ne peut contester l'influence extraordinaire *du bien-être* sur la mortalité des enfants. Mais

_____

(1) SCHWARTZ, Generalbericht über das œffentiche Gesundheitswesen *im Regierungsbezirk Kœln*, 1881.

il ne faudrait pas en conclure qu'en toutes circonstances, la
mortalité des enfants augmente au fur et à mesure que la
situation économique devient moins favorable. La supériorité sous le rapport du logement, des mœurs, de l'intelligence de la vie hygiénique peut parfaitement former contre-
poids. Cela ressort tout particulièrement de la faible mortalité
des familles d'ouvriers, demeurant dans des habitations
saines, bien tenues, que construisent des sociétés spéciales,
quand ces familles ont l'habitude d'une vie régulière et d'une
propreté minutieuse.

Je renvoie, pour la preuve, aux chiffres que je reproduis
plus loin, et qui sont relatifs à la mortalité des enfants
dans les habitations ouvrières de la *Metropolitan association
for improving the dwellings for the industrial classes in London* et de la *Frankfurter gemeinnützige Baugesellschaft*. D'autre part, la mortalité des nourrissons en France montre que
de mauvaises habitudes, l'allaitement par des nourrices
peuvent rendre illusoires les avantages du bien-être ; car ce
pays si riche dont la natalité (273 : 1000) est si faible que
ce serait déjà une raison de prévoir peu de mortalité, perd
maintenant, d'après les calculs les plus récents de Bertillon,
jusqu'à 206 enfants n'ayant pas encore une année révolue,
sur 1000 enfants nés vivants. On en est venu là par suite du
manque de conscience des mères, qui se déchargent du devoir de nourrir elles-mêmes jusqu'à l'âge d'un an leurs enfants si peu nombreux et de les élever ensuite à la maison.

Quelque importante que soit donc la situation économique
des parents pour la santé de leurs enfants, il est certain que
l'influence de cet élément peut être essentiellement modifiée
par d'autres circonstances.

*L'état de santé des parents* exerce également une influence
marquée sur la mortalité des enfants, car on sait avec quelle

facilité la faiblesse de la constitution et la prédisposition aux
maladies se transmettent aux enfants. Malheureusement on
ne tient pas suffisamment compte de ce facteur.

La mortalité de certaines classes industrielles montre très
nettement quelle est l'importance de cet élément. Un grand
nombre d'ouvriers de fabriques, notamment des fabriques
de tissus et des filatures, éprouvent notoirement une grave
dégénérescence organique par suite de leur séjour prolongé
dans des locaux médiocrement sains. Or nous savons que
les enfants de ces ouvriers présentent, tous les ans, une
mortalité très élevée. Certainement ce qui y contribue en
partie, c'est que les femmes de ces deux dernières classes
d'ouvriers sont généralement occupées en dehors de la maison et que par conséquent, elles ne peuvent pas donner aux
enfants tous les soins dont ils ont besoin. Mais il est également certain qu'une des causes par l'effet desquelles ces
enfants sont enlevés en si grand nombre, c'est qu'en venant
au monde ils offrent moins de résistance que les autres.

C'est ce que confirment les comptes rendus des anciennes
commissions d'enquête anglaises et d'autre part aussi celui
de Villermé. Ce dernier montre qu'à l'époque de son travail,
50 0/0 des enfants d'ouvriers travaillant dans des fabriques
de tissus et des filatures n'atteignaient pas leur troisième année (1).

L'influence de la santé des parents nous apparaît encore,
non moins nettement, dans d'autres circonstances. On sait
depuis longtemps que *l'ivrognerie* diminue la fécondité et
augmente la mortalité des enfants. Le D<sup>r</sup> Stark, directeur des
établissements d'aliénés d'Alsace-Lorraine à Stephansfeld-
Hordt, a récemment mis ce fait bien en lumière. Il a pu re-

(1) Villermé, *Tableau de l'état physique et moral des ouvriers employés dans
les manufactures*, 1840.

cueillir des renseignements précis sur 44 des ivrognes admis dans ces établissements ; 10 d'entre eux n'avaient pas eu d'enfants de leur mariage, les 34 autres avaient engendré 117 enfants, il n'y eut pas moins de 13 morts-nés, et 30 qui succombèrent peu de temps après leur naissance, en sorte qu'il n'y en eut que 65 qui vécurent, c'est-à-dire seulement, 1,9 enfants par mariage.

Un seul ivrogne eut successivement 7 enfants morts-nés, chez un autre, sur 12 enfants, 8 moururent de convulsions. Ce sont là des données qui méritent la plus sérieuse attention, tant est grand le nombre des ivrognes.

*La syphilis*, *la scrofule* et *la tuberculose* des parents n'ont pas moins d'influence sur la santé des enfants. Tout le monde sait que ces maladies sont héréditaires et qu'elles atteignent gravement la population infantile. Il ne sera donc guère nécessaire de présenter des chiffres spéciaux à l'appui.

On a longtemps admis que *les mariages entre consanguins* étaient moins féconds que les autres, que de plus les enfants issus de ces mariages étaient plus chétifs et présentaient une plus grande mortalité. Devay (*Hygiène des familles*, 1858) parle de 128 mariages entre proches parents ; 22 de ces mariages restèrent stériles, 52 produisirent un grand nombre d'enfants mal venus, et 3 fournirent 24 enfants sur lesquels il y en eut 20 qui moururent bientôt. Bewiss [1] relate les résultats de 34 mariages entre consanguins ; 7 de ces mariages furent stériles ; les 27 autres donnèrent 192 enfants, mais 58 d'entre eux, c'est-à-dire plus de 30 0/0 moururent prématurément. Sur les 134 enfants survivants, il y en eut 47 qui n'étaient pas parfaitement sains ou qui étaient même maladifs. D'après Morris, sur 4013 enfants provenant de mariages entre parents, il y en avait 2580, c'est-à-dire près de 62 0/0 qui présentaient

[1] BEWISS, *North amer. med. chir. Review.* 1857.

une constitution défectueuse, et cela à un degré d'autant plus élevé que la parenté était plus proche. Mygge (1) lui aussi a trouvé une plus grande mortalité chez les enfants provenant de mariages entre consanguins dans le Danemark ; cette mortalité était comme 20 : 13 par rapport à celle d'enfants provenant de mariages non-consanguins (d'après une autre statistique, elle était comme 20 : 17).

En regard de ces données, il y en a d'autres qui ne permettent pas une pareille conclusion.

Bourgeois (2) n'a vu absolument aucun effet défavorable de semblables mariages entre consanguins, et Voisin rapporte que les nombreux mariages entre consanguins, dans la commune de Batz (Loire-Inférieure) produisent des enfants nés bien portants, pourvu que les parents eux-mêmes soient sains.

La question n'est donc pas encore éclaircie ; d'autres constatations sont d'autant plus nécessaires que l'on ne peut nier la fréquence de certaines infirmités, par exemple la surdomutité, l'idiotie, chez les enfants engendrés par des consanguins.

Dès la naissance il y a prédominance dans la mortalité *des garçons* ; car il se produit partout plus de morts-nés du sexe masculin que du sexe féminin, ce qui peut-être tient surtout à ce que les accouchements sont plus difficiles et exigent l'emploi de moyens artificiels quand ce sont des garçons qui viennent au monde. Mais la prévalence de ces derniers persiste encore plus longtemps ; dans quelques pays elle se prolonge jusqu'à la sixième année, dans d'autres jusqu'à la dixième, dans d'autres elle persiste pendant toute l'enfance. Voilà pourquoi, bien que partout chez nous, il vienne au monde plus de gar-

(1) MYGGE. *Om Ajteskaber mellem Blodbeslagtede,* etc Kopenhague, 1879.
(2) BOURGEOIS, ci é par OESTERLEN ; *loco cit.* p. 199

çons que de filles, il y a, pour une certaine catégorie d'âge, égalité des nombres et qu'il se produit plus ou moins tôt un excédant de la population féminine.

Nous allons maintenant étudier le facteur décisif en ce qui concerne la mortalité des enfants : je veux parler de la nature des soins dont ils sont l'objet. Des soins attentifs et éclairés peuvent contrebalancer toutes les circonstances défavorables ; mais, quand l'enfant est mal soigné, tout ce qui était en sa faveur peut se trouver en grande partie ou même complètement annihilé. Dépourvu de tout moyen de pourvoir lui-même à ses besoins et n'ayant que peu de force de résistance, l'enfant exige une sollicitude régulière et permanente ; s'il ne la trouve pas il est exposé à tomber malade ou à périr.

La grande influence qui résulte du genre de soins donnés aux enfants se reconnaît surtout à la faible mortalité des enfants nés de parents mariés et à la plus grande mortalité des enfants *nés hors mariage*, ces derniers étant en général privés prématurément de la sollicitude maternelle.

En France, la mortalité des nourrissons nés en mariage est de 14 0/0, la mortalité de ceux nés hors mariage est de 30 0/0 ; en Autriche, la mortalité des nourrissons nés en mariage est de 29,9 0/0, la mortalité de ceux nés hors mariage est de 35,1 0/0 ; en Suède, la première est de 14,4 0/0, la seconde de 24,8 0/0 ; en Angleterre, la première est de 14,0 0/0, la seconde de 35,0 0/0 ; en Bavière, la première est de 39,6 0/0, la seconde de 45,6 0/0 ; à Erfurt, la première est de 19,0 0/0, la seconde de 35,2 0/0 ; à Magdebourg, la première est de 21,9 0/0, la seconde de 42,5 0/0 ; à Bâle, la première est de 19,2 0/0, la seconde de 25,5 0/0.

La prédominance de la mortalité des enfants nés *hors ma-*

9

*riage* n'a pas lieu pendant les trois premières semaines de la vie, car pendant cette période ces enfants sont encore soignés par leur mère ou dans un établissement réservé aux enfants. Mais, au bout de la troisième semaine, leur excédant de mortalité s'accuse d'une façon surprenante et il persiste généralement non seulement pendant les douze premiers mois, mais généralement pendant toute l'enfance. Ainsi à Berlin, d'après Muller, (Kindersterblichkeit in Berlin, 1863 à 1868) le rapport entre le nombre de tous les enfants morts jusqu'à l'âge de 15 ans et le nombre de tous les enfants venus au monde était de 48,96 0/0, tandis que le rapport entre le nombre des enfants, nés hors mariage, morts jusqu'à l'âge de 15 ans, et le nombre de tous les enfants nés hors mariage était de 62,03 0/0.

Sur tous les enfants nés hors mariage, il en est mort :

| | | |
|---|---|---|
| pendant la première année . . . . . . . | 22,99 0/0 |
| — seconde — . . . . . . . . | 10,03 0/0 |
| — troisième — . . . . . . . | 7,77 0/0 |
| —. quatrième — . . . . . . . | 6,01 0/0 |
| — cinquième — . . . . . . . | 6,37 0/0 |
| de la cinquième à la dixième année. . . . | 5,46 0/0 |
| — dizième à la quinzième — . . . . | 3,40 0/0 |
| Total | 62,03 0/0 |

Wolff (1) calcule, pour Erfurt, que sur 100 enfants nés hors mariage, il y en a encore 31,4 vivants, après l'âge de 14 ans, tandis que, sur 100 enfants de la classe ouvrière, il y en a encore 52,2 vivants au moment de leur 14e année.

La mortalité des enfants nés hors mariage est donc nettement plus élevée que celle des enfants nés en mariage, fait qui s'explique surtout par la privation de soins maternels.

Les gardiennes ne s'intéressent pas aux enfants qui leur

(1) WOLFF, *loco cit.*

sont confiés, elles ne s'en occupent qu'avec négligence ; il en résulte de grands dangers pour la santé et pour la vie de ces enfants. Les dangers diminuent lorsque les gardiennes sont contrôlées, lorsque la perspective d'une prime stimule leur zèle. C'est ce que nous voyons dans les villes qui ont organisé le contrôle de l'élevage des enfants, surtout à Munich et à Carlsruhe, où la mortalité des enfants est bien moindre qu'ailleurs.

C'est également par suite du manque de soins que tant d'enfants de la population industrielle deviennent malingres et meurent prématurément. La mortalité des nourrissons est la plus grande dans les localités de fabriques où les mères sont obligées de s'occuper en dehors de la maison, quelquefois même de prendre part au travail de la fabrique. Déjà le nombre des *morts-nés* est excessif dans ces localités ; le nombre des enfants qui viennent au monde *débiles* ne l'est pas moins, car les mères sont surchargées de travail et vivent au milieu des soucis.

Dans ces localités, le nombre des enfants qui meurent dans les deux premières années de la vie est particulièrement élevé, car cet âge est celui où les enfants ont le plus besoin d'une surveillance et de soins ininterrompus. Les villes de fabriques anglaises nous fournissent à cet égard des arguments convaincants. La mortalité des nourrissons y présente des différences vraiment considérables, car elle varie entre 24 et 27 0/0.

Ces différences ne proviennent pas de différences climatériques, mais elles s'expliquent très facilement et très simplement par la plus ou moins grande participation des femmes au travail des fabriques. Il y a eu diminution de la mortalité des enfants de la population industrielle partout où on s'est efforcé de conserver à ces enfants les soins donnés par la mère ou de remplacer ces soins au moyen d'institutions appropriées. Je renvoie pour ce point, aux données statistiques que j'apporterai plus loin au sujet de la mortalité des nourrissons à Mulhouse et des résultats des crèches.

Ce qui est extraordinairement instructif aussi, c'est la démonstration faite par Fr. Sander dans quelques districts anglais, non industriels, où les femmes travaillent toute la journée, en dehors de la maison, et ne s'occupent pas du tout de leurs enfants ; la mortalité des nourrissons atteint la proportion relativement élevée de 20 à 26 0/0, tandis que dans les districts agricoles elle n'est en moyenne que de 14 à 15 0/0.

Ce qu'il y a de plus important dans les soins à donner aux enfants, c'est l'*alimentation*; quand elle n'est pas convenable, les troubles de la digestion surviennent avec une facilité extraordinaire, et ils produisent dans l'âge tendre des dangers très considérables. De là la mortalité incomparablement plus grande de tous les enfants auxquels la mère ne donne pas le sein, mais qui sont nourris artificiellement.

Le chiffre favorable que présente la mortalité des nourrissons de Suède et de Norwège, 13 0/0 à 10 0/0 des enfants nés vivants, provient uniquement de ce que dans ces pays presque tous les enfants sont *allaités par leur mère*. D'autre part la principale cause d'où proviennent les chiffres défavorables de la Bavière et du Wurtemberg est l'habitude déplorable, qui y est très répandue, d'alimenter les nourrissons avec de la bouillie. Dans le district de surveillance du Dr Camerer (Wurtemberg) 33 nourrissons seulement sur 100 étaient nourris au sein; leur mortalité était 13,5 0/0 tandis que la mortalité des enfants nourris artificiellement était de 42,7 0/0 (1). Dans la Basse-Bavière la mortalité des nourrissons s'élève à

(1) CAMERER, *Sæugen und Kindersterblichkeit* in *Corr. Bl. d. wurt. ærzt. Ver.* 1880.

la proportion extraordinaire de 50 0/0 ; l'allaitement maternel y est devenu exceptionnel. Dans la Haute-Franconie, au contraire, quoiqu'on y trouve peu d'aisance et que le climat soit rude, il ne meurt que 25 0/0 des enfants nés vivants, dans leur première année ; le nombre des enfants allaités par la mère y est bien plus considérable. Selon Majer (1) à Munich où la mortalité des nourrissons est si élevée, il ne meurt que 15 0/0 des enfants nourris naturellement, et il meurt 85 0/0 des enfants nourris artificiellement.

A Berlin, d'après une estimation datant de ces dernières années, 30 0/0 seulement des enfants, ou à peu près, sont nourris naturellement ; la mortalité des nourrissons y est également de 30 0/0 environ. On y comptait, en 1878, (2) 44.101 enfants nés vivants ; sur ce nombre il en est mort 13.133 dans leur première année, soit près de 30 0/0.

D'après l'appréciation précédente, sur les 44.101 enfants, il y en avait 14.700 qui étaient nourris naturellement; de ceux-ci il est mort en tout 2.823, c'est-à-dire 19 0/0.

Ce dernier chiffre exigerait peut-être une légère correction, car pour une petite partie des décès on n'est pas fixé sur le mode d'alimentation ; quoi qu'il en soit, la mortalité des enfants nourris naturellement est restée, à Berlin aussi, bien au-dessous de la moyenne, cela tient surtout à ce qu'ils ont succombé en moins grand nombre aux maladies des voies digestives.

Des 2.823 décès ci-dessus, 568, c'est-à-dire 20 0/0 ont eu pour causes la diarrhée, le catarrhe stomacal et le catarrhe gastro-intestinal.

Sur les 5.537 décès de nourrissons nourris artificielle-

---

(1) MAJER, *Die Sterblichkeit der Kinder waehrend des ersten Lebensjahres in Baiern, in Jahrb. f. Kinderkrankheiten*, t. LVII, p. 133 et suiv.
(2) *Statist. Jahrbuch der Stadt Berlin, pro.* 1878.

ment, il y en a eu 2.536, c'est-à-dire 45 0/0, déterminés par les mêmes maladies.

La statistique de l'industrie des nourrices en France fournit également des chiffres instructifs. Dans le département de la Loire-Inférieure, d'après Bertillon, les propres enfants des nourrices, nourris *artificiellement*, meurent dans la proportion de 75 0/0 dès la première année, tandis que les survivants dépérissent encore en grand nombre dans la suite. Dans l'arrondissement de Château-Chinon (Nièvre), où il y a également beaucoup de femmes qui s'engagent comme nourrices, il règne une mortalité de 33 0/0 parmi les nourrissons; ce nombre descendit à 17 0/0 aussitôt que ces personnes, par suite de la guerre, furent forcées de rester à la maison. En Écosse, où l'industrie des nourrices est inconnue et où presque toutes les mères nourrissent elles-mêmes leurs enfants, la mortalité des nourrissons n'est que de 11 0/0. (1)

Tous ces chiffres montrent incontestablement quelle influence considérable le mode d'alimentation exerce sur la vie du nourrisson. La meilleure garantie pour que l'enfant prospère, pour qu'il reste en bonne santé, c'est en tout cas que la mère nourrisse elle-même son enfant; car la nourriture naturelle ne peut être remplacée par aucun succédané; aucun ne lui ressemble comme composition chimique, aucun n'est aussi facilement digestible.

L'alimentation par le lait d'une nourrice n'est même pas aussi bonne que l'alimentation par le lait de la mère. L'industrie des nourrices en France en fournit les preuves les plus convaincantes; je les ai examinées avec l'attention qu'elles méritent, dans un autre chapitre, le chapitre de la sollicitude à l'égard des enfants confiés aux soins d'étrangers. Qu'il me suffise de faire remarquer ici que 50 à 75 0/0 des

(1) MONOT, *De la mortalité excessive des enfants*, Paris, 1874.

enfants en nourrice meurent dans leur première année. Ces enfants, à vrai dire, se trouvent dans des conditions tout particulièrement défavorables ; mais les chiffres n'en prouvent pas moins ce qu'il nous importe de retenir, c'est-à-dire la grande différence qu'il y a entre l'alimentation des enfants par les nourrices et par les mères.

Quand on a souci de l'hygiène de l'enfant, il importe de se préoccuper de *la salubrité de l'habitation*. L'organisme de l'enfant réagit avec une excessive facilité et très fortement sous l'influence du manque de lumière, de l'humidité des logements, de l'impureté de l'air dans les logements. Il n'est donc pas surprenant que la mortalité des enfants dans les quartiers insalubres soit plus grande que dans les quartiers salubres. Tous les rapports de statistique spéciale confirment ce fait. La mortalité des nourrissons dans les provinces septentrionales de la Russie, ainsi qu'en Islande, mortalité excessive, qui contraste avec ce que l'on observe en Suède et en Norwège, résulte en partie, comme je l'ai déjà mentionné brièvement, du séjour prolongé des enfants dans des maisons sombres, sales, mal aérées. Erdmann attribue à la même cause la grande mortalité des enfants dans le gouvernement de Kasan (*Med. Topographie von Kasan*, 1882).

D'après les rapports des agents sanitaires anglais, nous voyons tous les ans à nouveau que les casernes d'ouvriers présentent une mortalité excessive.

Geigel (1) avait déjà prouvé que dans les quartiers insalubres de Wurzbourg, il meurt deux fois autant d'enfants dans leur première année que dans les quartiers salubres. Le rapport annuel de Hofmann (2), sur les naissances et les décès

(1) GEIGEL, *Kindersterblichkeit in Würzburg. in Deutsche Vierteljahrsschrift für œffentliche Gesundheitspflege.*
(2) HOFMANN, *Verhandlungen der physikalisch-medicinischen Gesellschaft zu Würzburg*, 1881.

de la même ville pour 1878 nous apprend que, sur 193 personnes mortes dans des logements encombrés, il y avait 160 enfants, représentant donc 82, 9 0/0, et que sur ce nombre il y en avait 97 qui n'avaient pas encore un an accompli, 50 autres qui avaient de deux à cinq ans. Sur 100 personnes mortes dans des logements trop encombrés il y avait 50 nourrissons, tandis qu'ailleurs ces derniers étaient seulement au nombre de 29 pour 100 décès.

Des 160 personnes mortes dans des logements encombrés, 26 0/0 avaient succombé à un catarrhe intestinal et 33 0/0 à des maladies constitutionnelles.

Quant à la mortalité des enfants dans les sous-sols et dans les mansardes, elle a été si souvent traitée que je puis me borner à quelques mots. Dans les sous-sols, d'après les résultats établis par Schwabe (2ᵉ. *Vers. d. deutschen Vereins f. œff. Gesundheitspflege zu Dantzig*) ce sont surtout les maladies infectieuses proprement dites et les catarrhes gastro-intestinaux qui exercent des ravages parmi les enfants ; dans les mansardes, ce sont surtout les catarrhes gastro-intestinaux du milieu et de la fin de l'été. Les sous-sols présentent une mortalité assez favorable à Berlin, 25, 3 0/00 : les mansardes une mortalité bien plus défavorable, 28, 2 0/00.

On pourrait objecter que les arguments apportés ici ne sont pas convaincants parce qu'en général ce sont les classes les plus pauvres de la population qui habitent dans les quartiers les moins salubres ainsi que dans les mansardes, et que ces classes présentent une plus haute mortalité parce qu'elles ont moins de moyens de subsistance et qu'elles sont adonnées à des habitudes anti-hygiéniques. Néanmoins les rapports des sociétés qui se sont imposé la mission de procurer des logements salubres aux classes les moins aisées de la population prouvent irréfutablement que la nature des logements exerce réellement une influence prédominante sur la santé, principalement sur celle des enfants.

La *Frankfurter gemeinnützige Baugesellschaft* a fourni des données très détaillées sur ce point. Cette société de construction fondée en 1860, à Francfort, avait à la fin de 1879 procuré des logements à 13.309 individus. Plus d'un tiers était représenté par des enfants. La mortalité totale fut très faible, 1, 5 0/0, tandis que dans la ville de Francfort-sur-le-Mein elle fut de 2, 1 0/0, de 1862 à 1879. Il mourut en tout, dans les logements de la société, 89 enfants de 7 à 15 ans, soit à peu près 5 par an, ou 1 sur 75. La cholérine et la diarrhée d'été n'enlevèrent en 18 ans que 21 enfants dans leur première et leur deuxième année, nombre extraordinairement faible, si l'on réfléchit que, pendant le même laps de temps, il y eut en tout 390 naissances.

Les comptes-rendus de la *London Metropolitan association for improving the dwellings for the industrial classes* annoncent un résultat pareillement satisfaisant. Cette société, qui, en 1854 avait déjà procuré des logements à 26.000 ouvriers, a constaté une mortalité générale ne dépassant pas 14 0/0 ; la proportion de naissances étant de 36/1000 la mortalité des nourrissons ne s'est pas élevée au-dessus de 18,5 0/0.

Des chiffres semblables montrent assez clairement combien les logements salubres sont favorables à la santé des enfants ; car, ailleurs les classes peu aisées et surtout les classes ouvrières, comme je viens de le dire, présentent une grande mortalité d'enfants ; si la mortalité est bien plus faible dans les maisons construites conformément aux règles de l'hygiène et tenues proprement, cela ne peut provenir que de la plus grande salubrité de ces logements. Seulement il y a encore une circonstance qui, dans ces logements, peut avoir une heureuse influence sur la santé des enfants : c'est que, pour rester locataires, les parents sont obligés de vivre sobrement, régulièrement et d'avoir de bonnes mœurs. On ne tolère pas la malpropreté des logements, cause de tant de maladies contagieuses des enfants ; la maison est disposée de telle sorte qu'elle soit facile à tenir propre, et le règlement exige qu'elle le soit.

*L'ivrognerie,* qui entraîne l'indifférence et la négligence, et qui compromet ainsi gravement la vie des enfants, est un motif d'expulsion ; aussi ne se manifeste-t-elle guère dans ces maisons au loyer modeste. Tout cela explique que l'état sanitaire soit excellent.

Enfin, je ne dois pas oublier de mentionner une circonstance qui influe sur la mortalité des enfants encore plus que sur celle des adultes : c'est que, dans les cas de maladie, il importe de demander en temps utile *le secours d'un homme de l'art.* Cette assertion n'a guère besoin d'être démontrée ; tous les médecins confirmeront que les maladies les plus funestes à l'enfant, celles de l'appareil digestif, sont faciles à guérir au début, difficiles ensuite, et que tous les ans d'innombrables enfants resteraient vivants, si les personnes qui en ont charge recouraient en temps utile aux conseils du médecin.

Résumons brièvement ce que je viens de dire : on voit qu'il y a une nombreuse série de circonstances importantes qui influent sur la vie et sur la mortalité des enfants. Ce qui a incontestablement la plus grande importance, c'est la manière dont les enfants sont nourris et soignés ; or celle-ci dépend de la situation économique des parents, de leur instruction, de leurs habitudes sociales, hygiéniques ou antihygiéniques, du nombre des enfants à soigner et de la nature du logement.

Le climat, la saison, la salubrité de la localité, enfin la

santé des parents viennent ensuite. Selon que ces divers facteurs agissent favorablement ou défavorablement, selon que ceux qui sont favorables sont paralysés en totalité ou en partie par les autres, la mortalité des enfants diminue ou augmente. Ainsi, les grandes différences des divers pays s'expliquent par des différences de climat et de soins, surtout d'alimentation ; les différences non moins grandes et parfois si frappantes de localités voisines s'expliquent par des différences de salubrité générale, de bien-être et de soins ; quant aux différences des diverses années, elles reconnaissent pour causes les différences du temps qu'il fait, celles du prix des vivres et l'absence ou la présence de maladies épidémiques.

J'ai prouvé plus haut, en détail, que la grande différence de la mortalité des enfants des diverses classes est déterminée par la grande différence des moyens de subsistance, des habitudes de vie, des principes d'hygiène, de la salubrité des habitations.

Jusqu'ici je n'ai parlé qu'incidemment des *morts-nés* ; je vais donc ajouter ici quelques mots à leur sujet. Leur proportion, dans les états d'Europe, est d'après Wappæus de 3,79 0/0 des naissances ; d'après Oesterlen, elle est encore un peu plus élevée.

La plupart des morts-nés appartiennent à des pays et à des localités qui ont une forte natalité ; dans les villes ils sont plus nombreux qu'à la campagne ; ils sont plus rares dans le mariage qu'en dehors du mariage. Une situation économique défavorable, l'ivrognerie, la syphilis, la tuberculose, la chloro-anémie, le manque de vigueur des parents, surtout de la mère, la mauvaise nourriture, les travaux pénibles, surtout pendant la grossesse, provoquent les accouchements de ce genre ; c'est pourquoi ils sont si fréquents dans la popu-

lation des fabriques. A Apolsa, (1) par exemple, dans les vingt-
cinq dernières années, la proportion des morts-nés a varié
entre 3,9 et 5,7 ; à Chemnitz, (2) elle a même été de 6,4 des
naissances.

*Les accouchements artificiels* fournissent au moins dix fois
plus d'enfants morts-nés que les accouchements naturels.

Ce qui n'est pas d'un mince intérêt pour l'hygiène, c'est la
question de savoir si la mortalité des enfants est en *croissance*
ou en *décroissance*. On ne peut répondre avec précision, les
matériaux statistiques étant insuffisants ; mais il semble qu'en
général il y a eu diminution, abstraction faite des grandes
villes et des centres industriels. Voici d'après Oesterlen, la
proportion des enfants morts pour 1000 naissances, à Genève.

au 16e siècle 260 enfants de moins de 1 an,   573 de moins de 11 ans
au 17e    —    237          —       520         —
au 18e    —    202          —       389         —
au 19e    —    123          —       256         —

Il mourait donc à Genève, au seizième siècle, plus d'enfants dans leur première année, qu'il ne meurt maintenant
d'enfants dans leurs dix premières années.

Londres (1), quoique grande ville, présente une diminution
dans la mortalité des enfants comparée à ce qu'elle était autrefois. Dans la première moitié du siècle dernier, le nombre
annuel des décès d'enfants au-dessous de 5 ans était de 9 à
10.000 ; vers la fin du siècle dernier et dans les premières
dizaines d'années du siècle actuel, ce nombre n'était que de
5 à 6.000, quoique la population eût doublé ; maintenant la
mortalité des enfants, ainsi qu'il résulte du chiffre précédent,
est relativement très faible. Paris doit également avoir éprouvé
une amélioration, quoiqu'elle ne soit pas très considérable ;
cependant il est impossible d'établir un calcul certain pour

(1) Pfeiffer, *loc. citat.*, p. 551.
(2) Voir Pfeiffer, *loco citat.*, p. 592.

cette ville, tant varie le nombre des enfants envoyés tous les ans à la campagne.

En Suède, il est mort, au siècle dernier, sur 1000 vivants :

Enfants dans leur 1re année...................... 85,0
  —   2e jusques et y compris leur 5e... 13,6
  —   5e   —    10•... 6,2
  —   10•   —    15•... 7.0

En ce siècle, de 1800 à 1850, il est mort, sur 1000 vivants :

Individus dans leur 1re année.................... 56,9
  —   2e jusques et y compris leur 5•.. 7,8
  —   5e   —    8•.. 4,4
  —   10•   —    15•.. 4,8

Dans ce même pays, ainsi qu'en Norvège et en Écosse, une nouvelle amélioration a pu être constatée tout récemment; car, sur 100 enfants nés vivants, il y en a maintenant 3 de plus qu'il y a 30 ans, qui entrent dans leur deuxième année de vie.

Dans les endroits où il y a diminution essentielle de la mortalité des enfants par rapport au siècle dernier, cette diminution doit être attribuée en première ligne à la vaccination, introduite depuis lors. D'après les indications de Duvillard, deux tiers de tous les nouveau-nés étaient autrefois atteints de la variole et il mourait un malade sur trois. Casper, de son côté, a calculé qu'avant la vaccination sur 1000 enfants venus au monde, 83 ne tardaient pas à être enlevés par cette maladie. Elle frappait surtout les enfants jusqu'à leur cinquième année. Une autre cause de diminution de la mortalité des enfants réside surtout dans l'augmentation de la civilisation, de l'instruction, de l'intelligence des préceptes de l'hygiène, dans l'installation de logements plus salubres et dans la pratique d'une plus grande propreté.

Dans quelques pays et dans la plupart des grandes villes,

il y a eu, au moins, dans le cours de ces dix dernières années, augmentation de la mortalité des enfants.

En Bavière, en Wurtemberg et en Autriche, depuis ces trente dernières années, sur 100 enfants nés vivants, il y en a 5 de moins qu'auparavant, qui entrent dans leur deuxième année de la vie ; on admet généralement que c'est par suite de la diminution constante de l'allaitement maternel, particulièrement sensible dans ces pays.

A Berlin, la mortalité des nourrissons, de 1830 à 1840 exclusivement, a été, en moyenne, de 24,8 0/0 ; de 1850 à 1855, elle n'a plus été que de 21,1 0/0, tandis que maintenant, par rapport au nombre des enfants nés vivants, elle est de 30 0/0.

Voici, par rapport à 100 naissances, le nombre des enfants de 0 à 14 ans qui sont morts à Erfurt : (1)

|  |  |
|---|---|
| de 1781 à 1790 | 33 |
| de 1790 à 1800 | 38 |
| de 1818 à 1824 | 34 |
| de 1850 à 1860 | 39 |
| de 1861 à 1870 | 46 |

Des aggravations analogues se sont également produites dans un grand nombre d'autres villes de l'Allemagne, de l'Angleterre et de l'Amérique du Nord. La cause de ces aggravations doit se trouver dans l'affluence du prolétariat avec sa nombreuse descendance et ses habitudes anti hygiéniques, dans la diminution de l'allaitement maternel chez les femmes de la population aristocratique ainsi que de la population industrielle des villes, dans le trop plein des logements et dans la difficulté de se procurer de bons aliments pour les enfants à nourrir artificiellement, enfin aussi dans *les maladies contagieuses*, telles que la diphthérie, la scarlatine, la coqueluche,

(1) **Wolff**, *loc. cit.*

qui, on le sait, sont devenues endémiques dans les grandes villes, tandis qu'à la campagne et dans les petites villes elles n'apparaissent que par intervalles.

En France aussi, paraît-il, la mortalité des enfants augmente. D'après l'exposé fait par Monot (1), il n'est mort, de 1840 à 1850, que 16 0/0 des enfants nés vivants, dans leur première année ; mais dès les deux dizaines d'années suivantes il en est mort 17, 5 0/0. Bien plus, si les indications de Devilliers (2) consignées plus haut, sont exactes, il y a eu depuis, une nouvelle et très considérable augmentation de la mortalité des nourrissons. Monot (3) l'attribue à la diminution croissante de l'allaitement maternel, à l'augmentation de l'industrie des nourrices, à l'augmentation de la consommation de l'eau-de-vie par les pères et les mères, à l'augmentation de la syphilis.

(1) Monot, *loc. cit.*
(2) Devilliers, *Rapport de la commission de l'hygiène de l'enfance,* 1877.
(3) Monot, *loc. cit.*

## Morbidité de l'enfant.

Pour prescrire des règles d'hygiène exactes à l'enfance, il faut savoir quelles sont les maladies qui la menacent particulièrement et de quelles causes elles dérivent. A la vérité, la science n'est pas assez avancée pour qu'il soit possible d'établir, au moyen de chiffres exacts, la morbidité de l'enfance et d'indiquer l'étiologie des maladies avec une certitude suffisante. Néanmoins les matériaux à notre disposition sont déjà assez nombreux pour qu'on puisse y trouver motif à des conseils et à des prescriptions hygiéniques.

Ce qui est établi d'abord, c'est que les diverses catégories d'âge de l'enfance sont très différemment atteintes par les maladies, et que dans les diverses catégories d'âge, ce ne sont pas les mêmes maladies qui prédominent. L'enfant est menacé par de nombreuses maladies dans sa première année; les maladies qui peuvent l'atteindre sont moins nombreuses de sa 10e à sa 15e année.

Le premier mois et l'époque du sevrage sont particulièrement féconds en troubles de la santé. Un grand nombre de nouveau-nés se trouvent atteints de faiblesse congénitale; viennent ensuite les troubles de la digestion, le muguet, l'ictère, les maladies qui se rattachent à une infection, telles que l'infection puerpérale, l'érysipèle, l'inflammation des vaisseaux ombilicaux, l'ophthalmie purulente, le trismus, les convulsions, le coryza.

Les enfants, depuis la fin des 3 ou 4 premières semaines de la vie jusqu'au commencement de leur seconde année, éprouvent principalement des troubles du côté des organes de la digestion (*catarrhe stomacal et catarrhe gastro-intestinal*), puis des troubles des organes respiratoires (*inflammation du larynx*, de *la trachée* et des *bronches*, *inflammation catarrhale des poumons*), de plus des affections du système nerveux (*convulsions*, *éclampsie*, *spasme de la glotte*, *inflammation des méninges*), enfin des inflammations de l'épiderme (*excoriations*, *eczéma impétigineux* etc).

Les maladies des organes des sens et les maladies infectieuses, sauf la rougeole et la coqueluche, sont relativement rares à cet âge. Parmi les maladies constitutionnelles, nous trouvons la syphilis héréditaire, les premières phases du rachitisme et de la scrofule, enfin la tuberculose et celle-ci généralement sous forme de méningite. Voici un tableau d'après lequel on pourra se rendre compte de la fréquence relative de ces diverses maladies : sur 100 décès d'enfants de 0 à 1 an, il faut en imputer :

| | |
|---|---|
| aux maladies de l'appareil digestif . . . . . . . . . . . . . . | 50,0 0/0 |
| —        des voies respiratoires. . . . . . . . . . . . | 25,0 0/0 |
| —        infectieuses. . . . . . . . . . . . . . . . . . | 7,5 0/0 |
| —        du système nerveux. . . . . . . . . . . . . . | 7,5 0/0 |
| à d'autres maladies, défauts de développement, accidents subits. . . . . . . . . . . . . . . . . . . . . . . . . . . . | 10,0 0/0 |

Depuis le commencement de la deuxième année jusqu'à la sixième année révolue, les principales maladies des enfants ne sont plus les affections des organes de la digestion, mais celles des organes de la respiration, puis les maladies constitutionnelles, le *rachitisme*, la *scrofule*, et les *maladies infectieuses*, parmi lesquelles prédominent la *rougeole*, la *coqueluche*, les *varicelles*, la *roséole*, la *diphthérie*, pas encore la *fièvre scarlatine*. Les affections du système nerveux, de la peau, des organes des sens sont relativement rares.

Les enfants de la dernière catégorie d'âge éprouvent surtout les maladies connues sous le nom de maladies scolaires,

10

la *myopie*, les *déviations de la colonne vertébrale*, la *névrosité*, l'*anémie* et la *faiblesse musculaire* : en outre ils sont sujets aux maladies infectieuses épidémiques, qui de leur côté sont transmises par l'école dans un très grand nombre de cas, et particulièrement à la *scarlatine*, qui est rare dans les autres catégories d'âge, et à la *diphthérie* ; ils sont moins exposés à la *coqueluche* et à la *rougeole*.

Les maladies des organes de la digestion et des organes de la respiration sont relativement rares ; l'inflammation catarrhale des poumons, maladie des premières années, est remplacée par l'inflammation croupale.

Parmi les affections du système nerveux, l'épilepsie et la danse de Saint-Guy ne sont pas fréquentes ; tandis que les affections constitutionnelles se manifestent davantage dans leurs effets et leurs complications.

Nous possédons peu de données précises, nous l'avons déjà dit, sur la fréquence de ces maladies. Nous connaissons la morbidité dans l'armée, celle de certaines classes d'ouvriers, celle des prisonniers, mais celle de l'enfance n'a été que peu étudiée. Les médecins praticiens, surtout ceux qui ont une clientèle à demeure dans les familles, sont le plus à même d'enrichir nos connaissances dans cet important domaine.

Il est également très important pour l'hygiène de connaître l'influence des maladies des enfants, tout au moins de leurs principales maladies, sur la vie et sur la santé ; car cette connaissance nous aidera à trouver une prophylaxie appropriée. Je développerai cette considération, autant qu'il est possible actuellement, en parlant de la fréquence des maladies.

**1. Débilité.** — Les enfants débiles forment environ 5 0/0 des enfants qui viennent au monde vivants. Leur mortalité est extraordinairement élevée ; d'après des notes que j'ai recueillies autrefois, pendant onze années de pratique, il n'y a eu que 20 à 21 0/0 qui ont atteint leur douzième mois de vie et 11 0/0 leur deuxième année. Le plus grand nombre meurt dans les dix premiers jours ; il y a à peine la moitié qui dépasse 24 heures.

A la maison d'accouchements de Munich, sur 100 enfants débiles, 70 sont morts avant la fin des 48 premières heures.

Le nombre des enfants débiles, enlevés par la mort, représente environ 3 à 4,5 0/0 de tous les enfants nés vivants et 12 à 20 0/0 de tous les enfants morts dans leur première année.

En Angleterre, il meurt de débilité 2,8 0/0 des enfants nés vivants,

| — Écosse | — | 3,3 0/0 | — |
| — Bavière | — | 4,4 0/0 | — |
| à Berlin | — | 3,4 0/0 | — |
| à Hambourg | — | 4,0 0/0 | — |
| à Bâle | — | 4,8 0/0 | — |

Ce n'est que par les soins les plus attentifs que l'on préserve de la mort les enfants nés débiles ; c'est ce qui fait que, dans les classes aisées, on en conserve en vie beaucoup plus que dans les classes pauvres. — Parmi ceux qui ne meurent pas, il y en a beaucoup qui restent, toute leur vie, chétifs et délicats, tandis qu'il y en a d'autres qui se développent et deviennent très forts.

**2. Maladies de l'appareil digestif.** — Ce sont les maladies les plus fréquentes de toutes celles qui surviennent dans l'enfance. Sur 5030 malades de 0 à 15 ans, que j'ai traités dans le cours de 14 années, il y en a eu 1597, c'est-à-dire environ 31 0/0 qui souffraient de catarrhe stomacal ou de catarrhe gastro-intestinal, ou de catarrhe intestinal, soit sous forme aiguë, soit sous forme chronique. Les 36 médecins de Thuringe qui ont dressé une statistique de morbidité ont traité en 1875, un total de 4431 enfants, et, sur ce nombre, il y en a eu 2135, c'est-à-dire 48 0/0 qui ont éprouvé des affections des voies digestives, y compris l'athrepsie.

L'hôpital d'enfants de Dresde (1) a reçu, dans les 43 premières années de son existence : 36.661 enfants de 0 à 14 ans, sur lesquels il y en a eu 12.866, c'est-à-dire 35, 1 0/0 qui étaient atteints de troubles de la nutrition.

La mortalité produite par ces maladies est extraordinairement différente selon leur nature, selon l'âge des sujets, selon la saison et selon la manière dont sont soignés les malades. Il n'y a donc pas grand intérêt à faire observer que sur mes 1597 enfants, il en est mort 152, c'est-à-dire 9,6 0/0, que sur les 2135 enfants de la statistique de Thuringe, il en est mort 175, c'est-à-dire 8,1 0/0, que sur les 12.865 enfants de l'hôpital d'enfants de Dresde, il en est mort 1171, c'est-à-dire 9,1 0/0. Mais j'ai cru devoir communiquer ces chiffres à cause de la grande analogie des proportions.

Parmi les maladies des voies digestives, celles qui font le plus de victimes sont le catarrhe intestinal et le choléra infantil. Dans les villes allemandes de plus de 15.000 habitants, représentant en somme un peu plus de 7 millions d'individus il est mort de ces maladies :

| en 1877................. | 18.245 personnes (2) |
| en 1878................. | 20.108 — |
| en 1879................. | 19.475 — |

ce qui fait en moyenne 2,6 par an pour 1000 habitants, ou 66 pour 1000 individus nés vivants.

Il est mort de ces maladies, dans ces trois mêmes années :

(1) Kindersterblichkeit in Dresden dans les *Sanitære Verhæltnisse und Einrichtungen Dresdens*, 1878, p. 62.

(2) Ces données sont empruntées aux publications du *Deutsches Reichsgesundheitsamt* ; ces matériaux ne sont certainement pas à l'abri de toute critique, mais ce sont les seuls au moyen desquels nous puissions nous renseigner sur la situation sanitaire de l'Allemagne.

| A Berlin | sur environ 1.000.000 d'habitants | 15491 personnes |
| A Hambourg | — 370.000 — | 2511 — |
| A Munich | — 225.000 — | 4428 — |
| A Breslau | — 267.000 — | 2739 — |
| A Dresde | — 205.000 — | 1066 — |
| A Cologne | — 140.000 — | 347 — |
| A Strasbourg | — 100.000 — | 1476 — |

D'après les tableaux de maladie tenus avec une grande exactitude par les médecins de Rostock, la mortalité par la diarrhée, dans les deux premières années de la vie, était pour cette ville d'environ 17 0/0 ; car il est mort

en 1877  17 malades sur 125,  soit 13,6 0/0
en 1878  25  —  134,  soit 17,9 0/0
en 1879  28  —  123,  soit 18,7 0/0

Si l'on prend cette proportion pour base, il y a annuellement, en moyenne, rien que dans la totalité des villes allemandes de plus de 15.000 habitants, environ 120.000 personnes malades de diarrhée et de cholérine (pour la plupart de petits enfants) ; il faudrait vraisemblablement augmenter ce nombre, car il y a beaucoup de malades qui ne se font pas soigner et qui meurent au milieu de symptômes qui font attribuer à leur mort une autre cause que la cause véritable. Parmi les enfants qui ne succombent pas à une affection des voies digestives, il y en a un grand nombre chez lesquels la maladie laisse des suites définitives. La faiblesse générale et la moindre force de résistance de l'âge mûr proviennent très fréquemment de graves ou longues maladies des organes de la digestion dans l'enfance. De là vient aussi que ces maladies sont très souvent la véritable cause d'autres affections, surtout de celles qui sont dites constitutionnelles. Mais, même quand les maladies dont il est question ici se terminent favorablement et sans laisser de suites fâcheuses, elles déterminent toujours un arrêt de développement plus ou moins long qu'il faut éviter avec soin.

**3. Maladies des organes de la respiration.** — Elles sont bien moins fréquentes que celles des organes de la digestion, mais elles n'en sont pas moins très nombreuses. Dans la statistique des médecins de Thuringe pour 1875, il y a : sur 4431 enfants malades, 1690, c'est-à-dire 38 0/0, qui sont atteints d'affections des organes de la respiration.

L'hôpital de Dresde, sur 36.661 enfants de 0 à 14 ans, en a admis 8.613, c'est-à-dire 23,5 0/0 qui étaient atteints d'affections des organes de la respiration.

Pour ce qui concerne la mortalité, il en est de même que pour les maladies des voies digestives : elle diffère selon la nature de la maladie, l'âge et la constitution de l'enfant, la manière dont il est soigné. Ce n'est encore qu'en raison de la grande concordance des proportions que je prends la liberté de reproduire également ici les chiffres de mortalité tirés des comptes rendus statistiques que je viens de citer.

Le nombre des enfants traités pour des maladies des voies respiratoires par les médecins de Thuringe et celui des enfants qu'ils ont perdus, étant 1698 et 138, la proportion est de 8,0 0/0 ; à l'hôpital de Dresde, le nombre des enfants traités et le nombre des enfants guéris étant de 8613 et 933, la proportion est de 10,8 0/0 ; pour moi ce nombre étant 1289 et 141, la proportion est de 11,0 0/0.

Un grand nombre de ces malades conserve, même après la guérison complète, une forte tendance à des rechutes, ce sont surtout le catarrhe du larynx et le catarrhe des bronches qui laissent après eux cette prédisposition. Il y a beaucoup de malades qui ne guérissent pas complètement ; ils deviennent moins capables de résister et dépérissent lentement. Mais on peut très fréquemment prévenir ces rechutes et ces guérisons incomplètes, par des mesures hygiéniques appropriées.

**4. Maladies infectieuses.** — Elles jouent un très grand rôle dans l'enfance, et n'épargnent même pas le nouveau-né. Généralement épidémiques, rarement sporadiques, devenues plus ou moins endémiques dans les grandes villes, elles enlèvent tous les ans un nombre d'enfants extraordinaire.

A Bâle, où il y a environ 50.00 habitants, le nombre d'enfants qui ont succombé à ces maladies pendant les années 1875 à 1879 a été de 6.687, c'est-à-dire 1335 par an.

L'hôpital d'enfants de Dresde, a traité sur ses 36.661 malades, 3471 enfants, soit 9,5 0/0, atteints de maladies infectieuses, moi-même sur 5.030 enfants, j'en ai eu 560, soit 11 0/0, atteints de ces maladies. Pour les malades de l'hôpital, la mortalité a été de 10,3 0/0 ; pour les miens, elle a été de 8 0/0.

A Rostock, dans les années 1877 à 1879, il y a eu 2328 cas de maladies infectieuses chez des enfants, et la mortalité a été de 95 cas, c'est-à-dire de 4 0/0.

*a. Rougeole.* — Le contingent fourni par la rougeole à la mortalité des enfants n'est pas très considérable, en général, mais il varie selon les diverses années, ou les épidémies. Néanmoins la rougeole participe pour beaucoup à la morbidité des enfants; on peut calculer qu'il y a 33 fois plus d'enfants malades de la rougeole qu'il n'y en a qui succombent, car leur mortalité est en moyenne de 3 0/0.

En Angleterre, pendant les cinq années de 1868 à 1872, il est mort de la rougeole, en totalité 47.341 personnes (qui sauf 8 étaient des enfants) c'est-à-dire pas tout à fait 2 0/0 de tous les individus venus au monde.

De 1877 à 1879 inclus, il est mort de la rougeole dans les villes allemandes de plus de 15.000 habitants 5.951 personnes

à Berlin. . . . . . . . . . . . . . . . . .   569   —·

à Hambourg ................... 410 personnes

à Munich ..................... 115    —

à Breslau .................... 9    —

à Dresde ..................... 85    —

à Cologne .................... 34    —

à Strasbourg ................. 177    —

A Bâle, de 1875 à 1879 inclusivement, 2.402 enfants ont été atteints de rougeole ; 95, soit 4 0/0 sont morts.

A Rostock (1) de 1877 à 1879, 994 enfants ont été atteints de la rougeole, 23 soit 2, 3 0/0 ont succombé.

La rougeole a des suites graves, parmi lesquelles il faut notamment citer l'inflammation chronique des poumons, la scrofule, les maux d'yeux et d'oreilles ; il est possible de les éviter, dans un grand nombre de cas.

*b. Scarlatine.* — Le contingent fourni par la fièvre scarlatine à la morbidité de l'enfance est moins considérable que celui de la rougeole. La mortalité varie d'une façon insolite, depuis 2 et 3 0/0 des malades jusqu'à 35 et 40 0/0, mais elle est en moyenne d'environ 10 à 12 0/0. A l'hôpital de Dresde, elle a été :

de 19, 6 0/0     de 1835 à 1856 }
de 17, 2 0/0     de 1856 à 1877 } 18, 6 0/0 en moyenne.

La mortalité par la scarlatine a été :

à Bâle, (2) de 1875 à 1879, de 9, 2 0/0 sur 1264 cas de maladie,
à Rostock, de 1877 à 1879, de 10, 0 0/0 sur 147     —
à Copenhague de 1855 à 1879, de 12, 8 0/0 sur 20.078,     —

Sont mortes de la fièvre scarlatine :

en Angleterre, de 1868 à 1872 inclus, 112.412 personnes (parmi lesquelles 38 adultes) c'est-à-dire près de 4 1/2 0/0 de tous les individus décédés; dans les villes allemandes de plus de 15.000 habitants de 1877 à 1879,

(1) D'après les tableaux de maladie de la société médicale de Rostock (*Rostocker Aerztlicher Verein*).

(2) *Statistische Mittheilung des cantons Basel-Stadt*, 1875, 1879.

12. 315 personnes, c'est-à-dire environ 2 0/0 de toutes les personnes décédées et dans le même laps de temps :

|                  |       |           |
|------------------|-------|-----------|
| à Berlin         | 2252  | personnes |
| à Hambourg       | 532   | —         |
| à Munich         | 136   | —         |
| à Breslau        | 197   | —         |
| à Dresde         | 913   | —         |
| à Cologne        | 11    | —         |
| à Strasbourg     | 227   | —         |

Il est mort de la scarlatine :

A New-York, de 1866 à 1871 inclus, 4.412 personnes, c'est-à-dire environ 3 0/0 de tous les individus décédés. (1)

Du reste, pour ce qui concerne les complications, elles sont en général bien moins fréquentes, après la scarlatine qu'après la rougeole. Un des effets qui méritent le plus d'attention est l'affaiblissement de l'ouïe.

*c. Variole.* — Le contingent fourni par la variole à la morbidité et à la mortalité des enfants est excessivement faible aujourd'hui, dans notre pays ; dans beaucoup de grandes villes, il ne se présente pas un seul cas de cette maladie pendant plusieurs années, et quand il en survient un, ce n'est généralement pas une variole véritable, mais une varioloïde. La variole a perdu pour nous son caractère de maladie de l'enfance, qui était très accusé au siècle dernier.

Les décès causés par la variole en Allemagne (de 1810 à 1870) n'ont été que de 1 0/0 de la mortalité générale. A Erfurt, de 1854 à 1874, les décès d'enfants par suite de la variole n'ont été que de 0,6 0/0 de la mortalité générale. A Dresde, pendant une période de 43 ans, l'hôpital d'enfants a reçu en tout 293 varioleux ; il en est mort 38, c'est-à-dire 13 0/0, tous enfants non vaccinés ou vaccinés sans succès. A Rostock, au cours des neuf dernières années, il ne s'est pas présenté un seul cas de variole parmi les enfants.

(1) *Annual reports of the board of health of New-York.*

Il en est autrement dans les pays où la vaccination n'est pas obligatoire. Ainsi, de 1870 à 1871, à Paris, il est mort 10.331 personnes de la variole, et sur ce nombre il n'y a pas eu moins de 1.153 nourrissons, c'est-à-dire près de 6 0/0 de tous les enfants de 0 à 1 an qui se trouvaient dans cette ville.

A New-York, pendant les années 1871 et 1872, la variole a atteint 213 nourrissons, et 211 sont morts, c'est-à-dire 99,06 0/0 (d'après les *Annual reports* du *Board of health*.)

En Angleterre, jusqu'en 1860, la vaccination n'était pas encore obligatoire ; en 1857 et 1859 il y est mort de la variole en tout 10.308 personnes, et parmi celles-ci il n'y a pas eu moins de 8.840 enfants.

Sur ces derniers, il y en avait 5.832 âgés de 0 à 5 ans. L'enfance de 0 à 1 an a fourni un quart de tous les cas de variole, l'enfance de 0 à 10 ans en a fourni sept douzièmes (d'après Oesterlen).

Les suites de la variole sont surtout des cicatrices qui défigurent, des troubles de la vision et de l'ouïe, de l'anémie et de la scrofule.

*d. Varicelle.* — Le contingent fourni par cette maladie à la morbidité de l'enfant n'est pas important ; le contingent à la mortalité est nul. On ne peut apprécier quelle est la fréquence de la varicelle, car la plupart des cas n'arrivent pas à la connaissance du médecin. Rien ne prouve qu'elle ait une influence sur le développement ou sur la constitution de l'enfant.

*e. Coqueluche.* — Le contingent fourni par la coqueluche à la morbidité de l'enfant est très considérable ; le contingent fourni par cette maladie à la mortalité de l'enfant n'est pas insignifiant. La coqueluche est une des maladies infectieuses qui ont droit de cité absolu dans les villes de quelque importance ; mais elle se présente généralement sous forme d'épidémies dont le caractère n'est pas toujours le même. Les renseignements statistiques sur le nombre des malades sont excessivement rares, et en tous cas, ils ne peuvent être acceptés tels quels, car tous les malades ne sont pas soignés par des médecins. C'est avec cette réserve que je communique ici les données suivantes :

Ont été malades de la coqueluche :

A Rostock, de 1877 à 1879 inclus, 411 enfants dont 18 sont morts,
A Bâle,    de 1875 à 1879   —   1152   —   93   —

La mortalité est soumise à de grandes variations ; elle dépend du caractère de l'épidémie, de l'âge des enfants malades et de la manière dont ils sont soignés ; elle dépend surtout de la nature de l'habitation. On peut l'estimer en moyenne à 4 ou 5 0/0 ; mais il meurt en moyenne 15 0/0 des malades dans la première année de la vie.

La coqueluche est excessivement fréquente en Angleterre ; de 1850 à 1860 il y est mort annuellement de cette maladie, jusqu'à 508 personnes sur 1.000.000 d'habitants et sur 10.000 décès il y en a eu 228 imputables à la coqueluche.

En 1876, il est mort de cette maladie, dans ce même pays, 10.556 enfants ; en 1877, les enfants morts de la coqueluche ont été au nombre de 10.518, presque tous au-dessous de cinq ans ; en 1880, ce nombre a été de 12.789.

A Londres, de 1873 à 1877 inclusivement, 12.261 personnes sont mortes de cette maladie, et rien que dans le premier semestre de 1878, il est mort 2.876 personnes, c'est-à-dire plus de 700 par an pour 1.000.000 d'habitants.

De 1864 à 1873 inclusivement, Dublin a perdu, par an, de la coqueluche, 157 enfants en moyenne, soit 300 sur 10.000 décès, soit encore 1 enfant sur 15 morts entre 0 et 5 ans.

En Allemagne, d'après les documents statistiques que l'on

possède jusqu'à présent, on peut admettre que la coqueluche enlève, tous les ans, 300 personnes sur 1,000.000, (1) soit en tout plus de 12.000.

Il est mort de la coqueluche, en effet, pendant les années 1877, 1878, 1879, en totalité :

Dans les villes allemandes de plus

| | | |
|---|---|---|
| de 15.000 habitants.......... | 9.070 | personnes |
| à Berlin .................... | 1.149 | — |
| à Hambourg ................ | 615 | — |
| à Munich ......... ......... | 165 | — |
| à Breslau ....:............. | 236 | — |
| à Dresde.................... | 141 | — |
| à Cologne................... | 259 | — |
| à Strasbourg ............... | 66 | — |

Pour ce qui concerne Bâle, Hagenbuch a calculé que, de 1834 à 1872, la coqueluche a été parmi les maladies épidémiques, celle qui, après le typhus et la diphthérie, a fait le plus de victimes. Il a montré que, dans cette ville, sur 10.000 décès, 121 avaient été causés par cette maladie.

A New-York, de 1866 à 1877 inclusivement, il n'est pas mort moins de 4.094 enfants de la coqueluche, soit en moyenne 341 par an ; il ne s'est point passé une seule année où il en soit mort moins de 200, il en mourait régulièrement plus de 400 dans le dernier trimestre.

En multipliant tous ces chiffres de mortalité par 20, nous avons, au moins approximativement, le nombre des cas de maladie ; on voit qu'ils constituent une proportion considérable de la morbidité dans l'enfance, et qu'en Allemagne par exemple, ils s'élèvent à environ 240.000 par an. Mais ce qui nous intéresse également, c'est cette circonstance que la maladie en question laisse souvent après elle, comme la

---

(1) UFFELMANN, *Zur prophylaxis des Heuchhustens*, dans la *Zeitschrift für praktische Medicin*, 1878, p. 457 et suivantes.

variole, des troubles consécutifs de longue durée, surtout des affections chroniques des poumons ainsi que la scrofule, et que de la sorte, elle introdúit dans l'organisme des désordres persistants. Je m'efforcerai, dans les développements que je donnerai plus loin, de montrer que très souvent l'issue fatale de la coqueluche aussi bien que l'apparition des maladies secondaires, peuvent être prévenues par des mesures hygiéniques.

*f. Diphthérie.* — Cette maladie frappe, non exclusivement mais principalement, l'enfance ; elle est tantôt sporadique, tantôt épidémique, dans beaucoup de localités elle est complètement endémique. Elle fournit un contingent très important à la morbidité et à la mortalité de l'enfance.

Il n'y a également que peu de données sur la fréquence de la diphthérie ; mais elles sont bien plus dignes de confiance que celles sur mainte autre maladie des enfants, parce que dans la diphtérie, on a généralement recours à l'assistance du médecin. Je possède des renseignements sur Bâle et sur Rostock.

A Bâle, de 1875 à 1879 inclusivement, ont été malades de la diphthérie (et du croup) 593 enfants, soit environ par an 2,4 0/00 de la population totale.

A Rostock, de 1877 à 1878 inclusivement, ont été malades de la diphthérie 669 personnes, c'est-à-dire par an environ 6 0/00 de la population totale ou 18 0/00 de la population infantile.

La mortalité est très différente, selon le caractère de la maladie, l'âge et la constitution des malades ainsi que la manière dont ils sont soignés. Il y a des épidémies pendant lesquelles il meurt 90 à 95 0/0 des malades ; il y a par contre des épidémies, où il n'en meurt que 3 à 4 0/0.

A Bâle, la mortalité a varié de 7,9 0/0 à 29,1 0/0 ; à Rostock, de 4.1 0/0 à 7,3 0/0.

Il est mort de la diphthérie :

En Angleterre, de 1855 à 1859, en tout 27.186 enfants, c'est-à-dire par an 5.437 ou environ 20 sur 100.000 personnes vivantes ; en 1880, il n'est mort que 2162 enfants ou environ 8 sur 100.000 personnes vivantes.

Dans le royaume de Bavière, de 1868 à 1870 inclusivement, 19 enfants sur 100.000 personnes vivantes.

De 1877 à 1879 inclusivement :
dans les villes allemandes de plus de 15.000 habitants 22.588 personnes,

| | | |
|---|---|---|
| à Berlin | 3.892 | personnes |
| à Hambourg | 678 | — |
| à Munich | 801 | — |
| à Breslau | 366 | — |
| à Dresde | 574 | — |
| à Cologne | 157 | — |
| à Strasbourg | 310 | — |

Sont morts de la diphthérie, à New-York, de 1866 à 1871 inclusivement 2.051 individus en tout, soit 342 par an, ou environ 33 sur 100.000 personnes vivantes.

Il est mort de la diphthérie à New-York, de 1853 à 1866, en tout 696 enfants de 0 à 15 ans, soit près de 50 par an ou 33 sur 100.000 personnes vivantes (Hornemann).

En 1880, il est mort de la diphthérie :
à Paris      2130 personnes ou environ 200 sur 100.000 personnes vivantes.
à Bruxelles    6        —        3        —
à Pest       191

Les divers pays et les diverses villes présentent donc des différences très considérables ; mais pour les apprécier, il ne faut pas oublier qu'on ne désigne pas partout par le mot diphthérie la même forme de maladie.

Il n'arrive pas souvent que la maladie laisse après elle des troubles permanents ; ce qu'on observe, c'est la persistance d'une paralysie partielle et une tendance à des rechutes, que ne présentent pas les maladies infectieuses dont il a été question jusqu'à présent.

g. *Érysipèle*. — Nous distinguons un érysipèle des nouveau-nés et un érysipèle d'un âge plus avancé ; tous deux en général sont sporadiques et pas assez fréquents pour apporter un contingent considérable à la morbidité et à la mortalité de l'enfance.

Nous n'avons pas de renseignements précis sur la fréquence de cette maladie.

La mortalité par l'érysipèle des nouveau-nés est d'environ 95 0/0. Le chiffre de la mortalité des enfants dans leur première année atteint d'érysipèle est meilleur, mais il est encore relativement élevé. Aussi l'érysipèle vaccinal détermine une mortalité moyenne de 33 0/0 ; quand il est localisé, la mortalité est d'environ 17 0/0, et quand il est étendu, elle est d'environ 67 0/0. L'érysipèle chez les enfants des autres catégories d'âge n'est pas en général, plus dangereux que chez les adultes, mais, il laisse souvent une tendance à des rechutes.

h. Les *oreillons* s'observent généralement sous forme d'épidémies ; ils sont quelquefois sporadiques. En général, ils n'influent pas d'une façon considérable sur la morbidité de l'enfant ; encore moins sur sa mortalité.

**6. Maladies du système nerveux**. — Leur fréquence est bien moindre que celle des maladies des organes de la digestion et de la respiration ; dans beaucoup d'endroits même, elle est moindre que celle des maladies causées par infection, mais la morbidité des maladies du système nerveux est bien plus considérable.

Celles-ci ont atteint, d'après la statistique :

des médecins de Thuringe,     388 enfants sur 1.431 malades
de l'hôpital d'enfants, de Dresde, 890     —     36.661     —
de l'auteur,                     237     —     5.030     —

Pour ce qui concerne la mortalité, elle a été chez les enfants compris dans la statistique :

de Thuringe, de 40, 0 0/0 des malades
— Dresde,     — 38, 5 0/0     —
— de l'auteur — 35, 7 0/0     —

Vu le nombre relativement faible des cas de maladie, la mortalité quoique excessivement élevée, n'a pas une bien grande influence sur la hauteur de la mortalité générale. En Angleterre il en est autrement ; le nombre des cas de maladie y est considérable, apparemment à cause de l'habitude très répandue de donner aux enfants des calmants et des spiritueux.

En deux ans (de 1858 à 1859) il y est mort de ces maladies 63.843 enfants de 0 à 15 ans, et parmi ceux-ci 56.494 enfants de 0 à 5 ans.

Sur 1000 décès, il n'y a pas eu moins de 155 enfants de 0 à 5 ans emportés par des maladies du système nerveux, et sur 1000 enfants de cette dernière catégorie d'âge, il y en a 22 qui sont morts de ces maladies. Les convulsions jouent un rôle terrible dans la mortalité. D'après le tableau de statistique donné par Oesterlen, (1) elles produisent dans la catégorie de 0 à 5 ans où elles se présentent presque exclusivement, 1 décès sur 7 à 8 en Angleterre, 1 décès sur 12 à Londres. Ce genre de décès paraît avoir été beaucoup plus fréquent autrefois ; car, pendant la seconde moitié du XVIIᵉ siècle à Londres, où la mortalité générale était de 7.000 pour 100.000, il ne mourait pas moins de 1175 individus de convulsions sur 100,000 habitants.

De 1850 à 1859 en Angleterre, (2) la *méningite tuberculeuse* a causé annuellement la mort de 40 habitants sur 100.000 ; à Genève, de 1838 à 1855 elle a causé annuellement la mort de 71 habitants sur 100.000.

Pour ce qui concerne le *trismus* des nouveau-nés, il est d'une fréquence très différente dans les divers pays. Dans le nord de la Russie, en beaucoup d'endroits cette maladie atteint un cinquième de tous les enfants qui viennent au monde, en Islande autrefois la moitié, maintenant encore près d'un tiers ; dans la zone torride, par exemple à Cuba, près d'un tiers.

(1) OESTERLEN, *loc. cit.*, p. 506.
(2) OESTERLEN, *loc. cit.*

En Allemagne, cette maladie est bien plus rare : on ne la voit pas se produire chez beaucoup plus de 1 à 1,5 0/0 des enfants venus au monde vivants. Sur 608 enfants, dont j'ai pu observer la santé pendant les trois premières semaines, 10 soit 1, 65 0/0 ont été atteints du trismus. On sait que presque tous les malades en meurent.

Les données relatives à la fréquence de l'*épilepsie* présentent des différences notables. Oesterlen estime, d'après Herpin, le nombre des épileptiques en Allemagne, à environ 5 ou 6 0/00 ; leur nombre, à l'hôpital général de Vienne, est de 5 0/00 des malades admis.

D'autres auteurs admettent des chiffres plus élevés, dépassant même 10 0/00 ; ils pensent, et leur opinion n'est certainement pas insoutenable, que dans les relevés ordinaires on ne compte pas les cas peu accusés. Beaucoup d'épileptiques meurent jeunes. Nous n'avons pas de données suffisamment exactes sur la mortalité produite par cette maladie.

Les *psychoses* sont relativement très rares dans la jeunesse. Carus en affirmant (1808), qu'il existait une immunité complète pour la jeunesse, est allé évidemment trop loin. Paulmier n'a trouvé que 10 enfants sur 1.000 individus atteints d'aliénation. Kelp n'a observé que 2 enfants sur 850 malades de l'établissement de Wehnen. Thumann a trouvé 8 enfants de moins de 10 ans et 1.161 personnes de 10 à 20 ans sur 21.333 individus malades psychiquement.

A l'âge de la puberté, les psychoses sont incomparablement plus fréquentes que pendant l'enfance ; c'est ce que montre la proportion des sujets entre 10 et 20 ans, relevés par Thumann.

Pour ce qui concerne le nombre des individus idiots dès le jeune âge, on a constaté qu'il était de 50.324 dans 12 États

11

de la Confédération Germanique représentant 36.366.490
âmes, soit de 13,9 : 10.000. La plupart des idiots se trouvaient dans la Basse-Franconie, dans le Schleswig-Holstein
et dans la Hesse-Nassau ; les moins nombreux, dans les provinces du nord-est, où ils se trouvent en proportion de 3 à 4
fois moins considérable que dans les provinces citées en premier lieu (1). Je ne cite pas de chiffres d'autres pays, parce
que le mot idiot ne désigne pas partout la même idée, et
parce que, tantôt on compte toutes les catégories d'âge,
tantôt on ne compte que des individus au-dessous de 15 ans.

    **7. Organes des sens.** — Dans les pays européens, il y a
environ 8 à 10 *aveugles* sur 10.000 habitants ; en 1871, dans
19 États de la Confédération Germanique, représentant 37
millions d'habitants, on en comptait en tout 33.187, soit 9
sur 10.000. (2) La plupart se trouvaient dans les provinces
du nord-est, puis dans l'Allemagne centrale et dans la Bavière. Ce qui est digne de remarque pour nous, c'est que la
fréquence de la cécité augmente avec l'âge. Ainsi la Bavière
avait en 1871 :

| | | |
|---|---|---|
| 1,11 : 10.000 aveugles de | 0 à 5 ans, | |
| 2,34 : 10.000    — | 6 à 10 | » |
| 2,14 : 10.000    — | 11 à 15 | » |
| 2,58 : 10.000    — | 16 à 20 | » |
| 3,13 : 10.000    — | 21 à 25 | » |

    *La blennorrhée des nouveau-nés*, qui est si redoutée, entre
pour une bonne part dans les causes de la cécité. La fréquence de cette affection est relativement considérable dans
les cliniques d'accouchements et les maisons d'enfants-trouvés, car, elle atteint de 4 à 37 0/0, en moyenne à peu près 13
0/0 des nouveau-nés (Haussmann.) (3) Quelle est la proportion

(1) Mayr, *Die Gesetzmæssigkeit im Gesellschaftsleben*, 1877, p. 208.
(2) Mayr, *Die Gesetzmæssigkeit im Gesellschaftsleben*, 1877.
(3) Haussmann, *D. med. Wochenschr*, 1879, p. 35.

en dehors des établissements ? On ne la connaît guère. En tous cas elle est bien moindre.

Je donnerai des détails sur la fréquence de la myopie, dans le chapitre de l'hygiène scolaire.

Le nombre des *sourds-muets* est à peu près aussi considérable que le nombre des aveugles. D'après Oesterlen, dans les États européens, on compte environ 7 à 8 sourds-muets par 10.000 habitants ; mais, d'après de nouvelles statistiques, cette appréciation serait un peu trop faible. Dans 19 États de la Confédération Germanique, représentant 37 millions d'habitants, il y avait en 1871 un total de 35.653 sourds-muets, soit 9,6 sur 10,000. Le chiffre maximum se trouvait dans les provinces du Nord-Est où leur proportion atteignait le double de la moyenne. Il va de soi que, sur les diverses catégories d'âge, les plus jeunes ont beaucoup plus de cas de surdi-mutités que les plus âgées. Il serait intéressant de connaître le rapport entre le nombre des sourds-muets capables d'éducation et le nombre total des sourds-muets. On l'estime à environ 20 0/0 ; mais si dans les sourds-muets capables d'éducation, on s'arrête à l'âge de 15 ans, alors le rapport est de 80 0/0.

Nous ne possédons aucune donnée, même tant soit peu approximative, sur la fréquence des maladies constitutionnelles dans l'enfance. Cela est très regrettable, car une statistique de ces maladies nous fournirait des points de repère infiniment précieux pour apprécier l'étiologie de ces maladies, spécialement de la scrofule et du rachitisme.

Je ne puis non plus représenter par des chiffres la *fréquence des maladies chirurgicales* des enfants. Quant à la fréquence des accidents, on n'a quelques données que sur les enfants étouffés pendant leur sommeil ; je les communiquerai plus loin, à la place qui leur convient.

Les résultats de la conscription montrent clairement combien sont funestes pour la santé générale, les conséquences
d'un développement incomplet, ainsi que des maladies
de l'organisme de l'enfant. La conscription, en Allemagne,
s'adresse, on le sait, aux jeunes gens qui ont atteint leur 20e
année. Or, de 15 à 20 ans, la santé est relativement peu
affectée ; on peut donc s'orienter d'après les résultats de la
conscription pour chercher à savoir jusqu'à quel degré et
dans quelle mesure les maladies qui viennent d'être mentionnées exercent, pendant l'enfance, leur funeste influence.

Dans l'Allemagne du Nord, sur 1000 garçons nés vivants,
il n'y en a que 505 à 510, à peu près, qui atteignent leur 20e
année. Prenons le chiffre 510 ; il y a (d'après le tableau de
Roth et Lex) (1)

56,0 0/00, soit 28 conscrits, réformés à cause de défauts corporels ou
intellectuels ;
324,0 0/00, soit 166 ajournés, à cause de faiblesse physique, ou pour
d'autres infirmités ;
222,8 0/00 soit 126 ajournés, pour insuffisance de taille.
En tout, donc 330 réformés et ajournés, soit 64,7 0/0.

Ces chiffres indiquent la valeur des forces défensives de
la nation ; mais, d'autre part, ils doivent servir d'avertis-
sement à toutes les personnes préoccupées de voir l'hygiène
de l'enfance pratiquée plus sérieusement qu'elle ne l'a été
jusqu'à présent.

(1) ROTH und LEX, *Militærgesundheitspflege*. 1877. T. III, p. 472.

### Étiologie des principales maladies des enfants.

La grande morbidité de l'enfance est causée en général par la moindre résistance que présente vis-à-vis des influences nuisibles extérieures, l'organisme en voie de développement ; c'est pour cela que l'enfant est d'autant plus exposé aux maladies qu'il est plus jeune.

L'*hérédité*, soit de la maladie elle-même, soit d'une prédisposition à la maladie, peut jouer un rôle important, dans l'étiologie des maladies. Ainsi la syphilis, la scrofulose, la tuberculose, peuvent se transmettre des parents aux enfants. Dans nombre de cas aussi, la débilité constitutionnelle, la faiblesse ou la défectuosité de diverses parties du corps, de divers sens, la nervosité, l'épilepsie, la psychose, le crétinisme, se transmettent par hérédité.

Une seconde cause d'un grand nombre de maladies de l'enfance, est que l'hygiène, dans son sens le plus général, est *insuffisante* ou *mal dirigée*, qu'il s'agisse de l'alimentation, ou de la propreté du corps, ou de l'habitation. C'est l'origine de la plupart des maladies des voies digestives, de beaucoup de vices constitutionnels, de beaucoup de maladies de la peau, mais aussi de nombreuses affections des organes de la respiration. En cultivant dans une fausse direction, soit les facultés intellectuelles, soit les organes des sens, on provoque ou des troubles du système nerveux, ou des perturbations des organes des sens.

Une autre cause de maladie est *le refroidissement*, qui de son côté doit être souvent considéré comme provenant de ce que la peau n'est pas convenablement soignée. Il provoque un grand nombre de maladies des organes de la respiration, mais aussi des maladies de l'appareil locomoteur, des voies digestives etc.

L'*éruption des dents de lait*, d'après notre manière de voir actuelle, ne peut plus être considérée comme une cause directe de maladie, mais elle diminue souvent la force de résistance.

Les agents qui déterminent les maladies zymotiques, touchent gravement l'organisme de l'enfant, et même l'attaquent de préférence ; tels sont les agents qui produisent *la diphthérie, la méningite cérébro-sp.* ~*le épidémique, la coqueluche.* Si les exanthèmes aigus, la rougeole et la scarlatine ne se présentent guère que comme des maladies des enfants, c'est parce que, la plupart des adultes ont déjà acquis l'immunité par une première atteinte.

La plupart de ces maladies n'ont pas une origine spontanée ; mais elles ont pour cause l'infection, la transmission par le contact immédiat, ou par l'intermédiaire soit de l'air infecté, soit d'objets infectés.

Les *traumatismes* sont souvent la cause, principalement des maladies de l'appareil respiratoire et des maladies du système nerveux.

**1. Débilité.** — La débilité des nouveau-nés ne reconnait pas une étiologie *unique*. Très souvent nous rencontrons cet état chez les enfants dont les mères pendant leur grossesse, n'ont pas eu une alimentation convenable, ou bien ont vécu alors dans les soucis et la misère, ou encore ont été astreintes à des efforts trop rudes et trop prolongés. Mais nous la trouvons aussi chez les enfants de mères *anémiques*, débiles, ainsi que de mères trop jeunes, et surtout chez les enfants de parents *syphilitiques*, de pères *adonnés à l'ivrognerie*. Les enfants nés avant terme ou à la suite d'un accouchement difficile, fournissent un important contingent à la débilité des nouveau-nés.

Parmi les nouveau-nés chétifs, il y a plus de garçons que de filles ; il vient au monde plus d'enfants chétifs à la ville qu'à la campagne, dans la population pauvre que dans la population aisée.

**2. Maladies des voies digestives ; catarrhe stomacal et catarrhe gastro-intestinal, catarrhe intestinal, aigu ou chronique, inflammation de la muqueuse buccale, muguet.** — Dans la plupart des cas, ces maladies surviennent parce que l'enfant n'est pas soigné convenablement ; elles reconnaissent pour cause principale le mauvais régime alimentaire.

Les enfants nourris exclusivement au sein de *la mère* ou de la nourrice sont rarement atteints de maladies des voies digestives, surtout de formes graves de ces maladies. Aussi, en Norvège, où généralement les mères nourrissent elles-mêmes, la proportion des nourrissons qui meurent de ces maladies n'est que de $\frac{1}{7}$ de tous les enfants qui meurent dans cette catégorie d'âge ; en Écosse elle n'est que de $\frac{1}{10}$; à Berlin au contraire elle est de $\frac{1}{3}$, à Dresde elle est presqu'aussi forte ; à Tübingen selon Hœhler elle dépasse même la moitié.

Quand des enfants nourris au sein viennent à éprouver des troubles graves de la digestion, ces troubles ont généralement pour cause des *défauts de régime* chez les personnes qui nourrissent; à moins qu'on n'ait en même temps donné à ces enfants une nourriture additionnelle, peut-être très inappropriée, des mets de la table des parents, ce qui n'est point rare du tout, des douceurs etc., ou à moins que pour le reste, les enfants n'aient pas été convenablement soignés.

Quant aux enfants nourris artificiellement, ceux qui présentent la plus grande fréquence des troubles digestifs sont ceux que l'on a nourris avec de la bouillie. Plus de 50 0/0 de ces enfants que la mort enlève dans leur première année succombent à ces maladies ; mais la proportion est la plus considérable parmi les enfants auxquels on a donné dans les trois premiers mois de la vie cette nourriture funeste.

Mais ce qui influe sur la production des maladies des voies digestives, ce n'est pas seulement la nourriture en elle-même, c'est encore la manière dont elle est administrée. Trop fréquente, absorbée trop vite, à une température qui ne convient pas, elle peut provoquer des catarrhes de l'estomac et des intestins. Ces catarrhes sont très fréquemment produits aussi par le manque de propreté de la bouche, du biberon, de sa pièce buccale, par l'usage du suçon, enfin par l'emploi imprudent de médicaments pour lesquels l'estomac de l'enfant, surtout de l'enfant dans sa première année, est si sensible.

C'est pendant la *saison chaude*, je l'ai déjà fait observer, que le nombre des maladies des voies digestives est le plus considérable. Leur fréquence, en beaucoup d'endroits, est presque exactement parallèle à la température de l'atmosphère, ou plutôt elle la suit à quelques jours de distance, en reproduisant ses élévations et ses abaissements. Pourtant les années chaudes amènent une bien plus grande fréquence de cas de maladies que les années moins chaudes et dans les années où les chaleurs arrivent bien plus tôt que d'ordinaire, il survient plus tôt aussi un plus grand nombre de diarrhées d'enfants.

Il n'est pas tout-à-fait indifférent, en réalité, que l'élévation de température ait lieu en juin ou en juillet, et en août ; mais son influence prédominante n'en est pas moins incontestable et incontestée. Seulement ce qui est controversé, c'est la question de savoir si la chaleur produit la maladie en agissant directement sur l'organisme ou indirectement en altérant

la nourriture et en amenant ainsi l'affection des organes de
la digestion.

Les deux opinions ont leurs partisans (1). A ceux qui admettent une influence morbide directe de la chaleur, on peut
objecter que, comme je l'ai déjà dit aussi, les enfants auxquels on ne donne absolument aucune nourriture supplémentaire sont fort rarement atteints de diarrhée ou de cholérine. Ils ne pourraient pas constituer une exception aussi
éclatante si l'action de la chaleur était directe. Un autre
argument très important, c'est que souvent dans des localités voisines, où la température de l'été est égale ou presque
égale, la fréquence de ces maladies est extraordinairement
différente, et que d'autre part dans beaucoup de localités
où la température estivale est élevée, on observe constamment une moindre fréquence des maladies des vois digestives.

Les villes d'Angleterre n'ont que de faibles différences de
température pendant les mois de juin, de juillet et d'août ;
elles présentent néanmoins des différences extraordinairement considérables dans le nombre de diarrhées et de cholérine des enfants. Ainsi, dans la ville de Leicester, il meurt,
de ces maladies, 25 fois plus d'enfants qu'à Merthyr Tydvil.

Oldham et Leicester ont des températures presque absolument égales, cependant la première de ces deux localités est
de trois à quatre fois plus favorisée que la seconde, sous le
rapport du catarrhe des enfants.

Francfort-sur-le-Mein et Darmstadt présentent, d'année en
année, une fréquence de ces catarrhes bien moindre que
Strasbourg et Augsbourg, bien qu'il n'y ait pas de différences
importantes dans la température de l'été ; et même, Hanovre
et Linden, ces deux localités situées l'une à côté de l'autre

(1) Voir notamment Finkelnburg, *Die Sterblichkeitsverhœltnisse Berlins im Ver-
gleich mit den ubrigen deutschen Stædten in 1877.*

et pour lesquelles il ne saurait être question d'une différence climatérique et météorologique, se ressemblent si peu, en ce qui concerne les diarrhées estivales des enfants, que Linden perd, de cette maladie, deux fois autant de nourrissons que Hanovre, par rapport au nombre des habitants.

J'ai dit, en outre, que certaines localités où la température de l'été est élevée présentent constamment une moindre fréquence des maladies en question. C'est ce que nous observons d'abord dans presque toutes les villes de la plaine basse du Rhin ; le nombre des enfants qui y meurent de la diarrhée est toujours bien moindre que dans les villes du sud-ouest de l'Allemagne et de la plaine des « Marches » saxonnes ; mais nous constatons ce fait, d'une façon bien plus éclatante encore, dans la plupart des villes italiennes, ou l'été incomparablement plus long et plus chaud qu'en Allemagne amène relativement moins de catarrhes intestinaux des enfants.

Ainsi, par exemple, pendant toute l'année 1876, à Turin (1) où la population est d'environ 215.000 habitants, il n'y a eu que 163 enfants de 0 à 1 an, qui soient morts de gastrite aiguë ; cependant

Au mois de mai il y a eu une température moyenne de   17,2° c.
    —     juin               —                      20,9° c.
    —     juillet           —                      22,9° c.
    —     août              —                      23,1° c.
    —     septembre      —                      18,6° c.

Dans le trimestre du 1er juin 1876 au 31 août de la même année, il n'est mort en tout, dans cette ville, que 238 nourrissons ; on peut considérer ce nombre comme très faible par rapport au nombre des naissances, 6901.

De même, dans le trimestre du 1er juin au 31 août 1880, la ville de Rome, avec ses 300.000 habitants, n'a pas perdu

(1) *Rendiconto statistico dell' offizio d'igiene di Torino pro* 1876.

plus de 150 personnes, par la diarrhée et la cholérine (1). On ne peut donc guère admettre que l'action directe de la chaleur soit la principale cause des maladies en question. Tout semble indiquer, au contraire, que c'est surtout en corrompant rapidement et profondément la nourriture, spécialement le lait, que l'élévation de température produit les maladies des voies digestives.

Il est notoire, du moins, que chez les enfants *nourris avec du lait bouilli*, par conséquent moins sujet à s'aigrir, ou avec de *la farine de Nestle*, ou avec de la farine de Faust-Schuster *ou avec une autre bonne farine*, les diarrhées d'été *sont moins fréquentes et moins intenses que chez les enfants alimentés avec du lait ordinaire, non bouilli, ou avec de la bouillie*.

On peut en conclure qu'il y a connexion causale entre les phénomènes de fermentation de la nourriture et la production de la maladie ; et, comme ces phénomènes sont favorisés par l'élévation de température, on peut considérer comme démontré que c'est en corrompant la nourriture des enfants que la chaleur détermine, au moins en grande partie, les diarrhées et les cholérines.

Mais il y a encore d'autres circonstances qui peuvent susciter les maladies des voies digestives. Je compte dans ce nombre l'insalubrité de l'habitation, particulièrement la saleté, la présence d'un air vicié. La respiration de gaz putrides produit-elle directement les maladies dont il s'agit ? Ou bien ces maladies se produiraient-elles indirectement, parce que des substances nuisibles provenant de l'air impur se mélangeraient à la nourriture conservée dans les logements, l'infecteraient ou la feraient entrer en corruption ? La question ne peut être résolue actuellement, mais il est un fait dont il

(1) D'après les publications de l'Office de santé de l'empire d'Allemagne (*Deutscher Reichsgesundheitsamt*) pour 1880.

n'est pas permis de douter : c'est qu'il y a connexion causale entre les affections des voies digestives et l'insalubrité de l'habitation. L'observation qui a été faite, il y a quelques années, à l'hospice de Bonn pour les enfants nés hors mariage, est fort probante à cet égard ; cette observation a été publiée par Peters (1). Il se produisit au milieu de l'hiver une épidémie de cholérine à l'étage inférieur, puis à l'étage supérieur. On avait suspendu les langes et le linge de corps, pour les faire sécher, dans les chambres des enfants.

Ce qui prouve avec exactitude que ces maladies furent causées par ce fait et par l'impureté de l'air qui en résulta, c'est que, chez les enfants de l'étage supérieur, celui où l'on fit sécher le linge plus tard, la cholérine ne se produisit que plus tard, et que chez tous les enfants cette maladie cessa aussitôt que l'on eut cessé de faire sécher le linge. On ne parvint pas à trouver d'autre cause à ces maladies survenues dans ces circonstances.

La statistique de la ville de Wurzbourg, rapportée plus haut, et les indications de Schwabe sur l'état sanitaire des logements dans les sous-sols de Berlin, prouvent bien aussi que les maladies cholériformes sont plus fréquentes dans les logements insalubres que dans les autres. De plus, les rapports des Sociétés de construction d'utilité générale montrent que, dans les maisons de ces sociétés, maisons tenues proprement, la fréquence des maladies cholériformes est constamment très faible.

Ainsi, comme je l'ai dit, la Société de construction de Francfort-sur-le-Mein n'a eu, pendant une période de 18 ans, que 21 décès d'enfants de 1 à 2 ans, par suite de catarrhe intestinal, bien que, dans le même laps de temps, il n'y ait pas eu moins de 390 naissances et que le nombre des en-

(1) Peters in *Jahrbuch für Kinderkeilkunde.* 1876, p. 314 et suivantes.

fants de 1 an à 2 ans qui séjournaient dans les maisons ait
été presque égal.

Dans les mansardes on rencontre très fréquemment les
catarrhes de l'estomac et les catarrhes gastro-intestinaux ; les
étages supérieurs, du reste, ne sont guère plus favorisés, à
cet égard, que les sous-sols. Cela tient en partie sans doute,
à ce que les étages supérieurs sont habités par des familles
pauvres ; cela tient surtout à ce que, dans ces logements, la
chaleur de l'été se fait sentir avec une bien plus grande intensité qu'aux étages inférieurs, et à ce que les aliments y
sont plus sujets à se gâter.

Mais ce n'est pas seulement à la *nature des habitations*,
c'est aussi à la *nature du sol* sur lequel elles sont construites,
que l'on attribue une influence sur la production des maladies
des voies digestives ; et en effet les impuretés du sous-sol
paraissent être une cause de maladies.

Le conseil sanitaire de New-York rapporte que, dans cette
ville, les diarrhées estivales des enfants, ainsi que le typhus
et la malaria, règnent principalement dans les quartiers bâtis
sur des terrains très vaseux.

Le deuxième rapport annuel de ce Conseil contient une
description de ces quartiers à diarrhées et montrent que
leurs limites coïncident presque exactement avec celles de ce
qu'on appelle *Swamps*, marécages régulièrement visités par
le choléra qui y fait de grands ravages.

J'ai moi-même observé plusieurs années de suite, que
dans toute une série d'élégantes maisons salubres pour le
reste, et habitées uniquement par des gens aisés, il survenait, pendant la saison d'été, indépendamment de cas de
fièvre typhoïde chez les adultes et les enfants, même chez les
enfants nourris au sein, un grand nombre de catarrhes aigus
de l'estomac. Ici il ne pouvait y avoir d'autre cause que les

*émanations du sol*, qui était constitué par les terres de remblai d'un ancien fossé de fortification.

Enfin il faut rappeler que, dans toute une série de villes, il y a eu diminution de diarrhées à issue fatale, depuis qu'on a adopté un meilleur système d'élimination des excréments et des eaux sales, et que l'on attribue ce changement à l'amélioration du sous-sol. Au nombre de ces villes (1) se trouvent, par exemple, Merthyr, Cardiff, Rugby, Brynmawr, Alnvick, Oldham, Rochdale, Preston, Wigan et Colchester. Dans cette dernière, la mortalité des enfants par suite de diarrhées a diminué peu à peu, depuis 1870. En effet il y est mort de la diarrhée :

| | | |
|---|---|---|
| En 1870, | 9,2 0/00 | de la population, |
| 1871, | 7,9 » | — |
| 1872, | 3,3 » | — |
| 1873, | 3,1 » | — |
| 1874, | 1,3 » | — |
| 1875, | 3,6 » | — |
| 1876, | 1,7 » | — |
| 1877, | 0,8 » | — |

On attribue cette diminution extraordinaire de la mortalité exclusivement à des améliorations sanitaires, qui consistent surtout à maintenir le sol dans un plus grand état de pureté. Néanmoins on n'a pas obtenu partout le même succès, en procédant de la même façon.

Virchow (2) a affirmé autrefois que la fréquence des diarrhées d'été ne dépend pas seulement de la température de l'air, mais aussi des oscillations de la masse d'eau du sous-sol ; que du moins la plus grande fréquence de ces diarrhées coïncide avec l'abaissement de cette nappe d'eau. Cependant Baginsky (3) a constaté « que ni la hauteur de la

---

(1) CAMERON, *Manual of hygiene* 1873, p, 129.

(2) VIRCHOW, *Generalbericht über die Arbeiten der stædtischen gemischten Deputation von Berlin.*

(3) BAGINSKY, in *Jahrb. für Kinderheilkunde*, 1875, p. 311 et 316.

nappe d'eau du sous-sol, ni l'oscillation de son niveau n'a une influence sur la mortalité par la cholérine. » Le même auteur nie qu'il y ait une relation de cause à effet entre la température du sol et cette maladie.

Il est incontestable que l'absorption d'une eau contenant des substances putrides puisse produire des catarrhes stomacaux et des catarrhes gastro-intestinaux. Cela est évident depuis les observations de Poncet, de Parkes, de Greenhow, de Cameron, de Hirsch, de Delbrück, etc.

Ainsi, il nous est permis d'attribuer à l'impureté de l'eau toute une série au moins de maladies analogues des enfants plus âgés et peut-être aussi des nourrissons. Quand on mélange du lait avec une eau de ce genre, ce lait entre plus facilement en fermentation et en putréfaction, comme on le sait et comme cela résulte particulièrement des expériences de Fuchs (1) et dans ce cas il produit des effets morbides.

Enfin je ne dois pas oublier de mentionner que les refroidissements, surtout du bas-ventre et des pieds, ainsi que l'absorption hâtive d'eau trop froide, peuvent produire des maladies des voies digestives.

**3. Maladies des organes de la respiration.** — Elles peuvent être causées également par un refroidissement, par un brusque changement de température, par le port de vêtements trop légers ; et les enfants sont incontestablement plus sensibles à cet égard que les adultes. Lorsque la surface du corps, surtout quand on est en transpiration, est subitement exposée à un refroidissement, ou se trouve tout-à-coup dans un courant d'air (celui-ci produit le refroidissement) le sang refroidi reflue vers les organes intérieurs, qui sont alors congestionnés ; il y a en outre une action réflexe des nerfs de la peau sur les autres nerfs.

(1) Fuchs, in *Pester med. Chir. Presse*, 18 juillet 1880.

C'est ainsi que l'on peut expliquer les maladies, dites de refroidissement, qui dans la plupart des cas s'adressent aux voies respiratoires : ce sont le *coryza, l'inflammation du larynx,* des *bronches,* des *poumons* et *l'angine catarrhale.*

Avec des vêtements trop légers, on est exposé aux mêmes maladies, surtout dans les premiers temps de l'enfance. La peau est alors bien trop sensible, l'appareil régulateur de la chaleur ne fonctionne pas encore avec assez de certitude pour que l'organisme ne soit pas exposé à de graves perturbations, quand le corps n'est pas suffisamment couvert. Le sang est constamment refoulé vers les organes intérieurs et se refroidit constamment. C'est ainsi que se produisent beaucoup de catarrhes des bronches et d'inflammations des poumons.

Mais il n'y a qu'une partie des maladies de la respiration qui ait le refroidissement pour cause ; une autre partie se produit par l'effet de certains *poisons pathogènes,* que nous pouvons soupçonner dans l'air atmosphérique, mais que nous ne pouvons pas encore définir nettement. Nous voyons souvent une foule d'individus atteints à la fois de catarrhe des organes de la respiration, de la grippe, etc., et dans ces cas, il n'y a pas d'autre cause de ces maladies frappant tant de personnes simultanément.

Dans des cas excessivement nombreux les affections des voies respiratoires sont produites par l'inhalation d'un air qui n'a pas la composition normale. On sait que l'inhalation de poussières, peut produire des affections analogues.

Nous avons aussi des gaz qui, n'entrant pas dans la composition normale de l'air peuvent irriter et même enflammer la muqueuse des organes respiratoires , cette observation s'applique surtout à l'acide sulfureux, à l'ammoniaque, aux

produits de la combustion incomplète, aux acides gras volatils, à l'acroléine.

*L'air trop sec* irrite également la muqueuse des organes
de la respiration. De même qu'une température trop élevée,
il prédisposerait selon Krieger (1), aux catarrhes des voies
respiratoires, et spécialement au croup ainsi qu'à la diphthérie.

*L'air trop humide* peut-il également provoquer, à lui seul,
des affections des organes respiratoires ? Ce n'est pas encore
démontré ; mais il n'est pas douteux que *l'air humide et
froid, le froid humide* comme on dit, ne provoque la production de catarrhes.

Il est bien certain que, chez les enfants, beaucoup de
maladies des voies respiratoires sont produites par l'inhalation d'un air impur dans les logements. Il est notoire
que les catarrhes chroniques des bronches sont très fréquents dans les logements mal nettoyés, où l'air est humide
et se renouvelle difficilement. Malheureusement, on ne peut
pas encore prouver cette influence néfaste au moyen de chiffres précis ; il est incontestable aussi que dans la coqueluche
et la rougeole, *l'impureté de l'air* des logements amène de
graves complications, du côté des organes respiratoires.

Dans une épidémie de coqueluche qui régna à Rostock de
1877 à 1878, il mourut en tout 18 enfants sur 411 malades.
Sur ces 18 malades il y en eut 10, qui succombèrent à une
broncho-pneumonie, qui était venue se greffer sur la maladie
primitive. Presque tous ces malades couchaient dans des
alcôves. Or, qu'est-ce qu'une alcôve, sinon une chambre sans
fenêtres s'ouvrant en plein air, une chambre qui ne reçoit
que l'air d'une autre chambre et qui ne peut jamais être aérée
à fond.

(1) KRIEGER, *Ueber die Disposition zu Katarrhen, Croup und Diphtheritis,* 1877.

Bartels, il y a vingt ans, a déjà établi d'une façon convain-
cante, que l'insuffisance du renouvellement de l'air dans les
chambres des malades atteints de rougeole et l'accumulation de grandes quantités d'acide carbonique dans ces mêmes
chambres a une grande influence sur l'apparition d'une inflammation pulmonaire venant compliquer la maladie, et que l'on
peut ainsi se rendre compte de la grande fréquence de cette
inflammation chez les enfants appartenant aux classes pauvres, quand ils sont atteints de la rougeole.

Il est du reste incontestable que, chez les enfants élevés
trop délicatement, les voies respiratoires sont affaiblies et plus
vulnérables. Quand on maintient les enfants à une température aussi égale que possible, surtout quand cette température
est élevée, et qu'on les tient avec soin à l'abri de tout changement, leur organisme apprend à ne pas s'adapter aux variations, et par suite ne peut résister au moindre courant d'air,
au moindre refroidissement. Il existe encore fréquemment
une susceptibilité particulière des organes respiratoires,
quand une maladie précédente a laissé un *locus minoris resis-
tentiæ*, ou quand elle a créé une affection constitutionnelle,
par exemple le *rachitisme*, la *scrofulose*, la *tuberculose*.

**4. Maladies infectieuses.** — Je n'ai pas l'intention de tracer
ici en détail l'étiologie des maladies infectieuses ; mais, en
parlant des diverses maladies, je noterai brièvement les points
de cette étiologie qui nous intéressent principalement.

A. MALADIES INFECTIEUSES DU NOUVEAU-NÉ. (1) — *Érysipèle, infection puerpérale, inflammation des vaisseaux ombilicaux, ophtalmie.*

Dans l'état actuel de nos connaissances, nous admettons

---

(1) Voir HECKER et BUHL, *Klinik der Geburtskunde,* 1861, et MULLER, *Die Puer-
peralinfektion des Neugeborenen.* Dans le *Gerhardt's Handbuch der Kinderkrankheiten in* T. II, p. 259.

que toutes ces maladies se développent par la transmission d'un poison, d'une matière infectieuse, qui s'est formée en dehors de l'organisme de l'enfant (1). *L'érysipèle des nouveau-nés* commence habituellement autour de l'ombilic qui s'ulcère, ou au voisinage de points qui sont accidentellement le siège de blessures ; mais la transmission de la matière septique s'effectue par la main de la sage-femme, ou de la garde, au moyen des linges, des éponges, de l'eau des bains, peut-être aussi dans les établissements publics au moyen de l'air.

De même les autres formes de l'infection puerpérale, les inflammations du tissu conjonctif, se produisent autour des vaisseaux ombilicaux et au niveau du péritoine. Il est démontré expérimentalement que cette transmission peut se faire par l'ombilic. Si, en effet, on met des substances septiques sur une plaie pratiquée au nombril d'un lapin, on voit apparaître, autour de cette plaie, à l'extérieur comme à l'intérieur, tous les symptômes de l'infection puerpérale, tels que nous les observons chez les nouveau-nés.

Mais la matière infectieuse peut aussi être apportée à l'enfant, pendant la grossesse, par le sang de la mère infectée elle-même. L'expérience a également démontré que cela est possible. Hemmer, (2) et Schœller (3) ont trouvé que

---

(1) L'agent spécifique de l'infection puerpérale a été l'objet de travaux très nombreux. Nous rappellerons entre autres ceux de Mayrhofer, Recklinghausen, Waldeyer, Orth, Heiberg, Birsch-Hirschfeld, Spillmann, Kœhrer, Haussmann, Hügh Miller etc... Mais c'est à Pasteur que l'on doit les recherches les plus importantes sur cette question. D'après lui, les germes morbides de l'infection puerpérale peuvent être séparés en deux grandes catégories:

1o Bactéries cylindriques septiques (septicémie rapide) ;

2o Microcoques sous forme de chapelets (septicémie atténuée), sous forme de couples (suppuration), sous forme de points.

D'après une communication toute récente de M. Widal à l'Académie de médecine, l'agent pathogène de l'infection puerpérale est identique à celui de l'érysipèle. (*Note du traducteur*).

(2) HEMMER. *Experimentelle Studien* etc, 1866.

(3) SCHOELLER. *Experimentelle Beiträge*. 1875.

des lapines grosses que l'on infectait artificiellement au moyen de substances septiques, avortaient toujours, et que la plupart des petits étaient mort-nés ou mouraient au bout de peu de temps.

L'ophthalmie des nouveau-nés (1) ou la conjonctivité blenn-norrhoïque, qui se développe quelquefois le troisième jour après la naissance, et presque toujours entre les 6 et 8 premiers jours, est souvent produite par le mucus vaginal blenn-norrhoïque, pendant que la tête de l'enfant passe par les voies génitales, ou bien elle est apportée par les mains des gardes, au moyen des éponges et des morceaux de toile, quand ces objets sont déjà infectés par la sécrétion blennorrhoïque d'enfants ayant mal aux yeux.

B. MALADIES INFECTIEUSES DES ENFANTS DU PREMIER AGE.

*a. Érysipèle vaccinal* (2). Tantôt il se produit avant l'apparition des vésicules de vaccine, d'autres fois il en procède, quelquefois aussi il est issu des pustules en voie de guérison. Cet érysipèle primitif qui se développe, avant que les vésicules n'apparaissent, sur les piqûres ou sur les incisions, se produit toujours, d'après Bohn (3), quand on vaccine avec de la lymphe impure, ou avec des instruments malpropres. L'érysipèle secondaire, d'après lui, est surtout un renforcement de l'inflammation normale, et est presque toujours produit par l'irritation mécanique de la peau, tandis que l'érysipèle qui procède de la pustule en voie de guérison, après l'évolution du processus vaccinal spécifique, aurait la même cause

---

(1) Cons. FUCHS ET FIEUZAL. *Causes et prévention de la cécité*. Paris 1885.

RIVIERE. *Etude clinique sur l'ophtalmie purulente des nouveau-nés*. Paris 1887.

(2) FEULEISEN (*die Aetiologie d. Erysep*. 1883. Berlin. — *Deutsche Zeitschr. f. Chirurgie*, t. XVI, 1882. — Ueber den Erysipelas Pilz, *Würzburger med. Gessel*, août 1885) a démontré par la méthode de culture et par l'inoculation à l'homme que le streptococcus erysipelatas qu'il a décrit le premier, est bien l'agent spécifique de l'érysipèle. (*Note du traducteur*).

(3) BOHN, *Handbuch der vaccination*, 1875, p. 311.

que l'érysipèle traumatique ordinaire. Je ne sais pas si l'on peut adopter cette interprétation telle quelle ; pendant l'été de 1866, j'ai vu dans un village une série d'enfants qui avaient été vaccinés par le même médecin, au moyen de vaccin provenant du même enfant ; ils furent tous atteints d'érysipèle vaccinal ; chez quelques uns d'entre eux, la maladie se développa le 2ᵉ jour après la vaccination ; chez d'autres, le 4ᵉ ou le 8ᵉ jour après cette opération. Ce résultat ne plaide pas en faveur de l'hypothèse de Bohn ; cependant je ne veux pas la combattre, car je ne possède pas d'observations personnelles assez nombreuses.

*b. Les autres érysipèles* de l'enfant ont les mêmes causes que les érysipèles de l'adulte.

*c. Diphthérie.* La nature et l'étiologie de la diphthérie sont encore obscures, quoiqu'elles aient fait l'objet d'un nombre très considérable de travaux (1). Nous ne savons pas si la cause de la maladie, est, ou non, un agent pathogène animé ; les auteurs ne sont pas non plus d'accord sur la question de savoir si le poison de la maladie infecte d'abord le sang et se localise sur la muqueuse, ou bien si la maladie commence par la muqueuse pour arriver ensuite aux liquides de l'économie.

(1) Malgré de nombreux travaux, nous ne connaissons pas encore l'agent pathogène de la diphthérie. D'après *Klebs* (*Arch. f. exper. Pathol./*, il existerait deux espèces de microorganismes pouvant produire la diphthérie : les uns, des microcoques en chaînettes, qu'on rencontre surtout dans la diphthérie scarlatineuse, les autres, des bâtonnets rappelant par leur volume et leur aspect le bacille de la tuberculose.

Lœffler (*Mittheil aus. d. k. Gesund heitsamt,* 2ᵉ vol. Berlin, 1884) admet l'existence de ces deux organismes ; l'un microcoque en chaînettes, l'autre bacille qu'il appelle le bacille de Klebs. Les premiers seraient accidentels, les seconds les véritables agents de la diphthérie.

Emmerich (*Deutsche m. Wochenschr.* 1884. p. 14 et *C. rendu et mémoires du Vᵉ Congrès intern. d'hygiène* à la Haye, 1874, p. 247) croit également avoir trouvé l'agent causal de la diphthérie. Il consisterait en bâtonnets courts, massifs, qui sont deux fois plus courts que larges. (*Note du traducteur*).

Comme ce sont surtout les faits qui nous intéressent, je ne discuterai pas ces questions, quelque importantes qu'elles soient. Ce qui est certain, tout d'abord, c'est que la maladie se développe sur place et qu'elle se transmet par infection. L'insalubrité des habitations et l'impureté du sous-sol paraissent contribuer essentiellement au développement autochthone de la diphthérie.

La statistique des villes anglaises montre du moins que, partout où l'on a pris les mesures nécessaires pour assainir les habitations, pour dessécher le sous-sol et le maintenir en état de propreté, il y a eu une notable diminution des cas mortels de diphthérie.

Les comptes-rendus annuels des grandes villes de l'Amérique du Nord nous fournissent le même renseignement. De plus, on peut considérer comme certain que la maladie en question apparaît bien plus fréquemment dans les locaux renfermés, humides, que dans les locaux salubres, clairs, aérés. J'ai pu me procurer des renseignements exacts sur 209 cas de maladie ; ces cas étaient ainsi répartis :

37 dans des sous-sols ;

77 dans des rez-de-chaussée, sur lesquels il y en avait 20 donnant sur la cour, et 27 présentant diverses causes évidentes d'insalubrité.

La prédominance de la diphthérie dans les sous-sols a du reste été constatée presque partout où l'on a dressé des statistiques avec soin.

Les auteurs anglais soutiennent énergiquement que la maladie peut se développer par *inhalation de gaz putrides*, provenant spécialement des fosses d'aisances et des égouts. Ils n'ont pas réussi jusqu'à présent à fournir la preuve de l'exactitude de cette opinion. Il ne nous est pas permis cependant de dédaigner leurs nombreuses observations. J'y suis d'autant moins disposé que, d'après une récente observation d'une épidémie de diphthérie dans une maison, il me paraît très vraisemblable qu'il y a relation de cause à effet entre les émanations putrides et cette maladie.

Cette épidémie se produisit, en 1879, dans la famille du capitaine K., habitant Rostock ; la diphthérie atteignit la femme, les trois enfants, les deux bonnes successivement, et simultanément le plus jeune enfant 5 fois, la femme 2 fois.

L'épidémie débuta par la femme et le plus jeune enfant, alors âgé de 5 mois ; ils couchaient tous contre un mur qui était tout imbibé des infiltrations provenant du tuyau de chûte d'un cabinet d'aisances situé à l'étage le plus élevé de la maison.. A la suite de plusieurs retours de l'épidémie, on se livra à des investigations qui firent constater que le tuyau n'était pas étanche ; d'autre part, le mur était en briques ; les infiltrations se faisaient donc facilement. Cette famille si éprouvée quitta la maison, au mois de mai ; depuis lors, elle est restée complètement indemne.

D'après les recherches que j'ai faites, la diphthérie n'avait pas été importée dans cette maison. On a nié souvent, je le sais, qu'il y ait une relation de cause à effet entre l'impureté du sol, l'insalubrité des logements et la production de la maladie.

Récemment encore Geissler, au cours de ses investigations relatives aux épidémies de diphthérie de la Saxe a exprimé cette opinion. C'est pourquoi j'ai pensé que l'observation que je viens de rapporter n'était pas sans valeur, car elle prouve bien nettement qu'il y a eu production de la maladie, sur place, par l'effet d'une cause locale.

La transmission de la maladie s'opère d'abord par l'air, mais point à de très grandes distances, puis par les mucosités expectorées, par les fausses membranes, par le contact direct des malades (baisers), par l'emploi d'objets infectés, tels que : vêtements, lits, peut-être aussi par de tierces personnes : gardes, médecins etc. On affirme en outre qu'il y a transmission possible par le lait et d'autres aliments qui ont absorbé le poison dans la chambre des diphthéritiques ou autrement. Ce qu'il importe de ne pas méconnaître, c'est que des cas de maladie légers peuvent par transmission en provoquer de graves.

Le poison, d'après tout ce que nous savons, possède une *grande vitalité*, c'est-à-dire qu'il reste longtemps, attaché pour ainsi dire aux objets, sans perdre son activité. On sait en particulier que souvent les logements dans lesquels il y a eu un diphthéritique restent dangereux très longtemps. Le cas suivant peut confirmer cette observation.

Dans une maison parfaitement isolée sur une hauteur près de la ville de Hameln, on recevait, pendant l'été, des pensionnaires du dehors ; l'un deux, un garçon de dix ans, fut atteint d'une diphthérie très grave, vingt-quatre heures après son arrivée. Il avait donc apporté le germe de sa maladie ; seulement l'éclosion avait eu lieu dans cette maison où il n'y avait jamais eu de diphthérie, aussi loin que l'on pût remonter.

Lorsque le malade fut guéri, on nettoya la chambre, on l'aéra durant plusieurs jours et plusieurs nuits sans discontinuer, mais on ne la désinfecta pas davantage. Quatorze jours après le départ de ce garçon, le propriétaire de la maison logea ses propres enfants dans cette chambre ; trois jours plus tard, deux de ces enfants tombèrent malades de la diphthérie et l'un d'eux mourut.

Un cas publié récemment dans le *Brit. med. Journal* (Juin, 1879), prouve que le poison conserve longtemps son activité dans les cadavres. Une famille du sud de la Russie avait, quatre ans auparavant, perdu un garçon. Pendant ce temps, on avait fait construire un tombeau de famille. Le père de famille fit ouvrir le cercueil avant de l'y transporter et examina le cadavre avec cinq de ses enfants. Le lendemain tous ces enfants étaient atteints de la diphthérie; l'un deux en mourut.

Les enfants ont une prédisposition particulière pour la diphthérie. Thursfield (1), a recueilli 10.000 cas, et il a trouvé qu'ils se distribuaient ainsi :

```
 9 0/0 chez les enfants au-dessous de 1 an,
45   »        —        de 2 à   5 ans,
26   »        —           6 à  10  »
 9   »        —          11 à  15  »
 5   »   chez les personnes de 16 à   25  »
 6   »        —        plus de   25  »
```

*d. Méningite cérébro-spinale épidémique.* — Il s'en faut aussi que l'on connaisse avec exactitude les causes de cette maladie (2). Elle est *infectieuse*, puisqu'elle se manifeste presque toujours sous forme d'épidémies, qu'elle est contagieuse, qu'elle est accompagnée d'une tuméfaction de la rate et enfin qu'elle se termine souvent par une mort rapide.

La méningite cérébro-spinale paraît n'être pas indépendante de la *saison*, car elle se produit principalement en hiver; elle s'arrête ordinairement pendant les mois de chaleur et on ne l'observe pas dans la zône torride. En Suède, où les épidémies de méningite cérébro-spinale ont été très nombreuses, ces épidémies disparaissaient régulièrement en été pour repa-

---

(1) JACOBI, *Treatise on diphtheria*, 1880, p. 30.
(2) LEYDEN (*Centrabl. f. Klin. Medic.* 1883, n° 10 et plus récemment, LEICHTENSTERN, *Deutsche med. Wochenschr.*, 1885, n°s 23-31), ont trouvé des microcoques dans l'exsudat purulent de la dure-mère. Ils étaient en partie renfermés dans les globules, en partie libres en dehors de ceux-ci. (*Note du traducteur*,.

raître en hiver. Bondin et Tourdes en disent autant pour certaines régions françaises et pour l'Amérique du Nord (1).

La nature du sol, vraisemblablement, n'est pas non plus sans influence sur la production et la propagation de la méningite cérébro-spinale. Ainsi le D$^r$ Moreau Morris, dans son rapport (6 *Report of the metropolitan board of health of the state of Nevv-York*) dit que toutes les rues et toutes les maisons par lesquelles l'épidémie a débuté en 1872, étaient situées sur des terrains *marécageux, insalubres*, qui avaient été remblayés artificiellement au moyen de gravois et de détritus de matières organiques. Sans doute, ce qui a contribué beaucoup à la propagation de la maladie, c'est que les rigoles étaient mal balayées et qu'il y avait des vices de construction dans les conduites allant des maisons aux égouts.

L'épidémie d'Aigues-Mortes (2) se produisit après une grande inondation ; de même pour Avignon. A Nauplie, épidémie dans un quartier de pêcheurs, humide, près du port ; à Brest, dans une caserne bâtie sur un sol humide (3).

Mais d'autre part il s'est produit des épidémies dans des terrains secs, non marécageux, de sorte qu'on ne peut pas répondre encore définitivement au sujet de la question de l'influence du sol.

Il semble que l'entassement des hommes et l'accumulation de matières putrescibles ne soient pas sans influence. La maladie, du moins, est d'une fréquence bien plus grande dans les logements trop encombrés, dans les casernes, dans les orphelinats, dans les établissements d'éducation.

En réalité, il ne manque pas d'observations prouvant que

(1) Voir EMMINGHAUS. Mening, cerebrospin. épid. in *Gerhardt's Handbuch der Kinderkrankheiten*, 1877, t. II.

(2) SCHILLIZZI, *Relation historique de la méningite cérébro-spinale épidémique qui a régné à Aigues-Mortes*, 1842.

(3) EMMINGHAUS, *loco citato*, p. 476.

la méningite cérébro-spinale peut aussi se développer indépendamment des circonstances qui viennent d'être mentionnées. Ainsi une épidémie qui eut lieu à Bromberg et une autre qui se produisit en Thuringe frappèrent uniformément toutes les classes de la population ; celle du Jutland (de 1873 à 1874) s'adressa même de préférence aux classes les plus aisées, habitant des logements tenus avec propreté (1).

Certaines personnes nient la contagiosité, mais presque tout le monde l'affirme, et il semble que ce soit avec raison. Les observations de Hirsch (2) paraissent démontrer que les vêtements, les lits et les autres objets avec lesquels le malade a été en contact peuvent servir de véhicules au poison. Il semble que les cadavres, mais non les évacuations intestinales, présentent un danger spécial (3).

Il y a prédisposition individuelle pour les enfants et surtout pour ceux qui n'ont pas encore atteint leur septième année ; cette prédisposition a été constatée par Rummel, Schweitzer, Niemeyer, Mende et Smith. La maladie atteint rarement les nourrissons. Les personnes qui ont résisté une première fois à cette maladie paraissent être dès lors indemnes.

E. — *Exanthèmes aigus.* — *Variole.* — *Scarlatine.* — *Rougeole et roséole.* — *Varicelle.* — D'après les idées modernes, ces maladies proviennent aussi d'organismes infiniment petits, et l'on ne peut nier que cette théorie ne soit à même d'expliquer la plupart des énigmes que présentent l'évolution et les symptômes des exanthèmes aigus. Néanmoins la science est encore loin d'avoir démontré par des faits le parasitisme de toutes ces affections (4).

---

(1) EMMINGHAUS, *loco citato*, p. 476 à 477.
(2) HIRSCH, *Die Meningitis cerebro-spinalis epid.* Berlin, 1866.
(3) EMMINGHAUS *loco citato*, p. 476 à 477.
(4) COHN (*Virchow's Archiv.* 1872. T. 55), WEIGERT (*An. Beitræge z. Lehre v. dent Gocken*, 1874), CORNIL et BABÈS (*Société méd. des Hopit.*, 1883, 10 août) et d'autres ont

Tous les cas de maladie de ce genre se produisent par
transmission ; nous ne connaissons du moins aucun autre
genre de propagation ; et, si l'on dit çà et là qu'ils sont issus
de telle ou telle cause sur place, nous devons affirmer que
l'on n'a apporté aucun fait qui démontre une telle assertion.

La propagation s'effectue généralement par l'intermédiaire
des malades eux mêmes. L'air qui les entoure absorbe le
poison et le porte plus loin. Son action infectieuse est d'autant plus énergique qu'il est plus chargé de matière pathogène. Celle-ci adhère également aux vêtements, aux lits, aux
meubles, aux objets usuels, peut-être aux aliments qui peuvent tous servir à la transmission. Des personnes saines, qui
sont restées dans l'air entourant les malades, peuvent même
emporter le poison avec elles et le transmettre à d'autres personnes.

Le lieu d'absorption est presque toujours *la muqueuse des
organes respiratoires* ; peut-être, dans quelques cas, celle
des voies digestives, s'il est démontré que le lait et d'autres
aliments sont capables de transmettre les exanthèmes. Il
parait très douteux que l'épiderme absorbe le poison, à moins
qu'on ne l'inocule.

Bien que ces maladies, autant que nous sachions, se propagent exclusivement par contagion, il n'est pas douteux

trouvé des microcoques dans les pustules et les organes internes des varioleux. Les
tentatives de culture sont demeurées sans résultat.

CAZE et FELTZ (*Mal. infectieuses*, 1872) ont trouvé des microbes dans le sang
des scarlatineux. POHL-PINCUS (*Centrabl. f. die med. Wissensch*, 1883) en a décrit
aussi dans les cellules de l'épiderme, durant le stade de la desquamation. D'autres
auteurs ont vu des microcoques analogues dans les crachats et les tissus ulcérés de
la gorge. Mais ces recherches ne sont pas suffisantes pour permettre d'établir la si-
gnification de ces germes.

Hallier avait décrit dans la rougeole des corpuscules ronds. Babès a trouvé des
microbes arrondis, ou diplococci aplatis, du volume de $0\,\mu$, 5 à $1\,\mu$. On rencontre
les mêmes micro-organismes dans les alvéoles pulmonaires, dans les espaces inter-
lobulaires et dans les vaisseaux lymphatiques des cloisons alvéolaires. (*Note du traducteur*).

qu'elles ne subissent l'influence de circonstances extérieures, les unes accélératrices, les autres retardatrices. Nous le reconnaissons nettement à la manière dont les exanthèmes aigus se comportent dans les grandes villes. Ils y sont complètement endémiques, c'est-à-dire qu'il survient toujours des cas isolés, mais de temps en temps ces cas deviennent assez nombreux pour constituer une épidémie étendue. Il faut, pour qu'il y ait épidémie, que- des facteurs favorables entrent en jeu.

Quels sont-ils ? on ne le sait pas exactement ; mais il semble que la saison froide exerce une influence accélératrice. Ce qui est important, en outre, c'est la question de savoir s'il y a quelque part une grande quantité d'individus capables de recevoir le poison en question. Quant aux causes pour lesquelles une épidémie est maligne ou bénigne, elles ne sont pas non plus élucidées complètement.

La durée de l'incubation est de :

|  |  |  |  |
|---|---|---|---|
| 10 à 13 | jours dans la | variole, |
| 13 à 14 | — | rougeole, |
| 10 | — | fièvre scarlatine, |
| 13 | — | varicelle, |
| 14 à 20 | — | roséole. |

f. *Coqueluche*. — Autrefois on regardait la coqueluche, tantôt comme un *catarrhe simple*, tantôt comme une *combinaison de catarrhe* et de *symptômes nerveux*, tantôt comme une pure *névrose* ; maintenant on pense généralement que c'est une maladie infectieuse se localisant sur des parties déterminées de la muqueuse des voies respiratoires, et que cette maladie a pour cause un contage spécifique.

Beaucoup de personnes estiment qu'il est démontré que le contage est animé. Letzerich (1) a trouvé dans le crachat

(1) LETZERICH, in *Virchow's Archiv.*, t. XLIX, p. 57 et 60.

un champignon spécifique qui, d'après lui, produirait les symptômes de la maladie en recouvrant les plis de l'épiglotte, du
larynx et de la trachée. Poulet (1) a constaté, dans l'air exhalé
par les malades atteints de coqueluche et dans leurs crachats
deux formes de champignons ; il les considère comme les
causes de la maladie. Tschamer (2) a émis l'idée que la véritable cause est un champignon qui pullule sur les pommes et
les oranges.

Quoi qu'il en soit, il est certain que le poison en question
se trouve dans les mucosités des voies respiratoires et dans
l'air qui entoure le malade. Letzerich a du reste montré que
l'on peut déterminer des accès de coqueluche chez les lapins
en transportant des mucosités provenant d'un individu atteint
de coqueluche sur la muqueuse de leur larynx. Ainsi s'explique que la maladie puisse être transmise aussi par des
objets auxquels les mucosités peuvent adhérer tels que mouchoirs, serviettes, vêtements.

La *contagiosité* persiste vraisemblablement depuis le commencement du catarrhe jusqu'au commencement de la dernière période . La coqueluche est rarement sporadique ,
généralement épidémique ; elle est devenue endémique dans
les grandes villes.

On ne peut prouver que les épidémies reparaissent régulièrement. Elles prédominent surtout pendant l'hiver et le printemps ; elles coïncident très souvent avec des épidémies de
rougeole ; quelquefois elles les précèdent, d'autres fois elles
les suivent.

L'aptitude des enfants à contracter la maladie dépend de
l'âge, du sexe et de la constitution. Les enfants jusqu'à la 5e
ou la 6e année sont frappés de préférence, les filles plus que

(1) POULET, *Presse médicale belge*, 1867, 51.
(2) TSCHAMER, *Jahrb. f. Kinderheilkunde*, t. X, p. 1.

les garçons, les enfants débiles et maladifs, surtout les enfants scrofuleux plus que ceux qui sont en parfaite santé.
Les complications graves apparaissent surtout chez les enfants
débiles et chez ceux que l'on tient dans des chambres mal
aérées où l'air est lourd et humide.

*g. Typhus et diarrhée. — Choléra.* — L'étiologie de ces
affections dans l'enfance ne diffère pas de ce qu'on connaît
dans la pathologie de l'adulte.

*h. Ophtalmie granuleuse.* — Cette maladie peut procéder de
catarrhes simples, par des irritations agissant chroniquement,
qu'elles soient de nature chimique, ou mécanique ou physique. Mais elle se produit principalement par contagion. Le
poison de la maladie est lié à la sécrétion des yeux malades,
et il agit d'autant plus sûrement que cette inflammation a été
plus intense.

L'ophtalmie granuleuse peut se transmettre aussi par les
mouchoirs, les serviettes. Certaines personnes nient la contagion par l'air ; il semble cependant qu'elle ait lieu ; le congrès
ophthalmologique de Bruxelles a même déclaré que c'était le
mode de propagation le plus ordinaire.

Les logements trop pleins, mal aérés, tenus sans propreté
sont du reste des milieux éminemment favorables à la propagation. Les écoles et les établissements où l'on garde les
petits enfants sont les foyers d'où sortent la plupart des cas.

**5. Maladies du système nerveux.** — La richesse du sang
dans le système nerveux, l'augmentation de l'activité avec
laquelle le sang remplit ses fonctions d'assimilation et de
désassimilation, mais surtout l'augmentation de l'irritabilité
réflexe prédisposent l'enfant aux maladies du système nerveux. Cette prédisposition est souvent augmentée par une
influence héréditaire (le fait de descendre de parents nerveux, cérébraux, psychiques, ivrognes), mais elle ne l'est

pas moins par une excitation trop précoce et trop forte de
l'esprit, par une réaction violente et subite d'impressions
des sens, par des émotions psychiques, par une excitation
précoce des passions sexuelles (onanisme), par l'influence
débilitante des maladies graves, d'une alimentation défectueuse.

La cause directe est très fréquemment l'excitation des
nerfs périphériques, surtout de ceux des voies digestives ;
l'éclampsie des enfants, dans 90 cas sur 100, est produite
par une circonstance de ce genre, ingestion de masses difficilement digestibles, surcharge de l'estomac.

Il y a encore d'autres causes : irritation des organes centraux par des matières infectieuses (convulsions du début
de la fièvre scarlatine, etc.), action de substances toxiques
(convulsions produites par le jus de pavots, l'alcool, etc.),
lésions mécaniques (pressions sur l'occiput mou des rachitiques, coups, chutes sur la tête), irritation thermique (inso-
lation, coiffure trop chaude).

*Le trismus des nouveau-nés* est une névrose qui survient
presque toujours immédiatement après la chute du cordon
ombilical. On n'a pas encore pu en déterminer la cause avec
certitude. Il est vraisemblablement traumatique très souvent ;
il n'y a du moins aucune raison de douter que la torsion
du cordon, la brutalité de cette opération ne puisse, en excitant les nerfs, provoquer cette maladie. Dans d'autres cas
elle peut être provoquée par une irritation de nature thermique : l'air froid, un bain froid, un bain trop chaud.

Une observation faite à Elbing semble prouver qu'un bain
trop chaud est capable de produire le trismus : plusieurs
centaines de nouveau-nés moururent dans la clientèle d'une
seule sage-femme, sans que l'on pût découvrir d'autre circonstance étiologique.

Il semble enfin que *l'impureté de l'air* et des *langes* exerce une certaine influence sur la production du trismus. On attribue à cette cause la prédominance du trismus en Islande. On a constaté d'une façon certaine qu'à la maison d'accouchements de Dublin, cette maladie atteignait autrefois 1/6 de tous les enfants, mais que, depuis que la ventilation est meilleure et la propreté plus grande, le trismus n'atteint plus que 1/60 des enfants.

**6. Psychoses.** — L'influence héréditaire doit être considérée comme le plus important des facteurs qui déterminent les psychoses. On la constate dans près de la moitié de tous les cas qui se présentent chez les enfants, soit que les parents, le père ou la mère, aient été atteints d'une maladie psychique ou nerveuse, soit qu'ils aient été ivrognes. On y prédispose les enfants par la méthode d'éducation, en les amollissant et en les dorlotant, en éveillant trop tôt et dans une trop grande mesure l'orgueil, la vanité, en les soumettant à une intimidation prolongée et en les punissant trop rigoureusement; les enfants y sont en outre prédisposés par l'affaiblissement que de graves maladies, la fièvre typhoïde, par exemple, laissent dans l'organisme, par une excitation sexuelle trop précoce (onanisme), par le développement sexuel (époque de la puberté), enfin par un exercice trop exclusif des facultés psychiques, les facultés physiques étant d'autre part négligées.

Il y a encore d'autres causes : une peur violente, et en général des émotions violentes, une tension intellectuelle trop forte (le travail des examens scolaires par exemple), enfin les maladies cérébrales, les blessures à la tête, les douleurs vives et persistantes à la peau ou de l'oreille (psychose réflexe).

**7. Maladies des organes des sens.** — Les causes de *cécité* qui nous intéressent sont :

13

L'amaurose congénitale, qui de même que l'albinisme, se rencontre souvent chez les enfants issus de mariages entre consanguins.

Selon Bewiss (1), dans les diverses institutions d'aveugles de l'Amérique du Nord, 5 0/0 des aveugles sont issus de semblables mariages ;

L'ophtalmie des nouveau-nés (d'après le rapport au deuxième congrès des cécitistes) produit la cécité plus souvent que ne le fait toute autre affection. Elle a été la cause de la cécité dans une proportion de :

à l'établissement Barby . . . . . . . . . . . . . 25 0/0
à Berlin (de 1865 à 1875). . . . . . . . . . . . 21 0/0
à Hanovre. . . . . . . . . . , . . . . . . . . . . . 23 0/0
à Leipzig. . . . . . . . . . . . . . . . . . . . . . 30 0/0
à Lemberg . . . . . . . . . . . . . . . . . . . . 60 0/0
Chez les aveugles, du district gouvernemental de
    Potsdam . . . . . . . . . . . . . . . . . . . . 10 0/0

Autres causes :

L'inflammation trachomateuse de la cornée, très fréquente chez les enfants plus âgés ;

L'inflammation varioleuse et morbilleuse de la cornée ;

L'inflammation scrofuleuse de la cornée ;

Une action traumatique.

(J'ai vu trois enfants de 3 à 4 ans qui s'étaient éborgnés avec une fourchette).

L'inflammation granuleuse des yeux. J'en ai indiqué les causes plus haut.

Pour l'étiologie de la myopie, voir plus loin, chapitre : Hygiène scolaire.

Quant aux causes de la surdi-mutité, il faut d'abord rappeler qu'elle est ou congénitale ou acquise.

Les mariages entre sourds-muets ne produisent que très

(1) BEWISS, *North. amer. med. chir. Review*, 1857.

rarement des enfants sourds-muets ; mais les mariages entre
consanguins en fournissent un grand nombre. Sur 1623
sourds-muets de la province de Poméranie, il n'y en avait
pas moins de 105, c'est-à-dire 6,5 0/0, qui étaient issus de
semblables mariages ; Bewiss, que je viens de citer, rapporte
que 10 0/0 de tous les sourds-muets qui se trouvent dans les
établissements spéciaux de l'Amérique du Nord proviennent
de mariages entre consanguins.

La surdi-mutité s'acquiert généralement par des maladies
cérébrales, spécialement la méningite simple et la méningite
cérébro-spinale épidémique. Celle-ci a été la cause de cette
affection chez 282 sourds-muets sur les 1623 qu'il y avait en
Poméranie et dont je viens de parler. (Une épidémie de méningite s'était répandue sur un rayon très étendu dans cette
province, de 1864 à 1865.) La surdi-mutité se produit aussi
à la suite de la fièvre typhoïde, de la scarlatine, de la rougeole,
des maladies et des blessures de l'oreille, chez les enfants
jusqu'à la 10e année.

Pour 79 sourds-muets, dont Falk (1) a recueilli les antécédents, voici quelles étaient les causes de cette infirmité :

Méningite. . . . . . . . . . . . . . . . . dans 14 cas.
Méningite cérébro-spinale épidémique. . . . . 8 —
Fièvre typhoïde. . . . . . . . . . . . . . . . 8 —
Maladie spontanée de l'oreille. . . . . . . . . 8 —
Scarlatine. . . . . . . . . . . . . . . . . . .12 —
Rougeole. . . . . . . . . . . . . . . . . . . 7 —

et convulsions, blessures à la tête, miliaire, hydrocéphalie, chute dans
l'eau, dans les autres cas.

Voici l'époque à laquelle la maladie s'était développée :

Chez 10 malades, dans la seconde moitié de la 1re année
— 11 — 2e année
— 21 — 3e —
— 1 — 4e —

(1) FALK. in Archiv. f. Psychiatrie, 1872, p. 407.

Chez  6 malades, dans la 5e année
 — 9  —  6e —
 — 3  —  7e —
 — 2  —  8e —
 — 1  —  10e —

**8. — Maladies constitutionnelles.** — *Scrofule.* Il y a peu
de maladies sur la transmission héréditaire desquelles nous
possédions aussi peu de documents que sur la scrofule.
Quelques médecins, à vrai dire, pensent que l'on hérite, non
de la maladie, mais d'une faiblesse physique qui est une des
conditions pour que la maladie puisse se produire. Pour un
grand nombre de cas, cette hypothèse peut être exacte, mais
pour d'autres, elle a quelque chose de forcé, car il y a beaucoup d'enfants qui sont devenus scrofuleux, même dans les
conditions les plus favorables qu'on put imaginer. Les parents
qui transmettent la maladie sont ceux qui étaient scrofuleux
et qui n'ont pas été guéris, ou qui sont devenus tuberculeux
plus tard (Gerhardt).

On affirme aussi que la scrofule se déclare facilement chez
les enfants de parents qui ont été atteints de syphilis constitutionnelle et qui n'ont pas été complètement guéris ainsi
que chez les enfants issus de mariages entre consanguins.

Il est inexact que cette maladie soit toujours héréditaire ;
elle peut certainement s'acquérir sans prédisposition héréditaire :

1° Par la persistance d'une alimentation défectueuse, surtout d'une alimentation qui contient trop tôt des amylacés
(bouillie, pommes de terres, pain de gruau) et qui en contient
trop.

2° *Par le séjour dans des logements insalubres*; la malpropreté des logements, leur humidité, le trop grand nombre
d'habitants pressés les uns sur les autres, la mauvaise ventilation et le manque de lumière naturelle favorisent à un haut

degré la production de la scrofule. Il n'est guère nécessaire d'apporter des preuves ; la meilleure est celle que fournissent les établissements insalubres, spécialement les *Workhouses* d'Angleterre, où la nourriture est loin d'être mauvaise, mais où l'hygiène des locaux destinés à recevoir les enfants laisse beaucoup à désirer ; la scrofule y règne largement.

3° *Par l'insuffisance des soins de la peau.* — De même que la saleté des maisons, la saleté de la peau et celle des vêtements favorisent la production de la maladie. — Ces trois conditions réunies déterminent la grande prédominance de la scrofule dans les couches inférieures de la société.

4° *Par suite de maladies débilitantes.* — Telles que diarrhées chroniques, rougeole, coqueluche. On sait depuis longtemps, d'une façon certaine, que ces deux dernières affections sont assez souvent suivies de scrofule, même chez des enfants en bonne santé auparavant et issus de parents qui n'étaient ni scrofuleux, ni tuberculeux.

On a affirmé ça et là que la scrofule peut se transmettre par la vaccination, mais on ne l'a jamais démontré, on n'a même pas établi que ce fût vraisemblable.

*Tuberculose.* Ce que je viens de dire au sujet de la scrofule peut s'appliquer à peu près aux causes de la tuberculose. Il n'est pas douteux qu'elle ne soit héréditaire. Les parents scrofuleux et tuberculeux la transmettent ; mais dans un grand nombre de cas, elle s'acquiert. Voici les circonstances qui peuvent en déterminer la production :

1° *Le mode d'alimentation.* — Le lait de nourrices tuberculeuses et très vraisemblablement aussi le lait non bouilli de vaches atteintes de phthisie, peuvent transmettre la maladie aux nourrissons (voir ce que je dis plus loin à ce sujet, dans le chapitre : alimentation de l'enfant). L'insuffisance de l'alimentation prédispose à la turberculose en ce sens qu'elle amène un état où il y a moins de force de résistance au développement de cette maladie ;

2° *Le séjour prolongé dans des locaux insalubres, mal aérés, pleins de poussière, humides.* — Il en résulte non seulement un état, comme le précédent, où il y a moins de force de résistance, mais de plus, des catarrhes des organes respiratoires, catarrhes qui deviennent facilement chroniques et aboutissent à la tuberculose. Cela est prouvé par les données statistiques, notamment celles qui ont été communiquées par Hirsch, (1) et Boudin (2) ;

3° *Des maladies antérieures.* — Particulièrement la coqueluche, la rougeole, la scrofule ; peut-être aussi suffit-il d'une simple inflammation non scrofuleuse des glandes lymphatiques, cette inflammation ayant laissé après elle un foyer caséeux.

Epstein (3) a récemment démontré la grande fréquence des tuberculoses acquises dès l'enfance. D'après lui, l'autopsie des enfants a, dans un grand nombre de cas, révélé la tuberculose, sans que rien dans les antécédents scrupuleusement recueillis, ait pu mettre sur la voie d'une prédisposition héréditaire. Le siège le plus fréquent de la maladie était la muqueuse intestinale ; ce fait et la constatation de la tuberculose chez un certain nombre de nourrices de ces enfants, indiquent que le virus avait été transmis par le lait. Epstein rappelle, à ce propos, le cas singulier observé par Reich, dans lequel eut lieu un autre mode de transmission. Un enfant auquel une sage-femme très tuberculeuse avait insufflé de l'air, après sa naissance, fut bientôt atteint de méningite tuberculeuse. Comme cette maladie est excessivement rare à

(1) Hirsch, *Handbuch der historisch, geographischen Pathologie*, t. II, p. 85.
(2) Boudin, *Traité de géographie et de statistique médicales*, 1857.
(3) Epstein, Ueber Tuberculose im Sœuglingsalter, in *Prager Vierteljarsschr*. 1879, p. 103.

un âge si tendre, on a le droit d'admettre qu'elle avait été transmise.

Enfin, l'auteur de ce travail a observé, il y a bon nombre d'années, et Oehme, plus tard a fait la même remarque, que pendant l'enfance, l'érythème noueux suit assez souvent la tuberculose (1). Il semble qu'il y ait ici une relation intime ; cependant il se peut aussi que les deux maladies n'aient qu'un point de commun, c'est qu'elles se développent de préférence chez les individus anémiques, débiles, mal nourris.

*Rachitisme.* — L'étiologie du rachitisme n'a pas encore été établie avec la certitude qui serait nécesssaire pour que l'on pût établir une prophylaxie exacte.

Ce qui est certain d'abord, c'est que cette maladie s'acquiert par hérédité et qu'elle est transmise surtout par la mère. On l'a nié; mais à tort ; car il y a des cas où tous les enfants d'une famille deviennent rachitiques, quel que soit leur régime alimentaire. En se renseignant, on apprend que le père ou la mère étaient rachitiques.

J'ai observé ce fait, par exemple, dans la famille d'un négociant très aisé ; ses cinq enfants étaient rachitiques ; l'un d'eux avait été nourri par sa mère ; trois autres avaient été allaités par des nourrices ; le cinquième avait été nourri avec du lait de vache. On ne pouvait pas mettre leur état de santé sur le compte de l'insalubrité du logement.

La mère était florissante de santé, vigoureuse ; depuis sa jeunesse elle s'était toujours bien portée ; mais le père était rachitique au dernier point.

Dans la plupart des cas, la maladie est acquise. Nous la trouvons surtout chez les enfants de la population pauvre, mal nourrie, mal logée, et surtout chez ceux qu'on élève au biberon. On a donc dit que la maladie avait pour causes la

(1) UFFLLMANN, *Archir für klinische Medicin*, 1872-1876.

mauvaise alimentation et l'insalubrité des logements. Mais ce qui paraît avoir une influence essentielle, c'est une alimentation à la fois mauvaise et insuffisante.

D'après les recherches récentes de E. Voit (1), il n'est plus douteux qu'une nourriture, contenant peu de chaux, si l'on en fait usage dès le jeune âge, ne puisse produire le rachitisme. « On peut rendre rachitique », dit-il, « un jeune chien, quel qu'il soit, sans le faire maigrir, en le nourrissant avec des aliments pauvres en chaux ». Chez l'enfant, l'insuffisance de la chaux peut se produire facilement, quand on cesse de le nourrir exclusivement au lait pour lui donner une nourriture mixte, car la farine et le pain blanc sont très pauvres en chaux.

Il est possible que le lait des mères ou des nourrices, et le lait de vache trop étendu, produisent eux-mêmes la maladie, par pauvreté en chaux.

Il semble toutefois que le rachitisme soit déterminé moins souvent par l'insuffisance de la chaux dans les aliments, que par l'insuffisance de résorption des sels de chaux qu'ils contiennent. Ces sels en général ne se digèrent pas bien (on ne digère que 25 0/0 de ceux du lait de vache, et d'après mes calculs (2), 78 0/0 de ceux du lait de femme); ils forment facilement, dans l'intestin, des combinaisons insolubles, surtout avec les acides gras. Tout trouble de la digestion normale diminue la quantité de chaux absorbée. J'ai rapporté un cas, dans lequel les matières fécales (en bouillie très liquide) d'un enfant de onze jours, nourri au sein, contenaient des quantités de chaux extraordinairement considérables; la cendre de la substance sèche en renfermait 35 0/0. A quoi attribuer cette trop grande rapidité de résorption ?

(1) Voit, in *Zeitschrift für Biologie*, XIV, p. 55.
(2) Uffelmann, in *Archiv. für klin Median*, 1881, p. 472.

Peut-être à la trop grande rapidité du passage du bol alimentaire à travers le canal digestif, à l'insuffisance de la sécrétion d'acide chlorhydrique par les glandes de l'estomac, à la trop grande abondance de production d'acides organiques : acides lactique, butyriques, caprique, capronique, etc. Il est vraisemblable que toutes ces causes agissent très sou. vent ensemble.

Déjà à plusieurs reprises on avait indiqué l'insuffisance de sécrétion de l'acide chlorhydrique comme la cause du rachitisme; Seemann (1) a tout récemment repris cette opinion et il a affirmé de la façon la plus positive que cette insuffisance était la seule et véritable cause du rachitisme. Il attribue cette insuffisance, soit à une dyspepsie, soit à la composition de la nourriture ingérée. Il est notoire que la maladie se développe surtout chez les enfants qu'on nourrit avec de la bouillie, ou en général avec des aliments végétaux. C'est que ces aliments contiennent plus de sels de potasse que les autres, mais l'excès de sels de potasse empêche le chlorure de sodium d'être absorbé par le sang, car il se forme par double décomposition du chlorure de potassium et des sels de soude qui s'éliminent avec ce dernier. Les sels de potasse soustraient donc au corps le chlorure de sodium nécessaire pour la formation de l'acide chlorhydrique.

L'augmentation des *acides organiques*, surtout de l'acide lactique, a-t-il bien l'influence qu'on lui attribue, sur le développement du rachitisme? La fréquence de cette maladie chez les enfants nourris avec du lait concentré paraît le prouver, car chez ces nourrissons, l'excédant de sucre qui se trouve dans le lait détermine la formation d'acide lactique.

Les résultats d'études expérimentales semblent également

(1) SEEMANN, in *Virchow's Archiv.* t. XLVII, p. 299.
(2) HOFMEISTER, *Archiv. fur Thierheilkunde.* 1879, p. 243.

conduire à cette conclusion. Ainsi Siedamgrotzky et Hofmeister (2) ont trouvé qu'après ingestion d'acide lactique les sels de chaux étaient dissous et qu'il se manifestait au moins des commencements de rachitisme.

Déjà auparavant Heitzmann (1) avait déterminé le rachitisme chez divers animaux en leur faisant prendre de l'acide lactique. Nous devons tenir compte de ces faits, bien qu'il ne nous soit pas encore possible actuellement d'expliquer comment l'acide lactique provoque la maladie.

Le résultat de certaines expériences dans lesquelles on a produit le rachitisme par ingestion de phosphore n'a pas encore d'importance pratique. On dit que, dans ce cas, le phosphore agit comme excitant sur le périoste, et que l'irritation du périoste détermine les modifications que nous observons dans le rachitisme. Il faudrait, à notre avis, commencer par montrer qu'avec la nourriture on ingère des agents excitants qui agissent comme le phosphore ou que ces agents se développent aux dépens de la nourriture pendant la digestion et ce qu'ils sont.

*Syphilis.* — On rencontre dans l'enfance la syphilis congénitale et la syphilis acquise. La première se produit, mais pas constamment, quand le père de l'enfant était syphilitique au moment de la conception, quand la mère l'était au moment de la conception, ou encore quand elle l'est devenue dans les sept premiers mois qui ont suivi. Si la mère n'était pas syphilitique au moment de la conception, le fœtus syphilitique ne lui communique pas la maladie ; il ne la lui donne pas davantage en prenant le sein. Mais la nourrice qui lui donne le sein peut subir la contagion (2).

(1) Heitzmann, *Wiener med. Presse.* 1873, p. 1035.
(2) Voir : Von Bærensprung, *Die hereditære Syphilis.* 1864 ; — A. Weil, Ueber den gegenwærtigen Stand der Lehre von der Vererbung der Syphilis, in *Volkmann's*

L'enfant acquiert la syphilis par la transmission du virus
provenant des chancres syphilitiques : en traversant les parties génitales, en tétant une nourrice dont les mamelons présentent des ulcères syphilitiques, en recevant les baisers d'une
personne dont les lèvres ou la bouche ont de semblables ulcères ; il acquiert aussi la syphilis par une inoculation provenant de ses parents (voir plus loin) ; enfin à un âge plus avancé,
il peut l'acquérir par certains attouchements de syphilitiques.
J'examinerai plus loin en détail la question de savoir si le
lait de nourrice syphilitique peut transmettre la maladie.

**9. Maladies de l'appareil locomoteur.** — Les maladies
du système osseux sont quelquefois congénitales, mais généralement elles dérivent des maladies dont je viens de parler :
syphilis, scrofule, tuberculose et rachitisme. Ces dernières
déterminent des déviations, des suppurations. Ces maladies
ont parfois une autre cause : on fait porter des fardeaux trop
lourds à des enfants trop jeunes. Certaines attitudes prolon-
gées ont parfois le même effet. C'est ainsi que se produisent
les déviations du tibia et du fémur, le genu valgum, la scoliose. Une cause assez fréquente enfin, ce sont les traumatismes.

Le fonctionnement défectueux de l'appareil musculaire
résulte souvent de son très faible développement, qui lui-
même a pour cause la faiblesse générale de l'organisme,
l'anémie constitutionnelle, la mauvaise alimentation, mais
aussi des exercices insuffisants ou défectueux. Le muscle,
pour bien fonctionner, a besoin d'un afflux régulier de quantités suffisantes de matières nutritives et d'exercices réguliers.
Une cause fréquente du relâchement du système musculaire, est qu'il ne lui arrive pas une quantité suffisante de son

*klinische Vorträge*, p. 130; — CASPARY, Zur Genese der hereditæren Syphilis in
*Vierteljahrsschrift für Dermatologie und Syphilis.* 1881, t. 1, p. 135.

principal stimulant, l'oxygène, ce qui explique en partie le manque d'énergie corporelle des écoliers, à la fin de la classe. Je dois signaler aussi comme une cause assez fréquente, l'onanisme des enfants, lequel détermine vraisemblablement la faiblesse musculaire, par l'affaiblissement du système nerveux.

Je n'ai pas besoin d'exposer en détail que les paralysies et les parésies des muscles peuvent être produites par des maladies du cerveau, de la moëlle épinière, des nerfs périphériques. Mais pour ce qui concerne l'étiologie des *maladies rhumatismales*, je renvoie au chapitre de la pathologie de l'adulte où ce sujet se trouve traité.

**10. Maladies de la peau.** — Les causes des maladies de la peau sont extraordinairement variées. Un grand nombre de ces maladies se développe sur un substratum scrofuleux, tuberculeux ou syphilitique; cela n'a pas besoin de démonstration. Mais certaines maladies de la peau se produisent incontestablement par suite d'une alimentation défectueuse, sans que du reste on puisse dire que ce soient des maladies scrofuleuses. Ainsi il n'est point rare que des enfants vigoureux, auxquels on donne trop de nourriture protéique, surtout de nourriture animale, présentent des éruptions papuleuses, eczémateuses, même impétigineuses, et qu'ils s'en débarrassent promptement quand on change le régime. D'autre part, quand la nourriture est insuffisante, il survient des maladies de la peau, telles que l'ecthyma et le furoncle.

Une troisième cause est le manque de soins de la peau, l'insuffisance de propreté du corps, des vêtements, du lit. Les érythèmes des nourrissons proviennent presque toujours du défaut de propreté; de même l'eczéma du cuir chevelu.

L'irritation physique, les rayons solaires, le froid, peuvent aussi produire des maladies de la peau, telles que l'eczéma

solaire, les pernions si fréquents dans l'enfance. Une dernière cause est la contagion ; c'est à elle qu'il faut attribuer
les maladies suivantes : scabies, favus, herpes iris, alopecia
areata, pytiriasis versicolor. (Influence de la réunion des enfants dans les écoles et dans les établissements où l'on garde
les petits enfants). Beaucoup de médecins estiment, et certainement avec raison, que le pemphigus benin est transmis par les sages-femmes et les garde-malades. Une épidémie
de pemphigus, que Moldenhauer a décrite, (1) s'éteignit aussitôt que les malades furent isolés.

Koch a rendu compte de 8 cas de cette maladie qui s'étaient
produits dans la clientèle d'une sage-femme ; il annonça plus
tard que 23 autres cas s'étaient présentés dans la clientèle de
la même sage-femme, tandis que, sur 100 nouveau-nés qui
furent soignés par d'autres sages-femmes dans le même arrondissement, aucun ne fut malade. (2) Comme il a pu, d'autre
part, constater la transmission de la maladie des enfants aux
adultes ; comme en outre, d'autre savants, Dohrn (3) par
exemple, l'ont vue aussi se produire presque simultanément
chez plusieurs enfants dans la clientèle d'une seule et même
sage-femme, on peut déclarer qu'elle est contagieuse malgré
les objections que Bohn (4) a présentées.

(1) MOLDENHAUER, *Archiv fur Gynækologie*, 1874, p. 369.
(2) KOCH, *Jahrb. für Kinderheilkunde*, 1873, p. 413 ; 1875, p. 425.
(3) DOHRN, *Archiv für Gynækologie*, X⁰ année, t. III.
(4) BOHN, *Jahrb. fur Kinderheilkunde*, 1876, p. 204.

## Hygiène privée de l'enfant.

L'hygiène privée de l'enfant s'occupe des soins de la santé de l'individu depuis la naissance jusqu'au commencement de la puberté (1). Pendant cet espace de temps, embrassant 14 à 15 ans, l'état physiologique de l'organisme offre tant de particularités que les soins à prendre pour le faire prospérer doivent aussi être particuliers. L'enfant présente, dans toutes ses fonctions, une moindre force absolue et une moindre stabilité que l'adulte, il a moins de force de résistance, mais ses organes sont à peu près intacts ; aussi n'est-il point rare que les perturbations, quelque faciles et fréquentes qu'elles soient, disparaissent rapidement ; l'assimilation et la désassimilation s'opèrent activement, l'excitabilité est considérable, mais la fatigue survient facilement ; l'enfant enfin est plus apte à recevoir une éducation et à prendre des habitudes. Il lui manque les fonctions sexuelles. L'hygiène doit tenir compte de tous ces faits.

Du reste, les caractères spéciaux de l'enfant sont d'autant *plus saillants* qu'il est *plus jeune* ; plus l'enfant s'approche de la puberté, plus ces particularités s'effacent. L'enfant, absolument passif au moment où il vient de naître, se développe peu à peu tandis que ses organes se transforment ; il acquiert de la force, il devient de plus en plus apte à se passer de l'assistance d'autrui ; mais ces importantes modifications ne sont pas encore entièrement accomplies à la fin de

(1) A prendre l'expression dans son sens rigoureux, l'hygiène privée de l'enfant s'occuperait aussi de l'enfant avant la naissance. Mais, comme les mesures à prendre en faveur du fœtus rentrent dans la « diététique de la grossesse » je n'en parlerai qu'incidemment.

l'enfance. Ce développement est progressif, l'hygiène, pour remplir convenablement et utilement sa mission doit le suivre pas à pas, dans son ensemble et dans ses détails. Nous ne perdrons donc jamais de vue, dans nos explications, les progrès du développement physique ainsi que du développement intellectuel.

Il y a lieu de distinguer certaines phases. La physiologie sépare l'enfance proprement dite de l'adolescence ; elle admet que l'âge de sept ans marque la démarcation entre les deux divisions. Elle distingue en outre les *nourrissons* et les *enfants proprement dits* ; le premier terme s'applique jusqu'à l'époque du sevrage, c'est-à-dire à peu près pendant toute la première année. L'hygiène, se rattachant partout à la physiologie, et devant la prendre comme base, il est bon de conserver cette division, d'autant plus qu'elle permet parfaitement de tenir compte des maladies qu'elle est chargée de prévenir. N'ai-je pas déjà dit plus haut que la nosologie distingue les mêmes périodes correspondant à l'époque des différentes maladies auxquelles les enfants sont sujets.

L'hygiène de l'enfant doit avoir pour objet la *santé physique* aussi bien que la *santé intellectuelle*. Nous étudierons en détail successivement :

1° L'alimentation de l'enfant ;

2° L'hygiène de la peau, le vêtement ;

3° L'habitation, la chambre des enfants, la chambre à coucher, le lit ;

4° L'hygiène des organes de la respiration ;

5° L'hygiène du système osseux et du système musculaire, le sommeil ;

6° L'hygiène des sens ;

7° L'hygiène de la santé intellectuelle ;

8° Les mauvaises habitudes, nuisibles à la santé de l'enfant.

Avant d'aborder le premier chapitre, celui de l'alimentation, je présenterai quelques renseignements qui pourront fournir, en quelque sorte, des points de repère aux personnes chargées de veiller au développement individuel des enfants.

Un enfant bien portant pèse au moment de sa naissance en moyenne 3.000 à 3.500 grammes ; le premier de ces chiffres se rapporte aux filles, le second aux garçons. Jusqu'au commencement de la puberté l'enfant augmente de poids ; à ce moment il pèse environ douze fois son poids initial ; l'homme dans sa quinzième année pèsera donc de 36 à 46 kilogr. Mais l'augmentation est loin d'être égale à toutes les périodes, il survient même, presque sans exception, une *diminution* d'environ 1/12 à 1/15 du poids initial, c'est-à-dire de 220 à 300 grammes, dans les trois ou quatre premiers jours qui suivent la naissance.

Cela tient à l'élimination des sécrétions du corps et à l'insuffisance de la réparation, l'assimilation de la nourriture étant incomplète. Il est très vraisemblable que cette diminution est *d'ordre physiologique*.

Quelques auteurs (Ritter) prétendent qu'il n'en est pas ainsi, parce qu'ils ont observé de nombreuses exceptions. Mais le nombre de pesées opérées avec soin par des hommes tels que : Winckel, Fleischmann, Breslau, Gregory, Haake, Quetelet et beaucoup d'autres est si considérable, et les résultats accusent avec tant d'accord la diminution de poids dans les premiers jours, qu'il est difficile de ne pas le considérer comme étant physiologique (1).

(1) Consulter, TARNIER, CHANTREUIL et BUDIN, *Allaitement et Hygiène de la première enfance*, Paris, 1888.

En pesant des nouveau-nés, soignés dès les premiers instants dans les conditions les plus favorables qu'on puisse imaginer, puis nourris par leur mère, j'ai presque toujours constaté cette diminution de poids au début. Elle subsiste du reste plus longtemps chez les enfants nourris *artificiellement* que chez les enfants nourris au sein, et plus longtemps chez ces derniers quand ils sont nourris par une primipare (Haake et Kazmarsky).

La diminution de poids commence donc généralement à s'effectuer, le troisième ou le quatrième jour après la naissance, dès lors se produit, progressivement une augmentation de poids. Entre le 7e et le 10e jour, l'enfant revient au poids initial ; les enfants nourris au sein sont les premiers à le regagner ; à la fin du premier mois, ce poids est dépassé d'un tiers ; au milieu du cinquième mois, il est *doublé* ; à la fin du douzième mois il est *triplé*.

Pendant cette période d'augmentation croissante, l'augmentation journalière est *maxima* dans la seconde moitié du premier ou dans le deuxième mois, ainsi que dans le troisième ; mais le reste du temps, elle est constamment moindre.

C'est ce que l'on voit à l'inspection des tableaux suivants, dont le premier est dû à Fleischmann (1) et le second à Gerhardt (2).

## I

| Augmentation diurne dans le 1er mois | = | 35,0 |
|---|---|---|
| — — — 2e — | = | 30,0 |
| — — — 3e — | = | 28,0 |
| — — — 4e — | = | 22,0 |
| — — — 5e — | = | 18,0 |
| — — — 6e — | = | 14,0 |

(1) FLEISCHMANN, *Ueber Ernæhrung und Kœrperwægungen der Neugeborenen und Sæuglinge*, 1877.
(2) GERHARDT, *Lehrbuch der Kinderkrankheiten*, 1881, p. 2.

14

| | | | | | |
|---|---|---|---|---|---|
| Augmentation | diurne | dans le | $7^e$ mois | $=$ | 12,0 |
| — | — | — | $8^e$ — | $=$ | 10,0 |
| — | — | — | $9^e$ — | $=$ | 10,0 |
| — | — | — | $10^e$ — | $=$ | 9,0 |
| — | — | — | $11^e$ — | $=$ | 8,0 |
| — | — | — | $12^e$ — | $=$ | 6,0 |

## II

| | | | | | |
|---|---|---|---|---|---|
| Augmentation | diurne | dans le | $1^{er}$ mois | $=$ | 25,0 |
| — | — | — | $2^e$ — | $=$ | 23,0 |
| — | — | — | $3^e$ — | $=$ | 22,0 |
| — | — | — | $4^e$ — | $=$ | 20,0 |
| — | — | — | $5^e$ — | $=$ | 18,0 |
| — | — | — | $6^e$ — | $=$ | 17,0 |
| — | — | — | $7^e$ — | $=$ | 15,0 |
| — | — | — | $8^e$ — | $=$ | 13,0 |
| — | — | — | $9^e$ — | $=$ | 12,0 |
| — | — | — | $10^e$ — | $=$ | 10,0 |
| — | — | — | $11^e$ — | $=$ | 8,0 |
| — | — | — | $12^e$ — | $=$ | 6,0 |

La marche de l'augmentation de poids, telle qu'elle est décrite ici, éprouve très souvent des perturbations pendant le sevrage. Quelquefois cette augmentation reste au-dessous de l'augmentation normale, d'autres fois elle s'arrête : quelquefois même il y a diminution, selon que le changement de régime a altéré, dans une mesure différente, le pouvoir digestif.

L'augmentation de poids normale est également troublée par l'éruption des dents de lait ; mais sauf ce cas, elle ne l'est que pour de véritables maladies.

A la fin de leur $2^e$ année, les enfants ont à peu près 3, 6 fois leur poids primitif ; ce qui correspond au poids qu'ils avaient à la fin de leur première année augmenté d'un cinquième. La troisième année n'amène qu'une augmentation relativement faible, car elle n'est que d'un dizième. Dans la quatrième année, l'augmentation recommence à s'accroître un peu, puis elle reste à peu près uniforme, entre 1500 et

1800 gr., jusqu'à la huitième année révolue pour les filles, jusqu'à la dixième année révolue pour les garçons. A partir de la neuvième et de la onzième année l'augmentation devient plus forte, elle se prolonge jusqu'à l'époque de la puberté.

Pour que l'on puisse mieux se rendre compte de la marche du phénomène, je donne ici le tableau de Quételet, relatif à la croissance d'un garçon.

| POIDS INITIAL 3,200 | | CHIFFRE DE CROISSANCE ABSOLU | CHIFFRE DE CROISSANCE RELATIF |
|---|---|---|---|
| 1re Année . . . . . . . . . | 9,450 | 6,250 | 1,960 |
| 2e    » . . . . . . . . . | 11,340 | 1,840 | 0,200 |
| 3e    » . . . . . . . . . | 12,470 | 1,130 | 0,099 |
| 4e    » . . . . . . . . . | 14,230 | 1,740 | 0,141 |
| 5e    » . . . . . . . . . | 15,770 | 1,540 | 0,108 |
| 6e    » . . . . . . . . . | 17,240 | 1,470 | 0,093 |
| 7e    » . . . . . . . . . | 19,100 | 1,860 | 0,108 |
| 8e    » . . . . . . . . . | 20,760 | 1,660 | 0,087 |
| 9e    » . . . . . . . . . | 22,650 | 1,890 | 0,091 |
| 10e    » . . . . . . . . . | 24,520 | 1,870 | 0,083 |
| 11e    » . . . . . . . . . | 27,100 | 2,580 | 0,105 |
| 12e    » . . . . . . . . . | 29,820 | 2,720 | 0,100 |
| 13e    » . . . . . . . . . | 34,380 | 4,560 | 0,153 |
| 14e    » . . . . . . . . . | 38,670 | 4,290 | 0,127 |
| 15e    » . . . . . . . . . | 43,620 | 4,950 | 0,125 |

La balance peut donc nous fournir des documents importants pour l'appréciation et le contrôle de la marche du développement normal, spécialement chez le nourrisson. Il faut toutefois se rappeler que l'augmentation de poids *ne suffit pas à elle seule*. Il y a des enfants chez lesquels l'augmentation de poids suit la marche normale, ou même la dépasse et qui cependant ne peuvent pas être considérés comme bien portants.

L'augmentation de poids du corps doit être parallèle au reste du développement, mais surtout à la croissance en longueur.

Un enfant nouveau-né a une taille *moyenne* de 50 centimètres, c'est-à-dire un peu inférieure au tiers de la taille de l'adulte. Au commencement de la quinzième année, cette taille va être atteinte, à un douzième près. Pendant tout ce laps de temps, l'accroissement est maximun pendant la période où l'enfant est nourrisson; à la fin du douzième mois, il a ajouté à sa longueur primitive 20 centimètres en moyenne, c'est-à-dire 40 0/0 ; il mesure donc 70 centimètres.

Cet allongement profite un peu plus à la moitié inférieure qu'à la moitié supérieure du corps. Chez un nouveau-né, en effet, la distance entre l'occiput et la hanche est exactement égale à la distance entre la hanche et la plante du pied ; chez l'enfant de douze mois, au contraire, cette dernière distance est nettement plus grande que la première dans le rapport de 522 : 478 (Zeising) (1).

Dans la seconde année de la vie, la taille augmente de près de 15 0/0, soit 10 centimètres ; dans la troisième, elle n'augmente plus que d'environ 8 0/0, 7 centimètres. Depuis le commencement de la quatrième année, l'augmentation de la taille reste à peu près constante, car elle est d'environ 5 centimètres par an.

Au commencement de la quinzième année, l'enfant a atteint la longueur moyenne de 150 centimètres environ. Ce qui précède concerne les garçons. Les filles en général sont de taille plus petite. Les garçons ont un peu d'avance relativement au maximum qu'ils peuvent atteindre.

(1) ZEISING, Ueber die Metamorphosen in den Verhæltnissen der menschlichen Gestalt von der Geburt bis zur Vollendung des Wachsthums; *Verhandlungen der Leop. Carol. Akad.* 1858, t. XXVI.

| Une fille mesure à sa naissance | 49 centimètres |
| — à la fin de sa 1re année | 69 — |
| — — 3e — | 86 — |
| — — 10e — | 126 — |
| — — 14e — | 147,5 — |

Les différences individuelles sont, à vrai dire, très considérables ; néanmoins quand un enfant reste notablement en arrière des chiffres que je viens d'indiquer, on peut dire qu'il est mal développé.

D'autre part, il est mauvais que la croissance des enfants s'écarte trop de la croissance normale, surtout si l'augmentation du *diamètre transversal des épaules* n'est pas proportionnelle. La règle que l'on peut admettre à cet égard, c'est qu'à toutes les périodes, le diamètre transversal des épaules doit être à peu près le quart de la longueur du corps.

Voici les chiffres qui expriment approximativement ces longueurs (1) :

| | Diamètre transversal des épaules | Longueur du corps |
| --- | --- | --- |
| 1 an | 13.7 centimètres | 50,0 centimètres |
| 3 ans | 23,0 — | 87,0 — |
| 6 ans | 32,0 — | 122,0 — |
| 14 ans | 36,0 — | 150,0 — |

Par conséquent, en général, le diamètre transversal des épaules, qui est sensiblement égal à celui des hanches chez les garçons, n'augmente pas tout à fait dans la même proportion que la taille : la taille, en 14 années, devient le triple de ce qu'elle était, le diamètre des épaules ne devient que 2,65 fois ce qu'il était.

Une comparaison importante aussi est celle de la *circonférence de la poitrine*, mesurée à la hauteur des mamelons, et de la longueur du corps. La règle que l'on admet, c'est que chez les nouveau-nés cette mesure dépasse de 9 à 10 centimètres celle de la moitié de la longueur du corps. Quand cette

(1) D'après les tableaux de ZEISING et de QUETELET.

circonférence est plus grande, on estime que c'est une circonstance favorable, tandis que, quand la différence est inférieure à 8 centimètres, il y a là, dit-on, un indice accusé de faiblesse physique (Frœbelius). Au bout de la troisième année la circonférence de la poitrine doit dépasser d'au moins 12 centimètres la moitié de la longueur du corps; au bout de la cinquième année elle doit la dépasser de 10 centimètres ; au bout de la dixième année, de 4 à 5 centimètres ; dans la quatorzième et la quinzième année, ces deux longueurs doivent être égales entre elles.

On peut aussi comparer la circonférence de la poitrine avec celle *de la tête* (1). Chez le nouveau-né, la première doit être de 3 à 4 centimètres plus petite que la seconde, mais dans le cours de la troisième année, elle doit lui devenir égale ; plus tard même elle doit devenir plus grande. Plus loin, dans le chapitre « *Hygiène des organes de la respiration* », j'examinerai en détail, les variations de ce rapport entre la circonférence de la poitrine et celle de la tête, au cours de la croissance.

Chez les filles, la largeur des épaules, le diamètre transversal de la poitrine et sa circonférence à toutes les périodes du développement sont un peu plus petits que chez les garçons, par contre, chez les filles, la *largeur des hanches* est plus grande que la largeur des épaules, au lieu de lui être égale comme chez les garçons. Ce rapport existe déjà chez les filles au moment de la naissance ; il est plus prononcé encore à la dernière phase de l'enfance.

*La grande fontanelle* et *la sortie des dents* fournissent encore un moyen d'apprécier la marche normale du développement. La grande fontanelle s'élargit un peu dans les huit à neuf premiers mois ; chez les enfants en bonne santé elle

(1) Voir Liharzik, *Das Gesetz des menschlichen Wachsthums,* 1858.

commence à se rapetisser au dixième mois, et elle se ferme vers le seizième. Quand elle se ferme beaucoup plus tôt, ou beaucoup plus tard, on peut considérer que c'est un défaut de développement ; si elle se ferme plus tard, c'est généralement l'indice d'un trouble de nutrition, qu'il faut combattre énergiquement.

Pour ce qui concerne *les dents*, les premières commencent à apparaître entre la seizième et la vingt-deuxième semaine de la vie ; ce sont généralement les deux incisives inférieures médianes. Les quatre incisives du haut percent en général après un arrêt de quatre à huit semaines ; les autres incisives inférieures, ainsi que les quatre premières molaires n'apparaissent qu'au commencement de la seconde année de la vie ; les canines percent dans la deuxième moitié de la seconde année ; enfin les quatre dernières molaires percent au commencement de la troisième année.

Tel est le tableau de la *première dentition* ; il ne s'applique pas, du reste, à tous les cas, car il y a très souvent des différences individuelles.

La seconde dentition ne commence qu'à la sixième année de la vie. Elle s'accomplit de la manière suivante. Les vingt dents de lait, sous la pression des dents définitives qui s'avancent vers elles, perdent leurs racines, leurs artères et leurs nerfs ; elles deviennent branlantes et elles sont refoulées, généralement dans le même ordre que celui où elles sont apparues. Elles sont bientôt remplacées par vingt autres dents, et en outre on voit apparaître quatre nouvelles molaires ; dans la onzième ou la douzième année, il perce encore quatre autres molaires. Il reste encore à venir quatre molaires ; celles-ci ne paraîtront pas pendant l'enfance, mais à peu près entre la vingtième et la vingt-cinquième année.

Lorsque les dents de lait apparaissent *trop tardivement*, quand elles ne percent qu'après la première année de la vie, c'est un symptôme important qui accuse quelque chose d'anormal dans le développement ; de même, quand ces dents de lait disparaissent *prématurément*, cela accuse presque toujours des troubles de la nutrition.

*L'aspect de la peau, l'état de l'appareil locomoteur,* celui des *sens, le développement intellectuel,* sont autant de moyens d'appréciation qui nous permettent de contrôler si les enfants prospèrent ou non ; mais je renonce à entrer ici dans les détails. On les trouvera aux divers chapitres de l'hygiène individuelle.

· Une surveillance particulière est nécessaire :

1° *Pendant les premières semaines de la vie,* à cause de la grande vulnérabilité de l'organisme à cette époque, et spécialement à causes des nombreuses et graves maladies qui le menacent alors (trismus, ophtalmie des nouveaunés, érysipèle, etc.) ;

2° *Pendant la première dentition,* laquelle à vrai dire n'amène pas directement les maladies, mais crée une prédisposition aux maladies ;

3° *Pendant le sevrage,* qui donne lieu si fréquemment à de graves troubles de la digestion ;

4° Pour les enfants de moins de deux ans *pendant la saison chaude* parce qu'ils sont exposés à des catarrhes intestinaux ;

5° Pour les enfants *pendant la période où ils vont à l'école,* parce qu'ils peuvent contracter les maladies scolaires ;

6° Pour les enfants *au moment où ils arrivent à la puberté,* parce qu'il s'accomplit alors d'importantes altérations physiologiques, concernant aussi bien les fonctions physiques que les fonctions psychiques.

### Alimentation de l'enfant.

Le chapitre de l'alimentation est de beaucoup le plus important, comme nous l'avons déjà vu ; c'est donc par lui que nous commencerons.

Pour l'organisme *adulte*, il ne s'agit que de maintenir le statu quo, l'équilibre entre la nutrition et la déperdition ; il n'y a pas lieu de prévoir une augmentation de masse, bien qu'elle puisse parfois se produire. Pour l'organisme *en train de croître*, il faut davantage ; cet organisme n'a pas seulement besoin d'être entretenu, il a besoin aussi d'ajouter à sa masse. Son régime doit donc être établi d'après d'autres règles que celui de l'adulte. D'autres considérations viennent s'ajouter encore à la précédente : c'est que le pouvoir digestif de l'enfant diffère essentiellement de celui de l'adulte, au moins pendant un assez grand laps de temps ; c'est qu'ils n'utilisent pas, tous deux, les aliments dans la même mesure ; c'est que les différences ne s'effacent que peu à peu. Du reste, l'ensemble des phénomènes de l'assimilation et de la désassimilation chez l'enfant, diffère même qualitativement, de l'ensemble des phénomènes du même ordre chez l'adulte. On dit en général qu'il est très actif et l'on croit que cela tient à ce que la circulation du sang est plus rapide, à ce que les tissus sont plus riches en eau et en sang, à ce que la structure de la cellule est plus délicate. Il est incontestable, en tout cas, que l'organisme en voie de croissance consomme relativement plus de substances non azotées et produit plus d'acide carbonique que l'organisme adulte.

D'après Soxhlet (1) un jeune veau produit journellement 19 gr. 5 et un bœuf adulte 20 gr. 3 d'acide carbonique par kilogramme de poids. D'après Andral et Gavarret (2) un garçon de huit ans produit 21 gr. 1 et un adulte 14 gr. 3, d'acide carbonique par kilogramme de poids.

Quant à l'*albumine*, l'organisme en voie de croissance en reçoit des quantités considérables ; une certaine portion est retenue, une autre éliminée. Il s'agit seulement de savoir si la quantité décomposée est plus considérable que chez l'adulte. C'est ce que l'on a admis jusqu'à présent, d'après des dosages quotidiens de l'urée. L'enfant dans les premières semaines de la vie, n'excrète que peu *d'urée* ; plus tard il en élimine bien plus. On estime que, de 3 à 5 ans, ces excrétions, ramenées à une égale fraction du poids du corps, sont plus considérables que chez l'adulte ; il est possible qu'elles le soient déjà avant cet âge.

Voici le tableau des quantités d'urée éliminées journellement et rapportées à 1 kilogramme du poids du corps :

| | | | |
|---|---|---|---|
| Adulte | 0,55 grammes | | |
| Enfant de 5 mois | 0,50 » | (Picard) | |
| »　　3 à 5 ans | 1,017 » | (Rummel-Uhle) | |
| »　　3 ans 1/2 | 0,699 » | (Scherer) | |
| »　　8 ans | 0,811 » | (Scherer) | |
| »　　13 ans | 0,606 » | (Uhle) | |

Sans doute on n'aurait pas le droit de supputer, d'après ces dosages d'urée, la proportion de substances albuminoïdes désassimilées ; il manque la quantité d'azote contenue dans les matières fécales et la quantité d'azote contenue dans les aliments ingérés. Mais il est bien permis de conclure, d'après ces chiffres, que tout au moins la décomposition de l'albu-

(1) Soxhlet, *Bericht ueber die Arbeiten der k. k. landwirthsch Chem. Versuchsstation, Vienne,* 1870 à 1877.

(2) Citation d'après Vierordt, *Gerhardt's Handbuch der Kinderkrankheiten* t. I, p. 135.

mine dans l'organisme de l'enfant n'est pas inférieure à ce qu'elle est chez l'adulte. Les dosages publiés récemment par Camerer (1) montrent que cette conclusion est exacte.

Voici, d'après les dosages des diverses substances éliminées par ses enfants, *l'azote* qui se trouvait quotidiennement dans l'urine et dans les fèces :

| | | | | |
|---|---|---|---|---|
| Enfant de . . 3 mois. . . | 0,83 az., soit par kilo. environ | 0,13 az. |
| » 6 à 7 mois. . . | 3,01 » » | 0,44 » |
| » 3 à 4 ans . . . | 6,60 » » | 0,50 » |
| » 5 à 6 ans.. . . | 8,4 » » | 0,46 » |
| » 11 ans. . . . . . | 9,4 » » | 0,40 » |

Si l'on estime à 18, 3 gr. l'élimination quotidienne de l'azote chez un adulte, et si l'on prend 65 kilos pour le poids du corps, on trouve 0,27 d'azote par kilo. L'ensemble des éliminations d'azote chez l'enfant, abstraction faite des nourrissons, dépasse donc relativement l'ensemble des éliminations d'azote chez l'adulte, mais il ne le dépasse pas autant qu'on l'a souvent admis.

Cependant, d'après les recherches de Soxhlet (2) un jeune veau n'élimine pas plus d'azote, dans son urine et dans ses fèces, pour 1 kilo de son poids, que n'en élimine un animal adulte ; il en élimine même moins. Voit (3) a conclu, des chiffres cités dans le travail de Soxhlet, que le nourrisson, lui aussi, décompose moins d'albumine que l'adulte, et qu'en général l'organisme en voie de croissance est bien moins favorable à la décomposition de l'albumine, que l'organisme adulte. Il estime que les organes en voie de croissance retirent rapidement au courant circulatoire d'albumine une très grande quantité de cette matière et la protègent ainsi contre

(1) CAMERER, in *Zeitschrift für Biologie*, XIX et XVI.
(2) SOXHLET, *loc. citato.*
(3) VOIT, in Physiologie des Stoffwechsels und der Ernährung. *Hermann's Handbuch der Physiologie*, 1881, VI, p. 53).

la décomposition en la transformant en albumine organique.

Les chiffres que donne Camerer pour le nourrisson de trois mois peuvent surprendre, car il résulte, pour un kilo du poids de l'individu, une élimination d'azote moindre que pour l'adulte.

On fera bien néanmoins de réserver son opinion tant qu'on n'aura pas d'autres matériaux d'appréciation, d'autant plus que Camerer, dans les communications relatives à ses enfants plus âgés, même à l'enfant de 7 mois, constate lui-même des éliminations d'azote *plus considérables*. Nous devrons donc à l'avenir admettre que, pour des enfants âgés en tous cas, les substances albuminoïdes subissent des assimilations et des désassimilations bien plus actives.

Enfin, on a fait une constatation qui n'est pas sans importance pour l'établissement des règles diététiques : c'est que les enfants, en général, ont besoin de *beaucoup moins de variété* dans leur nourriture que les adultes, et qu'en outre ils ont moins besoin de *condiments* que ceux-ci. Nous voyons en effet qu'on donne au nourrisson chaque jour la même nourriture et un seul condiment, *le sucre*, qui est en même temps un aliment ; nous savons aussi qu'une nourriture très uniforme (lait, pain blanc, viande) réussit parfaitement aux enfants de 2 à 3 ans, tandis qu'en général les condiments, à part le sucre et le sel, ne leur conviennent guère.

Pour le reste, il va de soi qu'il faut proportionnellement à l'enfant la même quantité d'aliments qu'à l'adulte ; il lui en faut relativement davantage. Peut-être aussi faut-il que les aliments *azotés* et les aliments *non azotés* soient entre eux dans un autre rapport. L'organisme en croissance augmente de masse, c'est-à-dire qu'il absorbe de l'albumine, de la graisse, des sels, de l'eau et particulièrement une très grande quantité d'albumine.

Le poids des muscles est de 625 gr. chez le nouveau-né; chez l'adulte, il est de 29.880 gr. ; il est donc devenu environ cinquante fois ce qu'il était, tandis que le poids total n'a été multiplié que par dix-huit ou par dix-neuf.

D'autre part, l'organisme juvénile n'a pas encore à accomplir de travaux qui exigent beaucoup de force ; on peut donc s'attendre à rencontrer dans la nourriture naturelle des enfants, relativement plus d'albumine et moins de substances non azotées que dans la nourriture des adultes.

Voit (1) calcule que, dans la nourriture d'un enfant de 4 mois, nourri au lait de femme, l'albumine est, par rapport aux substances non azotées, dans la proportion de 1 : 1,82, tandis que dans la nourriture d'un ouvrier, elle est dans la proportion de 1 : 2,9.

Selon Playfair (2), la proportion entre les substances azotées et les substances non azotées, dans la nourriture des enfants de 11 ans, serait de 1 : 1,55 ; dans celle des adultes, 1 : 3. Hildesheim a trouvé, (3) pour des enfants de 6 à 10 ans, une proportion nutritive de 1 : 2,04.

L'organisme de l'enfant, je l'ai déjà dit, a aussi besoin de *graisse*, pour sa croissance ; cette graisse ne sert pas seulement à former des dépôts ; elle sert aussi à construire des tissus, par exemple le système nerveux. Le *cerveau* du nouveau-né pèse 385 gr., celui de l'enfant de 14 ans 1,241 gr., celui de l'adulte 1,397 gr. Il ne faut pas songer à remplacer la graisse par les aliments non azotés, car ceux-ci, à ce qu'il semble, ne se transforment pas en graisse ; il ne serait pas moins illusoire d'espérer que l'*albumine* ingérée, puisse se dédoubler de façon à fournir une notable quantité de graisse

(1) Voit, *loco citato*, p. 543.
(2) Playfair, *Edinburgh New philos. Journal*, 56, p. 266.
(3) Hildesheim, *Die Normaldiaet* 1857, p. 47.

puisque l'enfant lui-même a besoin d'une notable quantité d'albumine.

La nourriture naturelle fournit des hydrates de carbone au nourrisson, mais en proportion relativement faible, et elle les contient sous une forme telle qu'ils soient facilement assimilables. Voilà ce qu'il ne faut jamais perdre de vue quand on s'occupe de préparer pour l'enfant *une nourriture artificielle*.

Mais d'autre part, il ne faut pas que la quantité d'hydrates de carbone soit trop petite. On sait qu'ils préservent de la destruction la graisse et l'albumine qui sont des éléments si importants pour l'enfant, et que par conséquent ils font faire des économies à l'organisme. Mais il y a encore une autre raison pour laquelle il est important de chercher la proportion juste entre les hydrates de carbone, d'une part, la graisse et l'albumine, d'autre part ; c'est que l'excès d'hydrates de carbone, chez l'enfant, occasionne très facilement des *troubles de la digestion*, comme nous le verrons en parlant de la valeur nutritive du lait condensé et de la bouillie.

Les *sels nutritifs* sont encore plus indispensables, pour l'organisme en voie de croissance que pour l'organisme adulte, car sans eux l'édification des cellules est impossible. Quelle somme n'exige pas la croissance du squelette, à elle seule, le poids du squelette chez le nouveau-né étant de 445 gr., de 11.560 gr. chez l'adulte.

Les os d'un lapin nouveau-né ne contiennent guère que 17 0/0 de substances minérales : les os d'un lapin de 8 mois en renferment près de 40 0/0 ; ce qui tient aux progrès de l'ossification, indépendamment de la croissance.

Pour ce qui concerne la *chaux* seulement, l'enfant en absorbe journellement de 0, 37 gr. à 0, 40 gr. que les liquides nourriciers apportent aux os et aux autres organes. Un enfant

de deux mois absorbe, avec le lait de femme, environ 1,5
grammes de sels nutritifs par jour, ce qui représente 0,3 grammes par kilogramme du poids de son corps.

Selon Voit (1), 25 grammes de sels par jour sont plus que
suffisants pour un adulte ; dans le cas où nous considérerions
cette quantité comme la dose journalière nécessaire, il faudrait 0,38 grammes par kilo de poids. Mais il ne faut pas
perdre de vue que les sels du lait de la femme profitent bien
mieux sous cette forme que sous toute autre. En général,
même les sels d'un aliment unique, du lait de vache par
exemple, sont mieux digérés par l'enfant, car selon Rubner (2), les fèces de l'adulte entraînent 46,8 0/0 de cendre
de ce lait, tandis que selon Forster (3) les fèces de l'enfant
n'en entraînent que 36,5 0/0.

*Le rapport des divers sels entre eux* a une importance
extraordinaire. Pour savoir quelle doit être la constitution
du lait de femme, il n'y a qu'à consulter l'analyse de la
cendre du lait provenant de nourrices qui ont des nourrissons
en bonne santé.

Quelle doit être la proportion de ces sels pour des enfants
plus âgés ? On ne sait pas grand chose, ou pour mieux dire
on en sait rien à ce sujet. Seulement nous savons que la
cendre de chaque organe a une composition caractéristique,
mais nous savons aussi que les divers organes ne croissent
pas uniformément, que tel organe croît pendant une certaine
période, tel autre pendant une autre période. Il est évident que
par suite le corps a besoin, selon les périodes de développement, de trouver un ensemble de sels différents ; mais nous

(1) Voit, *loco citato*, p. 359.
(2) Rubner, in *Zeitschrift für Biologie* 1879, XV.
(3) Forster. Ueber Ausnutzung der Milch im Darmkanal des Sæuglings, in *Aertzl.
Intelligenzblatt*, 1879, p. 121.

ignorons encore complètement les détails de ces exigences de l'organisme.

L'individu dans la période de croissance, éprouve un grand préjudice quand il n'a pas la quantité voulue de sels nutritifs. L'insuffisance des sels de *chaux* surtout est particulièrement préjudiciable, témoin les enfants atteints de *rachitisme*; j'en ai déjà parlé en traitant des causes des maladies de l'enfance.

Enfin, pour ce qui concerne l'*eau*, la quantité nécessaire est relativement plus grande pour l'individu en train de croître que pour l'individu adulte. Le premier, on le sait, contient beaucoup plus d'eau; il en renferme 66,4 0/0 tandis que le second n'en contient que 59 0/0; mais le premier en émet beaucoup plus. Voici la quantité d'*urine* (1) émise journellement :

|  | | | | | |
|---|---|---|---|---|---|
| par l'enfant de 3 mois . . . . . . | 20 gr., | soit par kil. 95,0 | à | 100 | |
| »          1 an 3/4. . . . . . | 641 | »          59,3 | | | |
| »          5 ans . . . . . . | 729 | »          40,5 | | Camerer. |
| »          9 ans . . . . . . | 1034 | »          45,5 | | |
| par l'adulte. . . . . . . | 1500 à 1600 | »          23,8 | | | |

Les enfants de Camerer ont perdu quotidiennement par la perspiration :

|  | | | | |
|---|---|---|---|---|
| l'enfant de 3 mois | 225 gr. | soit par kilo. . . . . . | 37,0 |
| 1 3/4 an | 356 | »          . . . . . . | 33,3 |
| 5    ans | 641 | »          . . . . . . | 35,6 |
| 9    ans | 556 | »          . . . . . . | 25,0 |
| 11   ans | 644 | »          . . . . . . | 27,5 |
| un adulte [repos] | 931 | »          . . . . . . | 14,3 |
| —    [travail] | 1727 | »          . . . . . . | 26,5 |

Voici la quantité d'eau qui est perdue par les matières fécales :

D'un nourrisson de 6 mois, nourri au sein, 30 gr., soit par kil. 4,5 (Uffelmann).

(1) CAMERER, *Zeitschrift für Biologie*, XVI, 1, p. 29.

D'un enfant de 5 ans, 84 gr., soit par kil. 6,7 (Uffelmann).
D'un adulte, 110 gr., soit par kil. 1,7 (Voit).

L'enfant perd donc plus d'eau par ces trois voies ; il aura
donc besoin d'absorber une plus grande quantité de ce liquide. Mais aussi il est plus sensible à la privation d'eau,
partielle ou totale. La grande rapidité avec laquelle le choléra
des enfants est suivi de mort n'a d'autre cause que les abondantes pertes d'eau qui se produisent par les diarrhées et par
les vomissements.

L'adulte *élimine plus d'azote*, toutes circonstances étant
égales d'ailleurs, lorsqu'il absorbe plus d'eau ; il est vraisemblable que ce résultat ne dérive pas seulement d'une plus
forte élimination de l'urée, mais aussi d'une décomposition
plus considérable de l'albumine (1). Cette absorption d'eau
influe-t-elle sur la quantité de graisse consommée ? On l'ignore.
Il me semble que cette question de l'influence des quantités
d'eau absorbées sur l'assimilation et la désassimilation n'est
pas sans importance au point de vue de l'alimentation des
nouveau-nés ; il est d'autant plus regrettable que l'on ne
sache pas exactement si l'ingestion de grandes quantités d'eau
a pour l'enfant les mêmes effets que pour l'adulte.

(1) Voit, Physiologie des allegemeinen Stoffwechsels und der Ernæhrung, in *Hermann's Handbuch der Physiologie*. 1881, VI, 1, p. 152.

## Alimentation de l'enfant pendant sa première année.

**Physiologie de la digestion.** — Les voies digestives du nourrisson ont *relativement* une plus grande longueur et une plus grande surface de résorption que celles de l'adulte. La longueur du canal intestinal chez l'enfant est à peu près de *six fois* la longueur du corps ; chez l'adulte, elle n'est que de *quatre fois et demi* la longueur du corps. Selon Beneke (1) l'intestin de l'enfant présente, par 0,1 kilogramme de poids du corps du nouveau-né, ou de l'enfant de 3, 6 et 12 ans, une *capacité* de 5000 à 9000 centimètres cubes ; l'intestin de l'adulte n'a, pour le même poids, qu'une capacité de 3700 à 4400 centimètres cubes.

*La muqueuse des voies digestives* est plus riche en sang et plus irritable, plus vulnérable chez le nourrisson que chez l'individu plus âgé. *Les muscles* sont notablement moins forts que chez l'adulte. Pour ce qui concerne *les fonctions* il s'en faut de beaucoup (et ce point est très important pour la diététique de l'enfant) qu'elles soient toutes complètement développées dès le premier jour de la naissance.

Le *liquide buccal* n'existe qu'en petite quantité pendant les 8 à 10 premières semaines, et durant cette période il ne possède qu'un faible pouvoir saccharifiant. Ce n'est pas qu'il fasse complètement défaut, comme on l'avait cru longtemps, mais la saccharification de l'amidon se produit effectivement avec une bien plus grande lenteur que chez les nourrissons plus âgés comme l'ont montré les expériences de Korowin, Sonsino, Schiffer, etc., et comme je puis le confir-

(1) BENEKE, *Deutsche medicinische Wochenschrift*, 1880, n° 32 et 33.

mer moi-même. Au bout des 8 à 10 premières semaines, la quantité de salive augmente et sa propriété saccharifiante se développe ; celle-ci, au commencement du quatrième semestre, atteint à peu près le même degré que chez l'adulte.

L'estomac du nouveau-né présente beaucoup de particularités importantes pour nous. Il est plus *cylindrique* ; la grande courbure n'existe guère ; sa musculature est plus faible, surtout vers le cardia ; son axe longitudinal n'est pas situé *transversalement*, mais presque *verticalement* entre le diaphragme qui est plus plat, le foie qui est plus volumineux et la paroi abdominale. La grande courbure ne se forme que lentement, dans le courant de la première année ; de même l'axe longitudinal ne prend que très lentement une position transversale. La capacité de l'estomac, d'après Beneke, est de :

40 centimètres cubes environ, le 1er jour de vie,
160     —             14e    —
740     —         chez les enfants de deux ans.

La muqueuse stomacale, comme celle des voies digestives en général est très vasculaire ; pendant toute la période où l'enfant n'est encore qu'un nourrisson, elle réagit sous l'influence des plus petites différences de température, de consistance et de composition chimique de la nourriture ; elle réagit aussi avec une intensité incomparablement plus grande que pendant le reste de l'enfance.

Ces particularités et les faits anatomiques que j'ai déjà signalés, spécialement la faiblesse du muscle du cardia et la position presque verticale de l'estomac, expliquent la facilité avec laquelle les vomissements se produisent chez l'enfant.

D'après les recherches de Zweifel, Langendorff, Schmidt

et Sewall (1), il n'est pas douteux que l'estomac du nouveau-né ne renferme déjà une sécrétion glandulaire qui favorise la digestion.

Il est vraisemblable que chez le nourrisson cette sécrétion est toujours *un peu plus acide* que chez l'enfant plus âgé, et que par conséquent elle est moins propre à digérer l'albumine coagulée et la légumine pour les transformer en caséine et en fibrine.

Le laps de temps au bout duquel une quantité de lait proportionnée à l'âge du nourrisson quitte l'estomac est d'environ 1 heure 3/4.

On ne sait pas grand'chose sur la *sécrétion de la bile* pendant l'enfance. On admet que le nourrisson sécrète relativement plus de bile que l'adulte, mais on n'a pas de preuves certaines à cet égard. Quant à la façon dont se comporte cette sécrétion dans les intestins, il résulte de l'analyse des fèces qu'une partie de cette sécrétion les traverse sans subir aucune modification. Les fèces contiennent, comme nous allons le voir, de la *bilirubine* et de *l'acide gallique*.

Pour ce qui concerne *le pancréas*, nous savons qu'il ne commence à posséder son ferment saccharifiant qu'au commencement du second mois de la vie, mais qu'il sécrète déjà, chez le nouveau-né, le ferment qui peptonise l'albumine et qui décompose les graisses (Zweifel et Langendorff).

*Les fèces* du nouveau-né se produisent deux ou trois fois par jour et pèsent en tout de 10 à 60 grammes. La quantité varie selon la quantité de nourriture absorbée et selon la mesure dans laquelle cette nourriture a profité ; mesure qui

---

(1) Voir les indications bibliographiques dans les mémoires de l'auteur: « Was ist im Laufe der letzten 2-3 Jahre auf dem Gebiete der Kinderernæhrungsfrage geleistet worden », in *Archiv. für Kinderheilkunde,* I.

est maxima chez les enfants qui ne sont nourris qu'au sein, minima chez ceux qui sont nourris à la bouillie.

Lorsque l'enfant n'est nourri qu'avec du lait, les fèces ont une consistance d'onguent, une couleur jaune d'œuf, une odeur et une réaction légèrement acides. Elles contiennent :

Des albuminates en petite quantité,
De la graisse, des acides gras, libres et combinés,
De la cholestérine,
Des sels, surtout des sels de chaux,
De la matière colorante de la bile, non modifiée et modifiée, à l'état de bilirubine et d'urobiline,
Des acides de la bile,
Des cellules épithéliales, de la mucine, *de grandes quantités de schizomycètes*,
De l'eau.

Le rapport entre la substance sèche et l'eau est de 15 : 85. La substance sèche se compose de 10 à 20 0/0 de graisse, acides gras libres et combinés, d'environ 10 0/0 de sels ; quand l'enfant n'est pas nourri au sein, la proportion des sels s'élève souvent jusqu'à 30 et 34 0/0. La plus grande partie de cette substance sèche est constituée par des cellules épithéliales et des schizomycètes.

Les fèces n'ont *jamais d'odeur putride* tant que le nourrisson est en bonne santé et ne prend que du lait. L'odeur putride d'évacuations de consistance normale indique que le nourrisson a absorbé de la viande, du bouillon ou des œufs.

On explique que les fèces normales n'ont pas d'odeur putride, par l'action antiputride de la bile ; en effet, on admet généralement que, chez les enfants, durant leur première année de la vie, la bile est sécrétée en quantité relativement considérable et que ses acides peuvent exercer toute leur action parce qu'ils sont mis en liberté par l'*acide lactique*, lequel se forme pendant la digestion du lait.

Pour ce qui concerne l'assimilation de la nourriture, je

donnerai plus loin des détails sur ce sujet ; je me bornerai
ici à mentionner que le lait de femme est celui que le nourrisson digère le mieux, dans son ensemble et dans ses éléments.

**Physiologie de la nutrition chez le nourrisson.** — Pour
déterminer les phénomènes de la nutrition chez l'enfant considéré jusqu'à l'âge d'un an, il faut connaître les quantités de
matières qu'il absorbe, celles qu'il élimine ensuite et enfin
les modifications de poids qu'il subit.

L'enfant, on le sait, n'absorbe indépendamment de l'oxygène de l'air, qu'une nourriture dont la composition est bien
connue.

Pour savoir ce que les enfants au sein absorbent journelle-
lement, il n'y a qu'à les peser régulièrement avant et après
chaque tétée. Ces pesées ont donné les résultats suivants.

Les enfants boivent :

| | | | | | | | |
|---|---|---|---|---|---|---|---|
| Le | 1er jour de 45 à 50 gr. [Uffelmann] [1], | | | 44 gr. [Deneke] [2] | | | |
| » | 2e | » | 150 | » | 130 | » | |
| » | 3e | » | 200 | » . | 192 | » | |
| » | 4e | » | 260 | • » | 266 | » | |
| » | 5e | » | 325 | » | 352 | » | |
| » | 6e | » | 360 | » | 365 | » | |
| » | 7e | » | 390 | » | 383 | » | |
| » | 8e | » | 415 | » | 411 | » | |
| » | 9e | » | 430 | » | 425 | » | |
| » | 10e | » | 435 | » | » | » | |

Dans la 3e semaine de la vie, ils boivent environ 520 gr. de lait de femme

| | | | | |
|---|---|---|---|---|
| 5e | » | » | 650 | » |
| 10e | » | » | 800 | » |
| 20e | » | » | 915 | » |
| 30e | » | » | 975 | » |
| 35e | » | » | 1020 | » |
| 40e | » | » | 1100 | » |

(1) Ce sont là des moyennes que j'ai trouvées par de nombreuses pesées.
(2) DENEKE, *Archiv für Gynækologie*, XV, 3, p. 281.

Les variations individuelles sont cependant très importantes ; ainsi un enfant d'Ahlfeld (1) a bu :

| | | | |
|---|---|---|---|
| Pendant la 4e semaine | 576 | gr. de lait de femme | |
| 12e | » | 842 | » |
| 20e | » | 994 | » |
| 28e | » | 1189 | » |

Une petite fille de Hæhner (2) a bu :

| | | | |
|---|---|---|---|
| Le 1er jour | | 20 gr. de lait de femme | |
| » 2e | » | 176 | » |
| » 4e | » | 420 | » |
| Pendant la 2e semaine | | 500 | » |
| » | 5e | » | 600 | » |
| » | 10e | » | 800 | » |
| » | 20e | » | 850 | » |
| » | 30e | » | 1200 gr. de lait de vache |

Une petite fille de Camerer a bu :

| | | | | |
|---|---|---|---|---|
| Le | 1er jour . . . . . . | 10 gr. 0 de lait de femme | |
| » | 2e » . . . . . . | 91 » 5 | » |
| » | 3e » . . . . . . | 247 » 0 | » |
| » | 4e » . . . . . . | 337 » 0 | » |
| » | 5e » . . . . . . | 288 » 0 | » |
| » | 6e » . . . . . . | 379 » 5 | » |
| Du 9e au 12e par jour | | 395 » 0 | » |
| » 18e » 21e | » | 534 » 0 | » |
| » 31e » 43e | » | 555 » 0 | » |
| » 46e » 59e | » | 651 » 0 | » |
| » 105e » 113e | » | 749 » 0 | » |
| » 161e » 166e | » | 766 » 0 | » |

Chez l'enfant d'Ahlfeld, la quantité journalière variait entre
1/7 et 1/5 du poids du corps ; il en était de même chez la petite
fille de Camerer. Celle de Hæhner absorbait journellement jusqu'à 12 et 17,6 0/0 du poids de son corps; toutefois dans la première semaine de la vie, elle en avait absorbé beaucoup moins

(1) Ahlfeld, *Ernæhrung des Sæuglings an der Mutterbrust.* 1878.
(2) Hæhner Ueber Nahrungsaufnahme des Kindes an der Mutterbrust und das
Wachsthum im ersten Lebensjahre, in *Jahrb für, Kinderkeilkunde*, XV. I. p. 23 et
suivantes,

(9,5 0/0); c'est dans la 6ᵉ, dans la 7ᵉ et dans la 8ᵉ semaine qu'elle en a absorbé le plus (17,6 0/0 puis 17,4 0/0). Cependant, en comparant l'enfant d'Ahlfeld et l'enfant de Hæhner, on voit que ce n'est pas seulement le poids du corps qu'il faut prendre en considération. Chacun de ces enfants pesait le premier jour de sa naissance 3100 grammes ; le second absorba quotidiennement bien moins, principalement dans la première semaine ; il continua même plus tard encore à prendre moins de nourriture. L'absorbtion quotidienne du nourrisson correspondrait en moyenne à 1/7 du poids du corps : seulement il ne faut pas ériger ceci en règle générale; il faut se rappeler qu'à partir de la 2ᵉ semaine, cette moyenne est dépassée pendant un certain temps, mais qu'à partir du 6ᵉ mois elle n'est plus atteinte.

L'enfant nourri au lait de vache en absorbe chaque jour des quantités incomparablement plus grandes, sans doute parce que ce lait est moins complètement assimilé que le lait de femme. (Voir à ce sujet ce que j'ai dit précédemment).

La petite fille de Hæhner qui, à partir de sa 28ᵉ semaine, avait bu du lait de vache au lieu du lait de femme qu'on lui avait donné jusqu'alors, en prenait 200 gr. de plus chaque fois.

L'enfant de Camerer avait bu quotidiennement 766 gr. de lait de femme, depuis son 161ᵉ jusqu'à son 163ᵉ jour ; à partir du 163ᵉ jusqu'à son 182ᵉ jour on lui donna en même temps du lait de vache ; depuis son 182ᵉ jusqu'à son 245ᵉ jour on ne lui donna plus que du lait de vache; il en but journellement 1345 gr.

Voici les quantités que j'ai trouvées chez une petite fille à partir de son 10ᵉ jour de vie (poids initial 3210 gr.) ; cette petite fille était nourrie avec du lait de vache :

Le 10e jour 560 gr. de nourriture au lait de vache ( 1 de lait +2 d'eau)
» 16e » 620 » » ( 1 » +2 » )
» 25e » 710 » » ( 1 » +1 » )
» 36e » 760 » » ( 1 » +1 » )
» 50e » 800 » » ( 1 » +1 » )
» 70e » 920 » » ( 2 » +1 » )
» 92e » 1040 » » ( 2 » +1 » )
» 116e » 1200 » » ( 2 » +1 » )
» 137e » 1315 » » ( 2 » +1 » )
» 152e » 1375 » » ( 9 » +4 » )
» 180e » 1490 » » (10 » +3 » )
» 210e » 1500 » » (Lait de vache pur)

Quant aux *excrétions* du nourrisson elles consistent en urine, fèces et produits de la perspiration.

Le poids de l'urine d'un enfant nourri au lait de femme représente en moyenne, abstraction faite des premiers jours de la vie, 65 à 70 0/0 de la quotité journalière de nourriture. La petite fille de Camerer (1) a évacué :

Le 1er jour . . . . . . . . . . 48,0 d'urine,
» 2e » . . . . . . . . . . 53,0 »
» 3e » . . . . . . . . . . 172,0 »
» 4e » . . . . . . . . . . 226,5 »
» 5e » . . . . . . . . . . 181,0 »
» 6e » . . . . . . . . . . 204,0 »
Du 9e au 12e » . . . . . . . . . . 357,0 »
» 18e » 21e » . . . . . . . . . . 385,0 »
» 31e » 33e » . . . . . . . . . . 398,0 »
» 46e » 69e » . . . . . . . . . . 447,0 »
» 105e » 113e » . . . . . . . . . . 517,0 »
» 161e » 163e » . . . . . . . . . . 466,0 »

Bouchaud (1) indique, pour la quantité émise :

Du 2e au 3e jour de vie, 12 à 36 grammes d'urine,
» 4e » 8e » 70 à 200 »
De la 2e à la 10e semaine 250 à 437 »
Ce qui fait environ, par kilogramme
de poids du corps 90 »

(1) Camerer, *loco citato*.
(1) Bouchaud, d'après Vierordt, *loc. cit.*, p. 140.

Quand on nourrit l'enfant au lait de vache, la quantité d'urine n'augmente pas par rapport à la quantité de nourriture absorbée ; elle diminue plutôt un peu si le lait est convenablement dilué. Ainsi la petite fille de Camerer à laquelle on fit prendre 1345 gr. de lait de vache par jour, depuis son 211e jusqu'à son 245e jour, évacuait 819 gr. d'urine, c'est-à-dire environ 60 gr. pour 100 gr. de nourriture.

La teneur de l'urine *en azote* est bien plus faible chez l'enfant nourri au sein que chez l'enfant nourri au lait de vache ; chez le premier, selon Camerer (1), elle est de 1,415 0/00, chez le second elle est de 2,86 0/00.

*Les fèces* de l'enfant nourri au sein ne sont pas copieuses ; leur quantité quotidienne varie de 10 à 40 gr. selon la quantité de nourriture et le pouvoir individuel d'assimilation. Camerer a trouvé que le poids des fèces par jour était de 1/1000 du poids du corps. Cela ne peut cependant pas être général ; d'après mes nombreuses observations, il faudrait compter 3 gr. de fèces par kilogramme. Il est cependant plus naturel de comparer la quantité des fèces avec celle de la nourriture absorbée ; on constate ainsi que l'enfant évacue en moyenne 3 parties de fèces pour 100 parties d'aliments absorbés (2).

Il en est tout autrement lorsque l'enfant est nourri au lait de vache. Camerer a constaté que sa petite fille évacuait 40 grammes de fèces, quand elle avait absorbé 1000 grammes de lait de vache. Cette proportion correspond presque exactement à celle que j'ai déterminée moi-même ; j'ai trouvé 4,3 de fèces pour 1000 de lait de vache absorbé.

Dans les fèces de l'enfant de Camerer la proportion d'azote était de 16,38 0/0 quand l'enfant était nourri au lait de femme

---

(1) Camerer, *loc. cit.*
(2) Uffelmann, *Archiv für klinische Medicin.* T. XXVIII, p. 442.

et seulement de 12,65 0/0 quand il était nourri au lait de vache. Je n'ose décider si ces proportions sont générales, car on ne connaît pas d'autres recherches sur ce sujet.

Pour ce qui concerne *la perspiration* du nouveau-né, nous ne possédons qu'une seule indication ; elle est de Camerer (1). Voici ce qu'il a observé sur sa petite fille :

|  |  |  |  |  |  |
|---|---|---|---|---|---|
| | Le 1er jour | 98,0 | grammes de perspiration insensible | |
| | » 2e » | 79,0 | | » |
| | » 3e » | 85,0 | | » |
| | » 4e » | 92,0 | | » |
| | » 5e » | 96,0 | | » |
| | » 6e » | 99,0 | | » |
| Du 9e au | 12e » | 138,0 | | » |
| » 18e » | 21e » | 132,2 | | » |
| » 31e » | 33e » | 126,9 | | » |
| » 46e » | 59e » | 154,7 | | » |
| » 105e » | 113e » | 235,0 | | » |
| » 161e » | 163e » | 291,7 | | » |

Il y avait donc, par kilog de poids du corps, 26 à 46 grammes de perspiration et par kilog de lait de femme, 228 à 361 grammes de perspiration.

Du 211e au 245e jour, Camerer ayant fait prendre du lait de vache à sa petite fille, la perspiration insensible de l'enfant fut de :

371 grammes ou 55 grammes par kilog de poids du corps
297 » lait de vache

Il n'y eut donc pas de différence sensible.

J'ai déjà parlé ailleurs de l'*augmentation de poids journalière* de l'enfant dans sa première année de vie ; je renvoie donc aux renseignements que j'ai donnés à cet endroit. Ici je me bornerai à faire observer qu'on admet généralement que la 5e partie de l'augmentation du poids du corps est constituée par de l'albumine assimilée. Cette manière de calculer n'est certainement pas très exacte ; car, bien qu'un cinquième de

(1) CAMERER, *loc. cit.*, p. 388 à 389.

l'organisme se compose d'albumine (Moleschott) cela n'est vrai que pour l'organisme de l'adulte et non pas pour celui de l'enfant, plus riche en eau.

D'après ce qui précède, nous pouvons calculer que :

pour 1000 grammes de lait de femme

il y a   650      —    d'urine

30      —    de fèces

280      —    de perspiration insensible

mais que l'augmentation de poids pour 1000 grammes de lait de femme diffère selon l'âge de l'enfant.

Dans la troisième semaine de la vie, un enfant à la mamelle absorbe à peu près la moitié de cette quantité de lait, soit par jour 500 gr. de lait; il ingère ainsi chaque jour 11 gr. 500 d'albumine (1); il émet journellement 325 gr. d'urine, contenant 0 gr. 245 d'azote, ce qui correspond à 1 gr. 580 d'albumine; il augmente d'environ 30 gr. qui équivalent à 6 gr. 500 d'albumine.

La somme des quantités d'azote émises dans l'urine et dans les fèces et de la quantité d'azote assimilée correspond donc à 10,772 d'albumine; on doit donc, en tous cas, considérer cette quantité comme le minimum nécessaire. Il reste 0,728 d'albumine dont nous ne connaissons pas exactement l'emploi; il y a lieu de présumer cependant que cette portion est éliminée en partie par la perspiration insensible. A 1.000 parties de lait de femme absorbées par l'enfant correspondrait, pour une journée de la troisième semaine, une augmentation de poids égale à 6 parties. Une augmentation de 1 exige, à cet âge, 16,6 de nourriture.

Le 150ᵉ jour, un enfant à la mamelle absorbe environ :

950 grammes de lait, contenant 21,850 d'albumine (2) ;

(1) 3 gr. 2 d'albumine par kilogramme, tandis qu'un adulte n'absorbe, par kilogr. de nourriture, que 1 gr. 8.

(2) 3 gr. 12 d'albumine par kilogramme.

Il évacue :

660 gr. d'urine,  contenant 0 gr. 927 d'azote, correspondant à 5 gr. 988 d'albumine ;

28 gr. de fèces, contenant 0 gr. 456 d'azote, correspondant à 2 gr. 941 d'albumine ;

Son augmentation de poids correspond à 4.000 gr. d'albumine.

On trouve donc, par le calcul, que la *dose quotidienne* d'albumine, nécessaire pour un enfant de l'âge ci-dessus, nourri au sein, est de 12,929 grammes.

Tout l'azote de l'excédant d'albumine, qui est considérable (8,921) se retrouvera-t-il dans les produits quotidiens de perspiration qui pèsent environ 280 gr. ? Cela n'est guère admissible.

Mais pour 100 gr. de lait absorbé, le 150ᵉ jour, l'accroissement de poids du corps est de 2,1 et une augmentation de 1 a exigé 43 de nourriture.

J'ai développé ici ces calculs, pour montrer qu'il nous est impossible de trouver, en ne tenant compte, comme on l'a fait, que de la quantité d'azote contenue dans l'urine, la dose d'albumine nécessaire au nourrisson. Il faut non seulement avoir égard aux fèces et à la perspiration, mais il faut aussi considérer que l'enfant au sein digère généralement un excédant de substances albuminoïdes dont l'usage n'est pas encore bien clairement établi.

Il faut du reste mettre en ligne également la décomposition des substances non azotées.

Mais à cet égard nous sommes très insuffisamment renseignés. Nous n'avons pas encore de dosages directs des quantités d'acide carbonique émises par un nourrisson.

On a essayé de calculer l'acide carbonique, au moyen de la quantité de carbone de la nourriture, d'après l'équation de la nutrition chez l'adulte, en admettant que, comme chez ce dernier, 0.89 du carbone de la nourriture soient éliminés sous forme d'acide carbonique, par la peau et par les poumons. Mais ce procédé de calcul est-il applicable aux nourrissons? Il faudrait commencer par le démontrer; et tant qu'on ne l'aura pas fait, il ne sera pas bien légitime d'opérer ainsi pour déterminer la nutrition chez l'enfant.

Ce qui est certain, c'est que l'enfant, dans les conditions normales, ingère une quantité de graisse bien plus grande que ce qu'il peut assimiler; car les fèces de tout enfant à la mamelle, en bonne santé, sont comme nous venons de le voir, relativement riches en graisse et en dérivés de graisse, puisque les unes et les autres constituent jusqu'à 20 0/0 de la substance sèche.

Ce fait me semble mériter d'être pris en considération; il nous indique, plus que quoi que ce soit, jusqu'à quel point la graisse est indispensable pour le nourrisson et combien il serait inadmissible de vouloir la remplacer par des hydrates de carbone. Mais dans quelle mesure la graisse assimilée est-elle éliminée, sous forme d'acide carbonique, chez un enfant dans des conditions physiologiques? Dans quelle mesure reste-t-elle quotidiennement dans les tissus? Nous ne savons encore rien sur ces points.

Voici les chiffres que nous obtenons, en calculant, d'après les analyses connues, les aliments ingérés par l'enfant proportionnellement à 1 kilogramme de son poids; ces chiffres représentent des grammes.

Le 8ᵉ jour, un enfant (pesant 3.500 gr.) ingère environ :

Lait de femme . . . . 415,00, soit 118,57 par kilogr.,

Il absorbe ainsi :

Albumine . . . . . . . 9,54 soit 2,72 par kilogr.
Graisse . . . . . . . . . 13,11 » 3,75 »
Hydrates de carbone. 19,71 » 5,63 »
Sels . . . . . . . . . . 0,83 » 0,23 »

Le 100ᵉ jour, un enfant (pesant 6.200 gr.) ingère environ :

Lait de femme . . . . 133,87, soit   8,30 par kilogr.,

Il absorbe ainsi :

| | | | | | |
|---|---|---|---|---|---|
| Albumine. . . . . . . | 19,08 | » | 3,07 | » | |
| Graisse . . . . . . . . | 28,24 | » | 4,52 | » | |
| Hydrates de carbone. | 39,42 | » | 6,35 | » | |
| Sels . . . . . . . . . . | 1,66 | » | 0,26 | » | |

Un enfant de 210 jours (pesant 8.000 gr.) ingère :

Lait de femme . . . . 975,00, soit 121,90 par kilogr.,

Il absorbe ainsi :

| | | | | | |
|---|---|---|---|---|---|
| Albumine. . . . . . . | 22,40 | » | 2,80 | » | |
| Graisse . . . . . . . . | 33,10 | » | 4,14 | » | |
| Hydrates de carbone. | 46,30 | » | 5,78 | » | |
| Sels . . . . . . . . . . | 1,95 | » | 0,24 | » | |

Comme les nourrissons prospèrent quand les substances qu'ils absorbent sous forme de lait sont dans ces quantités et dans ces proportions, il faut considérer ces chiffres comme normaux. Quand les enfants ont une nourriture autre que le lait de femme, nous ne trouvons pas les mêmes valeurs.

Un enfant de 25 jours, a absorbé par jour :

| | | | | |
|---|---|---|---|---|
| Lait de femme | 710,00, soit 197,00 par kilogr. | | | |
| Albumine | 15,07 | » | 4,13 | » |
| Graisse | 12,42 | » | 3,45 | » |
| Hydrates de carbone | 19,95 | » | 5,54 | » |
| Sels | 1,98 | » | 0,55 | » |

Un enfant de 100 jours (6.150 gr.) a absorbé par jour :

| | | | | |
|---|---|---|---|---|
| Lait de femme | 1.100,00, soit 178,00 par kilogr. | | | |
| Albumine | 32,80 | » | 5,33 | » |
| Graisse | 26,30 | » | 4,28 | » |
| Hydrates de carbone | 36,00 | » | 5,85 | » |
| Sels | 4,30 | » | 0,69 | » |

Un enfant de 240 jours (8.200 gr.) a absorbé par jour :

| | | | | |
|---|---|---|---|---|
| Lait de vache | 1.500,00, | soit | 182,00 | par kilogr. |
| Albumine | 64,50 | » | 8,00 | » |
| Graisse | 54,00 | » | 6,58 | » |
| Hydrates de carbone | 75,00 | » | 9,14 | » |
| Sels | 9,00 | » | 1,09 | » |

L'excédant en aliments ingérés est donc considérable, mais toutes les substances n'ont pas augmenté dans les mêmes proportions ; à cet excédant correspond un excédant d'excrétions, surtout d'azote. Nous avons vu, en effet, que l'urine, sans augmenter de quantité, s'enrichit considérablement en azote (2,86 0/00 au lieu de 1.415 000), quand l'enfant prend du lait de vache, au lieu du lait de femme ; pour ce qui concerne la quantité d'azote contenue dans les fèces, notre jugement doit rester en suspens. Du reste, à cet excédant correspond un excédant d'excrétion d'autres matières (par exemple, de la graisse et des sels), tous deux étant plus fortement représentés dans les fèces de l'enfant nourri au lait de vache que dans celles de l'enfant auquel on donne la nourriture naturelle (1). Parfois le poids du corps de l'enfant nourri au lait de vache augmente davantage ; néanmoins on ne peut pas dire que ce fait soit général.

L'enfant nourri avec de la bouillie absorbe plus d'hydrates de carbone, moins de graisse et d'albumine.

Voici ce que Forster (2) a constaté dans ce cas :

| AGE DE L'ENFANT | NOURRITURE | SUBSTANCES NUTRITIVES | | |
|---|---|---|---|---|
| 7 semaines | Bouillie | 19,0 de graisse | 120,0 | hydrate de carbone. |
| 4 à 5 mois | Farine lactée | 18,0 » | 98,0 | » |

Voici quelles furent d'après les observations de l'auteur, les proportions de matières nutritives absorbées quotidienne-

(1) UFFELMANN. *Archiv. für Kinderheilkunde*, II, 1880. — UFFELMANN, *Archiv. für klinische Medicin*, T. XXVIII.

(2) FORSTER, *Aerztl. Intelligenzblatt*, 1879.

ment par un enfant de 25 semaines, nourri avec de la bouillie :

21,50 d'albumine, 9,28 de graisse, 168 d'hydrate de carbone, 3,24 de sels.

### Assimilation des sels chez les nourrissons.

Les enfants au sein absorbent dans  1000,0 de nourriture  2,00 de sels
et ils évacuent ensuite en moyenne          30,0 fèces contenant 0,45  »
        »                »                650,0 d'urine      »    0,38  »
ils incorporent donc à l'organisme pour 1000,0 de nourriture  1,17  »

Nous ne savons presque rien sur la façon dont se comporte le *chlorure de sodium*. Les fèces ne contiennent qu'une
petite quantité de ce sel, l'urine également en contient peu :
celle-ci en contient 0,69 pour 1000 parties chez les enfants
de 5 semaines.

*L'acide phosphorique* pour une même quantité dazote
est excrété en bien plus grande quantité par les nourrissons que par les adultes. Selon Zuelzer (1), la proportion
quotidienne d'acide phosphorique dans l'urine d'enfants au
sein, âgés de 3 à 6 mois, varie entre 24 et 40, ce qui fait
une moyenne de 30 0/0 d'azote ; chez les adultes au contraire
elle est de 19 0/0.

L'acide sulfurique, d'après lui, serait également excrété en
quantité relativement plus grande par les nourrissons que
par les individus plus âgés, non point par rapport à 1 kilogramme du poids du corps, mais par rapport à l'azote excrété.

La circulation de *la chaux* dans l'organisme est très remarquable. J'ai déjà fait remarquer ailleurs que les voies digestives,
même d'un nourrisson en bonne santé, se développant normalement, sont loin d'assimiler complètement les sels de
chaux du lait de femme. Pour 100 parties de cendre de ce

(1) Zuelzer, *Zeitschrift für praktische Medicin*, 1878, nos 2 et 3.

16

lait, il y a 16,64 parties de chaux, mais pour 100 parties de cendre des fèces de l'enfant au sein il n'y a pas moins de 30 parties de ce même corps (1). Or, comme les fèces laissent environ 15 0/0 de cendres, un enfant au sein évacue journellement avec elles des quantités très considérables de chaux, soit 0,005 par gramme.

Quand un nourrisson de 12 semaines ingère quotidiennement 800,0 de lait de femme, il absorbe ainsi :

|  |  |  |  |
|---|---|---|---|
| | 0,500 de chaux | (CaO) | et il évacue quotidiennement : |
| 25,0 de fèces contenant 0,125 | | » | il évacue en outre quotidiennement : |
| dans l'urine | 0,003 | » | il s'assimile donc quotidiennement : |
| | 0,372 (2) | » | soit 0,065 par kilogramme du poids du corps. |

E. Voit (3) a calculé de la manière suivante la quantité de chaux absorbée par l'enfant au sein. Cet enfant absorbe quotidiennement 0,55 de chaux dont il s'assimile, dans son squelette 0,34.

La quantité quotidienne nécessaire d'après Voit est donc moindre que celle que j'ai trouvée moi-même ; mais Voit n'a considéré que la quantité déposée dans le squelette sans tenir compte de celle qui reste dans les autres tissus.

Chez un enfant nourri au lait de vache, Forster (4) a trouvé les proportions suivantes :

| | | | | |
|---|---|---|---|---|
| Ingestion quotidienne de chaux . . . . . . . . | | | | 1,740 |
| Excrétion | » | dans les fèces | | 1,320 |
| » | » | » l'urine. . | | 0,003 |
| Assimilation | » | . . . . . . . . | | 0,417 |

(1) UFFELMANN, *Archiv für klinische Medicin*, XXVIII, p. 472.
(2) FORSTER, *Aerztl. Intelligenzblatt*, 1879, p. 121.
(3) E. VOIT, *Zeitschrift für Biologie*, XVI, 1880, p. 55.
(4) FORSTER, *loco citato*.

La quantité quotidienne indiquée par Forster coïncide donc sensiblement avec celle que j'ai indiquée.

On ne connait pas d'autres détails jusqu'à présent sur la circulation des autres sels du lait.

### Méthodes d'alimentation du nouveau-né.

**Alimentation naturelle.** — L'alimentation naturelle du nourrisson est *l'alimentation par le sein de la mère.* Aucune autre méthode n'assure au même degré la santé et le développement de l'enfant ; aucune autre ne peut le protéger aussi efficacement contre les graves dangers qui menacent l'enfance. C'est pourquoi il faut y recourir toutes les fois que faire se peut ; et, quand la chose est tout à fait impossible, c'est sur cette alimentation qu'il faut modeler l'alimentation *artificielle.*

Le lait de femme est d'un blanc jaunâtre, d'une saveur douce, d'une réaction nettement alcaline. Au moment où il sort du sein, il est à une température de 38° C. environ. Sa densité varie entre 1,028 et 1,034 ; sa teneur en éléments solides est de 11 0/0 en moyenne. On y trouve, indépendamment de l'eau, des albuminates, de la graisse, du sucre et des sels.

Les théories sur la nature des albuminates du lait ne sont pas concordantes. Selon les unes le lait contient de la caséine et de l'albumine, la première en plus grande quantité ; selon les autres, il ne contient pas de caséine, mais seulement de l'albumine, avec un faible mélange de matières protéiques et de peptones, comme dans le sang. Les auteurs qui admettent l'existence de la caséine, diffèrent sur la question de savoir si elle est dissoute ou seulement en suspension à l'état de particules très petites

Hammarsten (1) et Kehrer (2), ayant filtré du lait de femme,

(1) HAMMARSTEN, *Zur Kenntniss des Caseins.* Upsala 1877.
(2) KEHRER, *Archiv. für Gynækologie.* II, 1.

n'ont pas trouvé de caséine dans ce qui avait traversé le filtre ; mais Biedert (1) affirme qu'il a trouvé ce corps, avec de l'albumine du serum, dans la liqueur filtrée ; il est donc enclin à considérer la caséine comme se trouvant dans le lait à l'état de dissolution.

Mais ce qui intéresse plus que ce point spécial, c'est de savoir que la matière protéique du lait de femme, la caséine se comporte autrement que celle du lait de vache, et que ses propriétés particulières la font ressembler à l'albuminate de potasse.

Plus loin, en comparant le lait de vache et le lait de femme, j'entrerai dans plus de détails sur ce sujet.

La graisse se trouve sous forme de petits globules ; elle se compose de *triglycérides d'acide oléique, d'acide palmitique et d'acide stéarique.* D'après Harting (2), Kehrer (3), Radenhausen (4), etc., ces globules n'ont pas d'enveloppe albuminoïde, selon Raspail (5), ils en ont une ; d'après Fleischmann (6), ils sont entourés d'un tissu de condensation qui contient tous les autres éléments du lait.

Le sucre est exclusivement du *sucre de lait.*

Les sels sont la potasse, la *soude,* la *chaux,* la *magnésie,* le *fer combiné à l'acide phosphorique,* à l'acide *sulfurique* et au *chlore.*

Relativement à la composition quantitative du lait de femme, les indications données par les auteurs diffèrent sensiblement les unes des autres, surtout en ce qui concerne la teneur en protéine ; on indique tantôt 0,570 0/0, tantôt 3,054 0/0, et

(1) BIEDERT, *Die Kinderernæhrung,* 1881, p. 87.
(2) HARTING, *Tydschrift f. nat. Gesch,* t. XII.
(3) KEHRER, *Archiv für Gynækologie,* II, 1.
(4) RADENHAUSEN, Die Frauenmilch in *Zeitschrift für phys. Chemie.* 1881, I, p. 13.
(5) RASPAIL, *Chimie organique.*
(6) FLEISCHMANN, *loco citato.*

même 4,826 0/0. J'ai collectionné les résultats de 204 analyses et j'ai obtenu ainsi le résultat suivant :

Eau 39,20 0/0 , substance azotée 2,35 0/0, graisse 3,40, sucre 4,85, sels 0,20.

La composition du lait de femme *varie considérablement*, du reste, et c'est ce qui explique les différences entre les chiffres donnés par les divers auteurs. La période de l'allaitement, le mode d'alimentation de la nourrice, sa constitution et son état de santé influent sur la composition du lait. En outre le lait qui vient au début de l'allaitement ne ressemble pas à celui qui arrive plus tard.

Le *colostrum*, c'est-à-dire le lait sécrété dans les premiers jours après l'accouchement, contient moins d'eau, mais plus d'éléments solides que le lait de la période postérieure de la lactation ; il a la composition suivante :

Le 1er jour. { Eau 84,08 %, substance azotée 3,23 %. Graisse 5,78 %, hydrates de carbone 6,51 %, sels 0,35 %. } (Meymott-Tidy).

Le 4e jour. { Eau 87,98 %, substance azotée 3,53 %. Graisse 4,29 %, hydrates de carbone 4,11, %, sels 0,21 %. } Clemm.

Dès le 12e ou le 14e jour, les proportions sont très différentes, car le lait contient alors en moyenne :

eau 88,50 0/0, substance azotée 2,45 0/0, graisse 3,80 0/0
sucre de lait 4,20 0/0, sels 0,20 0/0

Dans l'intervalle entre le premier et le douzième et le quatorzième jour, la teneur en eau a donc augmenté, tandis que la teneur en substance azotée est devenue un peu moindre et que la teneur en graisse, en sucre et en sels a considérablement diminué. Dans le cours ultérieur de la lactation, la substance azotée paraît diminuer encore un peu, de même la graisse ; le sucre de lait semble prendre une marche légèrement ascendante, tandis que les sels restent à peu près stationnaires.

D'après le tableau de Vernois et Becquerel (1) la teneur en caséine monte un peu dans le premier mois et cesse de monter au deuxième, puis elle redescend considérablement ; au huitième mois elle remonte au niveau qu'elle avait atteint dans le premier, puis elle redescend à nouveau, et vers le onzième mois, elle atteint son niveau le plus bas ; à partir du douzième mois, elle remonte encore. D'après ces auteurs, la teneur en graisse diminue généralement pendant la lactation ; la diminution est très forte au sixième et au onzième mois, mais à la fin de chacun de ces mois il y a chaque fois augmentation. La teneur en sucre varierait peu : à partir du premier mois, elle augmenterait lentement, au onzième, elle atteindrait son niveau le plus élevé.

D'après le tableau que je viens de mentionner, la quantité des sels est plus grande dans le premier mois que dans tout autre, puis dans le second ; elle reste sensiblement à la même hauteur pendant le troisième mois et les suivants jusqu'au douzième.

Le lait qui est sécrété lorsque l'enfant commence à téter est plus dense et contient moins de graisse ; celui qui vient ensuite est moins dense et contient plus de graisse (2) ; la différence de densité semble donc ne tenir qu'à la différence de la proportion de graisse dans le lait.

D'autre part, le mode d'alimentation de la nourrice influe sur la composition du lait. Il résulte des expériences faites par Ssubotin (3) que le lait d'une chienne à laquelle on donne une nourriture exclusivement animale contient plus de subs-

(1) VERNOIS et BECQUEREL, Recherches sur le lait. *Annales d'hygiène publique* t. XLIX, 2ᵉ série.
(2) RADENHAUSEN, Die Frauenmilch, *loco citato*.
(3) SSUBOTIN, *Virchow's Archiv.*, 1866, 36, p. 561.

tance sèche que le lait d'une chienne à laquelle on ne donne qu'une nourriture végétale, et que cette substance sèche contient surtout plus de graisse et de sucre de lait. D'après Wolff (1), la graisse du lait augmente chez les animaux domestiques avec la quantité d'albumine ingérée ; selon cet auteur quand la nourriture est trop riche, le beurre est mou et rancit facilement.

Les expériences de Kühne et celle de Fleischer (2) montrent aussi que la qualité du lait dépend de la *composition de la nourriture* ; elles apprennent en particulier que la caséine et la graisse du lait augmentent ou diminuent avec la quantité d'albumine absorbée, mais que le sucre de lait diminue quand la nourriture est plus riche en albumine, qu'il augmente quand elle est moins riche, mais que cette variation n'est pas très régulière.

Rien n'indique *à priori* qu'il en soit autrement chez l'homme car le lait se forme de la même manière chez tous les mammifères. Du reste les résultats d'observations faites sur des femmes, concordent complètement avec les résultats d'observations faites sur des animaux.

On sait depuis longtemps que les mères mal nourries fournissent un lait *moins riche*, et qu'en particulier les enfants nés vigoureux et sains viennent mal quand les nourrices, ou les mères sont nourries d'une façon défectueuse.

D'après les rapports émanant de la maison d'enfants-trouvés de Moscou, la proportion de beurre que contient le lait des nourrices qui y arrivent de la campagne n'est que de 1,8 à 3,0 0/0, tandis que chez les nourrices qui sont depuis un certain temps dans cet établissement où elles sont bien nour-

---

(1) Wolff, in Jacobi : *Die Pflege und Ernæhrung des Kindes,* 1877, p. 358.
(2) Les tableaux relatifs à ces faits se trouvent dans Kœnig, *Nahrungs-und Genussmittel,* 1880, II, p. 207.

ries, la proportion est de 3,2 0/0 à 4 0/0. Pour ma part, je n'ai trouvé que 2,3 0/0 de graisse dans le lait d'une jeune personne qui voulait se placer comme nourrice ; jusqu'à son arrivée, elle avait vécu très pauvrement, se nourrissant exclusivement de pain, de café et de pommes de terre ; au bout de huit jours, pendant lesquels elle avait été bien nourrie, son lait contenait déjà 3,5 0/0 de graisse.

Decaisne, ainsi que Vernois et Becquerel, ont fait de nombreuses recherches sur l'influence de la nourriture. Le résultat de leurs recherches est condensé dans le tableau suivant :

|  | Eau. | Protéine. | Graisse. | Sucre. | Sels. | |
|---|---|---|---|---|---|---|
| 1º Avec nourriture restreinte. | 88,30 | 2,41 | 2,98 | 6,07 | 0,24 | Decaisne. |
| 2º — abondante. . . | 85,79 | 2,65 | 4,46 | 6,71 | 0,39 | |
| 3º — très mauvaise. | 89,57 | 3,87 | 1,88 | 4,57 | 0,11 | Vernois et |
| 4º — très bonne. . . | 87,65 | 3,71 | 4,35 | 4,16 | 0,13 | Becquerel. |

D'après ce tableau, la proportion des divers éléments du lait dépend évidemment de la nourriture. On ne voit guère, comment en présence de ces chiffres, on peut soutenir que la nourriture n'a pas grande influence sur la composition du lait ; pour moi, je considère cette influence comme incontestable.

Le lait des femmes anémiques et cachectiques est, en général, peu abondant et pauvre en éléments solides ; il en est de même des femmes atteintes de maladies chroniques. Leur lait serait plus pauvre en protéine, en graisse et en sels, mais non en sucre (Vernois et Becquerel) (1). Dans les maladies aiguës, au contraire, on constate, d'après ces auteurs, une diminution du sucre, une augmentation de la protéine, des graisses, des sels. Je dirai ailleurs ce que devient la sécrétion des glandes mammaires à l'époque de la menstruation et quand il survient une nouvelle grossesse.

(1) Vernois et Becquerel, *Annales d'hygiène publique*, 49, 2ᵉ série.

Les mères très jeunes et celles qui sont très vieilles ont, en général, un lait peu abondant et peu riche.

**Essai du lait de femme.** — 1. Détermination de *la réaction* au moyen du papier tournesol.

2. Détermination de *la densité*. Elle se pratique au moyen d'un lactodensimètre de petites dimensions, par exemple, celui de Quevenne et Bouchardat, ou celui de Conrad, pour lequel 10 centimètres cubes suffisent.

Quevenne et Bouchardat (1) ont trouvé des densités variant entre 1,029 et 1,033, Conrad (2) également, Meymott-Tidy (3) entre 1.027 et 1.034, en moyenne 1.030, Radenhausen (4) entre 1.026 et 1.034, le plus souvent entre 1.028 et 1.034.

3. *Analyse quantitative.* — Pour doser l'eau ou la substance sèche, on pèse une certaine quantité de lait, on l'évapore et on pèse le résidu. Pour opérer rapidement, on pèse 0 gr. 5 de lait dans une petite capsule de platine, on prend cette capsule avec une pince, on la promène au-dessus d'une petite flamme de gaz jusqu'à ce que l'eau soit évaporée et que le résidu commence à devenir un peu jaunâtre ; on pèse à nouveau, ce qui permet de déterminer la quantité de substance sèche (Fr. Schulze).

*Dosage de la protéine :*

*a.* — D'après Simon (5), on évapore : on extrait la graisse du résidu au moyen de l'éther, le sucre et les sels au moyen de l'alcool. Le reste du résidu de l'opération est la protéine cherchée.

*b.* — D'après Haidlen (6), on ajoute au lait du plâtre pur,

---

(1) Quevenne et Bouchardat, *Du lait*, 1857.
(2) Conrad, *Untersuchung der Frauenmilch*, 1881.
(3) Meymott-Tidy, *On human milk*, 1867.
(4) Radenhausen, Die Frauenmilch, in *Zeitschrift für phys. Chemie*, 1881, I.
(5) Simon, *Handbuch der angewandten med. Chemie*, 1842, II.
(6) Haidlen, d'après Hoppe-Seyler, *Handbuch der phys. und path. - anat. Analyse*, 1875.

calciné, soigneusement desséché, on évapore, puis on traite le résidu comme le fait Simon.

*c.* — D'après Brunner (1), on ajoute de l'acide acétique, puis on précipite par le sulfate de soude.

*d.* — D'après Liebermann (2), on précipite au moyen d'une solution de tannin (2 parties) et d'acide acétique (4) dans l'alcool (40).

*e.* — D'après Hoppe-Seyler (3), on verse de l'alcool absolu, froid, dans 20 à 25 centimètres cubes de lait, on filtre le précipité, on le traite par l'alcool à 60 0/0, qui dissout les sels, le sucre et une partie de la graisse. On traite ensuite le précipité par l'éther, pour extraire ce qui reste de graisse ; le résidu contient les substances protéiques avec les sels. En desséchant, en pesant, en incinérant, et en pesant encore une fois, on trouve la quantité de protéine.

Pour doser spécialement l'albumine suivant le procédé du même auteur, on prend une portion de lait, on la traite par le sulfate de magnésie, on fait bouillir la liqueur filtrée, on filtre une seconde fois, on dessèche, on pèse, on incinère et on pèse encore une fois.

*f.* — Selon Ritthausen (4), on précipite les substances albuminoïdes par l'oxyde de cuivre (voir plus loin), on extrait la graisse du précipité par l'éther et on incinère.

Une de ces méthodes, celle de Brunner donne des résultats très incertains. Le procédé décrit par Hoppe-Seyler n'est pas digne d'une confiance absolue, car il ne précipite pas toute l'albumine. Biedert (5), pour la précipiter complètement,

(1) Brunner, *Pflüger's Archiv.*, VII, p. 440.
(2) Liebermann, voir Biedert, *loc. cit.*, p. 109.
(3) Hoppe-Seyler, *loc. cit.*, p. 434.
(4) Ritthausen. *Journal für praktische Chemie*, 15, p. 329.
(5) Biedert, *Die Kinderernæhrung*, 1881, p. 109.

ajoute du tannin au liquide filtré ; il assure que la méthode ainsi modifiée est excellente. J'ai opéré d'après celle de Haidlen et j'en suis très satisfait, elle est laborieuse mais le résultat est à peu près inattaquable. Les valeurs que j'ai trouvées variaient entre 2,03 0/0 et 2,91 0/0 ; la proportion moyenne était de 2,37 0/0.

*Dosage de la graisse.* — Pour doser la graisse, on ajoute de la lessive de soude étendue, puis de l'éther à une quantité de lait connue, on agite fortement et on laisse reposer pendant une demi-heure. Après avoir siphonné l'éther on ajoute une nouvelle portion de ce dissolvant, on procède de la même manière qu'auparavant, on siphonne à nouveau, et on renouvelle cette extraction par l'éther jusqu'à ce qu'une petite quantité prise pour essai ne laisse pas de taches appréciables. On évapore tout l'éther dont on s'est servi pour l'extraction, on dessèche le résidu et on le pèse. Le procédé est simple et mérite toute confiance.

Dans le procédé de Haidlen et dans celui de Simon, on traite le résidu d'évaporation du lait par l'éther comme je viens de l'indiquer.

Il existe une autre méthode de dosage de la graisse : elle consiste dans l'emploi du *lactoscope* de Donné, de Vogel, de Reischauer, ou de Feser. Elle donne un résultat approximatif avec le lait de femme comme avec le lait de vache, mais elle n'est pas suffisante si l'on recherche un dosage exact.

Les *lactobutyromètres*, tels que celui de Marchand ou de Salleron conviennent pour le même usage. Celui de Marchand consiste en un tube de verre qui est fermé par un bout, à partir duquel il est divisé en trois parties, chacune de 10 centimètres cubes. On verse du lait jusqu'à la division 10, on ajoute quelques gouttes de lessive de soude, puis de l'éther jusqu'à la division 20. On remue jusqu'à ce que le tout forme une masse homogène, on ajoute de l'alcool jusqu'à la division 30 et on agite à nouveau. La graisse se sépare de l'éther et se rassemble en formant une couche liquide. D'après la hauteur de cette couche on apprécie la quantité de graisse contenue dans le lait.

Soxhlet (1) mélange le lait avec de la lessive de potasse et de l'éther, puis il agite ; lorsque l'éther s'est rassemblé à la surface, Soxhlet le fait passer au moyen d'un soufflet en caoutchouc dans un cylindre de verre entouré d'un réfrigérant ; ce chimiste détermine alors, au moyen d'un aréomètre sensible, la densité de la solution éthérée de graisse et il en déduit par le calcul la teneur en graisse.

Le *crémomètre* simple ne donne que des résultats peu dignes de confiance ; c'est un tube de verre vertical dans lequel on laisse la graisse se déposer lentement ; le tube est divisé de manière à indiquer en centièmes la proportion de graisse.

La quantité de graisse contenue dans le lait peut varier entre 2 et 7 0/0, mais dans les conditions normales elle n'est ni inférieure à 3 0/0 ni supérieure à 4 0/0.

*Dosage du sucre de lait.* — La méthode volumétrique convient bien pour le dosage du sucre de lait. On précipite le lait par l'alcool absolu, on filtre la solution, on l'évapore, on traite le résidu par l'eau, puis on détermine le titre de la solution au moyen de la liqueur de Fehling selon le procédé connu. 1,0 de sucre de lait correspond à 148,0 de la liqueur de Fehling.

On peut aussi opérer par pesée. A cet effet Ritthausen (2) précipite les substances albuminoïdes par l'oxyde de cuivre

(1) Soxhlet, *Zeitschrift des landwirthschaftlichen Vereins in Baiern*, 1880.
(2) Ritthausen, *Journ. für praktische Chemie*, 15, p. 329.

(solution de sulfate de cuivre et lessive de potasse), il filtre, il mélange avec la liqueur de Fehling, une quantité déterminée de la liqueur filtrée, il fait bouillir, il filtre sur un filtre d'amiante, et il réduit le cuivre dans un courant d'hydrogène. La quantité de cuivre qui correspond à 0,225 de sucre de lait est 0,3008.

On peut aussi déterminer la teneur du lait en sucre au moyen du polarimètre. Pour cela on ajoute de l'acétate de plomb, on chauffe, on filtre et on essaye la liqueur filtrée, au moyen du polarimètre de Soleil-Ventzke.

La proportion de sucre n'est presque jamais inférieure à 4,2 0/0 ni supérieure à 5,5 0/0.

*Dosage des sels.* — Il n'y a qu'à évaporer le lait, incinérer le résidu et peser la cendre. La proportion indiquée par les auteurs varie entre 0,14 0/0 et 1,78 0/0 (1), par conséquent entre des limites très étendues. Quant à moi j'ai trouvé qu'elle se maintenait entre 0,18 et 0,29 0 0, soit à 0,21 0/0 etc... en moyenne.

**Examen microscopique du lait.** — En examinant le lait au microscope, on voit des globules de graisse de diverses grosseurs. Les uns sont comme des points, les autres sont moyens, d'autres sont très grands ; leur diamètre varie entre 0,001 millimètre et 0,025 millimètres. Fleischmann (2), assure qu'il a trouvé les très gros globules en nombre remarquable dans le lait très gras, ainsi que dans le lait des mères âgées, de celles qui ont la fièvre, et de celles qui sont dans la période de menstruation ; il les aurait trouvés également après une longue lactation ; il aurait observé les petits globules ponctiformes chez les femmes qui allaitent et qui sont mal nourries.

(1) Kœnig, *Die menschlichen Nahrungs-und Genussmittel.* 1880, t. II, p 119.
(2) Fleisschmann, *Klinik der Paediatrik,* I, II.

Deutsch (1) a, plus tard, contesté le résultat de ces recherches. Cet auteur nie qu'il y ait aucun rapport entre la durée
de la lactation, l'âge de la nourrice, le nombre des grossesses
précédentes d'une part, la grandeur et le nombre des globules, d'autre part ; en conséquence il estime qu'il est difficile
d'apprécier au moyen du microscope la qualité du lait. Fleischmann n'en a pas moins maintenu contre lui, l'exactitudè de
ses observations.

Bouchut (2) a proposé récemment de *compter les globules
du lait*, pour contrôler la qualité de ce liquide. Il a examiné
le lait de 150 nourrices et il a trouvé qu'en général, 1 millimètre cube contenait de 1 à 2 millions de globules. Voici
comment il procédait. Lorsque l'enfant avait tété pendant
quelques minutes, Bouchut prenait une goutte de lait, il la
diluait avec 100 gouttes d'eau distillée, ou mieux encore avec
100 gouttes d'une solution de chlorure de sodium à 1 0/0 ; il
attendait dix minutes, puis il comptait les globules à l'aide
d'un microscope, dont l'oculaire était muni d'un réticule. Il
trouvait ensuite, par une multiplication, le nombre des globules par millimètre cube.

Le résultat de ce pénible dénombrement condamne la
méthode, car Bouchut nous dit qu'à des intervalles très rapprochés, il trouva chez la même nourrice des différences de
8 à 900,000 globules par millimètre cube. S'il en est ainsi,
cette méthode de dénombrement est sans valeur.

Le *nombre des globules* est, du reste, sans rapport déter-
terminé avec la densité et avec la teneur en graisse, ainsi qu'il
résulte des chiffres suivants de Bouchut :

Cet auteur a trouvé :

(1) Deutsch, *Klinik für Kinderheilkunde*, IX, p. 309.
(2) Bouchut, *Gazette des hôpitaux 1878*, n°s 9 et 10.

| | | | | |
|---|---|---|---|---|
| 1.102.500 globules par millim. cub., la densité | 1,022 et 2,4 0/0 de graisse. |
| 1.182.000 — | — | — | 1,021 — 2,1 0/0 | — |
| 1.925.500 — | — | — | 1,030 — 2,6 0/0 | — |
| 2.205.000 — | — | — | 1,032 — 3,7 0/0 | — |
| 2.305.000 — | — | — | 1,030 — 3,5 0/0 | — |
| 3.760.000 — | — | — | 1,030 — 3,4 0/0 | — |

Quoiqu'il en soit, l'examen microscopique peut fournir des renseignements précieux, en permettant de reconnaitre si, à côté des globules, il se trouve dans le lait des corps dont la présence ne soit pas normale. Il peut s'y trouver des corpuscules de *colostrum*. Ces corpuscules ne doivent pas s'y rencontrer après la première semaine. Quand ils persistent plus tard, c'est généralement un signe de maladie des seins. La présence de *sang* ou de *pus* est également un symptôme morbide.

Les diverses matières nutritives que renferme le lait ne sont pas assimilées dans la même mesure. Le *sucre* et les *solutions protéiques* se digèrent plus facilement que le reste ; les graisses viennent ensuite ; les *sels* se digèrent encore bien moins. Voici les proportions :

*Assimilation totale de la substance sèche* = environ » » 97 0/0
Assimilation de la protéine. . . . . . . . . . = — 99 à 100 0/0
    —     du sucre. . . . . . . . . . . . . = — » » 100 0/0
    —     de la graisse. . . . . . . . . . = — 97 à 97,8 0/0
    —     des sels . . . . . . . . . . . . . = — 89 à 90 0/0

Une partie de la protéine, au lieu d'être entraînée dans le torrent de la circulation, passe incontestablement dans l'organisme des nombreux *schyzomycètes* qui pullulent dans les intestins ; une petite partie du sucre est très vraisemblablement transformée en acide lactique, produit qui se trouve presque toujours dans les évacuations normales des enfants à la mamelle ; la graisse qui n'est pas résorbée reste en partie à l'état neutre, elle est en partie décomposée en acides gras libres ; elle contribue en partie à former des savons.

parmi les éléments des cendres, la chaux est celui qui est le moins résorbé : (1) elle ne l'est, en effet, que dans la proportion de 78 0/0 (2) (celle de vache ne l'est même que dans la proportion de 25 0/0).

Il est difficile d'assigner une cause précise à cette faible assimilation. Tous les sels de chaux solubles sont précipités par le sang, qui est alcalin ; il est donc probable que ceux du sang ne passent dans la circulation que sous forme d'une combinaison organique, laquelle (comme beaucoup de sels métalliques) conserverait sa solubilité même dans un liquide alcalin. En s'en rapportant à Voit, (3) comme je le fais ici, on conçoit que la faculté d'absorption de cette combinaison de chaux par les liquides de l'économie soit très restreinte, car elle dépendrait complètement de la consommation.

« Les os, les glandes et d'autres tissus ne peuvent emprunter de la chaux aux liquides contenus dans le canal intestinal que quand ceux-ci leur ont cédé la chaux qu'ils contenaient ; la résorption de la chaux des intestins ne s'opère donc ordinairement que dans la mesure de ce qui est nécessaire pour le corps. » D'après cette théorie, on conçoit facilement pourquoi il y a une telle différence entre la digestion de la chaux du lait de vache et de celle du lait de femme ; c'est que dans la première, il y en a beaucoup plus que dans la seconde.

Les phénomènes d'assimilation sont du reste soumis à des perturbations qui se produisent très facilement ; il suffit

(1) FORSTER. *Aerztliches Intelligenzblatt*, 1879, 1. 121,

(2) UFFELMANN. Untersuchungen über das mikroskopische und chemische Verhalten der Faeces natürlich ernaehrter Saeuglinge, und über die Verdauung der einzelnen Nahrungsbestandtheile Seitens derselben. *Deutsch. Archiv. für klinische Medicin*, XXVIII, p. 437.

(3) VOIT. Physiologie des all. Stoffwechsels und der Ernæhrung in *Hermann's Handbuch der Physiologie*, VI, 1, p. 371.

que la nourriture ne soit pas prise *régulièrement*, que *les sécrétions digestives* présentent une composition défectueuse, que les organes de la digestion soient atteints d'affections inflammatoires. Sous l'influence de ces causes perturbatrices, l'assimilation devient anormale pour tous les éléments de la nourriture, même pour le sucre, car les fèces sont alors plus riches en acide lactique.

J'ai constaté que, quand il survenait des troubles de l'assimilation peu intenses chez des enfants à la mamelle, la protéine de la substance sèche des fèces constituait 3,03 0/0, la graisse 24 0/0, tandis que les sels formaient 13 0/0. L'assimilation de la chaux est très facilement entravée ; et elle parait l'être aussi bien par *l'insuffisance d'acide chlorhydrique dans le suc gastrique* que par un excès *d'acides gras*.

Il se produit assez souvent, peut-être même généralement une légère diminution dans l'assimilation, *à l'époque où percent les dents de lait*. Beaucoup d'enfants sont sujets, pendant la dentition, à des évacuations diarrhéiques qui cessent aussitôt que la dent a percé ; il n'est donc pas surprenant que l'assimilation soit moindre. Cette diminution se produit aussi, sans qu'il y ait simultanément catarrhe intestinal ; elle est déterminée alors par une altération des liquides digestifs ou par une modification du pouvoir de résorption.

J'ai déjà traité ce sujet dans un travail antérieur (1).

**Quand faut-il commencer à donner le sein à l'enfant ?** — On attendait autrefois 24 heures et même davantage avant de donner le sein à l'enfant, et pendant cet intervâlle on ne lui faisait prendre que de l'*eau sucrée*, une *infusion de camomille* ou de fenouil ; dans beaucoup de localités et dans beaucoup de familles, cette coutume traditionnelle se perpétue encore. Mais, en réalité, il n'y a aucune raison d'attendre

(1) Uffelmann, *Archiv für klinische Medicin*, XXVIII, p. 458 et suivantes.

au delà du réveil succédant au sommeil qui gagne l'enfant après le premier bain, car nous savons que l'estomac du nouveau-né sécrète déjà un liquide digestif.

D'autre part l'enfant, après ce premier sommeil, manifeste un sentiment de faim, et il devient plus calme dès que ce besoin de nourriture est satisfait. Il serait donc antiphysiologique de priver l'enfant de nourriture, surtout pendant un jour entier. En outre, l'expérience montre que l'ancienne coutume donne de mauvais résultats comparativement au système que je recommande ; en effet, quand on laisse passer les 24 à 36 premières heures sans donner à l'enfant autre chose que les boissons dont j'ai parlé plus haut, la diminution de poids initiale est *plus grande* et n'est regagnée que plus tardivement.

On pourrait objecter que, le premier jour, la plupart des mères n'ont pas encore de lait. Le fait est exact ; néanmoins je crois qu'il est utile, même dans ce cas, de mettre l'enfant au sein, parce que la succion provoque un afflux de sang aux glandes mammaires et les prédispose ainsi à la sécrétion du lait.

Il ne se trouvera plus beaucoup de personnes aujourd'hui pour objecter que *le premier lait est fatal au nouveau-né*. Nous savons, au contraire, que le colostrum lui est utile, car en vertu de sa composition chimique, il exerce une action légèrement purgative et il facilite ainsi le départ du méconium.

Mais qu'arrivera-t-il si l'enfant ne trouve pas immédiatement sa nourriture dans le sein de la mère ? Il ne faut jamais commettre la faute de lui donner des sirops ou l'une des décoctions mentionnées plus haut. L'enfant veut avoir de la nourriture, et s'il ne la trouve pas dans le sein de la mère, il faut la lui donner sous une autre forme appropriée, jusqu'à ce que le lait maternel coule abondamment. Ce qui convient le mieux pour le premier jour, dans le cas où le lait de femme n'arrive pas encore, c'est *le lait de vache étendu d'eau* dans le rapport de 1 à 3, le tout étant a*dditionné de sucre* dans le rapport de 4,5 0/0 du mélange (voir plus loin au chapitre *alimentation artificielle*).

*Nombre des repas*. — Un enfant en bonne santé, auquel on laisse prendre le sein aussi souvent qu'il en a envie, et à supposer qu'il y trouve chaque fois la quantité de nourriture dont il a besoin, boit :

| | | | | | |
|---|---|---|---|---|---|
| le 1er jour, 2 à 3 fois (Uffelmann) ; les enfants de Deneke (1) ont bu 2 fois | | | | | |
| le 2e — | 6 — | — | — | — | 5,7 — |
| le 3e — | 7 — | — | — | — | 6,2 — |
| le 4e — | 7 — | — | — | — | 6,7 — |
| le 5e — | 7 — | — | — | — | 7,0 — |
| le 6e — | 7 — | — | — | — | 6,8 — |
| le 7e — | 7 — | — | — | — | 6,3 — |
| le 8e — | 7 — | — | — | — | 6,8 — |
| le 9a — | 7 — | — | — | — | 6,7 — |

Même pendant tout le reste de la première année, les enfants, soumis à des habitudes réglées, font approximativement 6 à 8 repas par jour (2). L'enfant, dans les premières semaines de la vie, boit en moyenne, toutes les 3 heures à 3 heures 1/2, et il ne fait encore pas grande différence entre le jour et la nuit. Pendant les mois suivants, il boit en moyenne, toutes les 2 heures 1/2 ; pendant la nuit il demande à boire bien plus rarement ; plus tard, il ne demande plus du tout pendant la nuit ; mais c'est en grande partie une affaire d'habitude.

La *quantité de lait* que l'enfant prend à chaque repas s'accroît peu à peu, ainsi qu'il résulte des données précédentes,

(1) DENEKE. *Archiv. für Gynakologie*, XV. 3, p. 281 et suivantes.
(2) HÆHNER a constaté que sa petite fille prenait un moins grand nombre de repas par jour : 6 à 7 dans les deux premières semaines, plus tard seulement 4,5 à 5,1.

car la quantité journalière augmente et le nombre des repas n'augmente pas. Voici pour chacun de ces repas, le nombre de grammes, tel que Bouchaud (1) l'a calculé :

|  |  |  |  |  |  |  |
|---|---|---|---|---|---|---|
| Le | 2e jour, | à raison de | 10 repas par jour, | 15 gr. | 0 |
| » | 4e » | » | 10 | » | 55 » | 0 |
| » | 1er mois, | » | 9 | » | 70 » | 0 |
| » | 2e » | » | 6 à 7 | » | 100 » | 0 |
| » | 3e » | » | 6 à 7 | » | 120 » | 0 |
| Du 4e au 9e » | » | 6 à 7 | » | 150 » | 0 |

Bouchaud cependant indique évidemment un nombre de repas trop élevé pour les premières semaines.

Camerer (2) a constaté chez son enfant les quantités suivantes :

|  |  |  |  |  |  |
|---|---|---|---|---|---|
| Le | 1er jour, par repas, | . . . . . | 10 gr. | 0 |
| » | 2e » » | . . . . . | 18 » | 3 |
| » | 3e » » | . . . . . | 35 » | 0 |
| » | 4e » » | . . . . . | 37 » | 0 |
| » | 5e » » | . . . . . | 58 » | 0 |
| » | 6e » » | . . . . . | 54 » | 0 |
| Du | 9e au 12e » » | . . . . . | 71 » | 0 |
| » | 18e » 21e » » | . . . . . | 100 » | 0 |
| » | 31e » 33e » » | . . . . . | 97 » | 0 |
| » | 46e » 69e » » | . . . . . | 108 » | 0 |
| » | 105e » 113e » » | . . . . . | 134 » | 0 |
| » | 161e » 163e » » | . . . . . | 109 » | 0 |

J'ai trouvé, moi-même, chez un enfant à la mamelle (un garçon) en bonne santé :

|  |  |  |  |  |
|---|---|---|---|---|
| Le | 1er jour, par repas, | . . . . . | 12 gr. | 5 |
| » | 2e » » | . . . . . | 25 » | 0 |
| » | 3e » » | . . . . . | 28 » | 0 |
| » | 4e » » | . . . . . | 39 » | 0 |
| » | 5e » » | . . . . . | 51 » | 0 |
| » | 6e » » | . . . . . | 50 » | 0 |
| » | 10e » » | . . . . . | 69 » | 0 |
| » | 21e » » | . . . . . | 97 » | 0 |

(1) BOUCHAUD, voir FLEISCHMANN, *Ueber Ernæhrung und Kœrperwægungen der Neugebornen und Sauglinge*, 1877, p. 13.

(2) CAMERER, *Zeitschrift für Biologie*, 1878, p. 388.

| | | | | |
|---|---|---|---|---|
| Le 40ᵉ jour, par repas, | . . . . . | 106 gr. 0 |
| » 66ᵉ » » | . . . . . | 111 » 0 |
| » 93ᵉ » » | . . . . . | 127 » 0 |
| » 150ᵉ » » | . . . . . | 135 » 0 |

Ces chiffres concordent assez avec ceux de Bouchaud, qui par conséquent peuvent être considérés comme représentant à peu près des moyennes, abstraction faite de ceux relatifs aux premiers jours. Il est vraisemblable néanmoins qu'il faut redresser son assertion d'après laquelle la quantité de nourriture prise à chaque repas ne varierait aucunement du 4ᵉ au 9ᵉ mois. C'est ce que Fleischmann (1) a déjà fait observer autrefois.

La quantité ingérée à chaque repas est, comme la quantité journalière, à peu près proportionnelle au poids du corps dont elle représente environ entre 1/40 et 1/50. Selon Snitkin (2), l'enfant, le premier jour de sa vie, absorbe, chaque fois qu'il tète, 1/100 de son poids, plus tard $1/100 + 1,0$. Cela n'a certainement pas lieu souvent ; la proportion doit être plutôt celle que j'ai indiquée plus haut ; il est évident néanmoins qu'il ne faut jamais ériger ceci en règle absolue ; si la quantité journalière ne dépend pas seulement du poids du corps, mais encore du besoin de nourriture individuel, du pouvoir d'assimilation individuel, il en est de même de la quantité absorbée par repas.

La question de savoir si un enfant, dans les jours qui suivent immédiatement la naissance, peut digérer de plus grandes quantités de lait de femme que celles rapportées plus haut, a plus d'une fois occupé les médecins, parce qu'ils cherchaient un moyen de compenser la perte initiale de 220,0 à 300,0. On a mis des nouveau-nés au sein de femmes qui

(1) FLEISCHMANN, *Ueber Ernæhrung und Kœrperwægungen der Neugebornen und Sæuglinge*, 1877, p. 13.

(2) SNITKIN, cité par FLEISCHMANN. *loc. cit.*, p. 11.

étaient accouchées depuis quelques jours et qu'on nourrissait abondamment. Le résultat a été *défavorable*, et il n'y a
pas lieu de s'en étonner, car la capacité et le pouvoir digestif de l'estomac immédiatement après la naissance ne sont
pas appropriés à de grandes quantités de nourriture.

*Régularité de l'allaitement.* — Nous avons vu plus haut
qu'un enfant en bonne santé et qui absorbe chaque fois autant de nourriture qu'il en demande, prend le sein environ
*sept fois* par jour. Il faut observer rigoureusement ce nombre et les intervalles, et ce pour une raison physiologique :
c'est que l'estomac de l'enfant a besoin d'un laps de temps
déterminé pour digérer et pour se reposer. Comme le lait
de femme reste environ 1 heure 3/4 à 2 heures dans l'estomac et qu'il faut laisser à cet organe le repos nécessaire, on
ne devrait pas donner de nourriture plus souvent que toutes
les 2 heures 1/2. L'irrégularité à cet égard est presque toujours suivie de maladies des voies digestives et de troubles
dans l'augmentation normale du poids.

L'enfant *pouvant* donc boire toutes les 2 1/2 heures, et
n'ayant pas besoin de plus de 7 repas par jour, il n'y a pas
de nécessité pressante à lui donner le sein *pendant la nuit*.

Quant à la mère, le repos lui est absolument nécessaire ;
c'est pourquoi il faut de bonne heure habituer l'enfant, pourvu
qu'il se développe normalement, à ne pas boire entre 4 heures du soir et 5 heures du matin. Ce résultat est *excessivement facile à obtenir* avec un peu de persévérance, et cette
abstinence momentanée ne nuit aucunement à l'enfant. Ce
n'est que quand il est débile qu'une plus longue interruption
de l'allaitement peut avoir des inconvénients.

On a affirmé (Ammon) qu'il était nuisible pour l'enfant
d'être allaité chaque fois *des deux seins*. L'enfant, ainsi
nourri ne viendrait pas bien, il aurait facilement des diar-

rhées parceque le lait ne serait pas assez mûr. A cette objection on peut répondre que rien ne prouve que le lait d'un
sein qui a reposé pendant environ 2 heures soit d'une qualité
anormale.

D'autre part on a des observations montrant que des enfants auxquels on donnait les deux seins régulièrement ou
à la plupart des repas, se développaient d'une façon complètement *normale*. C'est ce que l'on a constaté, par exemple,
pour l'enfant d'Ahlfeld ou pour celui de Hæhner. Le premier pesait, à sa naissance, 3100 grammes, à la fin de sa
30e semaine 5480 grammes ; le second, au moment de sa
naissance, avait exactement le même poids 3100, et dans sa
23e semaine, quand on cessa de le nourrir au sein, il pesait 5165.

Je puis présenter une observation analogue. Une fille
nourrie par une nourrice pesait à sa naissance 3250, à la fin
de la 8e semaine 4125,0, à la fin de la 14e semaine 5750,
a la fin de la 24e semaine 7750 ; elle était florissante ; le
*pannicule adipeux* était très développé : elle n'avait pas
eu une seule diarrhée, ni aucun trouble de la digestion ;
cependant la nourrice lui avait presque toujours donné les
deux seins chaque fois.

Les cas de ce genre prouvent tout au moins que la théorie d'Ammon, si elle était exacte, admettrait des exceptions.

*Laps de temps pendant lequel l'enfant tète chaque fois.* —
Un enfant en bonne santé et qui a bon appétit tète, d'après
mes notes, pendant 20 à 22 minutes environ ; quelquefois il
s'arrête pour recommencer, et ces interruptions peuvent être
répétées ; on compte alors 25 minutes, quelquefois même 35
entre le moment où il commence à téter et celui où il finit.
L'enfant qui a l'appétit très développé tète *plus vite* ; il peut

avoir fini en 15 minutes ; mais la durée moyenne, quand il boit tranquillement, est celle que j'ai notée plus haut. (Voir aussi les chiffres donnés par Hæhner au sujet de sa fille, qui mettait en moyenne 20 minutes pour achever un repas).

Il ne faut jamais secouer l'enfant qui vient de téter. Soranus avait déjà insisté sur ce point. L'agitation en effet provoque des étranglements et des vomissements ; on sait, en effet, que les nouveau-nés vomissent bien plus facilement que les enfants plus âgés et les adultes.

*Le bout des seins* exige une attention spéciale. Dès les derniers mois de la grossesse il faut, si cela est nécessaire, l'étirer fréquemment en opérant une succion au moyen d'une pompe à lait, et le laver quotidiennement avec de l'eau modérément froide, ce qui en même temps contribue à le durcir. On a également recommandé, à cet effet, de l'humecter avec de l'alcool.

Après la naissance, il est encore nécessaire de tenir le mamelon en état de propreté. Chaque fois que l'enfant vient de téter, il faut laver le mamelon avec de l'eau propre et l'essuyer en le pressant légèrement avec un chiffon de toile souple. Sans ces précautions, le lait qui reste ramollit l'épiderme et ses produits de fermentation, qui se forment très rapidement, l'irritent.

Ces derniers favorisent, du reste, le développement des champignons du *muguet*, lesquels passent facilement du mamelon à la muqueuse buccale du nourrisson.

Ces mesures prophylactiques sont très importantes, et il ne faut jamais les négliger, car les défauts ainsi que les maladies des mamelons, prévenus par elles, ont des suites très désagréables. Quand, en dépit de ces précautions, il se produit des gerçures ou des crevasses, ou quand on voit qu'il va s'en former, le meilleur moyen de les éviter est de placer

sur le sein un petit bout de sein à travers lequel on fait téter
l'enfant.

Le *régime de la mère* ne sera pas arbitraire, car ce régime
influe sur la composition du lait. Il paraît nécessaire surtout
que la nourriture soit suffisamment abondante et qu'elle ne
soit pas pauvre en albumine, car la quantité d'albumine contenue dans les aliments influe, comme nous l'avons vu, sur
la quantité d'albumine et de graisse contenue dans le lait.
La femme en couches doit, également être nourrie assez abondamment ; elle doit prendre autant de nourriture qu'elle
peut en assimiler, mais elle ne doit pas en prendre davantage.
Il est certain que, quand on observe cette règle, la femme en
couches perd moins de son poids et qu'en outre elle est mieux
et plus tôt à même de satisfaire son enfant. De plus, la perte
de poids initiale de l'enfant est moindre, quand la mère est
nourrie proportionnellement à son pouvoir digestif.

On sait par expérience qu'il est désavantageux pour l'enfant que la nourrice prenne de la *bière alcoolique*, du *vin* alcoolique, de *l'eau-de-vie*, des *boissons mousseuses* de tout genre,
du *café* et du *thé fort*, des *épices*, des *légumes verts*, surtout
des choux, ainsi que des *oignons*, de *l'ail*, des *fruits verts*.

Il y a un grand nombre de substances médicamenteuses
qui passent dans le lait (1). Nous savons, d'une façon certaine qu'il en est ainsi pour le *sulfate de magnésie*, le *sulfate
de soude*, les *sels de fer*, de *plomb* et de *zinc*, les sels de
*soude*, *l'iodure de potassium* (2), *l'acide salicylique* (3) ; nous
le savons avec non moins de certitude pour ce qui concerne
le *mercure* (4) et les *narcotiques*. Ce fait mérite d'être pris en

(1) Voir JACOBI, *loc. cit.*, p. 362 à 363.
(2) LEWALD, *Ueber Ausscheidung von Arzneimitteln aus dem Organismus*, 1867.
(3) PAULI, *Uebergang der Salicylsæure in die Milch der Wœchnerinnen*, 1879.
(4) C'est ce que Lewald a trouvé ; par contre, PERSONNE et KAHLER (*Aerztliches
Correspondenzblatt*, 1875, 23, 2) n'ont pas réussi à le constater.

considération, tant au point de vue thérapeutique qu'au point de vue diététique.

Zakowski (1) enfin nous a montré que les nourrices affamées ne sont pas les seules dont le lait ne contienne pas beaucoup de substances nutritives, mais que les nourrices fatiguées, soumises à de trop grands efforts corporels se trouvent dans le même cas. Cette observation doit nous avertir de ne pas imposer un travail pénible et prolongé aux femmes qui allaitent, surtout quand leur alimentation est mauvaise ou insuffisante.

*Sevrage de l'enfant.* — Quand faut-il sevrer les enfants? A cette question on ne peut faire qu'une réponse individuelle. On ne peut pas dire que le meilleur mois soit toujours le 10e, ou le 11e, ou le 13e; il faut examiner chaque cas en particulier.

Jacobi (2) émet une théorie étrange : selon lui, il faudrait sevrer l'enfant *quand le premier groupe des incisives serait percé*, ou du moins quand l'enfant aurait deux, quatre, peut-être même six de ces dents; si elles se faisaient attendre au-delà de l'époque normale, il faudrait sevrer l'enfant à son 8e ou à son 9e mois de vie.

Bauzon (3) demande que le changement de nourriture soit opéré plus tôt encore. Il conseille, en toutes circonstances, de donner accessoirement un peu de lait de vache aux enfants qui sont dans leur 5e mois de vie et qu'on nourrit au sein; ce serait, d'après lui, le moyen de les habituer peu à peu à la nourriture qui leur sera donnée plus tard; à partir du 6e mois, il faudrait leur donner de la bouillie à la farine de Nestle, ou de la soupe de Liebig, ou de la soupe de Bou-

---

(1) Zakowski. *Bericht des Moskauer Findelhauses pro* 1871.

(2) Jacobi. *Pflege und Ernæhrung des Kindes, loc. cit.* p. 343.

(3) Bauzon. *Du sevrage*, Thèse Paris, 1878.

chardt; au 8e mois, on devrait leur donner aussi du cacao :
tout cela indépendamment du lait de la nourrice. A partir du
11e mois, on leur donnerait de la soupe au bouillon de veau
et de la soupe au bouillon de poulet ; à l'apparition des
canines, le sevrage ainsi préparé de longue date serait terminé.

Vogel (1) dit, au contraire, que le plus naturel est de laisser
boire l'enfant tant qu'il prend le sein volontiers et que ce régime lui réussit, pourvu que la nourrice n'en soit pas incom-
modée ; par contre il serait inutile, et généralement nuisible
pour la mère, d'allaiter les enfants au-delà d'un an ; du reste,
le meilleur moyen de reconnaître quand il est temps de sevrer l'enfant, serait de consulter la balance. C'est le moyen
que recommande, de son côté, Fleischmann. (2)

Lorsque l'augmentation de poids journalière reste, non par
hasard, mais longtemps et sans cause connue, *au-dessous de
la moyenne normale*, c'est un signe que la nourriture qu'on
donne à l'enfant n'est plus celle qui lui convient. Il est alors
nécessaire de changer. Généralement c'est vers le 11e mois
que cela se produit.

Il parait fort important de n'opérer le sevrage que lentement. Quand on sèvre tout à coup, il se produit des troubles
graves de la digestion, notamment des catarrhes gastriques
et gastro-entériques. Mais, même quand il ne se produit
pas de perturbations de ce genre, il y a arrêt dans l'augmentation de poids ; lorsqu'au contraire on sèvre lentement,
l'augmentation quotidienne poursuit son cours, ou elle ne
descend qu'un peu au-dessous de la moyenne et seulement
pour quelques jours.

Déjà Demme (3) avait signalé la diminution de poids qui se

(1) Vogel, *Lehrbuch der Kinderkrankheiten*, 1880, p. 27.
(2) Fleischmann, *loc. cit.*, p. 210.
(3) Demme, *Jahresbericht über das Kinderspital in Bern*, 1873-1877.

produit toujours quand on sèvre l'enfant subitement ; cette diminution, d'après lui, dure de 3 à 5 jours, même quand les fonctions digestives restent normales, et elle est de 25,0 à 75,0 par jour. J'ai, moi aussi, constaté plusieurs fois ce fait ; voici rassemblés dans ce tableau les poids successifs de deux enfants de la même famille à l'époque du sevrage.

E., garçon de 10 1/4 mois.

Poids le 310e jour : 9.250,0.

*Sevrage brusque à cause d'une maladie de la nourrice.*

| Poids le | 311e | jour | 9.225,0 |
|---|---|---|---|
| » | 312e | » | 9.221,0 |
| » | 314e | » | 9.195,0 |
| » | 316e | » | 9.153,0 |
| » | 319e | » | 9.205,0 |
| » | 322e | » | 9.226,0 |
| » | 325e | » | 9.245,0 |
| » | 330e | » | 9.280,0 |

W., garçon d'environ 10 mois.

Poids, le 297e jour, 9.080,0

*Commencement du sevrage lent :*

| Poids le | 298e | jour | 9.096,0 |
|---|---|---|---|
| » | 300e | » | 9.088,0 |
| » | 302e | » | 9.095,0 |
| » | 305e | » | 9.110,0 |
| » | 308e | » | 9.100,0 |
| » | 312e | » | 9.125,0 |

*Fin du sevrage.*

| Poids le | 315e | jour | 9.133,0 |
|---|---|---|---|
| » | 318e | » | 9.172,0 |

L'enfant E ne revint qu'au bout de 14 jours, au poids qu'il avait quand on le sevra subitement ; l'enfant W., au contraire, présenta seulement une augmentation de poids, moindre que d'ordinaire, pendant les 14 jours qui suivirent le moment du sevrage.

Il faut, autant que les circonstances le permettent, éviter d'opérer le sevrage pendant les mois des *grandes chaleurs*, juin, juillet et août. Ce conseil avait déjà été donné par Soranus et surtout par Rhazès, et les praticiens des siècles suivants ont encore signalé les grands dangers que présente le sevrage pendant l'été. La diarrhée des enfants sevrés se manifeste aussitôt et elle est alors très grave.

On l'évite en opérant le sevrage avant ou après la saison chaude. Quand il n'est pas possible d'avoir égard à la saison, il faut n'opérer le changement de nourriture qu'en redoublant de précautions.

**Méthode d'alimentation pendant le sevrage.** — L'alimentation de l'enfant pendant le sevrage ne peut pas se régler d'après un modèle unique ; il faut soigneusement tenir compte de l'individualité. Si l'on opère le sevrage vers le 11e mois, suivant la règle générale que nous avons donnée, la première nourriture à laquelle il faille avoir recours est le lait de vache, parce qu'il n'y a pas d'autre aliment, dont la composition se rapproche autant de celle du lait de femme.

Nous commençons alors par le donner sous la forme la plus facilement digestible, mélangée avec du mucilage d'orge (2 parties de lait pour 1 partie de mucilage) tout en laissant l'enfant au sein, et nous prescrivons de faire prendre ce mélange d'autant plus souvent que la femme donne le sein moins fréquemment. L'enfant s'habitue ainsi parfaitement à sa nouvelle nourriture ; quand il y est accoutumé, on arrive peu à peu à cesser complètement de lui donner le sein. A partir de ce moment, on traite l'enfant comme s'il n'avait jamais eu que l'alimentation artificielle, et on le prépare à une nourriture plus solide, en lui donnant de la soupe au bouillon de bœuf et du jaune d'œuf, de la viande crue hachée menu, du biscuit.

Lorsque l'enfant à sevrer ne supporte pas le lait de vache, il ne faut pas le forcer ; la diarrhée de sevrage surviendrait et mettrait l'enfant en péril. Il faudrait, dans ce cas, remettre à plus tard le sevrage définitif et le recommencer peu de temps après avec un autre aliment : le bouillon de viande avec du jaune d'œuf, où la farine de Nestlé. Quand on est forcé d'opérer le sevrage pendant la saison chaude, c'est par ces produits qu'il faut commencer.

Mentionnons à ce propos une habitude qui est *très ré-*

*pandue* : c'est de laisser les enfants, à partir du 5e mois, et même plus tôt, prendre par petites quantités des aliments destinés aux adultes et, qui pis est, *de les y forcer*. Il y a des mères et des nourrices qui pensent que c'est la meilleure manière d'habituer les enfants au changement de régime, parce que c'est une manière très lente et très progressive. Elles ne savent pas que les voies digestives du nourrisson ne sont pas disposées pour l'assimilation d'aliments solides, d'aliments végétaux, de mets épicés, que très fréquemment cet enfant réagit contre l'ingestion de semblables aliments, et que de nombreuses maladies n'ont pas d'autre cause que cette alimentation inappropriée. Presque toutes les affections des voies digestives, chez les enfants au sein, sont déterminées par des erreurs diététiques de ce genre.

**Circonstances dans lesquelles on peut opérer le sevrage plus tôt que d'habitude ou donner à l'enfant des aliments auxiliaires, tout en continuant l'allaitement.** — Une des causes les plus fréquentes du sevrage prématuré, est la diminution de la quantité ou de la qualité de la sécrétion des glandes mammaires. Quand il se produit une diminution de ce genre, elle est causée soit par une maladie du sein, soit par une maladie générale, soit par un changement complet de genre de vie ; mais souvent elle reste inexpliquée. Il appartient alors au médecin de décider dans chaque cas si l'on peut espérer le retour de la quantité primitive et d'indiquer ce qu'il faut faire pour l'alimentation de l'enfant.

Il y a lieu d'examiner s'il faut prendre une nourrice ou donner à l'enfant une alimentation *supplémentaire*. Le premier parti serait préférable dans la plupart des cas, mais il n'y en a qu'un très petit nombre où il soit praticable. Quant aux aliments auxiliaires, beaucoup de personnes les considèrent comme funestes, parce qu'elles croient que la diversité produit facilement des troubles de la digestion. C'est ce qui a lieu en effet chez beaucoup d'enfants, mais ce fait n'est point général. Je le dis d'après une longue expérience, et je ne suis pas seul de cet avis. Si l'on avait raison de prétendre qu'il faut proscrire l'usage de deux sortes de lait, nous ne verrions pas dans la clientèle, un très grand nombre d'enfants prospérer comme ils le font, et d'autre part les crèches donneraient de moins bons résultats, car les enfants qu'on y soigne sont allaités plusieurs fois par jour, et dans l'intervalle ils sont nourris autrement. Voici, sur ce sujet, le jugement compétent d'un médecin inspecteur de crèches. Mettenheimer de Schwerin assure que, depuis cinq ans qu'une crèche existe dans ce pays, il n'a jamais observé les mauvais effets que produirait, selon le préjugé commun, l'emploi de deux sortes de lait. « Nous affirmons nettement, » ajoute-t-il « que l'on ne s'est jamais plaint du système suivi jusqu'à présent à la crèche et qui consiste à donner aux enfants nourris au sein, un mélange de lait, d'eau et de sucre, dans les intervalles. »

Il est nécessaire, à vrai dire, de veiller très attentivement à ce que le régime diététique des enfants ainsi nourris soit exactement conforme aux principes de l'alimentation artificielle, principes que j'exposerai plus loin. D'autre part, ces enfants, bien qu'ils soient au sein, courent autant de danger que les enfants qu'on nourrit au lait de vache, d'une façon inappropriée.

La qualité du lait sécrété par la glande mammaire peut s'altérer lorsque le régime alimentaire n'est pas approprié à la production du lait, ou lorsqu'il survient des perturbations de la santé, notamment des maladies aigües ou chroniques. Dans le premier cas, il sera nécessaire de prescrire une diète rationnelle ; dans le second cas, et s'il n'y a pas lieu d'espérer une prompte guérison, il faudra choisir entre deux partis : donner une nourrice à l'enfant, ou recourir à l'alimentation artificielle. En réalité, il y a beaucoup d'enfants qui ont été allaités par des mères malades d'une fièvre aigüe ou chronique. D'Outrepont dit que des femmes atteintes de typhus pétéchial ont nourri leur enfant sans compromettre sa santé ; Jacobi mentionne des résultats analogues, à propos de femmes qui avaient la fièvre typhoïde, et Dewees au sujet d'une femme qui avait la fièvre jaune. Mais il me paraît téméraire d'invoquer des faits isolés de ce genre pour préconiser l'allaitement par les femmes malades. J'ai déjà observé trois fois la fièvre typhoïde chez des nourrissons qui étaient allaités par une mère typhique et je suis convaincu que la maladie avait été transmise par le lait. J'ai vu aussi la diphthérie se produire chez un petit garçon de 4 mois, nourri par une mère diphthéritique. Ces observations doivent éveiller notre méfiance et nous inviter à écarter les enfants du sein, du moins dans les maladies infectieuses.

Pour les cas de variole, Spamer (1) se borne à faire vacciner immédiatement l'enfant, mais sans lui ôter le sein. Quant à moi, je conseillerai d'éloigner l'enfant de sa mère malade, aussitôt que possible, et de le faire vacciner.

Faut-il sevrer l'enfant quand survient la menstruation ? On ne peut répondre à cette question d'une façon générale par un oui ou par un non. Il n'est guère permis de douter que la menstruation modifie la nature du lait. Archambault (2) a trouvé que le lait présente toujours une composition différente, pendant les règles, qu'il contient moins d'eau et plus de caséine. Dawis a constaté que l'eau était en déficit de 7 0/00 et que la caséine était en excès de 8 0/00.

(1) SPAMER, *Deutsches Archiv fur klinische Medicin*, t. XIX.
(2) ARCHAMBAULT, *Progrès médical*, 1877, 8 et 11.

Vernois et Becquerel (1) ont obtenu un résultat analogue ; d'après eux, le lait des femmes, à l'époque de la menstruation contiendrait beaucoup moins d'eau, notablement plus de caséine (4,7 0/0 au lieu de 2, 45 0/0), un peu plus de graisse et de sels, un peu moins de sucre. Ajoutez à cela que beaucoup d'enfants sont agités, ou bien qu'ils ont des coliques et de la diarrhée, tant que la mère ou la nourrice qui leur donne le sein a ses règles. Mais à tous ces faits on peut objecter qu'il y a un très grand nombre d'enfants dont la santé n'éprouve aucune altération, et chez lesquels l'augmentation de poids ne subit pas d'arrêt pendant les règles, et qui même après restent en bonne santé et en bonne humeur. En conséquence, si l'on nous demande : « L'apparition de la menstruation rend-elle nécessaire le sevrage ? » nous répondrons qu'il faut en décider suivant les cas. Si, malgré les règles, l'enfant se porte bien, ou si sa santé n'offre que des perturbations insignifiantes et passagères, il n'y a pas le moindre motif de le sevrer. Mais si les troubles sont persistants et si l'augmentation de poids persiste à diminuer au delà de l'époque des règles, on fera bien de donner une nourrice à l'enfant ou de le mettre à l'alimentation artificielle.

A l'apparition d'une nouvelle grossesse, il faut cesser de nourrir : personne ne le conteste, et cette défense est fondée. L'expérience montre que, dans la plupart des cas, les enfants nourris par des femmes enceintes ne prospèrent pas, que leur développement est souvent retardé pendant des années entières, qu'ils sont pâles et anémiques.

D'après Archambault (2), le lait, pendant la grossesse, contient moins de caséine, mais il renferme plus de sucre de lait et surtout plus de graisse ; dans un cas il a constaté que

---

(1) Vernois et Becquerel, *loc. cit.*
(2) Archambault, *Progrès médical,* 1877.

la diminution de caséine était de 4 0/00, que l'excédant de sucre était de 3 0/00, et l'excédant de graisse de 29 0/00, tandis que l'eau avait diminué de 17 0/00. Mais, selon Davis (1), tous les éléments solubles, matières protéiques, graisse, sucre et sels, diminuent pendant la grossesse, de sorte que le lait devient simplement moins riche, plus aqueux.

Il semble donc, d'après ces indications contradictoires, que le changement de composition du lait ne s'opère pas toujours dans le même sens. Quoi qu'il en soit, il est certain que la quantité de la sécrétion des glandes mammaires diminue et que les enfants en pâtissent. En outre, la femme qui continue à nourrir s'expose fréquemment à avorter, car l'irritation du sein se transmet aux nerfs de l'utérus. Tout cela doit engager le médecin, dans tous les cas de grossesse reconnue, à défendre à la mère de continuer l'allaitement. Que l'on ait observé des cas où la mère a continué à donner le sein et où il n'en est pas résulté de préjudice pour l'enfant allaité, on ne peut le nier, et Archambault lui-même le reconnaît; mais ces cas sont si rares relativement, qu'ils ne peuvent nous encourager à renoncer au principe mentionné plus haut.

Enfin, il arrive que l'enfant souffre de dyspepsie chronique et que son développement reste imparfait, même quand la femme qui le nourrit est en parfaite santé, quand l'analyse du lait la plus minutieuse n'indique rien d'anormal et quand on donne le sein à intervalles réguliers.

On n'a pas encore une explication plausible de ce fait; mais il est vraisemblable que nos méthodes d'essai du lait ne sont pas encore assez précises pour nous permettre de reconnaître toutes les modifications qu'il peut présenter par rapport à la composition normale et qu'il y a des modifications de ce genre dans les cas que je viens de mentionner. La conduite à

(1) Davis, *Transactions of the Amer. med. assoc.* 1855. VIII. P. 537 et suivantes.

suivre sera du reste la même que quand la nourrice secrète un lait qui évidemment ne convient pas à l'enfant ; car si l'on reconnaît, au moyen de la balance, un retard permanent dans l'augmentation de poids, il faut arriver à donner à l'enfant une autre alimentation.

Il me reste à indiquer les circonstances qui *à priori* interdisent l'allaitement à une mère. De l'avis de la plupart des médecins, les femmes syphilitiques ne doivent pas nourrir. A la vérité, il y a bon nombre de médecins qui déclarent que le lait de ces femmes n'est pas nuisible ; ainsi Bauzon (1), Gallois (2) et de Amicis (3) ont récemment insisté sur cette théorie et ont cherché à la démontrer. Mais, même si elle est absolument exacte, il ne faut pas oublier que le nourrisson peut être infecté autrement que par le lait.

Quoi qu'il en soit, il ne manque pas d'observations démontrant que la syphilis peut se transmettre par l'intermédiaire du lait ; je me bornerai à rappeler le cas très probant, que Cesari (4) a publié, il y a quelques années. Les enfants atteints de syphilis héréditaire peuvent-ils être nourris par leur propre mère? C'est là une question particulière et qui sera discutée ailleurs.

Il ne subsiste plus guère de doutes sur la nocuité du lait des femmes tuberculeuses. Bauzon seul proclame qu'on peut sans crainte autoriser l'allaitement par les mères scrofuleuses et syphilitiques. Cependant je ne crois pas que personne soit disposé à le suivre dans cette théorie.

On devra défendre l'allaitement aux mères anémiques, dans leur propre intérêt et dans l'intérêt de leurs enfants,

---

(1) BAUZON, *Du sevrage.* Thèse, 1878.

(2) GALLOIS, *Sur la question de l'innocuité du lait provenant de nourrices syphilitiques,* Paris, 1878.

(3) DE AMICIS, dans : *Il movimento medico-chirurgico,* 31 décembre 1877.

(4) CESARI, in *Gaz. med. di Roma,* juillet 1878.

même dans le cas où elles secréteraient des quantités de lait suffisantes. Leur lait est plus pauvre qu'il ne doit être en éléments solides ; il est rare que les enfants qui sont nourris avec ce lait viennent bien, ils sont généralement pâles, malingres, incapables de résistance ; ils restent dans cet état, longtemps, quelquefois même durant toute la vie.

Les mères nerveuses, surtout les mères atteintes d'hystérie prononcée ne devraient pas non plus nourrir. A. Vogel (1) a montré que les accès d'hystérie modifient essentiellement le lait. Il y a trouvé plus d'eau (près de 91 0/0), moins de sucre (pas tout à fait 3, 0/0), moins de sels (0,1 0/0), plus de caséine (5 0/0). Parmentier et Dejeux (2) ont également trouvé que le lait d'une femme nerveuse qui nourrissait était plus pauvre en graisse, plus aqueux après chaque accès. On s'explique donc facilement que les enfants nourris avec ce lait ne viennent pas bien, et c'est là un fait très fréquent, personne ne le niera.

Il est certain aussi que les nourrissons auxquels on donne le sein immédiatement après un accès hystérique grave peuvent tomber en convulsion. Je l'ai moi-même constaté à plusieurs reprises dans des cas où l'on ne pouvait trouver absolument aucune autre cause aux convulsions, et j'en conclus que, dans les attaques d'hystérie graves, le lait peut acquérir des propriétés absolument toxiques. Toute autre explication me paraîtrait forcée.

*Les émotions violentes, les accès de colère, etc.*, provoquent, paraît-il, les mêmes accidents que les grands paroxysmes hystériques. Je n'ai pas d'observations personnelles sur ce sujet ; j'ai constaté seulement une grande agitation chez les enfants qui venaient de boire du lait d'une mère très excitée.

(1) Jacobi, *loco citato*, p. 347.
(2) Parmentier et Dejeux, *Précis d'expériences*, etc., 1800, Strasbourg.

On peut du reste proclamer, comme principe fondamental
de toute l'hygiène de l'enfant, que la mère en bonne santé,
quand elle a du lait, doit nourrir elle-même son enfant, qu'il
n'y a que des raisons urgentes qui puissent la décider à
s'écarter de ce principe et qu'il appartient au médecin de
décider si ces raisons existent réellement.

Les chapitres que nous avons consacrés à la statistique de
la mortalité et de la morbidité de l'enfance, aux causes des maladies de cet âge, nous ont montré avec une clarté suffisante
la nécessité, pour la mère, d'allaiter elle-même. Néanmoins,
dans l'exposé suivant, je reviendrai sur ce principe dont l'observation ou l'inobservation influe à un degré que les mères
ne soupçonnent pas sur la santé et les maladies des enfants.

Beaucoup de mères sont, dès le début ou au bout de quelques semaines, incapables de nourrir leur enfant : on ne
pourra diminuer le nombre de ces femmes à l'avenir, qu'en
réglant d'après des principes salutaires l'éducation physique
des jeunes filles, en veillant à ce que leur alimentation soit
rationnelle, à ce que leur manière de se vêtir soit rationnelle
également, en ne perdant jamais de vue, dans toutes les prescriptions qui les concernent, la vocation physiologique de la
femme. A ces conditions, le corps se développera régulièrement, de sorte que les seins seront bientôt en état de fournir
une sécrétion abondante et de bonne qualité.

Mais si l'on continue à négliger l'hygiène de la jeune fille,
il ne faudra pas s'étonner de trouver un nombre, de plus en
plus grand de femmes incapables de nourrir leurs enfants.
A la vérité, on n'atteindra le but élevé que je viens d'indiquer qu'en y faisant converger l'hygiène de la jeune fille, de
l'épouse, de la femme enceinte, de l'accouchée ; mais il est
évident, sans autre explication, que l'hygiène de l'enfant doit
préparer les voies.

**Choix d'une nourrice.** — Quand une mère ne peut pas nourrir ou qu'on le lui interdit, il faut se préoccuper de donner à l'enfant le sein d'une autre mère. On a donc à choisir une nourrice. Celle-ci, pour faire prospérer l'enfant qui lui est confié, doit avoir les qualités suivantes :

1° Elle doit être fraîche, en bonne santé, et surtout exempte de ces défauts ou perturbations de santé qui interdisent l'allaitement et dont il a été question plus haut, c'est-à-dire qu'elle ne doit pas être *anémique, chlorotique, hystérique, épileptique, syphilitique, scrofuleuse, tuberculeuse ;* elle ne doit même pas appartenir à une famille où existe la tuberculose. Il est superflu de justifier la nécessité de ces conditions.

2° Elle doit avoir 18 *ans au moins et* 32 *au plus.* On sait par expérience que le lait sécrété entre ces âges extrêmes est plus abondant et plus riche qu'avant et après.

3° Elle doit être accouchée *à peu près depuis la même époque que la femme dont elle doit nourrir l'enfant.* Cette condition est motivée par le changement qui s'opère, de mois en mois, comme je l'ai dit plus haut, dans la composition du lait.

Il faut éviter en outre de choisir des nourrices dans les 4 à 6 semaines après leur délivrance, parce qu'à cette période rien ne garantit suffisamment qu'elles resteront en bonne santé, et par ce qu'en outre c'est aussi la période où la santé de ses propres enfants sera le plus compromise par la privation du lait maternel.

4° *Elle doit avoir les seins* et *les mamelons bien développés.* Les seins ne doivent pas être *mous,* mais durs, élastiques, et ronds, les veines, *bien visibles* sous la peau ; les mamelons proéminents, de telle sorte que l'enfant puisse les saisir facilement ; ils ne doivent présenter ni gerçures ni plaies.

5° Elle doit avoir *du lait de bonne qualité,* en quantité suffisante. La vue de son enfant prouvera si elle remplit cette condition, et c'est la meilleure preuve qu'on puisse demander, pourvu que l'on soit sûr qu'en réalité il ne prend pas d'autre aliment que le lait de sa mère. Il faut néanmoins examiner cet enfant à tous les points de vue.

Il doit : 1° avoir un poids en rapport avec son âge et avec son sexe ; 2° ne pas avoir la peau molle et plissée ; 3° être exempt d'éruptions ; 4° présenter des évacuations intestinales normales. Lorsque l'enfant est déjà mort, il faut être très circonspect. Il ne s'agit pas seulement de rechercher quelle est la cause de la mort et si elle a quelque rapport avec la nature du lait qu'il a bu ; mais il faut aussi ne pas s'illusionner sur la quantité du lait, car elle diminue aussitôt que l'enfant cesse de téter et de vider ainsi les seins.

Mais, quoique l'examen des enfants de la nourrice soit le meilleur moyen d'apprécier la qualité de celle-ci, nous ne devons jamais négliger *l'examen du lait lui-même*. Cet examen peut être *physique, chimique* et *microscopique*.

La couleur du lait sera jaunâtre, sa saveur nettement douce. Quand on fait tomber une goutte de lait dans de l'eau, le lait doit former avec elle un nuage léger, et quand on agite il doit se mélanger.

La réaction doit être alcaline et rester telle pendant 6 à 8 heures. La densité doit être de 1,027 à 1,034. La quantité de graisse, de protéine, de sucre et de sels doit se maintenir dans les limites indiquées ; on la déterminera au moyen des méthodes usitées pour l'analyse du lait de femme, par exemple au moyen de la méthode de Haidlen.

Il paraît indispensable, pour chaque cas qui se présente, de déterminer *la densité*, de doser la substance sèche (d'après le procédé de Fr. Schulze), et de doser la graisse au moyen du lactobutyromètre.

Il faut, en outre, examiner le lait au microscope pour constater la grosseur moyenne des globules ainsi que la présence de corpuscules anormaux, s'il y a lieu.

Le procédé de Conrad parait commode pour la pratique : 2 ou 3 heures après que la femme a donné le sein à l'enfant, Conrad en tire 10 à 15 centimètres cubes de lait ou davantage, dans un verre propre, au moyen de la pompe à lait ou au moyen de l'index et du pouce, et il détermine :

*a.* — La réaction chimique,

*b.* — La densité à 15° c.,

*c.* — L'aspect au microscope,

*d.* — La quantité de graisse au moyen du lactobutyromètre de Marchand, modifié par lui.

La combinaison de diverses méthodes d'essai est seule capable de donner les renseignements qui sont nécessaires dans l'intérêt de l'enfant.

**Régime de la nourrice.** — Quand on a choisi la nourrice, il faut régler le genre de vie qu'elle doit suivre. Il faut à cet égard beaucoup de prudence, car il est à craindre que le changement de régime et de manière de vivre n'influe sur la quantité et sur la qualité du lait. La manière la plus certaine d'obvier à ce danger est de veiller à ce que la nourrice ne soit pas mise à un régime *très différent* de celui auquel elle était accoutumée, à ce qu'elle prenne autant que possible les mêmes mets et les mêmes boissons, et ce aux mêmes heures qu'auparavant.

On ne l'habituera que peu à peu à la nourriture de la maison, tout en observant les principes généraux relatifs à l'alimentation des nourrices (voir plus haut). Il est nécessaire, en outre, que la nourrice ne reste pas constamment *inactive* dans la chambre d'enfants, ce qui a lieu si souvent, à partir du moment où elle entre en fonctions. Presque toujours au-

paravant elle avait organisé son genre de vie de façon à se
donner beaucoup de mouvement, à travailler, à aller et venir.
Il faut avoir soin d'occuper la nourrice à des travaux domestiques faciles, à l'envoyer souvent au dehors, avec l'enfant
ou même sans lui.

Il semble très nécessaire aussi que la mère de l'enfant
exerce une surveillance attentive et constante sur la nourrice
et sur la manière dont celle-ci s'acquitte de ses fonctions. Il y
a à cela diverses raisons. La nourrice appartient presque toujours à la classe inférieure de la population ; aussi en partage-
t-elle *maints préjugés* relatifs aux soins à donner aux enfants.
Elle ne sera que trop disposée à conserver de mauvaises habitudes et à négliger beaucoup de détails qui sont nécessaires
mais qu'elle ne connaît pas. Voilà pourquoi il faut la surveiller et au besoin l'instruire, lui adresser de sérieuses re-
montrances.

Il faut consacrer une attention toute spéciale à ce qu'elle
ne donne pas à l'enfant une nourriture interdite.

J'ai déjà signalé la grande tendance des gens du peuple à
vouloir habituer les enfants à la nourriture des grandes personnes, et il y a un nombre inouï de nourrices qui pratiquent
cette mauvaise habitude au préjudice des enfants confiés à
leurs soins.

Mais il est surtout nécessaire de contrôler constamment la
richesse du lait des nourrices, car celles ci pour des motifs
égoïstes s'efforcent d'en dissimuler la diminution. Le meilleur
moyen de contrôle est encore ici de déterminer régulièrement
et à intervalles fixes, le poids du corps de l'enfant, avant et
après qu'il a tété. Il paraît indispensable enfin de veiller aux
soins du corps, à l'alimentation, à la propreté, et également
au changement de genre de vie des nourrices.

### Alimentation artificielle du nourrisson.

Il faut recourir à l'alimentation artificielle lorsque, la mère ne pouvant pas nourrir son enfant, on ne trouve pas de nourrice ou du moins de nourrice convenable ; on est bien forcé d'y recourir aussi lorsque, la mère étant incapable de nourrir, la famille retenue par des considérations pécuniaires ne peut pas prendre de nourrice.

Cette méthode d'alimentation ne doit donc être considérée que comme une ressource à laquelle il faut recourir, quand l'alimentation est ou est devenue absolument impossible. Ce principe doit inspirer non seulement les parents mais encore leurs conseillers, la sage-femme, le médecin, qui ont si souvent à décider du mode d'alimentation de l'enfant.

Mais, lorsqu'on a reconnu la nécessité de l'alimentation artificielle, comment faut-il la pratiquer ? Il y a un grand nombre de méthodes, mais quelle est la meilleure ? C'est certainement celle qui se rapproche le plus de l'alimentation artificielle.

### Conditions générales que doit remplir l'alimentation artificielle.

1° L'alimentation artificielle doit fournir à l'enfant en *quantité suffisante* toutes les matières nécessaires à l'entretien et au développement de l'organisme, mais point d'autres substances ;

2° Les matières doivent s'y trouver dans la *même proportion* que dans le lait de femme de bonne qualité ;

3° Elles doivent s'y trouver sous une forme telle qu'elles soient aussi *facilement assimilables* ;

4° Cette nourriture doit avoir *la consistance* du lait de femme ;

5° Elle doit avoir la *même température* (38° c.) ;

6° Elle doit être donnée à l'enfant *aussi lentement* et à intervalles *aussi réguliers* ;

7° Il faut veiller à ce que, par son origine, par son mode de conservation, de préparation et d'ingestion, elle ne soit pas sujette à rien contenir de nuisible.

La physiologie de la digestion du nourrisson (voir plus haut) indique que dans l'alimentation artificielle, il faut éviter particulièrement :

1° Les aliments non liquides ;

2° Les aliments qui contiennent une quantité notable *d'amidon* ou même de *cellulose*, par rapport à l'eau, à la protéine, à la graisse, au sucre et aux sels, car l'amidon et la cellulose ne se digèrent pas facilement ; bien plus ils donnent lieu à des troubles de la digestion, à de véritables maladies. Les voies digestives du nourrisson, je l'ai déjà fait observer plusieurs fois, sont trop irritables, trop vulnérables pour absorber des aliments trop solides ; leurs muscles sont trop faibles pour les élaborer.

Les adultes eux-mêmes ne digèrent pas la cellulose ; elle trouble l'assimilation des substances azotées ingérées, en même temps qu'elle irrite la muqueuse. Les nourrissons dans leurs deux ou trois premiers mois, ne s'assimilent qu'une très petite quantité d'amidon, parce qu'à cette période initiale de la vie, les sécrétions digestives saccharifiantes ne se forment qu'en très petite quantité et n'agissent que très faiblement.

Pendant les mois suivants, l'enfant peut digérer des quantités un peu plus grandes de cette substance, mais il est à craindre que l'amidon non digéré ou incomplètement digéré, ne subisse une fermentation acide et n'irrite dès lors les voies digestives en produisant des acides organiques. Le sucre ingéré en trop grande quantité a le même inconvénient que l'amidon, car dans ce cas la partie qui n'est pas rapidement assimilée, subit une fermentation acide.

La physiologie de la digestion du nourrisson nous a également appris que selon toute vraisemblance, le suc digestif de ce dernier est *moins acide* que celui de l'individu plus âgé. Ce fait nous impose le devoir d'être prudent, en ce qui concerne le choix des matières protéiques ; on évitera particulièrement la *légumine* et l'*albumine coagulée*.

La physiologie de l'assimilation nous a montré combien *la graisse* est importante pour le développement des organes ; elle nous a appris qu'il est impossible de la remplacer par les hydrates de carbone ; elle nous a enseigné qu'il est particulièrement utile pour l'organisme dans ses phases de croissance que les sels nutritifs soient associés en proportions convenables ; à ces deux égards, elle nous a donné de précieux points de repère pour la composition de la nourriture artificielle.

Telles sont les considérations essentielles dont il faut tenir compte ; à côté d'elles il y a deux points saillants qu'il ne faut jamais perdre de vue dans la pratique : le prix de la nourriture et la facilité de la préparer. Telle méthode d'alimentation, bonne et recommandable en soi, sera peu pratique, si elle entraîne des frais exagérés. En un mot, l'alimentation artificielle du nouveau-né doit être réglée sur les principes que j'ai indiqués plus haut, mais sans être trop chère ; ce dernier point est important surtout pour les classes inférieures. Il faut aussi qu'on puisse la préparer convenablement, sans grande difficulté, parce que la plupart des mères ne peuvent consacrer à leurs enfants qu'un laps de temps restreint et que nous ne pouvons pas espérer qu'en général, elles soient aptes à comprendre et à exécuter des recettes compliquées.

**L'alimentation par le lait de vache.** — Le lait de vache a les mêmes propriétés générales que le lait de femme, mais il en diffère par les détails ; nous ne pouvons donc nous dispenser de l'étudier de près.

La réaction du lait de vache est *amphotère* et devient rapidement acide ; il n'est point rare qu'elle soit acide quand le lait vient d'être tiré, mais quelquefois aussi elle est alors alcaline.

La densité du lait de vache de bonne qualité ne varie qu'entre 1,029 et 1,033.

Les éléments solides de ce lait sont aussi des matières protéiques, de la graisse, du sucre et des sels, mais la quantité et la proportion de ces substances ne sont pas les mêmes que pour le lait de femme. Le lait de vache, à tout prendre, contient plus d'éléments solides et moins d'eau ; si l'on passe aux détails, il renferme beaucoup *plus de protéine*, beaucoup *plus de sels*, un peu *plus de graisse*, mais beaucoup *moins de sucre*.

C'est ce qui résulte du tableau suivant :

|  | Eau | Subst. prot. | Graisse | Sucre | Sels |
|---|---|---|---|---|---|
| Lait de femme | 89,20 0/0 | 2,35 0/0 | 3,40 0/0 | 4,85 0/0 | 0,20 0/0 |
| Lait de vache | 87,60 » | 4,30 » | 3,80 » | 3,70 » | 0,60 » (1) |

Ces deux laits ont ceci de commun, qu'ils varient dans leur composition. Ainsi, d'après certaines données que l'on possède relativement au lait de vache (2) :

La teneur minima en protéine y est de 2,04 et la teneur maxima y est de 6,18.

(1) Moyenne de 200 analyses, faites par moi. Pour divers calculs de ce travail, je me suis servi de valeurs trouvées par moi-même.

(2) Données empruntées à 300 analyses, d'après KŒNIG, *Die Menschlichen Nahrungs-und Genussmittel*, 1880, t. II, p. 203.

La teneur minima en graisse y est de 1,82 et la teneur maxima y est de 7,09.

La teneur minima en sucre y est de 3,20 et la teneur maxima y est de 5,67.

La teneur minima en sels y est de 0,50 et la teneur maxima y est de 0,87.

Les différences considérables qui se révèlent ici s'expliquent en partie par la diversité des méthodes d'investigation employées ; d'autre part, la composition du lait de vache est très variable. La durée de la lactation est, comme pour le lait de femme, la circonstance qui exerce la plus grande influence. Le colostrum des vaches contient :

| Eau | Matières protéiques | Graisse | Sucre | Sels (1) |
|---|---|---|---|---|
| 84,16 0/0 | 6,77 0/0 | 3,57 0/0 | 4,68 0/0 | 0,82 0/0 |

Il contient donc bien moins d'eau, bien plus de protéine, de sucre et de sels, tandis que la teneur en graisse n'est guère différente. J'ai déjà parlé plus haut de l'influence de la nourriture sur la composition du lait de vache. Je me bornerai à ajouter ici quelques détails qui ont une importance particulière :

Il y a des aliments qui augmentent uniquement la quantité de graisse contenue dans le lait : de ce nombre sont le tourteau de graines oléagineuses, les germes du malt, le son de seigle (2), qui n'augmentent même pas la quantité de caséine et de sucre contenue dans le lait.

Il y a des aliments qui augmentent la quantité d'eau contenue dans le lait de vache et qui diminuent en conséquence la quantité des éléments solides ; de ce nombre sont les substances riches en eau, telles que les résidus de distillerie et les betteraves ; ces matières provoquent une sécrétion de lait plus abondante, mais ce lait est moins riche en graisse (3).

(1) D'après Kœnig, loc. cit., II, p. 205.
(2) Kuhn, Die zweckmæssigste Ernæhrung des Rindviehs, 1878.
(3) Kœnig, loc. cit., II, p. 209.

Voici, par exemple, la composition du lait de vache, lorsque la nourriture consiste en résidus de distillerie et lorsqu'elle est formée de matières sèches :

|  | Eau | Protéine | Graisse | Sucre | Sels |
|---|---|---|---|---|---|
| Résidus de distillerie | 90,65 0/0 | 3,07 0/0 | 1,82 0/0 | 3,38 0/0 | 0,57 0/0 |
| Nourriture sèche | 87,60 0/0 | 3,14 0/0 | 3,03 0/0 | 4,71 0/0 | 0,41 0/0 |

D'après cette analyse, les résidus de distillerie donnés en nourriture feraient diminuer la quantité de graisse contenue dans le lait ; mais, d'après d'autres recherches, ils feraient augmenter les sels et diminuer les autres éléments. Hennig (1), d'autre part, dit que les sels de chaux et de potasse diminuent sous l'influence de ce régime.

En outre, les vaches nourries avec des résidus de distillerie, avec de la drèche, avec des résidus de cuisine, avec d'autres aliments en fermentation, avec des tourteaux contenant de l'huile rance, etc., produisent un lait qui *s'aigrit facilement* et qui souvent présente dès le début une réaction *acide* ; ce fait est très grave au point de vue de la diététique des enfants (2).

Il y a enfin des aliments qui donnent au lait de vache une saveur particulière ; ce sont, par exemple, les feuilles de betterave, l'absinthe, le poireau. Il y en a d'autres qui produisent un effet dépuratif sur les nourrissons (*le premier fourrage du printemps*), mais il y en a aussi qui communiquent au lait des propriétés toxiques (*colchique d'automne, nielle des blés*).

Indépendamment de la nourriture, *le moment de la traite* influe sur la qualité du lait de vache. Le lait du matin paraît plus aqueux que le lait de midi et du soir (3).

|  | Eau | Protéine | Graisse | Sucre | Sels |
|---|---|---|---|---|---|
| Lait du matin | 87,45 0/0 | 3,30 0/0 | 3,81 0/0 | 4,70 0/0 | 0,74 0/0 |
| Lait du soir | 86,62 0/0 | 3,35 0/0 | 4,28 0/0 | 4,91 0/0 | 0,73 0/0 |

(1) HENNIG, *Journal für Kinderheilkunde*, 1874, p. 49.
(2) DRECHSLER, *Zeitschrift für Thiermedicin*.
(3) KŒNIG, *loc. cit.*, p. 210.

La phase de la traite d'où provient le lait n'est pas non plus indifférente ; le lait qui arrive le premier est plus aqueux, et surtout moins riche en graisse que le lait qui arrive plus tard (1).

|  | Eau | Protéine | Graisse | Sucre | Sels |
|---|---|---|---|---|---|
| 1er quart de la traite | 91,50 0/0 | 2,14 0/0 | 1,49 0/0 | 4,10 0/0 | 0,71 0/0 |
| 2e　　　　》 | 90,11 0/0 | 2,36 0/0 | 2,37 0/0 | 4,50 0/0 | 0,76 0/0 |
| 3e　　　　》 | 88,96 0/0 | 2,06 0/0 | 4,10 0/0 | 4,06 0/0 | 0,76 0/0 |

On a dit également que *la race des vaches* influe sur la qualité du lait ; cette opinion a été soutenue par Lehmann, Moser, Belville, dont les recherches établissent que la richesse du lait diffère selon la race. D'autres auteurs, au contraire, nient qu'il y ait de ce fait une influence essentielle (2).

Quant à ce qui concerne *l'âge des vaches*, il semble résulter des constatations de Becquerel et Vernois (3) que le lait des vaches dans leur quatrième année est le plus riche, que celui des vaches dans leur cinquième année est déjà moins riche et qu'il présente plus tard une composition très variable.

Le travail exagéré diminue la quantité du lait et le rend moins riche ; un exercice modéré agit en sens contraire (4).

Voilà tout ce qu'il y a de plus important à dire au sujet de la variabilité de composition du lait de vache.

Parmi ses éléments, il en est un qui doit être mentionné avant les autres : c'est *la protéine*, parce qu'elle diffère même qualitativement de celle du lait de femme.

Le lait de femme, comme le lait de vache, contient beaucoup de *caséine* (5), avec un peu d'albumine. Il est facile de constater la présence de l'une et de l'autre au moyen de la

(1) Kœnig, *loc. cit.* p. 210.

(2) Kohlmann, *Allgemeine med. Centralzeitung*, 1878, p. 1311.

(3) Vernois et Becquerel, *Annales d'hygiène publique*, t. 49, 2e série.

(4) Martiny, *Die Milch*, 1871, p. 345.

(5) J'ai mentionné plus haut que d'autres personnes (Radenhausen) n'admettent pas l'existence de la caséine dans le lait de femme.

méthode de Hoppe-Seyler. La caséine du lait de vache présente de tout autres propriétés que la caséine du lait de femme. Simon (1) l'avait déjà reconnu très exactement et décrit nettement ; il dit : « Le lait de femme ne se coagule qu'incomplètement dans l'estomac, et sa caséine se distingue de la caséine du lait de vache en ce qu'elle précipite peu ou incomplètement après addition d'acide sulfurique ou d'acide chlorhydrique ou d'acide lactique étendus. » Voltelen (2) et Meggenhofen (3) avaient déjà observé que l'acide chlorhydrique ne coagule pas le lait de femme. Plus tard, Quévenne et Bouchardat ont fait remarquer, en insistant particulièrement sur ce point, que la différence entre les matières albuminoïdes du lait de femme et celles du lait de vache n'est pas seulement *quantitative* mais que de plus elle est *qualitative*. Cette question a provoqué récemment des recherches approfondies de Kehrer (4) et surtout de Biedert (5), dont les assertions ont été confirmées, dans ce qu'elles avaient d'essentiel, par d'autres investigateurs.

| | |
|---|---|
| Le lait de femme ne se coagule point par un repos prolongé. | Le lait de vache se coagule très vite. |
| Le lait de femme ne se coagule point au contact d'un excès de suc gastrique artificiel. | Le lait de vache se coagule. |
| Le lait de femme ne se coagule point au contact de l'acide chlorhydrique étendu. | Le lait de vache se coagule. |
| Le lait de femme ne se coagule point au contact de l'acide lactique étendu. | Le lait de vache se coagule. |

(1) Simon, *Handbuch d. phys. Chemie*, I, 72.
(2) Voltelen, *De lacte humano*, 1779.
(3) Meggenhofen, *Dissertatio sistens indigationem lactis muliebris chemicam* 1826.
(4) Kehrer, *Archiv fur Gynækologie*, II, 1.
(5) Biedert, *Untersuchungen ueber die chemischen Unterschiede der Menschen- und Kuhmilch*. Dissertation. — Même auteur, *Neue Untersuchungen*, etc. Virchow's *Archiv*. t. LX, p. 352. — Même auteur, *Ueber Kinderernæhrung*, 1881.

Les deux espèces de lait se coagulent par addition de *petites quantités* de suc gastrique artificiel, mais le lait de femme se coagule alors en légers flocons, tandis que le lait de vache se coagule en flocons durs et en grumeaux.

Il est facile de prouver que ces différences ne sont pas déterminées par la différence de concentration des deux espèces de lait : on n'a qu'à mélanger du lait de vache avec son volume d'eau et à le traiter par les réactifs précédents, on voit alors que le lait de vache étendu se coagule comme celui qui n'est pas étendu.

La différence de coagulation tiendrait-elle à une prédominance de l'alcali dans le lait de femme ? A cette question aussi il faut répondre non ; car le lait de vache, même *alcalinisé nettement*, ne se coagule pas moins par addition d'acide chlorhydrique étendu et d'acide lactique étendu, ou de suc gastrique artificiel ; il ne donne pas de fins flocons comme ceux du lait de femme, toutefois on ne peut méconnaître une certaine analogie.

Biedert attribue exclusivement la différence de coagulation à une différence dans la *nature* de la caséine. D'après ses constatations, la caséine du lait de femme, préparée à l'état de pureté, est d'un blanc jaunâtre terreux, tandis que la caséine du lait de vache est d'un blanc pur ; la première présente une réaction nettement *alcaline*, tandis que la seconde est nettement *acide* ; la première est soluble dans l'eau, les acides étendus et le suc gastrique artificiel (en excès). Langgaard (1) a confirmé ces assertions. Radenhausen (2) estime que la principale différence de ces deux espèces de lait, pour ce qui concerne la substance protéique, consiste dans la

(1) LANGGAARD, Vergl. Untersuchungen über Frauen, Kuh und Stutenmilch, in *Virchow's Archiv.* 65, fasc. I.
(2) RADENHAUSEN. *loc. cit.*

différence de la quantité des matières protéiques; elles seraient
moins abondantes dans le lait de femme, plus abondantes
dans le lait de vache.

Ce qui pour nous est plus important que d'être fixé sur ce
point, c'est de savoir qu'il y a une différence de *coagulabilité*,
car il est évident qu'un lait qui se coagule en *flocons tenus*
est plus facilement digestible qu'un lait qui se coagule en
*épais grumeaux*.

La seconde substance protéique du lait de vache est *l'albumine* ; elle ressemble à l'albumine du serum du sang, mais
elle s'en distingue en ce qu'elle se coagule *à chaud*. L'albumine
et la caséine sont entre elles dans la proportion de 1 : 4 ou de
1 : 5. L'albumine se trouve, au contraire, en quantité incomparablement plus grande dans le colostrum, ce qui explique
que celui-ci se coagule aussitôt qu'on le fait bouillir.

Il y a vraisemblablement dans le lait, même dans le lait
de femme, indépendamment de la caséine et de l'albumine,
un corps protéique, analogue à la *peptone* (lactoprotéine, ga-
lactine, albuminose), ou une véritable peptone (1). Il est certain
du moins qu'après précipitation de la caséine, le liquide
filtré retient encore de la caséine à l'ébullition; or nous comptons des protéines de ce genre au nombre des peptones.

La *graisse* du lait de vache, comme la graisse du lait de
femme, contient des triglycérides de l'acide palmitique, de
l'acide oléique et de l'acide stearique ; mais la première renferme aussi des glycérides d'acides gras volatils. Les globules
dans lesquels elle se trouve, sont évidemment plus petits que
ceux dans lesquels se trouve la graisse du lait de femme ;
ils n'ont qu'un diamètre de 0.001 à 0.010 millimètres.

(1) BOUCHARDAT et QUÉVENNE. *Du lait*, 1857 ; MILLON et COMAILLE in « *Comptes rendus* », l. IX, p. 301 ; KIRCHNER. *Beitrage zur Kenntniss der Kuhmilch*,
etc., 1877 ; HAMMARSTEN. *Untersuchungen über die Eiweiskœrper der Milch*,
1874-1877.

Quant à la question de savoir s'il y a une enveloppe, il semble que l'on peut répondre oui, en ce qui concerne le lait de vache, tandis que pour le lait de femme la plupart des investigateurs disent non. Il est certain que celui-ci peut être dégraissé, par agitation avec de l'éther seul, bien plus facilement et moins incomplètement que celui-là.

Pour le lait de vache, l'addition préalable d'acide acétique ou de lessive de potasse, favorise notablement l'extraction de la graisse par l'éther ; ce fait, lui aussi, indique la présence d'une membrane enveloppante protéique. Il est vrai qu'on peut enlever toute la graisse du lait de vache, au moyen de l'éther alcoolique (1 volume d'alcool, 3 volumes d'éther) et par l'éther après addition de présure (Soxhlet), mais il n'en résulte pas avec évidence que les globules ne soient pas recouverts d'une enveloppe protéique.

On a en outre trouvé de la lécithine, c'est-à-dire de l'acide glycéro-phosphorique (2) dans le lait de vache, indépendamment des triglycérides des acides gras.

Le *sucre* contenu dans le lait de vache, (comme celui du lait de femme) est exclusivement (3) du sucre de lait, il n'y a que *la quantité* qui diffère. Ce sucre, par sa transformation en acide lactique, change la réaction amphotère en une réaction acide et détermine dès lors la coagulation spontanée, laquelle, à cause de la différence de la caséine, ne se produisait pas auparavant. Cette transformation a lieu sous l'influence d'un ferment particulier, dit ferment lactique qui est vraisemblablement amené dans le lait par des champignons.

Pendant la fermentation, il se développe un nombre considérable de bâtonnets mobiles et de bacilles de Cohn.

(1) Soxhlet, *Landwirthschaftliche Versuch*. 1876.
(2) Kœnig, *loc. cit.*, II, p. 190.
(3) Ritthausen et Blyth assurent avoir trouvé en plus un autre hydrate de carbone.

La fermentation lactique est favorisée par une certaine température, notamment par celle comprise entre 24° et 28° C. Une température de plus de 28° C. détermine la transformation du sucre en acide butyrique ; une température de quelques degrés au-dessus de zéro entrave la fermentation lactique, et l'ébullition détruit ce ferment, qui du reste peut se rassembler à nouveau dans le lait après la cessation de l'ébullition. Du reste, dans la fermentation, le lait bouilli fournit moins d'acide que le lait frais. Cette différence provient, selon Richet (1), de ce que, dans le lait frais, l'albumine étant à l'état de solution, favorise le développement des organismes, tandis que dans le lait bouilli elle est coagulée.

Lorsque l'air est lourd et orageux, la fermentation lactique se produit très facilement, la réaction amphotère est remplacée en un laps de temps excessivement court par la réaction acide. Henrici (2) attribue à l'ozone cette rapide transformation. De plus, la fermentation lactique est favorisée par la présence de *l'oxygène.* C'est pourquoi elle commence plutôt dans les récipients à large col que dans les récipients à col étroit, c'est pourquoi on l'accélère en agitant le lait dans des bouteilles incomplètement remplies. Il est de fait que l'oxygène dissous dans le lait disparaît lorsque la fermentation commence.

D'autre part, le lait conservé dans des récipients *malpropres* , dans les locaux mal aérés et sales est plus sujet à subir la fermentation.

La coagulation est moins sujette à se produire, lorsqu'on fait bouillir le lait ou lorsqu'on le refroidit, on obtient le même résultat par addition d'agents antiseptiques, tels que *l'acide salicylique, l'acide borique, l'essence de moutarde,* ou de subs-

(1) Richet dans les « *Comptes rendus* », t. 58, n° 14.
(2) Henrici, *Journal für Landwirthschaft,* 1863, p. 295.

tances capables de neutraliser les acides, telles que le *carbonate* ou le *bicarbonate de soude, l'eau de chaux*, le *borax*.

Il faut du reste faire remarquer qu'il peut y avoir coagulation du lait sans formation d'acide lactique. C'est ce qui a été constaté par les investigations de Selmi et Heintz de Hammarsten (1) etc. On peut coaguler le lait au moyen de la présure, même lorsque ce lait a une réaction neutre et alcaline. Cette substance par elle seule, sans la coopération de l'acide lactique, transforme la caséine soluble en caséine coagulée ; elle diffère donc essentiellement de la pepsine, qui transforme en caséine soluble, la.caséine coagulée par un acide. La présure, au contraire coagule la caséine, quelle que soit la quantité de sucre de lait, et même lorsque cette quantité est nulle.

Biedert (2) prétend même avoir vu du lait à réaction alcaline se coaguler spontanément.

Le lait de vache et le lait de femme diffèrent considérablement sous le rapport *des sels*. J'ai déjà dit plus haut que le premier contient relativement beaucoup de sels ; mais cette différence quantitative n'est pas la seule. Le lait de vache est plus pauvre en acide sulfurique, en chlore et en potasse ; il est plus riche que le lait de femme en acide phosphorique, en chaux et en fer ; la teneur en soude et en magnésie est à peu près la même. C'est ce qui résulte du tableau suivant :

100 parties de cendre de l'un et l'autre lait contiennent en moyenne (3) :

|  Lait de femme : | Lait de vache : |
| --- | --- |
| 33,78 de potasse | 24,67 de potase |
| 9,46 de soude | 9,70 de soude |

(1) Voir Uffelmann. Was ist in Laufe der letzten 2-3 Jahre auf dem Gebiete der Kinderernæhrungsfrage geleistet worden, in *Archiv. fur Kinderheilkunde*, 1880, p. 416.

(2) Biedert, *Die Kinderernæhrung*, 1881. p. 98.

(3) Kœnig, *loc. cit.* p, 199 et p. 204.

| | |
|---|---|
| 16,64 de chaux | 22,05 de chaux |
| 2,16 de magnésie | 3,05 de magnésie |
| 0,25 de sesquioxyde de fer | 0,53 de fer |
| 22,74 d'acide phosphorique | 28,45 d'acide phosphorique |
| 1,89 d'acide sulfurique | 0,30 d'acide sulfurique |
| 18,38 de chlore | 14,28 de chlore. |

D'après un tableau de Zuelzer (1), il y a pour 100 parties d'azote :

| Dans le lait de femme : | Dans le lait de vache |
|---|---|
| 12,7 de potasse | 21,4 de potasse |
| 7,6 de chaux | 15,0 de chaux |
| 4,3 de chlorure de sodium | 4,4 de chlorure de sodium |
| 0,3 de magnésie | 1,8 de magnésie |
| 1,0 d'acide sulfurique | 0,4 d'acide sulfurique |
| 7,0 d'acide phosphorique | 25,0 d'acide phosphorique |

Les valeurs relatives présentent donc, elles aussi, des différences considérables.

Enfin je ne dois pas oublier de dire que le lait de vache renferme de petites quantités de *gaz*, oxygène, azote et acide carbonique, gaz qui sont également contenus dans le lait de femme.

On calcule que pour 100 volumes de lait, il y a de 3 à 10 volumes de gaz. Setchenow (2) a trouvé, par exemple, dans 100 volumes de lait de vache, 5,01 d'acide carbonique, 0.32 d'oxygène, 1.34 d'azote. Pflüger (3) a constaté, dans 77,319 centimètres cubes de lait de vache, 7,6 0/0 d'acide carbonique, 0,09 0/0 d'oxygène, 0,8 0/0 d'azote.

En outre, le lait absorbe avidemment d'autres gaz, surtout des gaz *putrides ;* il est facile de le prouver en mettant du lait dans un vase ouvert et en laissant le tout dans un local où on fait dégager de l'acide carbonique.

Les parasites qui peuvent se trouver dans le lait sont l'*Oi-*

(1) ZUELZER, *Deutsche Zeitschrift fur paktr. Medicin* 1878, n°s 2 et 3.
(2) SETCHENOW, *Zeitschrift für rationelle Medicin,* 3e série. X.
(3) PFLUGER, *Archiv fur Physiologie.* 1869, P. 166.

*dium lactis*, le *Mucor racemosus*, le *Dictyostelium mucroï-des* (1).

On *falsifie* le lait de vache en l'écrémant, en y ajoutant de l'eau, de l'amidon, de la farine de blé, du sucre, de l'albumine, du sel de cuisine, du plâtre, de la craie.

### *Essai du lait de vache.*

L'essai du lait de vache doit se faire d'après les mêmes principes généraux que l'essai du lait de femme. Il faut déterminer la couleur, la saveur, la réaction chimique, la consistance, la densité, la teneur en eau, ou en substance sèche, en protéine, en graisse, en sucre et en sels ; il faut examiner le lait au microscope.

La *couleur* doit être jaune blanchâtre, sans nuance bleuâtre, ni rosée ; la saveur doit être douce, la réaction chimique ne doit pas être acide.

Pour vérifier la *consistance*, on peut recourir à ce qu'on appelle l'essai sur l'ongle ; une goutte de lait, versée sur l'ongle du pouce, ne doit pas s'écouler aussitôt de tous les côtés.

On détermine la *densité* au moyen du lactodensimètre (Quévenne), du lactomètre (Davy), du galactomètre (Cadet de Vaux), l'essaye-lait (Greiner), les balances à lait (Mollenkopf, Dœrffel, Geissler).

On détermine *la teneur en eau* et en *substance sèche*, comme pour le lait de femme, par évaporation simple, évaporation avec du marbre, avec du plâtre, (par évaporation avec de la barytine d'après Krocker).

On peut, pour le dosage de la *protéine*, procéder comme pour le lait de femme ; cependant il y a aussi des méthodes spéciales pour l'essai du lait de vache. De ce nombre sont les méthodes suivantes :

(1) Martiny, *Die Milch*. 1871, P. 124.

*Méthode de Hoppe-Seyler.* (1) — Cet auteur prend 25 à 50 centimètres cubes de lait, il les étend de 10 à 20 fois leur volume d'eau, il ajoute de l'acide acétique et il fait passer pendant une demi-heure un courant d'acide carbonique. On recueille sur un filtre bien desséché la caséine et la graisse précipitées, on épuise par l'éther, on dessèche à 100° C. la caséine séparée de la graisse et le filtre sur lequel elle se trouve ; on pèse. L'albumine est restée dans la liqueur filtrée limpide, primitive ; on la précipite par l'ébullition, on la dessèche, on la pèse.

*Méthode de Quévenne.* — Très incommode, dure 4 jours entiers ; exactement décrite dans Martiny, *Die Milch.*, 1871, p. 127.

*Méthode de Millon et Comaille* (2). — On coagule le lait par l'acide acétique, on lave le coagulum avec de l'eau, puis avec de l'alcool à 40 0/0 ; on le traite ensuite par de l'éther auquel on a ajouté un peu d'alcool. La partie qui reste non dissoute est la caséine. Le petit-lait est séparé par le filtre ; on le divise en trois portions ; la première sert au dosage de l'albumine, la seconde au dosage du sucre de lait, la troisième au dosage de la cendre.

*Méthode d'Adam* (3). — On mélange 10 centimètres cubes d'alcool à 75 0/0, contenant 0,5 0/0 de soude en dissolution, 10 centimètres cubes de lait neutralisé et 12 centimètres cubes d'éther, on verse le tout dans un tube de verre et l'on agite ; on laisse reposer 5 minutes. Il se forme deux couches : la couche supérieure contient la graisse, la couche inférieure contient les autres éléments. On isole cette dernière, on dilue de manière à former 100 centimètres cubes ; on ajoute

(1) Hoppe-Seyler, *Handbuch der phys. — und path. — chemischen Analysen.*1875, P. 434.
(2) Millon et Comaille, *Comptes rendus*, LIX, p. 301.
(3) Adam, *Comptes rendus*, 87, p. 290. *Pharmac. Centralhalle*, XIX, 437.

10 gouttes d'acide acétique ; la caséine se précipite, on la recueille sur un filtre sec, on la lave, on la pèse. (Adam ne s'est guère occupé de l'albumine ; elle se trouve dans le liquide séparé de la caséine par filtration ; c'est là qu'il faut la doser.)

La méthode de *Gerber* (1) ressemble à celle de Hoppe-Seyler ; mais Gerber dose la caséine et l'albumine ensemble et non séparément.

La *Méthode de Krocker* (2) consiste à déterminer la teneur en protéine d'après la quantité d'azote que l'on obtient en calcinant avec de la chaux iodée.

Pour déterminer la teneur *en graisse* on se sert des mêmes procédés que pour le lait de femme : extraction par l'éther après addition préalable d'acide acétique ou de lessive de soude, extraire par l'éther le résidu sec, le précipité de caséine et le graisse, de plus employer le lactobutyromètre, les appareils optiques, le crémomètre. On peut se servir de l'appareil Soxhlet pour l'extraction de la graisse (3), bien que cet appareil ne soit pas construit spécialement pour l'essai du lait de vache.

Pour le dosage du sucre, nous employons les mêmes méthodes que pour le lait de femme, c'est-à-dire l'analyse par la liqueur de Fehling après précipitation de la graisse et de l'albumine et l'emploi des appareils polarisateurs. Il est commode de se servir de la méthode de Hoppe-Seyler, indiquée plus haut, pour déterminer aussi la teneur en sucre. On précipite la caséine et la graisse par l'acide acétique ou au moyen d'un courant d'acide carbonique, on filtre, on dose le sucre dans le liquide filtré. A cet effet on étend la liqueur

---

(1) GERBER, *Zeitschrift fur analytische Chemie*, XVI, p. 252.
(2) KROCKER, *Leitfaden für qualitative und quantitative Analyse*, 1868, p. 170.
(3) Voir « Soxhlet's Apparat und seine Methode zur schnellen Bestimmung des ettes, in *Dingler's polytechnisches Journal*. 1879 p. 461.

de Fehling de 4 fois son volume, on la fait bouillir et l'on ajoute la liqueur filtrée, centimètre cube par centimètre cube, jusqu'à ce que la couleur bleu disparaisse. 0,134 de sucre de lait correspondent aux 20 centimètres cubes de liqueur de Fehling.

Pour le dosage des cendres, on évapore et on incinère ; il est bon d'ajouter préalablement un poids connu de plâtre.

L'examen microscopique doit avoir pour objet de reconnaître le nombre et la grandeur des globules, les substances anormales qui peuvent se trouver dans le lait, telles que corpuscules de sang et de pus, champignons, corpuscules d'amidon, parcelles de saleté (qui se rassemblent facilement au fond d'un verre à pied), etc.

Pour ce qui concerne le contrôle sur le marché, voir plus loin au chapitre : hygiène publique.

Je vais maintenant répondre à cette question : *comment le nouveau-né digère-t-il et assimile-t-il le lait de vache?*

Lorsqu'un enfant sain, nourri par la méthode naturelle, vient à vomir, pour une cause quelconque, quinze à vingt minutes environ après avoir tété, nous ne trouvons généralement dans la masse expectorée que de petits et fins grumeaux, dans lesquels on reconnait, à l'aide du microscope, de nombreux globules de graisse, à l'intérieur d'une substance protéique qui les maintient ensemble. Mais quand un enfant sain, nourri au lait de vache, vomit après un pareil intervalle, la masse vomie contient de gros caillots plus durs.

Les deux espèces de lait se comportent donc dans l'estomac comme elles se comportent dans le verre à réactif, quand on fait agir sur elles du suc gastrique artificiel. Il arrive du reste, et j'ai déjà signalé ce fait, que des enfants à la mamelle, en bonne santé, vomissent des masses caillées dures. Je ne suis pas actuellement en mesure de l'expliquer, mais je pré-

ume que la cause en est une altération accidentelle du rap-
ort, entre le ferment de la présure et l'acide.

D'après Hammarsten (1), en effet, le précipité produit par
présure est plus épais que celui produit par l'acide.

Quelle que soit la cause, nous n'avons à considérer que les
its, et nous voyons que le lait de vache est bien inférieur
u lait de femme. Ainsi, les petits flocons qui se forment
ans le lait de femme par la réaction du suc gastrique, ne
rdent pas à se redissoudre, tandis que les flocons qui se
rment de la même manière dans le lait de vache, résistent
ien plus longtemps. Ce phénomène se rattache peut-être à
différence de peptonisation de la caséine; il provient certai-
ement de la différence de grandeur et de consistance des
illots.

Quels sont les phénomènes qui s'accomplissent ensuite
endant la digestion du lait de vache? Je n'ai à citer en ré-
onse à cette question, que les faits observés sur un jeune
rçon, sur lequel on avait pratiqué la gastrotomie (2).

Quand il ne bougeait pas, le lait qu'il avait absorbé se dé-
omposait, une demi-heure après, en un liquide aqueux,
ouble, mais facile à clarifier par filtration, et en coagula
lumineux. Au bout de 5/4 d'heure à 1 h. 1/2, on ne voyait
us qu'une petite quantité de liquide aqueux; il ne restait
us guère qu'une épaisse masse caillée. Au bout de deux
eures au moins, la fistule ne fournissait même plus ce cail-
t, il est donc vraisemblable qu'à partir de ce moment le
it était déjà sorti de l'estomac.

Nous ne pouvons deviner ce qui se passe ensuite, qu'en
raminant les fèces. Après ingestion de lait de vache, elles

(1) HAMMARSTEN, *Zur Kenntniss des Caseins und der Wirkung des Labfer-
entes,* 1887.
(2) UFFELMANN, *Deutsche Archiv. fur klinische Medicin,* t. XX, p. 568.

contiennent les mêmes éléments qu'après ingestion de lait de femme, mais un peu plus de protéine, plus de graisse et beaucoup plus de sels ; elles sont donc plus copieuses eu égard à la quantité de liquide ingérée. Comme je l'ai déjà dit, on peut admettre qu'il se produit de 40,0 à 43,0 parties de fèces pour 1.000,0 de lait de vache. Si l'on se reporte aux chiffres donnés pour la substance sèche, on trouve que celle-ci est assimilée dans la proportion de 94,5 0/0.

Assimilation de la matière albuminoïde, environ    98,60 0/0 (1)
    »      »    graisse            »    96,50   »   (2)
    »    des sels             »    54,66   »
Le sucre de lait a disparu.

L'assimilation du lait de vache est troublée par les mêmes influences que l'assimilation du lait de femme, mais bien plus facilement encore. Elle est favorisée par les substances dont l'addition a pour effet de produire des coagula moins durs. Je donnerai plus loin des détails sur ce sujet.

**Choix et conservation du lait.** — Le lait de vache peut avoir une composition telle qu'il soit impropre à l'alimentation des enfants.

1° Il peut n'être pas *assez frais,* s'être acidifié ou avoir été acide dès l'origine ; dans ce cas, il produit facilement des catarrhes de l'estomac et des intestins, des troubles de la digestion, aigus et chroniques.

2° Il peut avoir été *altéré* dans sa composition naturelle par addition d'eau, écrémage ou autrement ; il expose alors les enfants au danger de recevoir trop de matières nutritives ou des matières nutritives étrangères.

(1) Cette assertion ne concorde pas avec celle de Forster, lequel n'a pu trouver de protéine dans les fèces, à la suite de l'emploi du lait de vache ; mes recherches ont cependant confirmé, presque dans tous les cas, la présence de la protéine.

(2) UFFELMANN. Ueber den Fettgehalt der Fæces gesunder Kinder des 1. Lebensjahres in *Archiv. für Kinderheilkunde*, 1880, t. II, p. 1.

3° Il peut avoir été *souillé* ; c'est ce qui a lieu, si, en le rayant, on l'a recueilli dans des vases malpropres, ou si on a conservé dans des vases mal nettoyés ou encore si les ocaux dans lesquels on a mis ces vases étaient eux-mêmes nalpropres. Ce lait fermente plus facilement et entre plus ite en putréfaction. Il en est de même d'un lait qui a été dditionné d'eau impure, ainsi que je l'ai déjà montré plus aut.

4° Il peut avoir été fourni par des vaches *nourries avec des ibstances ne convenant pas à leur alimentation*, par exemle : avec des résidus de distillerie, des feuilles de navets, de arottes, de betteraves, avec du fourrage vert, etc.

Nous avons vu plus haut quelle influence ont ces matières imentaires sur la composition du lait. On a constaté que le urrage sec convient bien mieux que le vert pour la producon d'un bon lait, toujours également riche ; c'est donc au urrage sec qu'il faut donner la préférence, au point de vue ygiénique. ( La meilleure nourriture est le grain pur, conssé, surtout l'avoine, les graines de lin, le foin d'esparcette . de luzerne, avec un peu de paille hachée.)

5° Il peut provenir de vaches qui ne soient pas *saines*, spéalement aussi de vaches atteintes de maladies contagieuses : *ihthes — charbon — pommelière.*

Le lait des vaches atteintes d'aphthes, lorsqu'il est ingéré ns avoir subi l'ébullition, produit chez l'homme la stomatite ihtheuse ; Bollinger (1) a prouvé expérimentalement, il y a jà longtemps, que le lait des vaches atteintes du charbon t dangereux et Feser (2) a confirmé ce fait plus récemment.

Quand au lait des vaches atteintes de la pommelière, on n'a

1) Bollinger, *Ziemssen's Handbuch der spec. Pathologie und Therapie*, t. III, 614.
2) Feser, *Virchow et Hirsch, Jahresbericht pro* 1880. I, p. 674.

pas prouvé véritablement qu'il puisse produire la turberculose, mais on a des raisons très probantes de lui imputer cette
propriété.

Ce fut Gerlach (1) qui formula le premier ce soupçon ; il
croyait même pouvoir conclure de ses expériences, que la
transmission de la tuberculose de l'animal à l'homme, par
le lait, n'était plus discutable.

Des recherches postérieures ont fait découvrir, du reste,
que ces expériences n'autorisaient pas cette conclusion précise ; mais le soupçon n'en subsiste pas moins. Bollinger (2)
lui aussi a affirmé, en plusieurs endroits, que l'homme pouvait être infecté par le lait des animaux atteints de pommelière et que l'on faisait bien de prendre des mesures de précaution.

Virchow (3), qui s'est également occupé de cette question,
reconnaît que les essais d'alimentation ont donné des résultats positifs, relativement fréquents, et que du reste ces résultats positifs se présentent assez souvent pour faire soupçonner qu'il y a infection. (Il rappelle les observations de
Kolessnikow, desquelles il résulte qu'il se produit souvent,
sur le pis des vaches atteintes de la pommelière, certaines
modifications pathologiques qui peuvent avoir de l'influence
sur la nature du lait.) Enfin la pratique médicale nous fournit
des observations d'après lesquelles il est au moins très vraisemblable qu'il existe une matière infectieuse dans lo lait
des vaches atteintes de la pommelière. Je me borne à renvoyer au cas cité par Demme (*Jahresbericht des Berner
Kinderspitals*, pro 1879) et à celui que j'ai moi-même rap-

(1) GERLACH. *Jahresbericht der kœnigl. Thierarzneischule zu Hannover*, 1869.
(2) BOLLINGER, *Ueber künstliche Tuberkulose*, etc., 52e congrès des naturalistes et
médecins allemands.
(3) VIRCHOW, *Berliner klinische Wochenschrift*, 1880, 17, 18.

porté récemment in *Archiv für Kinderheilkunde*, 1880, page 433).

On dit que le lait des vaches phthisiques a une odeur et une saveur désagréable et qu'il provoque les vomissements ; d'après une analyse de Morin (1), le lait des vaches atteintes de la peste bovine serait extraordinairement riche en caséine et en sels, pauvre en graisse et particulièrement en sucre de lait.

Certains médicaments que l'on fait prendre aux vaches malades passent dans le lait ; c'est ce qui a lieu, par exemple, pour l'émétique, l'iodure de potassium, l'arsenic (2) l'essence de térébenthine, la rhubarbe (3).

6° Le lait peut avoir absorbé *des germes morbides* pendant ou après la traite et les avoir transmis à l'homme.

Dans nombre de rapports anglais le lait de vache est considéré comme une cause de fièvre typhoïde. Les médecins et les hygiénistes de ce pays affirment en général qu'il leur est démontré que la maladie en question peut se produire après l'absorption d'un lait additionné d'eau contaminée par la fièvre typhoïde ou conservé dans des récipients qui ont été lavés avec une eau de ce genre. Ainsi les épidémies d'Islington, de Parkhead, de Marylebone, de Bristol et de beaucoup d'autres localités d'Angleterre auraient été produites et propagées par le lait de vacheries dans lesquelles il se serait produit des cas de fièvre typhoïde.

Des hommes tels que Ballard, Russel, Murchison, Corfield, Whitmore, Radcliffe et Morton, ainsi que le célèbre médecin sanitaire de Bristol, le Dr Davis, soutiennent cette opinion et cherchent à l'appuyer sur les résultats de recherches spécia-

(1) MORIN, *Centralblatt für Agricultur-Chemie*, 1877, p. 236.
(2) SPINOLA, *Handbuch der specielen Pathol. und Ther. für Thierærzte*, 1858 p. 1325.
(3) MARTINY, *Die Milch*. 1871. I.

20

les conduites avec soin. D'autres savants vont encore plus loin ; ils croient que le lait, par sa conservation dans un endroit contenant des gaz putrides, des gaz de fosses d'aisances, ou par mélange avec une eau impure, peut acquérir la propriété de produire la fièvre typhoïde.

Nous possédons, en outre, une série de documents, principalement anglais, d'après lesquels il serait certain que le lait peut provoquer la fièvre scarlatine et la diphthérie, quand il a été touché par des individus atteints d'une de ces maladies ou conservé dans des locaux où il y en avait.

Je me borne à renvoyer aux dernières années de la *Lancet* et surtout du *Sanitary Record* où se trouvent rapportés de nombreux cas de ce genre, voir, par exemple, le *Sanitary Record*, t. VII, p. 49 et 69, t. X, p. 308 et p. 309, et la *Lancet*, 1876, n° 4.

Lors d'une de ces épidémies, on crut en avoir trouvé la cause, en constatant qu'une vache était atteinte de la maladie du pis, connue sous le nom de gorget.

Les données que l'on possède jusqu'à présent ne sont pas encore, il faut bien le dire, absolument concluantes pour l'homme sans parti pris. Il manque, dans chaque cas, tout au moins un anneau de la chaîne, tant pour ce qui concerne les épidémies de fièvre typhoïde que pour les cas de fièvre scarlatine et de diphthérie. Il y a lieu néanmoins de tenir compte de ces renseignements. Ils proviennent, pour la plupart, de médecins capables, ils ont été constatés plusieurs fois par des commissions d'examen spéciales ; il est donc nécessaire de n'en tenir compte qu'avec circonspection jusqu'à ce qu'ils aient été constatés par de nouvelles recherches.

7 Le lait peut être *mucilagineux et filamenteux ;* c'est le résultat d'une décomposition particulière des substances protéiques, qui est accompagnée d'un dégagement d'ammonia-

que et par suite de laquelle le lait devient impropre à la consommation.

8° Il est parfois *coloré en rouge* par un mélange de sang ou de matière colorante du sang. Le sang peut y avoir pénétré pendant qu'on trayait le lait, surtout s'il y avait hyperhémie du pis ; la matière colorante du sang se mélange au lait, dans le cours de certaines maladies graves, par exemple la pustule maligne. Le lait peut aussi être coloré en rouge par des matières végétales, la garance par exemple.

9° Il peut être *coloré en bleu* par suite du développement d'une matière colorante spéciale, lequel est vraisemblablement connexe avec l'apparition de certains champignons, les bactéries à pigments. Cette coloration apparaît principalement, dit-on, dans le lait conservé dans des locaux à atmosphère lourde, humide et chaude (1). Mosler a prouvé que l'usage de ce lait peut produire une gastrite aiguë.

L'hygiène doit tenir compte de toutes ces possibilités ; elle exige, pour le nourrisson, du lait frais et pur, provenant de vaches en bonne santé ; elle exige que ce lait ait la richesse normale et ne varie pas beaucoup dans sa composition. Pour que ce résultat soit atteint, il est indispensable que l'hygiène intervienne énergiquement, par ses représentants officiels et par les sociétés qui se recommandent d'elle. Je dirai ailleurs quels sont les devoirs qui lui incombent. Ici il s'agit surtout de la protection que peut conférer l'hygiène privée.

Comme la réaction du lait frais est toujours amphotère et qu'en tout cas elle n'est point acide, lorsque le lait provient de vaches saines et qu'il est recueilli dans des vases

---

(1) Voir au sujet du lait bleu : HERMBSTADT, *Ueber blaue und rothe Milch.* Leipzig, 1833. STEINHOF, *Neue Annalen der mecklenb. landwirthsch. Gesellschaft*, 1883, fasc. 7, 8. FUCHS in *Magazin für die gesammte Thierheilkunde*, t. 7, p. 133. MOSLER, *Virchow's Archiv.*, t. 48. NEELSEN, *Studien uber blaue Milch*, 1880.

propres, le papier réactif nous fournit un précieux moyen d'essai.

Il est possible, pour tout le monde, de reconnaître si le lait a été écrémé ou additionné d'eau, en se servant du pèse-lait Quévenne et du crémomètre de Chevalier, ou du lactoscope de Feser, appareils d'un maniement facile. Il serait heureux que la connaissance de ces modes d'essai fût plus répandue dans le public, car alors les laitiers hésiteraient à pratiquer ces falsifications.

Pour compenser les effets des différences de composition du lait, il faut autant que possible éviter de prendre du lait d'une seule vache, mais prendre plutôt un mélange de lait de toutes les vaches d'une laiterie; il faut, en outre, si l'on a le choix, préférer le lait de vaches nourries rationnellement, avec du fourrage sec, et logées dans des étables proprement tenues; il faut, en tout cas, renoncer au lait de vaches nourries avec des résidus de distillerie.

Les personnes même étrangères à la science, reconnaîtront facilement si le lait est filant, s'il est rouge ou s'il est bleu.

Mais il leur est impos ible de savoir si le lait provient de vaches en bonne santé, s'il est devenu nuisible pour avoir été conservé dans des locaux malpropres, dans des chambres de malades. L'aspect du lait ne l'indique pas. Il est donc nécessaire de savoir qu'il existe un moyen de se mettre à l'abri de ce danger, et ce moyen, c'est de faire bouillir le lait.

J'ai dit à plusieurs reprises que le mode de conservation influe sur la nature du lait. Comme le lait se corrompt facilement quand on le conserve dans des locaux chauds et humides, dans un air impur, parce qu'il absorbe des gaz putrides, il faut le conserver dans des locaux frais, secs, où l'air soit pur; il sera bon de le mettre dans des bouteilles propres, à col étroit, remplies jusqu'en haut et bien bouchées. Il n'est pas sans danger de le conserver dans des vases de zinc ou dans des vases à émail plombifère, car le lait peut facilement absorber le métal de ces récipients.

**Manière de traiter le lait qui doit servir d'aliment.** — J'ai déjà dit que, pour être certain d'avoir un lait exempt de tout danger, il faut le faire bouillir ; l'ébullition anéantit et rend inoffensifs tous les *germes morbides* qu'il peut renfermer. La cuisson détruit aussi les substances qui font fonction de *ferment* et elle contribue ainsi à la conservation du lait.

Lorsqu'on fait bouillir ce liquide dans des vases ouverts, il se produit une *pellicule* qu'il faut enlever, car elle ne convient pas au nourrisson ; elle se compose de caséine et de gouttelettes de graisse ; la perte de substances protéiques est alors de 1/25 à 1/22. Mais on peut l'éviter complètement en faisant bouillir dans un vase de verre à large panse et à col étroit.

Il faut, du reste, considérer que par l'ébullition ordinaire, le lait n'abandonne pas seulement de la protéine à la pellicule, mais qu'il perd aussi de l'eau et que cette perte de protéine est compensée par la concentration. Il n'y a d'altéré que *le rapport* entre la protéine et les autres substances nutritives. Par le procédé que je viens d'indiquer et que je recommande, c'est à peine si le lait perd son odeur particulière qui rappelle un peu celle de la noix.

Albu (1) affirme que le lait devient plus digestible quand on le chauffe, sous pression, dans l'appareil de Bertling ; Klebs (2) a construit un appareil au moyen duquel il expose à l'action de vapeurs chaudes le lait contenu dans des récipients spéciaux.

(1) ALBU, *Beschaffung guter Kuhmilch*, etc. 1880.
(2) KLEBS, *Prager med. Wochenschrift.* 1879, 22.

Au dire de l'inventeur, le lait se conserverait plusieurs jours dans cet appareil, pourvu, bien entendu, qu'il fût frais quand on l'y a introduit.

Pour empêcher le lait de fermenter rapidement, on peut le *refroidir* ; c'est ce que l'on peut faire, par exemple, au moyen des appareils de Donné, de Knapp, de Haase, de Lefeldt, de Jellinek, de Lawrence, de Mitzinger et de Zwingenberger. On vante beaucoup le procédé de Swartz (1) ; il consiste à filtrer le lait sur une passoire aussitôt après la traite et à le refroidir rapidement jusqu'à $+$ 4 ou $+$ 2° R. A cet effet, on le met dans de hauts cylindres ovalaires en étain, entourés de glace. La crême se sépare en 10 ou 12 heures, et celle-ci, comme le lait écrémé, se conserve longtemps, même plus de 24 heures, sans altération.

Dans beaucoup de familles, on ajoute au lait, pour le conserver, une solution du *carbonate de soude*, généralement 0,5 de carbonate de soude pour 1.000,0 de lait ; cependant une telle addition n'est pas tout à fait inoffensive.

Le *borax* (1,0 pour 1.000,0 de lait) a été recommandé mais on s'en sert rarement ; il en est de même pour *l'acide borique*, dont l'action conservatrice à l'égard du lait a été démontrée par Gahn (2), à Upsala.

E. Klebs (3) réduit le lait à 1/5 de son volume, à 50°, dans le vide, puis il ajoute, pour 1.000 litres, 1 à 3 litres d'une solution de benzoate de magnésie à 50 0/00. Je doute fort que le lait ainsi traité puisse être employé sans inconvénient pour les enfants.

Kolbe a montré qu'on peut conserver le lait par addition de petites quantités *d'acide salicylique*, 0,5 de cet acide con-

---

(1) DORNBLUTH. *Deutsche Vierteljahrsschr. f. œff Gesundheitspflege,* 1880, fasc. 3.
(2) D'après MARTINY. *Die Milch,* 1871.
(3) KLEBS. *Dingler's polyt. Journal,* 1881, fasc. de mai.

servent 1 litre de lait, à 15° C., pendant une journée entière.
(On répand sur le lait la quantité calculée et on agite pendant
quelque temps ; on ne peut pas employer de récipients métalliques, à cause de la coloration). Mais il n'est pas encore
démontré qu'une telle addition n'entraîne *aucun inconvénient* pour le nourrisson ; il est vraisemblable que l'acide salicylique qui passe dans le lait augmente la désagrégation de
l'albumine dans l'organisme ; et cette considération, fût-elle
unique, n'est pas indifférente au point de vue hygiénique (1).

Nægeli conserve le lait dans son état naturel sans addition
de substance étrangère et sans soustraction d'eau, non dans
des boîtes de fer-blanc, mais dans des récipients de verre qui
ont une fermeture commode, facile à ouvrir.

De toutes les méthodes de conservation, la meilleure, parce-
qu'elle est la plus simple et la plus économique, est celle de
*l'ébullition* ; elle mérite incontestablement la préférence, car,
comme je l'ai dit, elle ôte toute nocuité aux matières infectieuses.

Il faut faire subir au lait une préparation telle qu'il ressemble autant que possible au lait de femme, sous le rapport
de sa composition centésimale. A cet effet, il faut commencer
par *l'étendre*, parce que, sans cette précaution, sa teneur en
sels et en protéine serait trop considérable. Cela étant admis,
la question la plus importante ensuite est celle du degré de la
dilution.

Pour élucider ce sujet, il faut considérer d'abord qu'en
ajoutant de l'eau on diminue aussi la teneur en graisse. Ce
point est très important. On sait, il est vrai, que des quantités considérables de graisse sont éliminées de l'organisme
avec les fèces, sans avoir été digérées ; il n'en faut pas moins

(1) WOLFSON. *Ueber die Wirkung der Salicylsæure und des salicylsauren Na-
trons auf den Stoffwechsel*, 1876, Kœnigsberg.

éviter de diminuer la quantité de graisse contenue dans la nourriture artificielle, à tel point que le lait de vache arrive à ne contenir que la proportion de protéine que renferme le lait de femme. Cependant on est allé jusque-là et même plus loin. Autrefois on étendait le lait de vache avec *un cinquième d'eau*, plus tard on a pris *un tiers* de ce liquide ; mais voici que déjà Rau recommandait un mélange de deux parties d'eau et d'une partie de lait ; Biedert même exigea 3 ou 4 parties d'eau pour 1 partie de lait, parce qu'il estimait que la quantité de caséine de vache à laisser dans la nourriture ne devait être que de 1 0/0, et que le nourrisson ne pouvait pas en digérer davantage.

Une telle dilution est *excessive* et *inadmissible*, car elle fait descendre la teneur en protéine bien au-dessous de ce que contient le lait de femme normal. En mélangeant le lait de vache à 4,4 0/0 de protéine avec trois fois son volume d'eau, on obtient un aliment ne contenant que 1,1 0/0 de protéine ; le nourrisson, en prenant de cet aliment deux fois au moins autant que la quantité nécessaire de lait de femme ne ferait qu'absorber la quantité d'albumine dont il a besoin quotidiennement. Ce mélange, d'autre part, contient une quantité de graisse beaucoup trop faible ; car, si l'on suppose même que le lait de vache contienne 4 0/0 de graisse, ce qui est très rare, alors en le diluant avec trois parties d'eau, on fait descendre la teneur en graisse jusqu'à 1 0/0, c'est-à-dire jusqu'à une proportion qui, eu égard à la composition du lait de femme, doit être considérée comme bien trop basse.

Enfin, en étendant le lait avec trois à quatre fois son volume d'eau, on diminue trop la quantité, non pas de tous les éléments minéraux, mais de quelques-uns de ces éléments, la potasse par exemple, contenus dans la nourriture.

Mais on a dit que le nourrisson ne peut digérer la caséine

:ontenue dans le lait de vache que dans la proportion
le 1 0/0. Cette assertion n'a pas été démontrée.

Des recherches directes nous apprennent même que l'en-
ant peut assimiler une solution de caséine bien plus concen-
rée. L'enfant de Forster (1), âgé de quatre mois, digérait
oute la protéine d'une nourriture composée quotidiennement
le 1217,0 parties de lait de vache et 300,0 parties d'eau de
iz ; car les fèces de ce nourrisson étaient exemptes d'albu-
nine. Moi-même, j'analyse régulièrement depuis quelques
emps les fèces d'un enfant de quatre semaines et je dose la
rotéine contenue dans ces matières. Cet enfant boit du lait
e vache et de l'eau dans le rapport de 1 pour 1. Ce lait con-
ient largement 4,4 0/0 de protéine. La ration quotidienne de
enfant est de 650 grammes qui contiennent donc 325 gram-
les de lait de vache avec 14 gr. 5 de protéine. Les fèces pè-
ent, en moyenne 26,0 ; elles sont d'un jaune blanchâtre,
'une consistance d'onguent et contiennent 4,16 de substance
èche, dans laquelle il y a 2,9 0/0 de protéine. Par conséquent
es 14,5 de protéine sont digérées à peu près complètement.
'ajouterai que cet enfant prospère parfaitement; il pesait à
a naissance 4,125 grammes et le 29e jour 4,760 grammes.

Je maintiens donc que je considère non seulement comme
ors de propos, mais même *comme dangereux* d'étendre le
il de vache avec trois fois son volume d'eau, car l'insuffi-
ince de matière azotée et de graisse doit produire des effets
iisibles. Lorsque le lait est riche, qu'il contient environ
30 0/0 de protéine et 3,80 à 4,00 0/0 de graisse, on ajoute
; parties d'eau pour 100 parties de lait, et l'on a alors, dans
15 parties du mélange, 2,45 de protéine, avec 2,3 0/0 de
·aisse.

Si le lait est un peu moins riche, s'il ne contient que 4 0/0

1) FORSTER, *Baier. ærztl. Intelligenzblatt*, 1877, p. 21.

de protéine et 3,6 0/0 de graisse, on ajoute 60 parties d'eau
pour 100 parties de lait, et l'on a alors 160 parties d'un mélange contenant 2,50 0/0 de protéine avec 2,25 0/0 de graisse.
Ce serait une grande faute que de procéder d'après une règle
fixe, sans avoir égard à la qualité du lait. Voilà pourquoi il
est si nécessaire d'analyser souvent le lait de vache qu'on
donne aux nourrissons.

Du reste, le mélange préparé d'après ce rapport, ne doit
pas rester *invariable* pendant tout le temps que l'enfant reste
à la mamelle. Il faut que le nouveau-né commence par s'accoutumer à cette nourriture qui n'est pas complètement
physiologique ; on ne doit donc pas la lui donner immédiatement avec la concentration que j'ai indiquée ; elle sera plus
diluée. Nous donnons, le premier et le deuxième jour, 3 parties d'eau et 1 partie de lait, puis 2 parties d'eau et 1 partie
de lait, nous conservons ce mélange pendant quatre semaines, puis nous passons à 1 partie d'eau et 1 partie de
lait pour donner, au commencement du troisième mois, le
mélange de 75 parties d'eau et 100 parties de lait ou de 60
parties d'eau et de 100 parties de lait.

On peut continuer à donner cette nourriture jusqu'à la fin
du sixième mois ; puis diminuer progressivement la quantité
d'eau.

A partir du 9e mois, on donnera le lait pur. C'est ainsi que
je procède depuis plus de 10 ans, par transitions graduelles
et en tenant compte de la qualité du lait, et je suis tellement
satisfait du résultat, que je ne modifierai jamais cette méthode.

Quelle espèce de sucre faut-il choisir ? La réponse à cette
question est que le sucre de lait n'a aucune supériorité sur le
sucre de canne ou de betterave, et que par conséquent on
peut continuer à se servir du sucre ordinaire. Beaucoup de
personnes pensent qu'il faut prendre le sucre de lait parce que

ꞓst le genre de sucre mis à la disposition de l'enfant par la
.ture, et parce que ce sucre contient des phosphates. On peut
pondre qu'aussitôt dans les voies digestives, il se trans-
rme en glucose, comme le sucre de canne, avant d'être ab-
rbé, mais que le sucre de canne est plus facile à trouver et
ʼil est à meilleur marché.

Je ne puis conseiller d'employer le sucre de raisin, car le
oduit qu'on trouve dans le commerce sous ce nom, n'est
s toujours pur et inoffensif.

Le lait de vache, étendu comme je viens de l'indiquer, se
pproche donc du lait de femme, au point de vue de la com-
sition centésimale. Il s'agira maintenant de savoir s'il est
ssible de le rendre aussi digestible que ce dernier. On a
ïrmé qu'en donnant aux vaches une certaine nourriture,
 peut faire en sorte que leur lait soit d'une autre qualité et
ıs facilement digestible.

Le jour où ce résultat sera obtenu, la plus grande difficulté
 l'alimentation artificielle des enfants sera vaincue ; en
.endant, nous avons le devoir d'aviser aux moyens de ren-
·cer la digestibilité, l'assimilabilité du lait de vache.

On vante tout particulièrement, comme satisfaisant à ce
sideratum, les mélanges de lait de vache avec des liquides
ıcilagineux, tels que *mucilage d'orge, de gruau, d'avoine,*
lution de *gomme arabique, de gélatine, colle de poisson,*
ʋillon *de veau.* Ces substances mucilagineuses employées
 place d'eau auraient pour effet de modifier le mode de
ıgulation du lait ; les grumeaux seraient plus petits, moins
rs et par suite plus facilement digestibles. J'ai récemment
montré, par une série d'observations, que l'addition de
ıcilage de gruau et d'orge produit cet effet, que sous son
luence l'assimilation du lait de vache s'opère mieux (1).

ʔ) Uffelmann, *Archiv für Kinderheilkunde,* t. II, 1880, p. 12.

Il est vrai que ce mucilage contient de *l'amidon*, c'est-à-
dire une substance qui ne se rencontre pas dans la nourriture
physiologique de l'enfant, et qui, nous le savons, peut produire, chez les nourrissons, des troubles digestifs de diverse
nature. Mais la teneur en amidon est très faible. Un mucilage
d'orge obtenu au moyen de farine d'orge préparée, transpa-
rent, bien passé, contient environ 4,75 0/0 de substance solide ; comme celle-ci comprend de la protéine, du glucose et
des sels, la quantité d'amidon ne peut pas être très considérable. Dans un mélange de 600,0 parties de lait de vache, par
exemple avec 400,0 parties de mucilage d'orge, il y a tout au
plus 3,60 d'amidon. Il est à peine besoin de dire que cette
quantité, répartie sur toute la journée, ne peut guère être
nuisible à l'enfant. Quant à moi je la recommande depuis des
années, et elle n'a jamais causé le moindre inconvénient.
Enfin, ce qui peut avoir quelque avantage, c'est que l'addition du mucilage d'orge introduit dans le lait de vache la
*potasse* qui se trouve, dans ce lait, en moins grande quantité
que dans le lait de femme.

Von Dusch (1) a trouvé que l'addition de mucilage d'avoine
au lait de vache rend de grands services. Il donne aux nouveau-nés une nourriture formée de une partie de lait et cinq
parties de ce mucilage. Kormann (2) recommande également
ce mélange.

J'ai du reste à peine besoin de dire que le mélange du lait
avec ces décoctions mucilagineuses ne doit être fait *qu'au
moment* où l'on va donner la nourriture à l'enfant. Si l'on
voulait conserver ce mélange toujours tout prêt, on s'expo-
serait à le voir fermenter.

On a proposé de remplacer les décoctions mucilagineuses

(1) Von Dusch, *Virchow und Hirsch's Jahresbericht pro.* 1880, II. 618.
(2) Kormann, *J. f. Kinderheilkunde.* XIV, 2, 3, p. 238.

r de *l'extrait de malt* que l'on ajouterait au lait, étendu
eau ; cet extrait est exempt d'amidon.

Je ne puis approuver l'emploi de la *gomme arabique*, re-
mmandé, il y a déjà longtemps, par Küttner, plus tard par
eischmann et d'autres. Je sais bien, et mes observations
rsonnelles sur un enfant qui avait subi l'opération de la
strotomie me l'ont montré, que la gomme, même sans sa-
e, se transforme en glucose dans l'estomac. Mais toute so-
tion de gomme arabique, même la solution fraîche, pré-
nte une réaction acide, et c'est précisément à cause de cela
l'il ne faut pas s'en servir.

Il n'y a rien à objecter à priori contre l'addition de liqui-
s *gélatineux*, mais il semble que les enfants n'en aiment
s beaucoup la saveur. Je recommanderai spécialement pour
; enfants qui présentent des symptômes de rachitisme l'ad-
tion du *bouillon de veau*, qui est également très gélati-
ux.

On n'a pas fait de recherches scientifiques au sujet de la
*udre de lait* de Scharlau, laquelle mélangée au lait, doit le
ndre plus digestible.

Pour ce qui concerne la *lactine* (de Kuntz à Wattwyl), nous
ons à son sujet des renseignements favorables, fournis par
brecht et Camerer. Elle faciliterait la digestion du lait de
che et serait complètement digérée elle-même ; eu égard à
tte dernière circonstance, elle devrait être préférée aux
uillies de farine de blé. Camerer a trouvé, en effet, que le
t de vache mélangé de lactine donne des caillots aussi fins
e ceux du lait de femme et est parfaitement assimilé. Né-
moins il nous faut attendre de nouveaux rapports sur cet
ment.

La nourriture au lait de vache doit être maintenue à envi-
1 38° c. pendant que les enfants la prennent.

Le meilleur moyen est de se servir d'un *biberon*. Il faut que l'enfant tète. Cet acte excite la sécrétion des organes de la digestion. D'autre part, le liquide est d'autant mieux digéré qu'il arrive plus lentement ; aussi, la bouteille doit-elle être disposée de telle sorte que son contenu ne s'écoule pas de lui-même, mais que, pour le faire sortir, la succion soit indispensable.

Toutefois l'orifice ne doit pas être tellement petit que l'enfant ait trop d'efforts à faire pour prendre sa nourriture. De même que l'enfant à la mamelle, l'enfant au biberon doit mettre environ 22 minutes à boire, pas beaucoup moins, mais pas beaucoup plus. La partie que l'enfant porte à la bouche aura la forme ronde, allongée, d'un bout de sein ; cette forme est en effet celle qui convient le mieux. Cette partie sera en caoutchouc noir, exempt de métal. L'ivoire et l'os sont trop durs.

Le biberon de *L. Maw Son* et *Thompson* est très employé. Le bout pour la bouche est en caoutchouc ; il porte à son extrémité inférieure une plaque d'ivoire, qui l'empêche d'entrer trop loin ; il n'est pas fixé à la bouteille même ; mais à un tuyau de caoutchouc, de 25 centimètres de long, qui se rattache à un tube de verre allant jusqu'au fond de la bouteille. Il est malheureusement difficile de tenir complètement propre ce long tuyau de caoutchouc. (Voir plus loin ce qui concerne les *biberons pompes*)

Les *tasses à bec* ont un inconvénient notoire : c'est que les enfants en avalent trop rapidement le contenu, sans téter. Par contre, elles ont l'avantage de se nettoyer plus facilement et plus complètement.

La propreté est absolument nécessaire pour tous les vases dans lesquels l'enfant prend sa nourriture La malpropreté des biberons et des suçoirs provoque le développement de ertains champignons, qui passent ensuite dans le lait et, vec le lait, dans la bouche ainsi que dans l'estomac de enfant. On a demontré depuis longtemps que cette cause eut déterminer des maladies de l'estomac. Ainsi Mettenhei- ier (1) a reconnu que les suçoirs de caoutchouc malpro- res peuvent produire le muguet. Il a trouvé, sur la surface iterne du caoutchouc, un enduit de spores d'*oïdium albi-* *ms*; il en a trouvé aussi à la surface extérieure; or l'en- int sur lequel il a fait ses observations était atteint très ravement du muguet. On a constaté que, pour nettoyer implètement les suçoirs, il ne suffisait pas de les plonger ins l'eau, mais qu'il fallait les retourner pour en faciliter nettoyage intérieur. (J'estime, d'après mon expérience ersonnelle, que cela est indispensable.) Plusieurs cas de aladie survenus dans les crêches de Paris ont provoqué, y a quelque temps, des études sur les biberons et les içoirs qu'on y employait. Fauvel trouva que beaucoup entre eux avaient une mauvaise odeur; il découvrit, dans lait des flacons, nombre de bactéries et de vibrions; dans s suçoirs, il trouva du lait coagulé avec des spores et des ictéries. Sur 31 biberons, pris dans 10 crêches, il n'y en ait pas moins de 28 de mauvais, bien qu'ils eussent été la- s à la manière ordinaire (2).

Pour laver les biberons il faut se servir de sable blanc ou  sel de cuisine; mais jamais on ne doit prendre de la gre- ille de plomb, comme on le fait si souvent. Les biberons vés avec cette grenaille, prennent au bout de quelque temps  aspect mat et terne, causé par du plomb qui reste adhé- nt aux parois. J'ai récemment encore constaté les dangers

1) METTENHEIMER, *Memorabilien*, XI. 1. Voir également *Schmidt's Jahbücher*, , p. 61.
2) *Med. Times and Gazette,* 1881 4 juin, p. 624.

de cette manière de procéder. Le major M., habitant cette ville, avait une petite fille d'un an, qui souffrait d'une diarrhée très tenace, se reproduisant plusieurs fois par jour. L'observation rigoureuse de toutes les règles diététiques n'améliorait aucunement son état. Je découvris un jour une petite capsule de porcelaine, remplie de grains de plomb, je demandai quel en était l'usage, et j'appris qu'ils servaient à nettoyer les biberons. Le lait d'un de ces biberons contenait du plomb, ainsi que des traces d'arsenic. Je défendis ce mode de nettoyage ; les colliques ne se renouvelèrent plus.

Pour ce qui concerne *la quantité* de nourriture à donner, je renvoie à ce que j'ai dit au sujet de l'alimentation naturelle et je fais remarquer à nouveau que le lait de vache doit être donné en plus grande quantité que le lait de femme. Du reste, les différences individuelles sont si considérables que l'on ne peut donner une règle générale précise.

Les *intervalles* entre les repas doivent être les mêmes que dans l'alimentation naturelle. Si l'enfant est tranquille, s'il augmente de poids régulièrement, si les fèces ont un aspect normal, tout cela indique que le lait de vache lui convient. La mère ou la personne chargée de soigner l'enfant, doit donc veiller attentivement à ces divers symptômes.

L'alimentation au moyen du lait de vache exige une extrême prudence pendant la saison chaude. Nous avons vu que beaucoup d'enfants nourris au lait de vache ont alors de la *diarrhée* et des *accidents cholériformes*. On peut les en préserver, surtout au moyen de l'hygiène. Il est absolument indispensable alors de faire bouillir le lait, aussitôt qu'on le reçoit, et de voir si la portion qu'on donne à l'enfant, ne renferme pas un peu d'acide. Quand le lait est déjà *aigre* lorsqu'on l'apporte, on fait bien d'ajouter de *l'eau de chaux* jusqu'à réaction neutre, si l'on ne peut se procurer d'autre lait ; s'il arrive souvent que le lait soit aigre, il est bon de le remplacer, pendant la saison des chaleurs, par de la bouillie à la farine de Nestle ou par un *mélange crémeux* (voir plus loin). Si enfin l'emploi du lait de vache détermine des vomissements ou une diarrhée violente, il faut en suspendre l'usage pour longtemps ; car, comme on le sait par expérience, dans la plupart des cas de vomissements et de diarrhée, il ne fait qu'empirer la maladie et très souvent un catarrhe stomacal ne devient grave, que parce qu'on a continué l'alimentation au moyen du lait de vache.

**Petit lait doux.** — Voici d'après Hufeland, la manière de préparer le petit lait doux. On prend un morceau d'estomac de veau desséché, on le fait ramollir dans de l'eau, on le verse avec cette eau dans du lait écrémé, non bouilli, on met ce lait dans un endroit chaud et on décante le liquide qui se sépare peu à peu, ce liquide est le petit lait doux. Il a été très recommandé par Hufeland, plus tard par Hirsch, récemment par Hennig (1), pour les premiers jours après la naissance. Il contient une très grande proportion d'eau (95,5 0/0), un peu de protéine (0,5 0/0), un peu de graisse (0,03 0/0), beaucoup de sucre (3,60 0/0), une quantité relativement assez grande de sels (0,37 0/0). Il ressemble donc fort peu au colostrum du lait de femme.

**Lait de beurre.** — On a aussi proposé le lait de beurre pour la nourriture des enfants. Il contient des matières protéiques, de la graisse, des sels ; il renferme aussi, outre le sucre de lait, de l'acide lactique ; c'est à cet acide qu'il doit sa saveur aigrelette, agréable pour les adultes. Voici d'après Kœnig (2) la composition moyenne du lait de beurre.

(1) Hennig, *J. f. Kinderheilkunde*, 1874, p. 48.
(2) Kœnig, *Die menschlichen Nahrungs und Genussmittel.* 1880, t. II, p. 226.

| EAU | SUBSTANCE AZOTÉE | GRAISSE | SUCRE | ACIDE LACTIQUE | SELS |
|---|---|---|---|---|---|
| 90,62 0/0 | 3,78 0/0 | 1,25 0/0 | 3,38 0/0 | 0,32 0/0 | 0,65 0/0 |

Ce qui frappe surtout notre attention, c'est la petite quantité de *graisse* et la teneur en *acide lactique*; ces deux circonstances nous empêcheront de nous servir de ce lait pour l'alimentation des enfants. Ce qui doit surtout nous arrêter, c'est la présence de l'acide lactique car elle est préjudiciable (1) aux voies digestives du nourrisson, et même elle provoque très fréquemment des selles fluides chez les adultes.

Ballot (2) a recommandé la préparation suivante : ajouter à un litre de lait de beurre une cuillerée à bouche de farine de froment, faire bouillir pendant quelques minutes et ajouter de 0,8 à 1,0 de sucre. S'il survient de la diarrhée, remplacer la farine de froment par de la farine de riz. Von Mansfeld a obtenu également de bons résultats à l'aide de cette préparation.

**Lait de chèvre.** — La différence entre le lait de chèvre et le lait de vache consiste essentiellement en ce que le premier contient un peu plus de graisse et de sels, et aussi parce qu'il a une odeur spécifique plus pénétrante. Voici la composition du lait de chèvre :

| EAU | PROTÉINE | GRAISSE | SUCRE | SELS | |
|---|---|---|---|---|---|
| 86,91 0/0 | 3,69 0/0 | 4,09 0/0 | 4,45 0/0 | 0,86 0/0 | (Kœnig) |

Sa réaction et sa coagulation sont analogues à celles du lait de vache ; le pouvoir d'assimilation est aussi à peu près le même.

Quand on veut l'employer pour l'alimentation des enfants, il faut *l'étendre* au moins autant que le lait de vache ; il faut

(1) Cela dépend des circonstances, car HAYEM recommande l'acide lactique contre la diarrhée verte microbienne des enfants quand les selles sont alcalines.
(2) BALLOT, *Schmidt's Jahrbücher.*

l'additionner de *sucre* mais en quantité un peu moindre. Néanmoins on doit toujours s'attendre à ce que les enfants refusent cette nourriture, autant du moins que je puis en juger d'après mes observations.

Le lait de chèvre a du reste sur le lait de vache un avantage précieux : celui de provenir d'animaux qui ne sont que très rarement atteints de *tuberculose*. En outre, beaucoup de personnes qui ne peuvent qu'à grand'peine se procurer du bon lait, sont à même d'avoir une chèvre, de la nourrir convenablement, etc.

On a proposé d'employer *directement* les chèvres comme nourrices, c'est-à-dire de mettre les enfants au pis de ces animaux. Boudard (1) recommande particulièrement à cet effet la chèvre blanche, sans cornes, du Kachemyr, dont le lait est inodore ; il mentionne, à ce propos, que déjà Buffon, Guérin, etc., ont recommandé cette méthode et que l'Assistance publique de Paris a fait nourrir des enfants au moyen de ce système.

**Lait de jument.** — D'après les travaux de Langgaard (2), le lait de jument ressemble beaucoup au *lait de femme*. Sa réaction est alcaline. Quand il s'aigrit, la caséine se précipite en fins flocons, que dissolvent les acides étendus. Il est vrai que la caséine du lait de jument, quand elle est fraîche, est moins soluble dans l'eau que la caséine du lait de femme, mais elle l'est plus que la caséine du lait de vache ; et, pour ce qui concerne *la digestibilité*, la caséine du lait de jument ressemble presque tout à fait à la caséine du lait de femme. Il faut reconnaître néanmoins que la *composition centésimale* de ces deux aliments n'est pas identique. Le premier contient beaucoup moins de graisse et un peu moins de protéine, par

(1) D'après JACOBI. Pflege und Ernæhrung des Kindes, *loc. cit.,* p. 369.
(2) LANGGAARD, in *Virchow's Archiv.* t. 62, fasc. 1.

contre il contient plus de sucre de lait et près de deux fois autant de sels.

Quoi qu'il en soit, on ne peut se servir du lait de jument que dans des cas exceptionnels, car on n'en trouve pas facilement.

**Lait condensé**. — On enlève au lait la plus grande partie de son eau ; on ajoute soit du sucre de canne ou de betterave, soit même du sucre de lait, et l'on conserve le mélange dans des boîtes hermétiquement fermées ; le lait se conserve alors sans altération et peut être transporté. Cette préparation porte le nom de *lait condensé*. Elle nous vient surtout de la Suisse et de l'Amérique du Nord.

Voici la composition moyenne du lait condensé (1):

| EAU | PROTÉINE | GRAISSE | SUCRE | SELS |
|-----|----------|---------|-------|------|
| 25,68 0/0 | 12,32 0/0 | 10,98 0/0 | 38, 47 0/0 | 2,61 0/0 |

Cependant il y a aussi du lait condensé qui ne contient que :

> 8 0/0 de protéine,
> 9 à 10 0/0 de graisse,
> mais 50 à 52 0/0 de sucre.

Cela dépend de la quantité d'eau évaporée et de la quantité de sucre ajoutée.

Quand le lait condensé doit être employé à la nourriture des enfants, il faut naturellement l'étendre beaucoup. Toute la question est de savoir dans quelle proportion. L'addition de sucre en quantité considérable a évidemment altéré, dans le lait condensé, *le rapport entre les hydrates de carbone et les matières protéiques*, de sorte qu'en le diluant, nous nous trouvons en présence de ce fâcheux dilemme : obtenir soit un aliment contenant *de la protéine en quantité normale avec*

---

(1) KŒNIG, *loc. cit.* t. II , p. 216.

*trop de sucre*, soit un aliment contenant *du sucre en quantité normale avec trop peu de protéine*. L'un et l'autre seraient nuisibles à l'enfant. En diluant, par exemple, avec une quantité d'eau *décuple* de la quantité de lait, nous aurons dans, 1000 parties de l'aliment ainsi préparé, environ 1 0/0 de protéine et environ 4 0/0 de sucre, c'est-à-dire trop peu de protéine ; mais, en diluant avec une dose d'eau égale à *quatre fois* la dose de lait, nous aurons, dans 1000 parties de l'aliment ainsi préparé, 2,5 0/0 de protéine et près de 8 0/0 de sucre, c'est-à-dire que la teneur en protéine sera à peu près normale et qu'il y aura trop de sucre.

On ne peut surmonter cette difficulté qu'en ajoutant des substances protéiques au lait condensé, au moment de préparer la nourriture de l'enfant. C'est ce qui a été essayé par Demme, qui ajoutait, au lieu d'eau ordinaire, de *l'eau albumineuse* qu'il préparait avec 1 gr. d'albumine et 1 litre d'eau bouillie.

Binz faisait bouillir de *la léguminose* (15 parties) dans de l'eau (500 parties), et il ajoutait de la soupe ainsi obtenue au lait condensé.

Albrecht a proposé d'étendre le lait condensé, en y ajoutant du *mucilage d'orge*. Ces faits montrent déjà, de la façon la plus irréfutable, que le lait condensé, tel qu'il se trouve actuellement dans le commerce, ne peut être considéré comme un aliment approprié pour les enfants. Nous verrons bientôt que les observations faites sur les nourrissons auxquels on avait donné ce lait, ont accusé presque constamment des effets *peu favorables*.

**Crème étendue d'eau.** (*Mélanges crémeux*). — En 1863, Ritter a proposé d'employer, pour la nourriture des enfants, un mélange composé de 1 partie de crème et de 2 parties d'eau. Kehrer a préconisé un mélange de 1 partie de *crème* et de 2 parties de *petit-lait*.

Plus tard, Biedert (1) s'est occupé de préparer des mélanges de ce genre. Voici les recettes qu'il a données.

Pour les enfants dans leur 1er mois, 1/8 de litre de crème, + 3/8 de litre d'eau, 15,0 de sucre de lait.

Pour les enfants dans leur 2e mois, 1/8 de litre de crème, + 3/8 de litre d'eau, 15,0 de sucre de lait + 1/16 de lait.

Pour les enfants dans leur 3e mois, 1/8 de litre de crème + 3/8 de litre d'eau, 15,0 de sucre de lait + 1/8 de litre de lait.

Pour les enfants dans leur 4e mois, 1/8 de litre de crème, + 3/8 de litre d'eau, 1,50 de sucre de lait + 1/4 de litre de lait.

Pour les enfants dans leur 5e mois, 1/8 de litre de crème, + 3/8 de litre d'eau, 15,0 de sucre de lait + 3/8 de litre de lait.

Pour les enfants dans leur 6e mois 0 de litre de crème, + 1/2 de litre de lait, 10,0 de sucre de lait, 1/4 d'eau.

Ces mélanges ne fournissent que :

1 0/0 de caséine aux enfants dans leur 1er mois.

1,4 0/0      —      —    2° —

Mais le dernier offre :

3,2 0/0 de caséine aux enfants dans leur 6e mois.

Cette augmentation, très graduelle du reste, ne répond pas aux conditions physiologiques de l'alimentation naturelle ; la teneur du lait de femme en caséine n'est pas soumise à de pareils changements. En outre, la teneur en graisse et en sels est trop faible. De plus, ces mélanges s'acidifient très facilement en été, et la quantité d'éléments solides contenue dans la crème est très variable.

Biedert a récemment préparé, au lieu du mélange naturel, un mélange artificiel, qui contient de l'albuminate de potasse, au lieu de la caséine du lait de vache. Voici la formule :

Délayer 60,0 d'albumine avec 300,0 à 350,0 d'eau et ajou-

(1) Biedert, Neue Untersuchungen und klinische Beobachtungen über Menschen- und Kuhmilch als Kindernahrungsmittel. *In Virchow's Archiv.* 60. ld. *Die Kinder-ernæhrung*, 1880, p. 263 et suivants.

ter 4,0 d'hydrate de potasse dissous dans 60,0 d'eau. Il se produit une masse gélatineuse. On la coupe en petits morceaux, on la lave à l'eau, et en chauffant on ajoute 120,0 de sucre, 150,0 de graisse de beurre, avec autant d'eau qu'il est nécessaire pour obtenir une émulsion laiteuse ; on ajoute alors les sels et on réduit le tout à un volume de 500,0.

Le mélange contient, pour 1 partie d'albuminate de potasse, 2,5 parties de graisse, 4 parties de sucre, 0,20 parties de sels.

Ce produit se vend dans des boîtes de fer blanc ; il est d'un blanc jaunâtre ; il a la consistance d'une bouillie épaisse ; mélangé avec seize fois sa quantité d'eau, il donne un liquide laiteux qui contient, pour 100 parties, 1 partie de protéine, 2,5 parties de graisse, 4 parties de sucre, 0,20 partie de sels. Ces derniers sont : du phosphate de soude, du chlorure de sodium, du chlorure de calcium, de l'hypophosphate de chaux, du phosphate de sesquioxyde de fer, du carbonate de magnésie.

Pour les nouveau-nés il faut diluer ce produit, comme je viens de le dire, avec *seize fois* sa quantité d'eau ; au fur et à mesure que l'enfant avance en âge, on ajoute du lait de vache en quantité croissante ; lorsque l'enfant supporte bien un mélange de lait et d'eau à parties égales, on peut passer au lait de vache pur.

Le mélange crémeux artificiel a sur le premier l'avantage de présenter une composition constante, de se conserver mieux et, semble-t-il, d'être *plus digestible*. En réalité il ne contient plus de caséine de lait de vache, mais de l'albuminate de potasse, qui se dissout plus vite, du moins dans le suc gastrique artificiel.

Biedert affirme que l'albuminate de potasse, finement divisé, se comporte au point de vue de sa digestibilité, comme la caséine du lait de femme. D'après lui, la graisse du mélange crémeux se digèrerait elle-même très-bien ; après la digestion de ce mélange, la quantité de graisse dans les fèces aurait été de 3,89 0/0 à 20,30 0/0.

Mais, à supposer que ces assertions soient exactes, que la graisse du mélange crémeux et son albuminate de potasse se digèrent si facilement et si bien, on ne conçoit guère pourquoi le mélange à 1 0/0 serait celui qui convient pour les premiers temps après la naissance. Il n'y a pas, dans le cours de la lactation, un seul mois pendant lequel la teneur du lait de femme en protéine ne soit que de 1 0/0 : il est possible, du reste, qu'on puisse préconiser un aliment aussi faiblement azoté pour les enfants débiles, dont la digestion est troublée, mais on n'a pas le droit de la recommander pour les enfants en bonne santé, sauf dans des cas spéciaux.

**Bouillie. Farines d'enfants et soupes à la farine d'enfant.** — On emploie depuis longtemps les farines de blé pour l'alimentation des nourrissons. On a commencé par les donner sous forme de bouillie ou de panade ; et cet usage s'est conservé dans beaucoup de pays, surtout dans l'Allemagne du Sud. Les anciens donnaient cette nourriture aux enfants, mais seulement à l'époque du sevrage. Depuis deux ou trois siècles, on s'est mis à la donner même aux enfants n'ayant pas atteint une année ; la plupart des médecins l'ont condamnée, mais le peuple l'a conservée avec ténacité.

Il prépare la bouillie avec de la farine de froment, de l'eau et du lait, la panade avec du biscuit et du pain blanc, quelquefois aussi sans addition de lait, mais généralement avec addition de sucre.

La bonne farine de froment contient :

13,5 0/0  de protéine,
1,0  »   de graisse,

74,0 0/0  d'hydrates de carbone, comprenant 66 0/0 d'amidon, 6 0/0 de
gomme et 2 0/0 de sucre,
0,80 »  de cendre. Celle-ci contient 34 0/0 de potasse, 50 0/0 d'acide
phosphorique et 7,5 0/0 de chaux : elle est relativement riche en magnésie, pauvre en soude.

Le bon biscuit de froment contient :

| EAU | PROTÉINE | GRAISSE | SUCRE | DEXTRINE et GOMME | AMIDON |
|---|---|---|---|---|---|
| 13,47 0/0 | 8,32 0/0 | 1,04 0/0 | 1,82 0/0 | 6,62 0/0 | 69,73 0/0 |

Forster (1) a analysé une bouillie préparée avec de la farine
de froment de bonne qualité (71,5), du lait (500,0) et du sucre (47,5); cette bouillie contenait :

29,3 de protéine, 19,5 de graisse, 120,0 d'hydrates de carbone, c'est-à-
dire 4,5 de N pour 81 de C.

Il résulte de ces analyses, que les proportions de substances nutritives que renferment ces bouillies relativement bonnes (2) sont tout autres que dans le lait de femme. Celui-ci
contient, pour 1 partie de protéine, 2 parties d'hydrates de
carbone ; dans la bouillie le rapport est de 1 à 4 ou 5. En outre, dans celle-ci la protéine est, en grande partie, de la protéine *végétale*, moins facilement assimilable, la teneur en eau
est faible, la composition des sels est autre que dans le lait de
femme ; la plupart des hydrates de carbone s'y trouvent sous
forme d'amidon.

Les nourrissons dans leurs premiers mois ne secrètent,
nous le savons, que de petites quantités de salive saccharifiante ; le ferment saccharifiant du pancréas ne paraît que
vers la fin du premier mois, et il se passe cinq mois entiers

(1) FORSTER. *Zeitschrift für Biologie*, 1873, IX, p. 381.
(2) Si l'on ajoute un peu de lait, la quantité de graisse et la quantité de sels, spécialement des sels de chaux, devient beaucoup trop faible. La teneur en graisse et
en chaux descend au minimum, dans cette panade des enfants pauvres, et aussi de
beaucoup d'enfants en nourrice, que l'on appelle *Lutsch* en Allemagne et que l'on
prépare avec du biscuit, du sucre et de l'eau.

avant que l'enfant puisse digérer des quantités notables d'amidon. Or l'amidon non digéré subit très facilement, dans l'estomac une *fermentation acide* ; il se produit de l'acide lactique, de l'acide acétique et d'autres acides, qui, comme tous les acides organiques, provoquent des diarrhées, et qui très vraisemblablement aussi entravent la digestion de la graisse, en faisant obstacle à la saponification de cette graisse ; il est très vraisemblable aussi que ces acides diminuent la résorption des sels.

On a également affirmé que l'acide lactique, en pénétrant dans le sang et en passant par l'intermédiaire de ce liquide dans le tissu osseux, provoque une résorption des sels de chaux. Mais la forte quantité d'amidon contenue dans les bouillies a encore un autre inconvénient (et celui-ci a été peu apprécié jusqu'à présent) : c'est de diminuer la digestion de l'albumine ingérée en même temps. En donnant *trop tôt* une nourriture *trop amylacée*, on détermine selon Demme (1), une prédominance relative des globules blancs du sang sur les globules rouges.

Il y a donc un grand nombre de circonstances qui permettent de considérer la bouillie comme un aliment *ne convenant pas du tout aux enfants*. Au nombre de ces circonstances est la facilité avec laquelle elle entre en putréfaction, ce qui aggrave les inconvénients mentionnés plus haut. J'ai déjà dit ailleurs que l'expérience a fait reconnaître les dangers qu'elle présente pour les enfants. Les cas de rachitisme, d'entérite aiguë et chronique ainsi que d'atrophie, se rencontrent en grand nombre chez les enfants empâtés avec de la bouillie.

Il résulte de ces considérations relatives à la bouillie, qu'il faut hésiter à donner cet aliment aux nourrissons, du

(1) DEMME, Klinische und anatomische Beitræge zur Ernæhrungsfrage. In *Jahresbericht des Berner Kinderspitales*, 1879.

moins à le faire entrer pour une quantité considérable dans leur alimentation.

On attribue des vertus spéciales à la *farine d'avoine d'Écosse* ; elle est, à ce que l'on prétend, plus azotée que la farine de froment et d'orge ; le rapport entre les éléments plastiques et les éléments respiratoires y serait à peu près le même que dans le lait de vache. D'après Dujardin-Beaumetz et Hardy, ce rapport serait de :

>10 à 35 pour la farine d'avoine,
>10 à 50 —        -    d'orge,
>10 à 30 —   le lait de vache,
>10 à 38 —        —    femme.

Cependant cette appréciation ne concorde pas avec les analyses que nous possédons, spécialement pour la farine d'avoine ; en outre, il reste toujours l'inconvénient de la prédominance de l'amidon.

Voici du reste comment on emploie, en Écosse, la farine d'avoine.

On se borne à la faire bouillir avec de l'eau et du lait et l'on ajoute du sel de cuisine avec du sucre ; ou bien l'on prépare à l'avance, avec cette farine, de petits gâteaux que l'on écrase ensuite dans du lait ; ou encore on mélange une cuillerée à bouche de farine avec un verre d'eau ou de lait, on laisse reposer douze heures, on passe, on ajoute un peu de chlorure de sodium et de sucre et on épaissit la masse jusqu'à ce qu'elle acquière une consistance légèrement gélatineuse. La saveur est agréable. Mais insistons ici sur ce que Jacobi a déjà fait observer : les bouillies de farine d'avoine produisent facilement des diarrhées, et cet inconvénient doit nous rendre très prudents.

On a également proposé, pour l'alimentation des enfants *la farine d'orge préparée*, que j'ai déjà citée à propos des substances mucilagineuses qu'on peut ajouter au lait.

Elle se distingue par une grande finesse, et elle a sur la farine d'orge ordinaire ainsi que sur les gruaux l'avantage de contenir, par suite de sa préparation, moins d'amidon, plus de sucre de raisin. Mais cette farine préparée ne contient pas beaucoup moins d'amidon (56 0/0), que la farine d'orge ordinaire; sa supériorité consiste donc surtout dans sa grande finesse.

Pour Jacobi, cet état de division et la couleur blanche sont très suspectes; il pense que cette farine contient moins de gluten. Du reste la farine d'orge que j'ai analysée n'est pas blanche, mais d'un gris rosé; elle contient près de 12 0/0 de substance protéique.

En faisant bouillir 3 parties de lait avec une partie de cette préparation, on obtient une bouillie qui, additionnée de sucre, sert à l'alimentation des enfants et possède à peu près la composition (indiquée plus haut), de la bouillie de farine de froment.

**Bouillie de Liebig.** — Sachant que l'organisme des enfants ne supporte pas bien l'amidon, et appréciant l'importance d'une juste proportion des sels nutritifs, Liebig eut l'idée de préparer une autre bouillie que celle faite avec de la farine de blé. Voici sa recette.

Prendre 1 *loth* (16,67 grammes) de farine de froment et 1 loth de farine de malt, ajouter 30 gouttes d'une solution de carbonate de potasse à 11 0/0, mélanger ces ingrédients, puis ajouter 2 loth d'eau et 10 loth de lait de vache, chauffer en remuant constamment à un feu modéré, jusqu'à ce que le mélange commence à s'épaissir; puis retirer le vase du feu, remuer pendant cinq minutes, chauffer à nouveau, retirer le vase du feu encore une fois, lorsque la matière commence à s'épaissir; enfin faire bouillir le lait. Continuer ainsi jusqu'à

ce que la bouillie ait pris une saveur douce. La retirer du feu
et la passer.

Ainsi préparée, elle est deux fois aussi concentrée que le
lait de femme ; il faut donc l'étendre de son poids d'eau. Elle
peut se conserver un jour entier ; plus tard, elle s'aigrit.

Selon Liebig, elle contient pour 3,1 parties de protéine,
4,3 0/0 de sucre et 3,1 0/0 de graisse.

L'addition de la farine de malt, qui contient de la *diastase*
et l'ébullition prolongée ont pour but de transformer l'amidon
en glucose ; c'est là ce qui donne à cette bouillie une grande
supériorité sur les bouillies de farine de froment, que j'ai
déja indiquées. Mais celle-ci contient trop peu de graisse
(c'est le moins qu'on puisse dire à ce sujet), les sels n'y sont
pas dans le même rapport que dans le lait de femme et l'albumine est en grande proportion de l'albumine *végétale*. En
outre, la préparation est excessivement difficile.

On simplifie le procédé en opérant selon la formule de
Pachmeyer : chauffer jusqu'à consistance de bouillie 1 loth de
farine de froment et 10 loth de lait, retirer du feu, ajouter
1 loth de farine de malt avec 4 cuillerées (à soupe) d'eau,
laisser la masse reposer trois quarts d'heure dans un endroit
chaud, remuer souvent, enfin faire bouillir encore une fois,
puis passer.

En raison de la difficulté de préparer la bouillie de Liebig
et la rapidité relative avec laquelle elle se gâte, on s'est ingé-
nié à préparer des farines pour enfants : telles sont les farines
de Nestle, de Faust-Schuster, de Gerber, de Giffey, de Schiele
et Comp., de Frerichs, du D<sup>r</sup> Coffin, de Ridge, de la *Anglo
Swiss condensed milk company in Cham*, etc. Les éléments
essentiels qui entrent dans la composition de ces divers produits sont le lait épaissi et une farine qui, ayant été soumise
à l'action de la chaleur, contient *plus de sucre* et *moins d'ami-*

*don*, mais sans être exempte d'amidon; elle ressemble par là à la préparation de farine d'orge dont il a été question un peu plus haut.

Voici, d'après Kœnig, la composition de ces farines ; les divers éléments sont rapportés à 100 parties de farine.

| | EAU | PROTÉINE | GRAISSE | SELS | HYDD. de CARB. | | | |
|---|---|---|---|---|---|---|---|---|
| Nestle . . . . . | 6,36 | 10,96 | 4,75 | 1,85 | 67,08 | | | |
| Gerber. . . . . | 4,39 | 13,69 | 4,75 | 1,45 | 75,72 | | | |
| Cham. . . . . . | 5,84 | 10,33 | 5,02 | 1,74 | 76,00 | dont | 48,50 | solubles |
| Faust-Schuster | 6,29 | 10,71 | 5,03 | 1,76 | 76,21 | » | 48,60 | » |
| Frerichs. . . . | 7,32 | 14,88 | 4,26 | 2,45 | 71,09 | | | |
| Coffin . . . . . | 8,29 | 17,15 | 1,59 | 3,02 | 69,94 | » | 35,12 | » |
| Ridge. . . . . . | 3,98 | 9,05 | 1,95 | 1,13 | 83,59 | » | 8,12 | » |
| Giffey. . . . . . | 4,22 | 12,86 | 4,34 | 1,78 | 77,62 | » | 47,66 | » |
| Sambuc . . . . | 6,39 | 10,12 | 0,88 | 1,04 | 81,65 | » | 52,42 | » |

### ANALYSE DES FARINES D'APRÈS GERBER ET RADENHAUSEN (1)

1° *Dosage de l'eau, de la cendre et de l'acide phosphorique.* — On dessèche, entre 100° et 110°, dans une capsule de platine, 4 grammes de farine d'enfants, en remuant fréquemment. On insinère le résidu, on pèse ce qui reste encore, on dose l'acide phosphorique par l'urane.

2° *Dosage des graisses.* — On met de la farine desséchée (2 à 3 grammes) dans l'appareil à extraire la graisse, de Gerber, on fait évaporer la solution de graisse, on dessèche le résidu et on pèse.

3° *Dosage des hydrates de carbone solubles et insolubles.* — Après avoir extrait la graisse, on traite par l'alcool à 50 0/0 ; on filtre, en se servant de la pompe à aspiration, le liquide clair qui se trouve à la partie supérieure, on lave avec de l'alcool à 50 0/0, on amène le tout à 500 centimètres cubes. On en évapore 100. On multiplie le résidu par 5, après avoir re-

(1) Sur l'analyse des farines d'enfants, voir dans la *Hannoversche Monatsschrift* : « wider die Nahrungsfælscher », 1879, fasc. 10, p. 148.

tranché la cendre, et l'on obtient ainsi les hydrates de carbone solubles, contenus dans la quantité de farine employée.

On arrose la masse qui se trouve sur le filtre, avec 200 centimètres cubes d'eau et 20 centimètres cubes d'acide chlorhydrique, on chauffe dans l'eau bouillante pendant trois heures, on filtre, on neutralise, on amène le tout à 1.000 centimètres cubes ; l'acide chlorhydrique ayant transformé l'amidon en glucose, on titre par la liqueur de Fehling ; 99 d'amidon correspondent à 108 de glucose.

4° *Dosage des albuminates par différence.* — On retranche 0,5 0/0 de cellulose, pour la farine d'enfants préparée avec du froment, et 1,0 0/0 de cellulose pour la farine d'enfants préparée avec de l'avoine (de même pour celle préparée avec de la léguminose).

La manière de faire la bouillie avec ces farines, pour l'alimentation des enfants, n'est pas toujours la même ; elle dépend de leur composition ; généralement on mélange une cuillerée de farine avec 6 cuillerées d'eau, et on fait bouillir la masse pendant 2 à 3 minutes.

Toutes ces farines ont l'avantage d'être d'une finesse extrême et de pouvoir se conserver. Néanmoins elles sont susceptibles de se gâter, quand elles sont mal empaquetées (par exemple dans des boîtes de carton) et qu'on les conserve dans des endroits humides. Quelquefois elles sont déjà gâtées quand on les vend ; c'est ce que j'ai déjà signalé en rapportant de nombreux cas de diarrhées qui s'étaient produits chez des enfants auxquels on avait donné de la bouillie faite avec ces farines (1).

Le prix en est très élevé ; 400 grammes coûtent en moyenne 1 fr. 85 ; c'est la quantité qu'un enfant de 5 mois consomme

(1) UFFELMANN, in *Deutsche medic. Wochenschrift*, 1880, n° 11.

en deux jours. Ce qui est au désavantage des farines d'enfants, c'est que :

1° Le rapport entre les hydrates de carbone et la protéine est mal combiné ;

2° La nature d'une grande partie de la protéine n'est pas celle qui convient ;

3° La teneur en graisse n'est pas complètement suffisante ;

4° Surtout, la teneur en amidon est trop élevée.

En outre, la valeur nutritive physiologique est *notablement moindre* que celle du lait de femme, pour des quantités égales des diverses substances nutritives ; en d'autres termes, l'assimilation des farines est plus faible. Zweigel en faisant l'autopsie d'un enfant qu'on avait nourri avec de la farine de Nestle, avait constaté que le contenu de l'estomac et tout le contenu du gros intestin étaient composés presque exclusivement *d'amidon*.

J'ai trouvé moi-même que les fèces d'un enfant ainsi nourri avaient une réaction *fortement acide* et étaient *excessivement abondantes* : de 63 à 70 grammes par jour pour 200 grammes de farine de Nestle consommés. J'ai constaté aussi que l'assimilation de la graisse était relativement moins bonne que dans l'alimentation par le lait de vache (92 0/0 au lieu de 98 0/0) (1).

On a essayé de préparer des extraits de bouillie d'enfant, analogue à la bouillie de Liebig. C'est ce qu'a fait, par exemple Johann Linder. L'extrait qu'il a composé doit être mélangé dans la proportion de 1 partie avec 6 parties de lait ; il faut diluer ensuite avec une égale quantité d'eau et faire bouillir une fois.

Lœflund a également inventé un extrait : celui-ci se compose de malt, de farine de froment, et de carbonate de

(1) UFFELMANN, in *Archiv. für Kinderheilkunde*, 1880, t. II, p. 15.

potasse. Il n'y a qu'à le dissoudre dans du lait de vache étendu (1 partie pour 1 partie d'eau). On peut encore citer les extraits de Liebe et de Knorsch. Les inventeurs assurent que, dans tous ces produits, l'amidon est transformé en sucre, comme dans l'extrait de malt. Le prix élevé de ces divers extraits n'est pas en rapport avec leur valeur nutritive.

Comme succédanés du lait de vache, je citerai encore ici la semoule fortifiante de Timpe *(Timpe's Kraftgries)*, laquelle se compose de farine de cacao, de semoule, de sucre, d'arrow-root, de salep, de sucre candi et de sucre de lait ; la poudre de malt pour enfants d'Auerbach, et le maïzéna. Ce dernier produit est d'une finesse extraordinaire, très blanc, mais il contient presque exclusivement de l'amidon. Voici sa composition pour 100 :

| EAU | PROTÉINE | GRAISSE | AMIDON | CENDRE |
|---|---|---|---|---|
| 14,32 | 0,47 | 0 | 84,94 | 0,27 |

On voit par là quelle est la valeur de cet aliment d'enfants si répandu.

L'arrow-root vaut tout autant ; il contient 0,88 0/0 de protéine et 82,41 0/0 d'amidon.

On a cherché récemment à faire entrer *les farines de légumineuses* dans l'alimentation des enfants. Les légumineuses, on le sait, contiennent beaucoup plus de protéine et par conséquent moins d'amidon que les céréales. Elles contiennent un peu plus de graisse, beaucoup plus de sels que n'en contiennent les céréales ; néanmoins la composition des sels est essentiellement la même que dans la farine de froment. La substance azotée n'est pas le *gluten*, mais la *légumine* difficilement digestible.

La farine de légumineuses est excessivement terne et d'un blanc gris ; elle contient :

22

| EAU | PROTÉINE | GRAISSE | HYDRATES DE CARBONE | SELS |
|-----|----------|---------|---------------------|------|
| 11,9 0/0 | 24 0/0 | 0,93 0/0 | 60,79 0/0 | 2,38 0/0 |

Hartenstein la prépare du reste en quatre mélanges différents, *de façon à ce que*, de l'un à l'autre de ces mélanges, le rapport entre la protéine et les hydrates de carbone soit comme dans le lait de femme, dans le lait de vache, dans la nourriture ordinaire des adultes et dans la chair de veau ; l'acheteur doit avoir soin d'indiquer celle qu'il désire.

Pour préparer une nourriture aux enfants à l'aide de cette farine, il faut la délayer avec de l'eau froide, puis la faire bouillir pendant une bonne demi-heure. Pour les nourrissons de deux mois, on prendra une partie de farine et dix parties d'eau ; à mesure que l'âge augmente, on prendra plus de farine.

Ce qui paraît s'opposer à l'emploi des farines de légumineuses, c'est qu'elles contiennent beaucoup d'amidon et peu de graisse ; en outre, d'après mes observations, les enfants ne prennent pas les bouillies préparées avec ces farines aussi volontiers que la bouillie préparée avec la farine de Nestle. Pour éliminer le premier de ces inconvénients, on a préparé une *malto-léguminose*, qui est à la farine de légumineuses ordinaire ce que le malt est à l'orge. Cette farine contient pour 100 :

| EAU | PROTÉINE | GRAISSE | SELS | HYDRATES DE CARBONE |
|-----|----------|---------|------|---------------------|
| 9,42 | 20,47 | 1,34 | 3,01 | 65,66 dont 16,25 sous forme soluble. |

On voit d'après cette analyse, que ce produit contient lui-même beaucoup d'amidon. On a recommandé de le mélanger avec du *lait condensé* (pour 500 parties d'eau, prendre 20 parties de malto-léguminose et 25 parties de lait condensé). On a préconisé aussi le mélange avec de l'eau, du lait et un peu de cannelle.

La *zéalenta* est une préparation qui contient, indépendamment de farine de haricots très fine, de la farine d'avoine et de froment, ainsi que du chlorure de sodium et du phosphate de chaux.

**Œufs.** — On a souvent recommandé, comme succédanés du lait de femme, divers mélanges dont l'élément essentiel est le jaune d'œuf. Ce dernier contient de la protéine, de la graisse, des sels et des matières extractives, dans la proportion suivante :

Protéine . . . . . . . . . . . . . . . 16,5 0/0
Graisse . . . . . . . . . . . . . . . 21,0 0/0
Sels . . . . . . . . . . . . . . . . . 1,0 0/0
Matières extractives . . . . . . . . . 9,0 0/0
(parmi elles 7 0/0 de licitine, 0,4 0/0 de cholestérine).
Eau . . . . . . . . . . . . . , . . . 52,5 0/0

La protéine est formée de *vitelline* (qui d'après Lehmann, se compose de caséine et d'albumine) et de *nucléine*. La graisse est de la *trioléine*, de la *tripalmitine* et de la *tristéarine*; les sels sont surtout des *phosphates de potasse, de soude et de chaux*; 100 parties de cendre contiennent en effet :

9,29 de potasse,
5,87 de soude,
13,04 de chaux,
2, 13 de magnésie,
1, 65 de fer,
65, 46 d'acide phosphorique,
0, 86 d'acide salycilique,
1, 85 de chlorure.

Les sels contiennent donc relativement beaucoup plus de soude et de fer, que n'en renferment les sels du lait de femme; ils contiennent aussi beaucoup moins de potasse et de chlore.

Martini (1) a recommandé le mélange suivant :

1 jaune d'œuf . . . . . . . . . . . . 15,0
Sucre de lait . . . . . . . . . . . . · . . 6,0
Eau . . . . . . . . . . . . . . . . . 100,0

(1) MARTINI, Ersatz der Muttermilch für Kinder , in *Pharm. Centralhalle*, 1875, n° 41.

Ce mélange, selon lui, contiendrait, pour 100 parties :

Protéine. . . . . . . . . . . . . . . . 2,0
Graisse. . . . . . . . . . . . . . . . 3,7
Sucre . . . . . . . . . . . . . . . . . 5,0
Eau . . . . . . . . . . . . . . . . . . 89,0

Mais, comme les sels renferment trop peu de potasse, il faut, d'après Martini, ajouter un peu de chlorure de potassium.

Il est cependant toujours à craindre, qu'une telle addition n'établisse pas le rapport convenable entre les sels, et que le jaune d'œuf renferme des substances non contenues dans le lait de femme. En outre, j'ai toujours constaté, que cette alimentation produisait une flatulence très douloureuse.

On a également préparé avec l'albumine (1) un aliment d'enfants, et l'on a recommandé d'ajouter à 200 gr. d'eau bouillie, un blanc d'œuf, et 3 à 4 cuillerées à café de sucre. Comme l'albumine contient environ 13 0/0 de substance protéique et 0,60 0/0 de sels dans 86,40 0/0 d'eau, mais pas de graisse, il est évident qu'elle ne convient pas comme nourriture pour les enfants bien portants. Aussi n'a-t-elle guère été recommandée que pour les enfants atteints de diarrhées.

Bouchut (2) a proposé d'employer l'albumine et le jaune d'œuf, de la manière suivante :

On mélange ensemble 1 jaune d'œuf, un peu de blanc, ainsi que 15 gr. de beurre de cacao, et on ajoute 500 grammes d'eau sucrée chaude. Dubrunfaut (3) prenait 20 à 30 grammes d'albumine sèche, 40 à 50 grammes de sucre, 1 à 2 grammes d'azotate de soude, 50 à 60 grammes d'huile d'olive, 500 grammes d'eau.

**Bouillon.** — Le bouillon, préparé de la manière ordinaire

(1) HENNIG, *Journ. fur Kinderheilkunde*, 1874, p. 52.
(2) BOUCHUT, *Comptes rendus*, 1871, 82, p. 7-53.
(3) DUBRUNFAUT, *Comptes rendus*, 1871, 82, p. 108.

ne contient que peu de protéine (1/2 0/0) et de graisse ; il ne
renferme aucun hydrate de carbone ; par contre il contient la
plus grande partie des substances extractives et des sels de
la viande ; en outre, on y trouve des quantités considérables
de *gélatine* qui s'est formée aux dépens du tissu conjonctif,
par la cuisson. Il ne doit donc pas être considéré comme constituant, quand il est seul, un succédané du lait de femme.
Le mélange avec le *jaune d'œuf* contient plus de protéine et
de graisse, mais manque encore d'hydrates de carbone et par
conséquent ne peut pas suffire comme nourriture pour les
enfants. En ajoutant du bouillon au lait de vache, on rend ce
dernier plus digestible pour l'enfant ; en même temps on
introduit dans ce lait les matières extractives et les sels
de la viande, si utiles pour remédier à beaucoup de troubles
de la santé.

Le bouillon condensé (1) contient plus de protéine, de matières extractives et de sels que le bouillon ordinaire.

Il contient, selon qu'il est préparé avec du bœuf ou du
veau :

| | EAU | PROTÉINE ET GÉLATINE | MATIÈRES EXTRACTIVES | SELS |
|---|---|---|---|---|
| Bœuf | 92,74 0/0 | 1,84 0/0 | 3,69 0/0 | 1,73 0/0 |
| Veau | 92,65 0/0 | 2,82 0/0 | 2,95 0/0 | 1,58 0/0 |

La cendre du bouillon de veau condensé contient plus d'a-
cide phosphorique et moins de potasse que la cendre du
bouillon de bœuf. La cendre contient, selon qu'elle provient
de celui-ci ou de celui-là :

Bœuf 1 gr. 73 de sels renfermant 0,71 de potasse et 0,42 d'acide phosphorique.

Veau 1 gr. 58 de sels renfermant 0,51 de potasse et 0,67 d'acide phosphorique.

(1) UFFELMANN, Ueber die Flaschenbouillon, ihren diætetischen Werth etc.,
*Archiv fur Kinderheilkunde.* I, p. 95 et 96.

Très souvent en Angleterre et dans l'Amérique du Nord on fait entrer le thé de veau dans l'alimentation des nourrissons. Pour le préparer, on découpe finement du veau débarrassé de graisse autant que possible, on l'arrose avec 6 à 8 fois la même quantité d'eau fraîche, et l'on chauffe sur une flamme d'alcool, on laisse bouillir pendant 3 à 5 minutes, puis on passe sur un linge fin; le thé ainsi préparé contient essentiellement les mêmes éléments que le bouillon de viande ordinaire; par conséquent il a aussi la même action.

Jacobi met en garde contre l'emploi de ce produit surtout pour les nourrissons atteints de *diarrhée*; il conseille, en tout cas, de ne le faire prendre qu'avec un véhicule mucilagineux, (*mucilage d'orge*).

### VALEUR DES MÉTHODES D'ALIMENTATION

La statistique de la mortalité nous montre, d'une façon irréfutable, que partout les enfants nourris au sein par leur mère sont ceux qui se portent le mieux.

J'ai donné des chiffres probants, dans le cours de cet ouvrage. Mais il est certain aussi que les enfants nourris au sein sont ceux qui se développent le plus uniformément et que souvent, ils continuent ensuite à rester supérieurs aux enfants nourris artificiellement. Il est très rare que ces derniers présentent l'accroissement de poids régulier et typique des premiers; souvent au contraire ils sont atteints de troubles intermittents, surtout de catarrhes intestinaux; le poids alors reste provisoirement stationnaire ou même diminue.

Russow (1) a fait 4100 pesées et autant de mensurations sur des nourrissons, pour déterminer l'influence de l'alimentation naturelle comparée à l'alimentation artificielle; il a cons-

---

(1) Russow, *Beobachtungen über den Einfluss der natürlichen und kunstlichen Ernæhrung auf Gevicht und Længe der Kinder*, 1879.

taté qu'en général les enfants auxquels on donne cette dernière ou un régime mixte restent en arrière des autres. Tandis que les enfants au sein pesaient en moyenne 9930 grammes au bout de la première année et avaient 73 centimètres de taille, les enfants du même âge, soumis à un régime mixte, pesaient en moyenne 8480 grammes et n'avaient que 69 centimètres de longueur.

Les nourrissons élevés au sein pesaient au bout de 12 mois 7.910 gr. et avaient 69 cent. de taille.

Les enfants soumis à un régime mixte pesaient au bout de 12 mois 6.823 gr. et avaient 63 cent. de taille.

Enfin les enfants soumis à un régime artificiel pesaient au bout de 12 mois 6.128 gr. et avaient 63 cent. de taille.

Selon le même auteur, la différence que l'on remarque dans le développement à la fin de la première année n'est compensée que très tard ; souvent, elle ne l'est pas du tout, du moins pendant l'enfance. Voici les poids qu'avaient effectivement les enfants :

|  | au sein | au régime artificiel |
|---|---|---|
| à la fin de la 1re année | 9.930 | 7.430 |
| — 4e — | 14.200 | 12.000 |
| — 8e — | 20.700 | 18.300 |

Voici maintenant la taille qu'avaient les enfants :

|  | au sein | au régime artificiel |
|---|---|---|
| à la fin de la 1re année | 73 cm. | 66 cm. |
| — 4e — | 93 cm. | 87 cm. |
| — 8e — | 116 cm. | 113 cm. |

Ces chiffres, du reste, ne sont pas complètement probants, car l'auteur n'a pas démontré que les substances employées pour l'alimentation auxiliaire ou pour l'alimentation artificielle aient été rationnellement choisies et judicieusement administrées. Il semble plutôt que souvent le contraire ait eu lieu. Quoi qu'il en soit, ces chiffres montrent nettement que les enfants au sein prospèrent d'une façon continue et se développent vigoureusement jusqu'à la dernière période de l'enfance.

J'ai dit et prouvé ailleurs que l'allaitement par la nourrice *ne vaut pas* l'allaitement par la mère. Parmi les méthodes d'alimentation artificielle, celle qui, d'après les rapports concordants de tous les médecins, fournit les meilleurs résultats, c'est l'emploi du lait de vache, pourvu qu'on le règle d'après des principes exacts.

Au début, l'enfant auquel on donne cette nourriture ne se développe que très lentement; la diminution de poids initiale est elle-même, comme je l'ai déjà fait remarquer, plus considérable chez les enfants nourris au lait de vache que chez les enfants nourris au sein, et elle dure plus longtemps. Ce fait s'explique évidemment par la difficile digestibilité du lait de vache. L'enfant ne s'habitue que peu à peu à cet aliment; mais lorsque cette première période est passée, lorsqu'il le digère bien, l'augmentation quotidienne s'élève à la quantité normale.

Il arrive même, ceci est incontestable, que tel enfant nourri avec du lait de vache arrive à peser plus que le nourrisson élevé au sein (1). Le public lui-même connaît bien cette observation, et souvent il l'invoque quand le médecin recommande l'alimentation naturelle. Mais cette supériorité dans l'augmentation du poids, n'est pas assez fréquente, il s'en faut, pour qu'on puisse l'ériger en règle générale. Ordinairement l'enfant au sein conserve le premier rang, comme cela résulte clairement de ce que j'ai déjà établi. Ce qui est encore plus important pour l'appréciation de la véritable valeur de l'alimentation du nourrisson par le lait de vache, ce qui déprécie notablement ce régime, c'est un fait qui n'a plus besoin d'être démontré ici : l'alimentation par le lait de vache produit,

(1) Voir aussi les tableaux de Fleischmann, *loc. cit.*

bien plus fréquemment que l'allaitement par la mère ou par la nourrice, des maladies aiguës ou chroniques des voies digestives ; en outre *les diarrhées d'été* les plus graves, les plus dangereuses, se produisent surtout dans le premier cas. Il faut ajouter le danger, qu'on peut du reste éliminer en prenant les mesures convenables, de la *transmission de maladies* par le lait de vache.

Au point de vue pratique, cette méthode est préférable à toutes les autres méthodes d'alimentation artificielle ; elle coûte moins cher que l'alimentation par les farines d'enfants et autres succédanés ; il est facile de se procurer du lait ; il est facile de le préparer comme il convient.

L'alimentation au moyen du *lait condensé* a presque toujours donné des résultats *fâcheux*, qui s'expliquent du reste par la composition de cet aliment. Très souvent, les enfants que l'on élève avec ce produit éprouvent des troubles de la digestion, aigus ou chroniques ; très souvent ils sont anémiques ou rachitiques. C'est ce que nous ont appris Fleischmann, Jacobi, Demme, Daly (1) et beaucoup d'autres. Le dernier de ces médecins fait observer que quelques enfants nourris avec du lait de vache étaient *gras*, mais qu'ils n'en étaient pas moins *débiles*, et que pour la force de résistance ils étaient, et même à un degré inquiétant, inférieurs aux enfants de leur âge.

J'ai moi-même observé plusieurs fois, que les enfants soumis à ce régime avaient la couche adipeuse très développée, mais que l'organisme était faible et le système osseux particulièrement chétif.

Quelques auteurs seulement assurent avoir obtenu de bons résultats. Ainsi Vogel (2) dit : « Le lait condensé a donné d'ex-

(1) DALY in FLEISCHMANN, *loc. cit.*, p. 43.
(2) VOGEL, *Lehrbuch der Kinderkrankheiten*, 9e édition, p. 38.

cellents résultats chez les enfants. Pour le nouveau-né j'étends 1 partie de lait avec 12 parties d'eau, et j'augmente à la fin de la première année, jusqu'à 1 partie pour 6. J'ai vu prospérer des enfants auxquels on donnait cette nourriture seule, sans addition d'aliments amylacés ». J'ai trouvé également des observations de résultats favorables, dans le livre de von Ammon: « *Ueber die ersten Mutterpflichten* », dont a paru une nouvelle édition, revue par Winckel : « Nous avons même vu un enfant, chétif tant qu'il fut allaité par une nourrice, se développer magnifiquement et se rétablir vite, lors qu'on l'eut nourri avec du lait alpestre condensé ».

Mais, comme je l'ai dit, ces résultats favorables sont si rares, par rapport au nombre des cas défavorables, que je n'ai pas à changer l'appréciation que j'ai formulée plus haut.

Pour ce qui concerne l'alimentation par le *mélange crémeux*, ce que l'on a publié sur ce sujet jusqu'à présent, ne permet pas encore d'asseoir un jugement certain. D'après les observations personnelles de Biedert, les résultats sont favorables. Kormann (1) a essayé l'emploi de ce mélange chez des enfants présentant des troubles de la digestion. Au début l'effet fut médiocre. Souvent même les enfants refusaient cette nourriture. Plus tard il prit un nouveau mélange, dans lequel la graisse était mieux répartie, et il fut plus heureux. Henoch (2) n'a pas constaté que le mélange crémeux soit supérieur à la farine de Nestlé. Monti (3) a fait de nombreux essais avec le mélange de Biedert. Il formule son jugement dans les propositions suivantes :

1° Le mélange crémeux profite mieux aux nouveau-nés que les autres aliments artificiels ;

(1) KORMANN, *Jahrb. f. Kinderheilkunde*, XIV, 2, 3, p. 238 et suivantes.
(2) HENOCH, *Vorlesungen über Kinderkrankheiten*, 1881, p. 73.
(3) MONTI, Beiträge zur Lehre von der künstlichen Ernæhrung in *Archiv. für Kinderheilkunde*, II, 1, 2, p. 25.

2° Ce n'est pas un succédané absolu du lait de femme ;

3° Dans nombre de cas, il a permis de guérir de graves maladies intestinales. La mortalité observée chez les enfants soumis à ce régime, est bien plus faible que chez les enfants nourris et traités d'après d'autres méthodes ;

4° La valeur nutritive du mélange est très appréciable, car on a observé une importante augmentation du poids du corps chez les enfants, soit malades, soit en bonne santé, nourris avec cet aliment ;

5° Le mélange de Biedert peut être également recommandé pour le sevrage.

Il semble donc que les résultats les plus favorables aient été constatés chez des nouveau-nés, et chez des enfants plus âgés dont le pouvoir digestif était affaibli.

Les aliments que l'on prépare pour les enfants au moyen de *farine de blé* ou au moyen d'autres substances végétales ont une valeur nutritive notablement inférieure à celle du lait de vache. Presque tous les médecins proscrivent ces aliments, d'une façon absolue, pour les deux ou trois premiers mois ; j'ai donné à plusieurs reprises les raisons de cette condamnation. Ils n'autorisent les meilleurs de ces aliments pour les nourrissons plus âgés que quand ceux-ci ne supportent pas bien le lait de vache ou quand on ne peut se procurer du lait de bonne qualité ; cette façon d'agir est absolument rationnelle.

La *bouillie* est condamnée par tout le monde ; Vogel (1) seul la défend (de même que la panade) et il recommande de l'employer depuis le commencement du 4e mois.

On a émis des appréciations fort diverses sur la valeur de la *bouillie de Liebig*. Au commencement on n'en a dit que du

---

(1) Vogel, *Lehrbuch der Kinderkrankheiten*, 1873, p. 36.

bien; Liebig (1), Hecker (2), Ferber (3), Pfeufer (4) ont tous
obtenu d'excellents résultats ; ce dernier a même recommandé
de la donner aux nourrissons à partir du 3e jour de leur vie.
Elle a également réussi à nombre de médecins en Angleterre
et dans l'Amérique du Nord ; en France, on ne tarda pas à
critiquer cet aliment (Guibourt, Bouley, etc.). Bientôt des appréciations moins favorables arrivèrent, non seulement de ce
pays, mais même d'Allemagne ; on constata souvent des catarrhes gastro-entériques, des arrêts de développement.

Une des causes de cette différence est, à n'en pas douter,
que trop souvent on prépare cette bouillie fort mal, mais la
principale cause est que les nourrissons pendant les premières semaines de la vie et pendant les mois suivants ne la digèrent pas également bien.

Quand la préparation est convenablement faite et que l'enfant a plus de trois mois, on obtient des résultats passables,
ainsi que j'ai pu le constater moi-même. Lorch (5) a rendu
compte récemment d'un véritable succès. Voici l'augmentation de poids quotidienne chez un enfant de trois mois :

> 19,6 avec le lait de vache,
> 8,3 avec la farine de Nestle,
> 26,5 en recommençant l'alimentation au lait de vache,
> 38,8 avec la bouillie de Liebig.

L'alimentation avec les produits connus sous le nom de
*farines d'enfants*, avec la farine de Nestle, avec celle de Faust-
Schuster, avec la farine lactée de Cham, etc., a également
donné de mauvais résultats dans les premiers mois de la vie.

(1) VON LIEBIG, *Neues Repertorium für Pharmacie*, XIV. XV.
(2) HECKER, *Neues Repertorium fur Pharmacie*, XV, 202.
(3) FERBER, *Archiv. fur Heilkunde*, VIII, p. 267.
(4) VON PFEUFER, *Bayer. ærztl. Intelligenzblatt*, 1867, no 31.
(5) LORCH, *Kinderwægungen zur Bestimmungen des Næhrwerthes der Frauenmilch, Kuhmilch, Nestle's, Gerber's Mehl, Liebig's Suppe, u. s. vv.*, 1878.

Reimer (1) a observé l'augmentation de poids présentée par 310 enfants qu'on nourrissait avec la farine de Nestle.

Il y avait 108 enfants de 0 à 3 mois,
—   112   —   3 à 6 —
—    90   —   6 à 12 —

L'augmentation de poids dans le premier groupe fut tout à fait insuffisante, car elle ne comporta que 8 à 15 par jour, au lieu de 28,0 à 35,0. L'augmentation de poids des enfants du second et du troisième groupe fut un peu plus grande ; elle fut, en effet, de 12,0 à 20,0 ; mais tous ces enfants, sauf trois, devinrent rachitiques comme ceux du premier groupe. C'est là un résultat déplorable.

Demme (2) a obtenu des résultats moins favorables encore, de l'alimentation par la farine de Nestle, par la farine de Gerber et par d'autres produits de ce genre. Il s'exprime, à ce sujet, de la manière suivante : « Les nourrissons de moins de huit semaines ne digèrent pas bien ces farines ; elles provoquent alors facilement des diarrhées. Pour les enfants, pendant les trois mois suivants, les résultats obtenus avec ces farines sont inférieurs à ceux que l'on obtient avec le lait de vache. Pour les enfants qui sont dans leur 6e, ou 7e et dans leur 8e mois, on peut se servir de ces aliments en les ajoutant au lait de vache. Parmi les enfants qu'on nourrit exclusivement avec ces produits, il y en a beaucoup qui deviennent rachitiques. »

Albrecht (3) d'une part, Reischmann, d'autre part, ont fait des constatations analogues, et même les grands partisans des farines d'enfants, tels que Morpain, reconnaissent qu'elles sont très souvent funestes aux tous jeunes enfants. Voilà qui

(1) REIMER, Ueber Surrogate der Muttermilch in *Petersburger med. Wochenschrift.*
(2) DEMME, *Jahresberichte des Berner Kinderspitals pro* 1877 *und* 1879.
(3) ALBRECHT, *Wie ernæhrt man ein neugebornes Kind ?* 1879.

est bien significatif pour ce qui concerne la valeur de ces aliments.

Demme (1) prétend que le *maïzena* est avantageux pour la nourriture des enfants d'un certain âge. Mais ce produit ne contient guère que de l'amidon. Il est très mauvais pour les nourrissons dans les premiers mois de leur vie et j'ai eu malheureusement de fréquentes occasions de le constater, à Rostock. Souvent on le donne après l'avoir fait cuire avec du lait et de l'eau ; mais même ainsi il provoque des troubles de tout genre dans la digestion, surtout des diarrhées, et un grand nombre des enfants ainsi nourris deviennent rachitiques.

Au surplus, selon Solare (2) et Hammorsten l'amidon de maïs, sous l'influence de la salive, se transforme très rapidement en glucose, plus rapidement en tout cas que l'amidon de riz et l'amidon de froment.

La *farine de dextrine*, de Sambuc, a donné des résultats qui ne sont nullement favorables. Selon Demme (3) cette farine, donnée seule, a produit de mauvais résultats sur deux enfants de moins de 6 semaines, de bons résultats sur 6 enfants de plus de 6 semaines, des résultats indifférents sur 12 autres enfants. Demme conclut qu'on peut se servir de ce produit en l'ajoutant au lait de vache.

Un mélange de lait de vache avec du bouillon de veau a donné à Fleischmann d'excellents résultats, surtout chez les enfants débiles ; c'est ce qui a été constaté par l'auteur de ce travail.

(1) Demme, Experimentelle klinische Untersuchungen über die Zweckmæssigkeit einer Reihe von Kindernahrungsmitteln, in 15. *Jahresbericht des Kinderspitals zu Bern* 1887.

(2) Solare, *Esperienze comparative salla diversa saccharificabilita di alcuni amidi per la diastasi salivare.* 1878. Pavia.

(3) Demme, Experimentelle klinische Untersuchungen über die Zweckmæssigkeit einer Reihe von Kindernahrungsmitteln, in 15. *Jahresbericht des Kinderspitals zu Bern.* 1877.

Presque tout le monde recommande la *farine de légumi-neuses*, aussi bien celle de Hartenstein, que la *zéalenta*, non pour les enfants jusqu'à l'âge de six mois inclusivement, mais surtout pour les enfants dans leur deuxième et leur troisième année, car l'assimilation de cet aliment exige de puissants organes de digestion. Demme (1) estime qu'il ne faut la donner qu'à des enfants ayant dépassé leur deuxième année, et il a constaté que la *farine de lentilles*, fine, cuite au lait, était particulièrement efficace.

Les jaunes ou les blancs *d'œuf*, le *bouillon condensé*, le *bouillon de veau etc.* ne conviennent que pour certains états pathologiques des nourrissons.

D'après ce que nous venons de voir, c'est au lait de vache qu'il faudra recourir, en première ligne, pour l'alimentation artificielle. L'expérience a fait reconnaître que les nourrissons, pendant les 10 à 12 premières semaines, doivent être nourris non pas avec des farines d'enfants, de la bouillie de Liebig ou de la bouillie ordinaire, mais avec du lait de vache *étendu d'eau*, ou additionné *de mucilage d'orge*, et, s'ils ne supportent pas cette nourriture, avec le *mélange crémeux*; que le lait de vache convenablement préparé est de même le meilleur aliment pour les enfants depuis leur 10e ou la 12e semaine jusqu'à leur 9e mois ; qu'il n'y a lieu de donner la bouillie de Liebig ou les farines d'enfants aux enfants de cet âge que quand ils ne supportent pas le lait ou qu'on ne peut pas se le procurer de bonne qualité ; que, pour nourrir les enfants à partir de leur 9e mois, on peut employer le lait de vache pur ou la bouillie de Liebig et les farines d'enfants, mais que, pour les enfants dans leur première année, il est bon d'éviter totalement le lait condensé, le maïzéna, l'arrow-root, et d'autres substances dont

(1) Demme, *loc. cit.*

la composition est presque exclusivement amylacée, ainsi que les légumineuses.

### COMPARAISON DU PRIX DE REVIENT DE LA NOURRITURE
#### DES ENFANTS

Salaire annuel d'une bonne nourrice, 300 marks, soit 25 marks par mois.
Entretien de cette nourrice, pendant ce temps 350 marks.

        Total   650 marks, soit 52 marks par mois.

Nourriture d'un enfant, au lait de vache, pendant un an 115 marks, soit 9,6 marks par mois.

Gages et nourriture de la gardienne 450 marks.

        Total   565 marks, soit 47,5 marks par mois.

Nourriture d'un enfant, à la farine de Nestle, pour 9 mois, 200 marks, soit 22 marks par mois.

Gages et nourriture de la gardienne 338 marks.

        Total   538 marks, soit 59,8 marks par mois.

Ces calculs s'appliquent à Rostock ; ils ne sont pas arbitraires ; je les ai établis, en partie d'après les comptes que j'ai tenus moi-même, en élevant mon plus jeune enfant, également d'après les comptes tenus par des mères habitant cette ville. Il en résulte que le lait de vache est de beaucoup l'aliment *le plus économique* et que, fût-ce pour cette seule raison, il doit être préféré aux farines d'enfants.

D'autres auteurs en employant une autre méthode de calcul, ont obtenu des chiffres plus favorables encore au lait de vache. Ainsi Biedert dit que l'alimentation par les farines d'enfants est 3 à 6 fois aussi cher que l'alimentation par le lait de vache ; Hofmann, d'autre part, a fait remarquer que même à 60 centimes par litre, le lait de vache est la nourriture la plus économique qu'on puisse donner aux enfants.

C'est surtout à la teneur en albumine qu'ils ont, l'un et l'autre, rapporté leurs calculs ; ils se sont donc placés au point de vue théorique. Mes chiffres ne concernent pas l'aliment tout seul, mais la préparation tout entière.

Le lait de vache a besoin d'une addition de sucre, la farine
de Nestle n'en a pas besoin. Il faut, en outre, faire entrer en
ligne de compte le prix du chauffage ou de la cuisson, celui des
biberons et des suçoirs. C'est ce que j'ai fait ; aussi ai-je lieu
de croire que mes chiffres ont une plus grande valeur pratique.
Seulement je ferai remarquer qu'ici le lait de vache est très
bon et de plus à très bas prix ; il coûte de 15 à 17 centimes
le litre. Les gages des nourrices sont également très faibles dans notre ville.

**Alimentation des nourrissons qui ne peuvent pas bien
téter.** — Dans les cas de *bec de lièvre*, la cavité buccale ne
peut pas se fermer et par suite l'enfant se trouve dans l'im-
possibilité de téter. De plus cette malformation gêne considérablement la déglutition. Il en résulte que ces enfants ne se
développent pas aussi rapidement que les autres, et que les
aliments pénétrant dans les voies respiratoires, amènent parfois de la suffocation.

Dans ces conditions, il ne reste qu'à nourrir les enfants,
au moyen d'une cuillère en porcelaine, ou au moyen des bi-
berons-pompes de Monchovant ou de Soltmann.

Ces derniers appareils conviennent aussi pour l'alimentation des enfants qu'une malformation de la langue, un coryza
intense ou une faiblesse générale empêchent de téter. Le bibe-
ron-pompe de Soltmann (1), consiste en une pompe aspirante ;
sa surface convexe antérieure présente une petite ouverture
pour l'accès de l'air ; sa surface concave postérieure repose
sur la cage thoracique de l'enfant pendant qu'il boit. Le bout
que l'on met dans la bouche de l'enfant est en caoutchouc ;
il est relié à un soufflet en caoutchouc qui communique par
l'intermédiaire d'un tube avec un capuchon de caoutchouc,
rabattu sur le col du biberon ; ce bouchon représente le bou-

(1) Voir *Jahrbuch f. Kinderheilk*, 1878, p. 408.

23

chon naturel du biberon et reçoit un tube pénétrant dans
cette bouteille. Dans le bout inférieur du tube de verre repose un entonnoir en caoutchouc, à bout supérieur conique,
qui est transformé en soupape par une fente en biais. Une
simple pression du doigt de la mère fait entrer le liquide dans
la bouche de l'enfant.

**Alimentation des nourrissons syphilitiques.** — Il est très
important que les enfants atteints de syphilis héréditaire
soient mis au régime naturel. On s'efforcera donc d'obtenir que
la mère elle-même nourrisse son enfant. Il est bien certain
que celle-ci, dans le cas où elle était indemne, ne peut
être infectée en donnant le sein à son enfant syphilitique,
tandis qu'une nourrice étrangère est exposée à ce danger.
Mais dans certains cas, l'état de santé de la mère est tel qu'il
est nécessaire de mettre l'enfant au régime artificiel ; il faut
alors préférer le lait de vache à tout autre aliment. Fournier a recommandé de prendre, dans ce cas, des chèvres
pour nourrices (1).

**L'alimentation pendant la période de transition.** — J'ai
indiqué le principe : les enfants au régime naturel ne doivent
avoir d'autre nourriture que le lait de leur mère, jusqu'à
l'époque du sevrage, si toutefois il leur suffit, et immédiatement après le sevrage, du lait de vache, seulement ; quant
aux enfants au régime artificiel, on ne doit leur donner jusqu'à la même époque, c'est-à-dire au moins pendant les dix
premiers mois de leur vie que la nourriture liquide dont j'ai
parlé précédemment.

Je n'ai fait qu'indiquer brièvement le régime à suivre après
cette époque ; je vais maintenant donner plus de détails. Il
faut ménager la transition entre la nourriture *liquide* et la

(1) FOURNIER, *Gazette des hôpitaux*, 1878, 49.

nourriture *solide* ; pour cela on donnera des aliments semi-
liquides. Voici ceux qui conviennent le mieux :

Les bouillies faites avec un mélange de lait et de farine de
blé ou de riz, le lait trempé dans du biscuit ou du pain de
gruau ; la farine de cacao dont on a extrait l'huile, cette farine cuite avec du lait ; du bouillon qu'on a fait bouillir avec
un peu de gruau et qu'on a additionné de jaune d'œuf ; le
bœuf cru, finement râpé, et qu'on a fait passer ensuite à travers une passoire, enfin les œufs à la coque très peu cuits.

Tous ces aliments, mous, ayant la consistance de la bouillie, sont très propres à faciliter la *transition*. Mais il faut avoir
soin de faire en sorte que les substances animales prédominent sur les substances végétales.

La ration quotidienne de farine et de biscuit ne doit pas
être considérable. En faisant prédominer ces éléments dans
la nourriture de l'enfant, à cette période, on provoque encore
des troubles de la digestion et même le *rachitisme*, qui se produit si souvent après le sevrage.

Il y a lieu de recommander particulièrement de préparer
la nourriture de l'enfant avec de la farine de cacao. Les fèves
de cacao, sans leur enveloppe, contiennent en moyenne :

| EAU | PROTÉINE | THÉOBROMINE | GRAISSE | HYDRATES de CARBONE | CENDRE |
|-----|----------|-------------|---------|---------------------|--------|
| 3,25 0/0 | 14,76 0/0 | | 49,00 0/0 | 29,34 0/0 | 3,65 0/0 |

La farine de cacao, privée de son huile, ne contient que
20 à 35 0/0 de graisse ; mais elle renferme environ 1/6 de
substance azotée de plus que n'en contient la farine de cacao
avec son huile.

Les enfants de 11 à 12 mois prennent volontiers la *viande
râpée, crue*, et la digèrent parfaitement. Cette circonstance
est d'autant plus précieuse que l'usage de cet aliment prévient

les diarrhées, et même les guérit, pourvu quil n'y ait pas de catarrhe stomacal.

Si la mère ou la gardienne a soin de ne prendre que de la viande de bonne qualité et d'observer les plus grandes précautions de propreté pendant qu'elle prépare cette nourriture, il y aura peu de danger de transmission de maladies parasitaires.

**L'alimentation des enfants de 2 ans à 6 ans.** — Les organes de la digestion, chez les enfants de 2 ans à 6 ans, ont bien plus de force de résistance que chez les nouveau-nés ; mais ils sont encore sensibles à l'égard de certaines substances moins facilement digestibles, et cette sensibilité reconnaît les mêmes causes que chez les tous jeunes enfants.

Les phénomènes d'assimilation chez les enfants de 2 ans à 6 ans ne nous sont pas encore bien connus dans tous leurs détails ; et c'est principalement sur l'assimilation des substances non azotées que nous avons peu de renseignements précis.

Voici quelles ont été les excrétions quotidiennes des enfants de Camerer (1), d'après ses propres déterminations (en grammes).

1° L'enfant de 2 ans, 641,0 d'urine, 62,0 de fèces, 356,0 de perspiration insensible.

2° L'enfant de 3 à 4 ans, 619,0 d'urine, 101 de fèces, 451,0 de perspiration insensible.

3° L'enfant de 5 ans à 5 3/4 ans, 729,0 d'urine, 134,0 de fèces, 041,0 de perspiration insensible.

Or il y avait, par jour :

1° Chez l'enfant de 2 ans, dans l'urine et dans les fèces, 6,4 de N, correspondant à 41,3 d'albumine.

2° Chez l'enfant de 3 à 4 ans, dans l'urine et dans les fèces 6,6 de N, correspondant à 42,6 d'albumine.

(1) CAMERER. *Zeitschrift f. Biologie*, 1879.

3° Chez l'enfant de 5 ans à 5 3/4 ans, dans l'urine et dans les fèces 8,4 de N, correspondant à 54,2 d'albumine.

D'autre part, l'augmentation de poids quotidienne, pour un enfant :

Pendant sa 2e année, est de 5,0 grammes
    »     3e   »   »   3,0   »
    »     4e   »   ».   5,0   »
    »     5e   »   »   4,2   »
    »     6e   »   »   4,0   »

Il résulte de ces chiffres que la quantité quotidienne d'albumine incorporée est :

Pendant la 2e année, de . . . . . . 1,00
    »    3e   »   . . . . . . 0,60
    »    4e   »   . . . . . . 1,00
    »    5e   »   . . . . . . 0,84
    »    6e   »   . . . . . . 0,80

La quantité totale d'albumine nécessaire est donc :

Dans la 2e année, de . . . . . . . . 42,3
A partir de 4 ans. . . . . . . . . . 43,2
A partir de 5 3/4 ans. . . . . . . . 55,0

La quantité d'albumine réellement ingérée quotidiennement par les enfants de Camerer a été :

1° Chez l'enfant de 2 ans        »  47,1
2°   »    »    3 ans à 4 ans    »  44,8
3°   »    »    5 ans à 5 3/4 ans, de  63,7

Les enfants auxquels on donnait ces quantités d'albumine se portaient bien et se développaient normalement ; on peut donc estimer que c'étaient bien là les quantités qui leur étaient nécessaires.

On ne connaît malheureusement pas assez exactement la quantité d'acide carbonique *exhalée* par les enfants de cet âge. On ne peut donc pas ériger une règle précise pour la quantité quotidienne d'aliments non azotés. Nous n'avons que les chiffres qui résultent de l'analyse d'une nourriture donnée à des enfants en voie de développement.

Voici la quantité de nourriture qui a été donnée quotidiennement aux trois enfants de Camerer : '

1° L'enfant de 2 ans 1185,0 gr. contenant 47,1 d'albumine, 43,3 de graisse, 95,9 d'hydrate de carbone.

2° L'enfant de 3 à 4 ans 1203,0 gr. contenant 44,8 d'albumine, 41,5 de graisse, 102,7 d'hydrate de carbone.

3° L'enfant de 5 à 5 3/4 ans 1510,0 gr. contenant 63, 7 d'albumine, 45,8 de graisse, 197,3 d'hydrate de carbone.

Les constatations suivantes permettront de contrôler les chiffres précédents.

Forster a trouvé dans la nourriture d'un enfant de 1 1/2 an:

36,0 d'albumine, 27,0 de graisse, 150,0 d'hydrate de carbone.

Quant aux deux séries de constatations suivantes, elles ont été faites par moi-même.

1° Un enfant de 2 1/4 ans, vigoureux, digérant normalement, pesant 12.200,0 gr. absorbait quotidiennement :

Lait 700,0, gr. contenant 31,5 de protéine, 27,3 de graisse, 26 d'hydrate de carbone.

Riz, 75,0 gr. contenant 5,2 de protéine, 0,0 de graisse, 57 d'hydrate de carbone.

Pain, 50,0 gr. contenant 3,5 de protéine, 1,0 de graisse, 25 d'hydrate de carbone.

Viande, 50,0 gr. contenant 9,0 de protéine, 0,5 de graisse, 0 d'hydrate de carbone.

Bouillon, 175,0 gr. contenant 1,0 de protéine, 0,5 de graisse, 0 d'hydrate de carbone.

Beurre, 8,0 gr. contenant 0,0 de protéine, 7,0 de graisse, 0 d'hydrate de carbone.

Total 1.058,0 gr. contenant 50,2 de protéine, 36,63 de graisse, 108 d'hydrate de carbone.

La sécrétion quotidienne d'azote, dans l'urine et dans les fèces, était, en moyenne de :

7,3 correspondant à 47,0 d'albumine

L'augmentation de poids quotidienne était, en moyenne :

5,3 correspondant à 1,06 d'albumine
Total de l'albumine nécessaire 48,06.

2° Un enfant de 4 1/4 ans, vigoureux, pesant 15.250,0 gr. et augmentant de poids normalement, absorbait quotidiennement indépendamment de l'eau :

Lait, 540,0 gr. soit 24,3 d'albumine, 20,5 de graisse, 20,0 d'hydrate de carbone.

Pain blanc et biscuit, 180,0 gr. soit 12,0 d'albumine, 0,0 de graisse, 8,50 d'hydrate de carbone.

Beurre, 25,0 gr. soit 0,0 d'albumine, 23,0 de graisse, 0,0 d'hydrate de carbone.

Pommes de terre, 125,0 gr. soit 2,2 d'albumine, 0,0 de graisse, 26,0 d'hydrate de carbone.

Viande, 80,0 gr. soit 14,0 d'albumine, 0,7 de graisse, 0,0 d'hydrate de carbone.

Café au lait, 200,0 gr. soit 3,2 d'albumine, 2,7 de graisse, 3,2 d'hydrate de carbone.

Total, 1.150,0 gr. soit 55,7 d'albumine, 44,7 de graisse, 135,8 d'hydrate de carbone.

L'excrétion quotidienne de l'azote par l'urine et les fèces était de :

8,1 correspondant à 52,2 d'albumine

L'incorporation quotidienne de l'azote était de :

4,0 correspondant à 0,8 d'albumine
Total de l'albumine nécessaire 53,0 d'albumine.

En tenant compte de toutes ces données, j'arrive à formuler la règle suivante pour les enfants de 2 ans à 6 ans :

1° Pour un enfant de 1 1/2 an, 42,5 gr. d'albumine, 35,0 de graisse, 100,0 d'hydrate de carbone.

2° Pour un enfant de 2 ans, 45,5 gr. d'albumine, 36,0 de graisse, 110 d'hydrate de carbone.

3° Pour un enfant de 3 ans, 50,0 gr. d'albumine, 38,0 de graisse, 120,0 d'hydrate de carbone.

4° Pour un enfant de 4 ans, 53,0 gr. d'albumine, 41,5 de graisse, 135,0 d'hydrate de carbone.

. 5° Pour un enfant de 5 ans, 56,0 gr. d'albumine, 43,0 de graisse, 145,0 d'hydrate de carbone.

Le *nombre des repas* doit continuer à dépasser le nombre des repas de l'adulte, car l'enfant a besoin d'une quantité de nourriture relativement plus grande. La plupart des enfants de cet âge mangent 5 à 6 fois par jour.

Pour ce qui concerne le choix des aliments, il ne peut être question que d'aliments faciles à digérer, car les voies digestives, ainsi que nous l'avons vu, sont encore sensibles et irritables. Nous devons donc écarter les aliments qui sont riches en *amidon*, surtout en *cellulose*, et ceux qui ont une consistance dure. Ils amènent facilement des catarrhes de l'estomac et des intestins ; quand on en fait un usage prolongé, ils peuvent même favoriser l'éclosion de la scrofule ; enfin ceux qui sont trop durs produisent des convulsions, la forte irritation des nerfs des voies digestives se transmettant aux organes centraux.

Il n'est pas moins nécessaire d'être très circonspect dans l'emploi des aliments riches en *acides organiques* et en *sucre*. Les troubles de la digestion causés par les premiers sont excessivement fréquents, sans l'être autant que chez les nourrissons ; quant au sucre, si l'on en prend de grandes quantités, il n'est pas digéré aussitôt et il se transforme rapidement en acides organiques.

En nous appuyant sur ces considérations, nous défendons de donner aux enfants de 2 à 6 ans du *pain bis*, parce qu'il contient du son et qu'il est *acide*, des *fruits à écorce dure*, des fruits qui ne sont pas complètement mûrs, des *champignons*, de la *salade verte* et des *choux*, des *épinards*, des *sucreries* de quelque nature qu'elles soient, de grandes quantités de *pommes de terre* ; nous recommandons au contraire le *lait* comme aliment principal, ensuite la *viande*, les *œufs*, le *beurre*, le *pain blanc*, la *biscotte*, le *pain de seigle fin*, et le *riz*; pour les en-fants qui ont besoin de fortifiants et dont la digestion est af-faiblie, nous préconisons la *léguminose*. J'ai déjà indiqué la composition des substances citées en premier lieu. Relative-ment aux autres, voici quelques renseignements d'après Kœnig (1).

Le pain blanc ou pain de froment contient en moyenne :

EAU, 38,51 0/0 ; ALBUMINE, 6,82 0/0 ; GRAISSE, 0,77 0/0 ; SUCRE, 2,37 0/0 ; AUTRES HYDRATES DE CARBONE, 40,97 0/0 ; CELLULOSE, 0,38 0/0 ; CENDRE, 1,18 0/0.

J'ai déjà indiqué plus haut la composition de la biscotte.

Le pain de seigle fin contient en moyenne :

EAU, 40,0 0/0 ; ALBUMINE, 6,5 0/0 ; GRAISSE, 0,5 0/0 ; HYDRATES DE CAR-BONE, 51 0/0 ; CELLULOSE, 0,35 0/0 ; CENDRE, 1,65 0/0.

Le pain de riz contient en moyenne :

EAU, 13,23 0/0 ; ALBUMINE, 7,81 0/0 ; GRAISSE, 0,69 0/0 ; HYDRATES DE CARBONE, 76,40 0/0 ; CELLULOSE, 0,78 0/0 ; CENDRE, 1,09 0/0.

La farine de riz contient en moyenne :

EAU, 14,15 0/0 ; ALBUMINE, 7,43 0/0 ; GRAISSE, 0,89 0/0 ; SUCRE ET GOM-ME, 2.21 0/0 ; AMIDON ET CENDRE, 75,41 0/0.

Les enfants de l'âge en question ici n'ont pas besoin d'une grande variété d'aliments. De plus, ils n'ont pas besoin d'au-tres condiments que le sucre et le sel, qui se trouvent dans les aliments désignés ci-dessus. Les épices nuisent à leurs organes digestifs, tandis que les boissons excitantes, telles que le café, le thé, le chocolat aux épices, le vin, la bière forte nuisent au système nerveux facilement excitable.

**Alimentation des enfants de 6 à 15 ans.** — L'état des or-ganes digestifs, chez les enfants de 6 à 15 ans, n'est pas com-

(1) KŒNIG, *Die menschlichen Nahrungs und Genussmittel*, t. II, p. 334.

plètement le même que chez les adultes, mais il n'en diffère pas essentiellement. En conséquence, nous constatons qu'à cette période le nombre des maladies de ces organes diminue notablement.

Nous connaissons mieux les phénomènes d'assimilation chez ces enfants que chez les enfants plus jeunes ; cependant nous sommes loin de le connaître autant qu'on doit le désirer.

Hildesheim (1) a calculé que les enfants de 6 à 10 ans dépensent quotidiennement :

$$
\begin{aligned}
C &= 10,1600 \text{ (loth)} \\
H &= 0,2350 \\
N &= 0,7188 \\
O &= 24,6247 \\
H^2 O &= 112,8700 \\
\text{Sels} &= 0,9260
\end{aligned}
$$

Il estime l'augmentation de poids journalière à 0,34 loth,

soit 0,0779 d'albumine,
0,0195 de graisse,
0,0041 de sels,
0,2396 d'eau,
0,3411 loth.

En conséquence, il estime qu'il faut à l'enfant quotidiennement :

1° 69,0 grammes d'albumine, 61,0 grammes de graisse,
153,0 — d'amidon, 10,0 — de sels,
et 1500,0 d'eau ;

2° par 2 loth de graisse :
69,0 d'albumine,
21,0 de graisse,
21,0 d'amidon,
10,0 de sels,
et 1500,0 d'eau.

(1) Hildesheim. *Die Normaldiæt*, 1856, p. 47.

Les chiffres obtenus seraient trop élevés pour les enfants de 6 à 8 ans.

Un enfant de 8 à 9 ans élimine quotidiennement :

> 1034,0 grammes d'urine,
> 117,0 de fèces,
> 556,0 de perspiration.

Or, l'urine émise quotidiennement, à cet âge, contient 6 à 8 grammes de N,

Ce qui correspond à 44,00 d'albumine ;

Les fèces quotidiennes contiennent 1,94 de N,

Ce qui correspond à 12,50 d'albumine ;

L'augmentation de poids quotidienne, dans la 9° année, est de 4,7 grammes ; ce qui correspond à 0,94 d'albumine ; par conséquent il faut à l'enfant quotidiennement 57,44 d'albumine.

## Un enfant de 8 à 9 ans élimine quotidiennement environ 130,0 grammes de C.

Or, la quantité d'albumine qui vient d'être calculée contient 30,6 de C.

Il faudra donc encore 99,4 de C, qui pourrait être fourni par environ 45,0 de graisse et environ 150,0 d'hydrates de carbone.

Un enfant de 12 à 13 ans secrète quotidiennement :

> 1080,0 grammes d'urine
> 125,0 de fèces
> 660,0 de produits de la perspiration.

Or, à cet âge, 1080, d'urine contiennent 8,0 gr. de N. qui correspondent à 51,50 gr. d'albumine ;

125,0 de fèces contiennent 2,1 gr. de N. qui correspondent à 13,52 d'albumine.

L'augmentation de poids quotidienne, dans la 13° année est de 12,7 gr. qui correspondent à 2,54 d'albumine.

Par conséquent la quantité nécessaire par jour est de 67,56 d'albumine.

## Un enfant de 12 à 13 ans élimine quotidiennement environ 188,0 gr. de C.

Or, la quantité d'albumine calculée plus haut, 67,56 gr. contient 42,5 gr. de C.

On peut donc calculer qu'il faudra encore à l'enfant 145,5 de C, cette quantité peut être fournie par environ 48,0 de graisse et 245,0 d'hydrates de carbone.

C'est à partir de 11 ans, j'ai déjà insisté sur ce point, que la taille des garçons augmente davantage ; les filles commencent à grandir un peu plus tôt.

Voici l'augmentation quotidienne du poids chez les garçons :

| | | | |
|---|---|---|---|
| dans la 11e année | . . . . . . . . | 7,0 | grammes |
| » 12e » | . . . . . . . . | 8,0 | » |
| » 13e » | . . . . . . . . | 12,7 | » |
| » 14e » | . . . . . . . . | 12,6 | » |
| » 15e » | . . . . . . . . | 13,1 | » |

Elle profite surtout au système musculaire, dont la masse et la force, comme nous le verrons plus loin, augmentent, vers l'époque de la puberté, incomparablement plus qu'auparavant. Par l'effet de cette augmention, l'enfant a besoin alors d'absorber une plus grande quantité de substances alimentaires, surtout des matières albuminoïdes ; il faut tenir grand compte de cette exigence physiologique, d'autant plus qu'il est certain qu'en n'y satisfaisant point on provoque, dans le développement de l'organisme, de graves et irréparables désordres. C'est à peine cependant si l'on a tenu compte, jusqu'à présent, de la nécessité de cette augmentation. On manque des éléments nécessaires pour calculer ce que doit être l'excédant de nourriture lorsque l'enfant travaille. C'est à l'hygiène qu'il appartient de signaler ces lacunes ; c'est à elle qu'il incombe de prescrire les règles de régime. A aucune des périodes du développement de l'enfant qui suivent le commencement de la 3e année, l'alimentation n'a besoin d'être surveillée comme à l'époque de la puberté.

Jusqu'à quel point les quantités théoriques indiquées par les précédentes considérations, se rapprochent-elles de celles que l'on constate dans l'alimentation des enfants ?

C. Voit a étudié la nourriture qu'on donne aux enfants de l'Orphelinat de Munich ; les enfants qui s'y trouvent sont âgés de 6 ans à 15 ans ; ils ont bonne mine et paraissent vigoureux. Voit a trouvé que leur nourriture contient en moyenne, par jour, les quantités suivantes de substances alimentaires :

79 d'albumine, 37 de graisse, 247 d'hydrates de carbone.

Selon Riedel, au Gossnerhaus de Berlin, les filles de 6 à 17 ans reçoivent par jour : 74 grammes d'albumine, 18 grammes de graisse, 434 grammes d'hydrates de carbone.

J'ai calculé, pour les sept jours de la semaine, la quantité de nourriture que prennent mes deux fils ; l'un d'eux est âgé de 10 ans 1/2, l'autre de 14 ans 3/4 ; j'ai obtenu le résultat suivant pour la moyenne quotidienne :

Pour mon fils de 10 ans 1/2: (25 kilogrammes); 64, 6 grammes d'albumine ; 46,0 de graisse : 206 d'hydrates de carbone.

Pour mon fils de 14 ans 3/4 : (42 kilogrammes) ; 83,4 grammes d'albumine ; 51,0 de graisse, 301 d'hydrates de carbone.

Parmi les enfants de Camerer, celui qui était âgé de 11 ans, ingérait quotidiennement : 67, 5 d'albumine, 45, 7 de graisse et 268,6 d'hydrates de carbone.

On peut, d'après ces déterminations, considérer que les quantités suivantes sont approximativement les quantités normales, nécessaires par jour, pour les enfants de :

8 à 9 ans, 60,0 gr. d'albumine; 44,0 gr. de graisse ; 150 gr. d'hydrates de carbone ;

12 à 13 ans, 72,0 gr. d'albumine ; 47,0 gr. de graisse ; 245 gr. d'hydrates de carbone;

14 à 15 ans, 79,0 gr. d'albumine; 48,0 gr. de graisse ; 270 gr. d'hydrates de carbone.

Pour ce qui concerne le choix des aliments, c'est encore à l'expérience qu'il appartient de nous guider, et elle nous apprend nettement qu'une nourriture riche en cellulose, en amidon et en sucre, est *défavorable* même aux enfants de 6 à 15 ans. Elle nous enseigne, en outre, qu'il est absolument nécessaire d'emprunter aux aliments d'origine animale, viande, lait, œufs et fromage, une quantité considérable de l'albumine nécessaire.

Les orphelins de Munich se portent très bien d'après les constatations de Voit ; or, cinq fois par semaine, on leur donne chaque fois 170,0 grammes de viande ; en outre, ils absorbent tous les jours 257,0 grammes de lait. Une nourriture consistant exclusivement ou presque exclusivement en végétaux provoque, même chez les enfants de cet âge, des troubles de la nutrition et diminue la résistance de l'organisme, ainsi qu'on le voit si souvent chez les enfants pauvres, qui en sont réduits à se nourrir de pain, de pommes de terre et de mauvais café.

C'est surtout pour les jeunes filles s'approchant de la puberté, qu'il convient de choisir une nourriture animale. Souvent en effet les premiers symptômes de la chlorose se montrent à cette époque, et ce genre de nourriture est essentiellement propre à les prévenir.

Les condiments ne doivent être donnés qu'avec beaucoup de prudence. On ne doit permettre que le café léger avec du lait et la bière légère ; il faut éviter particulièrement les épices fortes, les vins alcooliques et le tabac.

Le *tabac* cause le catarrhe gastro-intestinal, les battements de cœur, les étourdissements ; il détermine à la longue l'anémie, la faiblesse musculaire, la faiblesse de la mémoire et de toutes les facultés intellectuelles : tout cela d'autant plus que les individus s'adonnent plus jeunes à l'usage du tabac et des cigares.

**Insuffisance de nourriture.** — Les expériences que Chossat (1) a faites sur des pigeons montrent que ces animaux, quand ils sont jeunes, supportent très mal la privation de

(1) Chossat, *Mémoires présentés par divers savants à l'académie royale,* VIII, 1843.

nourriture. Des pigeons adultes mouraient, quand on les laissait jeûner, déjà au bout de 3 jours ; la perte de poids quotidienne éprouvée par les premiers était de 0,035 ; celle éprouvée par les seconds était de 0,081.

Falck a observé que de jeunes chiens, à jeun depuis leur 18e heure de vie, mouraient déjà au bout de 3 jours ; tandis qu'un vieux chien vivait encore au bout de 61 jours de privation de nourriture (1). La diminution de poids quotidienne chez les jeunes animaux était de 8,57 0/0 ; chez les animaux d'un an, elle était de 2,73 0/0 ; chez les animaux de trois ans de 1,77 0/0. Magendie (2) a vu un chien âgé de quatre jours mourir au bout de deux jours de privation de nourriture, un chien de six ans mourir seulement au bout de 30 jours.

L'expérience montre de même que les enfants, surtout dans leur première année, succombent au manque de nourriture *bien plus tôt* que les adultes. Ce fait n'avait pas échappé à Hippocrate ; il blâmait sévèrement les personnes qui ne donnent pas assez de nourriture aux enfants, et il faisait remarquer que ceux-ci succombent rapidement quand ils sont insuffisamment nourris. Les nourrissons qui ne peuvent garder aucune nourriture, ou auxquels on donne des aliments trop pauvres en principes nutritifs, ou qu'on prive de nourriture par un criminel égoïsme, périssent avec une rapidité relativement très grande, en présentant les symptômes de l'anémie cérébrale.

Cette rapidité avec laquelle la mort se produit résulte de ce que chez les jeunes individus, la provision d'albumine et de graisse est très faible, et de ce que chez eux l'assimilation et la désassimilation sont très actives.

Lorsque la nourriture n'est pas assez riche, ou lorsqu'elle

(1) Falck, *Beitræge zur Physiologie*, 1875.
(2) Magendie, *Leçons faites au Collège de France*, 1852.

est quantitativement insuffisante, les enfants, sans succomber aussi rapidement, deviennent débiles, anémiques, ils maigrissent, et souvent ils conservent cette faiblesse toute leur vie, même quand on leur a donné plus tard une nourriture substantielle. C'est ce que l'on constate surtout chez les enfants dont la nourrice n'a pas suffisamment de lait et qui est assez peu consciencieuse pour ne pas leur fournir une alimentation auxiliaire, et chez nombre d'enfants confiés à des gardes.

**Excès de nourriture.** — En général, les nourrissons pour lesquels le régime naturel est trop abondant, sont pris de vomissements répétés au moyen desquels ils rejettent une partie de ce qu'ils ont absorbé. L'estomac se débarrasse, sans peine, de ce dont il est surchargé. Du reste, même chez les enfants déjà grands, un excès de nourriture surtout peu digestible produit facilement de légers troubles de la santé, des vomissements répétés, des catarrhes gastro-intestinaux, et même des attaques d'éclampsie.

Une nourriture trop abondante produit souvent aussi une série de maladies chroniques, telles que : *dyspepsie chronique, tuméfaction du bas-ventre, éruptions cutanées, hyperplasie des glandes, scrofule* ; ce qui prouve que l'excès de nourriture produit ces états dyspeptiques, ainsi que les éruptions cutanées, c'est que très souvent les uns et les autres disparaissent lorsqu'on réduit la quantité des aliments. Les anciens médecins, notamment Rhazès, avaient reconnu que l'excès de nourriture peut déterminer la scrofule ; parmi les médecins modernes, il n'en est aucun qui nie l'importance de cette cause étiologique.

**Soins de la bouche et des dents.** — La propreté de la bouche, nécessaire pour la santé des adultes, est doublement indispensable pour les enfants dans le cours de leur première année, car les débris alimentaires, surtout le lait qui séjournent dans la bouche non nettoyée entrent rapidement en fermentation acide et irritent la muqueuse ; mais ce n'est pas tout, ils font pulluler les champignons du muguet, lesquels, on le sait, prospèrent surtout dans les liquides acides.

Il est certain qu'en tenant la bouche de l'enfant dans un état de propreté suffisant, on peut éviter une très grande partie des maladies auxquelles elle est ordinairement sujette et presque toutes les maladies parasitaires. On prend un linge en toile absolument propre et très doux ; on le mouille avec de l'eau pure et, toutes les fois que l'enfant vient de prendre sa nourriture, on lui nettoie avec ce linge la langue, les mâchoires, le palais, la surface interne des joues.

Il faut combattre énergiquement l'emploi du suçon à la surface duquel il se développe des acides organiques et des champignons, que l'enfant introduit dans sa bouche. Du reste, l'usage des suçons n'a aucune utilité et doit être sévèrement proscrit. J'ai à peine besoin de mentionner qu'il est également nécessaire de nettoyer régulièrement le matin et après les repas, la bouche des enfants.

La propreté minutieuse de la bouche est également la condition indispensable de la *conservation des dents*. Il faut commencer de bonne heure à les soigner, et à cet effet les nettoyer au moins une fois par jour avec un linge de toile un peu rugueuse ou avec une brosse qu'on passe sur elles horizontalement et verticalement pour enlever tous les débris d'aliments et les éléments parasitaires qui s'y développent. Mais ces soins locaux ne suffisent pas. Il faut également éviter dans le régime tout ce qui peut nuire aux dents directement ou indirectement.

La succession brusque des boissons *chaudes* et des boissons *froides* est également funeste à l'émail des dents. Il est non moins nuisible de prendre habituellement des aliments

24

*très sucrés* qui très vraisemblablement agissent sur les dents
par les produits de la fermentation acide.

Je sais bien que l'on a souvent nié l'influence nuisible du
sucre, mais je soutiens qu'elle est réelle et je crois que tous
les médecins seront de mon avis. En outre, l'insuffisance des
sels de chaux dans les aliments est nuisible aux dents, comme
au système osseux. Nous savons par les expériences de
E. Voit que le manque de chaux dans les aliments amène le
*rachitisme* ; or dans le rachitisme, les dents sont gâtées,
ébréchées et d'un aspect sale.

Le traitement des dents malades n'est plus du ressort de
l'hygiène, mais de l'art du dentiste.

### B. — Hygiène de la peau chez l'enfant.

La peau du nouveau-né est couverte d'un enduit naturel,
*Vernix caseosa,* qui se compose de cellules épidermiques, de
globules adipeux et de tous petits poils. La peau est plus
mince, plus molle que chez l'adulte. Elle est rosée parce
qu'elle renferme plus de sang ; chez beaucoup de nouveau-
nés, entre le 2ᵉ et le 7ᵉ jour, elle est d'un rose jaunâtre, même
sans qu'il y ait ictère.

Vers le 4ᵉ ou le 5ᵉ jour de la vie, rarement plus tôt, quelquefois dans la seconde semaine seulement, l'épiderme devient le siège d'une desquamation, comme dans la rougeole
ou dans la fièvre scarlatine ; en même temps le fin duvet qui
recouvre la peau et même les cheveux se mettent à tomber.
Au bout de 7 à 14 jours, cette période est terminée. On ne
voit jamais apparaître de sueurs chez les nouveau-nés ; cette
formation, autant que j'en puis juger d'après ce que j'ai observé moi-même, ne se produit pas avant la fin du 4ᵉ mois ;
et même alors elle ne se forme qu'en petite quantité sur le

front et sur la tête. (Une transpiration abondante chez les enfants dans leur première année est toujours un symptôme de *faiblesse*, surtout de *rachitisme*).

La chaleur du corps de l'enfant, immédiatement après la naissance, est un peu plus élevée que celle de la mère, la différence est de $0°,1$ à $0°6$. Dans le rectum, elle varie de $37°,7$ ou de $37°,8$ à $38°,1$ ; sous l'aisselle, elle n'est que de $37°,0$ à $37°,3$. Immédiatement après la naissance, la chaleur du corps commence à diminuer ; cette diminution, qui atteint son maximum après le premier bain, est d'au moins $0°,50$ ; selon Baerensprung (1), elle est, en moyenne, de $0°,99$ ; selon Sommer (2), elle est même de $1°,87$ en moyenne. Ce dernier auteur ne compte que $0°,57$ pour le refroidissement par le premier bain ; il estime donc que $1°,30$ représente le reste du refroidissement. Il faut faire observer, à ce propos, que les enfants qui ont servi à ces mesures ont été soigneusement enveloppés dans des couvertures de laine, immédiatement après leur naissance.

Le refroidissement initial est donc physiologique. Mais dès le premier jour, la température recommence à monter ; elle s'élève à environ $37°,55$ pour rester à cette hauteur pendant la plus grande partie de l'enfance. — On constate que, chez les nouveau-nés *débiles*, la température commence par descendre considérablement et qu'elle est très lente à remonter ; il faut avoir égard à cette circonstance, dans les soins que l'on donne aux enfants.

Dès la première semaine de la vie, la température de l'enfant présente une fluctuation diurne, car elle monte un peu plus le soir que le matin ; cependant la courbe *typique* ne se forme que peu à peu. On la reconnaît nettement dans la 7e et

(1) BÆRENSPRUNG, *Müller's Archiv.*, 1851.
(2) SOMMER, *Deutsche med. Wochenschrift*, 1880, p. 43 et suivantes.

la 8ᵉ année. La variabilité de la température est du reste caractéristique pour la jeunesse ; elle subsiste quand la courbe typique est déjà accusée. Des causes insignifiantes en apparence produisent souvent des variations de température très importantes.

Il y a un fait qui mérite une attention spéciale : c'est que l'enfant, pendant ses premières années, offre *très peu de résistance au froid*. Les mammifères nouveau-nés ne tardent pas à mourir, lorsqu'on les a éloignés de leur mère qui les réchauffe. La température de leur corps diminue alors considérablement. Edwards ayant soumis à une température de 13° un chien âgé de 24 heures, constata qu'au bout de 3 heures, la diminution avait atteint 11° ; chez un autre chien, au bout de 4 heures, la diminution était même de 18°. Si le refroidissement ne dure que peu de temps, les animaux peuvent se rétablir sous l'influence d'une température plus élevée ; si le refroidissement dure plus longtemps, la mort survient.

Les nouveau-nés et à un moindre degré les nourrissons plus âgés se comportent comme les animaux nouveau-nés. Chez les enfants, la température du corps diminue en raison de la durée et du degré du refroidissement. C'est surtout par l'action des bains froids que nous constatons combien les enfants ont peu de force de résistance au froid. Après des bains à 25° R. = 31,2° C., Peters [1] a trouvé que chez des nourrissons déjà âgés de plusieurs mois, la diminution moyenne de la température était de 0,83° C., une fois elle fut de 1,5° C., il trouva même, après des bains à 26° R. = 32,5° C., une diminution moyenne de 0,45° C. Les diminutions les plus considérables furent celles observées sur des enfants jeunes et de constitution débile. Mais les chutes moyennes de la température furent toujours bien plus considérables que celles observées

[1] PETERS, *J. für Kinderheilkunde*, 1875, X, 327.

chez les adultes par d'autres auteurs, bien que les bains pour ces derniers eussent duré plus longtemps et fussent à des températures plus basses. Cela s'explique très facilement.

Plus un individu est petit, plus sa surface est grande par rapport à son poids, plus est considérable aussi la surface refroidie. En outre, l'appareil régulateur de la chaleur, chez les petits enfants, ne fonctionne que très imparfaitement. Chez les enfants bien nourris, la diminution de température est plus faible que chez les enfants nourris d'une façon défectueuse : cette différence s'explique par l'action protectrice du pannicule adipeux.

La faiblesse de la résistance des enfants au froid ne se manifeste pas seulement par le refroidissement plus considérable du corps après les bains ; le froid cause aussi bien plus fréquemment la maladie et la mort chez les enfants que chez les adultes. Un refroidissement un peu considérable après la naissance ou dans les premiers jours de la vie provoque facilement le *coryza*, si désagréable chez les nouveau-nés ou même des maladies plus graves telles que la *laryngite*, la *bronchite* ou le *sclérème de la peau* et le *trismus*. Chez les enfants âgés, les températures basses déterminent facilement des affections des organes respiratoires, celles-ci sont nombreuses pendant les mois d'hiver ; elles le sont plus encore au commencement du printemps, parce que les enfants, précédemment protégés contre l'air extérieur, s'y trouvent plus exposés au printemps.

*Le baptême* produit fréquemment des maladies de ce genre. On sait qu'il a lieu généralement pendant les premières semaines, ou pendant les premiers jours de la vie ; et le plus souvent ce n'est pas à la maison, mais à l'église et on y porte les enfants de loin, à pied ou en voiture. On a reconnu depuis longtemps, j'ai insisté là-dessus dans l'introduction historique, les dangers qu'entraîne le baptême à l'église. On sait aussi que la grande mortalité des nourrissons dans les pays catholiques doit être attribuée en partie aux refroidissements qui suivent le baptême, lequel s'opère trop tôt dans une église généralement très froide.

On expose les nouveau-nés à un refroidissement dangereux en les portant même à la mairie. Milne Edwards et Villermé (1) ont constaté ce fait, pour la France avec beaucoup de précision. La loi prescrivait, en France, que les enfants fussent présentés au maire dans les 24 heures après la naissance, pour être inscrits sur les registres de l'état civil. Il apparut que la proportion des décès des enfants morts dans leur premier mois était plus considérable en hiver et dans les départements du Nord qu'en été et dans les départements du Midi ; ce qui prouve que c'est dans l'action du froid qu'il fallait chercher la cause de l'augmentation de la mortalité.

C'est principalement par les rapports des maisons d'enfants trouvés, que nous sont révélés les grands dangers d'un refroidissement trop considérable. Il y a un grand nombre d'enfants qu'on y apporte dans l'état le plus pitoyable, déjà mourants, ces malheureux étant très souvent vêtus d'une façon insuffisante.

Au fur et à mesure que l'enfant avance en âge, sa force de résistance augmente notablement ; il n'est même point rare que des enfants de 11 à 12 ans supportent le froid de l'hiver mieux que les adultes, et soient infiniment moins sensibles que ceux-ci aux courants d'air.

On ne sait malheureusement rien sur la façon dont les petits enfants, surtout ceux qui n'ont pas encore accompli leur première année, réagissent à l'égard *des températures*

_____

(1) MILNE EDWARDS ET VILLERMÉ, De l'influence de la température sur la mortalité des enfants nouveau-nés. *Mémoires de la société d'histoire naturelle de Paris,* V, 61.

*élevées*. Il semble cependant qu'ils ont également dans ce sens moins de force de résistance ; c'est du moins ce que doivent admettre les partisans de l'opinion, selon laquelle les diarrhées d'été proviennent d'une *action directement morbide* de la chaleur.

Peut-être aussi les bains chauds produisent-ils directement le trismus et le tétanos ; dans le chapitre sur l'étiologie des maladies, j'ai mentionné une observation (l'épidémie d'Elbing), qui s'accorde avec cette manière de voir.

Selon Bohn (1) les bains trop chauds pourraient produire le *pemphigus*. Tout ce qui est certain, c'est que par l'usage prolongé de ces bains, les enfants deviennent mous, pâles, sujets à transpirer et à se refroidir.

Les bains et les lotions servent à entretenir la propreté du corps. On donne le premier bain à l'enfant immédiatement après avoir coupé le cordon ombilical. On emploie pour cela, de l'eau à une température de 35,0° C. = 28° R. Il est inutile de choisir une température plus élevée. Il est vrai que les eaux de l'amnios sont un peu plus chaudes, mais l'enfant doit s'habituer à la température moins élevée du milieu ambiant. Enfin, on a depuis longtemps reconnu que la température de 35,0° C. est la plus convenable. Seulement il faut insister pour que la température du bain soit rigoureusement celle qui vient d'être indiquée et prescrire aux sages-femmes et aux gardes de la mesurer à l'aide d'un *bon thermomètre*, car elles ne sont que trop habituées à l'apprécier d'après leur sensation. Un bain un peu plus froid, ou un bain trop chaud, c'est-à-dire à une température plus élevée que celle des eaux de l'amnios, peut nuire à l'enfant.

Si celui-ci est né débile, il faut, d'après nos observations

(1) Bohn, *Jahrbuch für Kinderheilkunde*, IX, p. 306.

sur la diminution initiale de la température, prescrire un bain un peu plus chaud que d'habitude.

Un bain à 35° produit déjà, nous l'avons vu, une petite diminution de température, qui est de 0,57° C. en moyenne (1). On ne doit donc pas prolonger le bain au-delà de ce qui est nécessaire pour nettoyer la surface du corps. Mais pour cela, on le sait par expérience, cinq minutes suffisent si l'on est aidé et si la sage-femme se sert d'une éponge. Cette éponge doit être propre, molle et fine pour ne pas blesser la peau.

Ce premier bain ne permet pas d'enlever complètement l'enduit de la peau ; il ne sert donc de rien de *prolonger le bain* pendant 15 minutes, comme le font beaucoup de sages-femmes.

Il est bon, pour éviter le danger d'un refroidissement trop considérable, d'envelopper bien vite le nouveau-né, au sortir du bain, dans un linge chauffé et de bien essuyer l'enfant. Il faut, du reste, au moins pendant la première année, le baigner tous les jours, à moins que le bain ne convienne pas à son tempérament. Il y a, en effet, des nourrissons qui s'affaiblissent et s'étiolent quand on les baigne tous les jours, même avec toutes les précautions imaginables et à la température convenable. Souvent cet effet tient à la délicatesse primordiale de leur constitution ; souvent on n'en peut pas trouver la cause. Mais le fait lui-même est *indubitable*, car après la cessation des bains quotidiens, les enfants recommencent à devenir vigoureux et florissants.

Il ne faut diminuer que fort peu la température du bain lorsque les enfants avancent en âge ; vers la fin de la 1re année, cette température ne doit pas être inférieure à 32,5° C., vers la fin de la 2e, elle ne doit pas descendre au-dessous de

(1) SOMMER, *loc. cit.*

30,0° C. Je ne m'explique pas comment Biedert (1), put fixer
à 26 ou 28° R. (32,5° C. ou 35,0' C.) la température du bain,
immédiatement après la naissance ; à 24° R. (30° C.) au
bout de 6 mois ; à 23° R. (28,75° C.) au bout de la 1ʳᵉ année ?
Chacun de nous certainement vise à endurcir l'enfant, mais
point avec une rigueur qui peut très facilement devenir funeste.

Il est bon de baigner, tous les deux jours, les enfants dont
la première année est révolue ; quant aux enfants plus âgés,
il faut leur faire prendre, au moins une fois par semaine, un
bain tiède combiné avec des aspersions à l'eau froide. Pendant l'été, les bains en baignoire seront remplacés par des
bains de rivière, quelquefois par des bains de mer. On sait
par expérience que les enfants de trois à quatre ans, en bonne
santé, peuvent prendre des bains de mer, si l'eau n'a pas
moins de 21 à 22° C. Par contre, les bains de rivière ne conviennent aux enfants qu'à partir de leur 7ᵉ année.

Indépendamment des bains, les lavages locaux sont indispensables. Il faut laver le corps du nouveau-né et du nourrisson partout où se rassemble l'enduit de la peau et les autres saletés : par exemple à l'aisselle, à l'aine et au genou, à
l'anus et aux parties sexuelles, à la tête. Il est très nécessaire
de nettoyer tous ces endroits avec soin, parce que les saletés
accumulées s'y décomposeraient et favoriseraient l'apparition de l'intertrigo, de l'eczéma, etc.

Il faut avoir un soin tout particulier de maintenir propre
*la peau de la tête.* Il se forme, en effet, chez les nourrissons,
à partir du deuxième mois de la vie, dans la région de la fontanelle antérieure, un enduit squameux, gris jaunâtre, qu'on appelle pityriasis ; si on ne l'enlève pas régulièrement, il se
forme avec une excessive fréquence, sur la peau de la tête,

(1) Biedert, *Die Kinderernæhrung,* 1881, p. 158.

des pustules dont le contenu se mélange avec l'enduit en formant une croûte d'une odeur désagréable. Dès lors, le pus se rassemble sous cette croûte et souvent, n'ayant pas d'écoulement au dehors, il ulcère la peau. Pour éviter tout cela, il faut, sans se soucier des préjugés traditionnels d'après lesquels il serait indispensable de conserver l'enduit, laver la tête régulièrement et suffisamment, et enlever avec un morceau de flanelle toutes les écailles qui se forment à nouveau, après les avoir ramollies au besoin avec de l'huile d'olive ou de l'eau de savon.

Les lavages *quotidiens* de la tête, du cou, ainsi que de la poitrine sont également indispensables pour les enfants plus âgés ; ces lavages à l'eau froide entretiennent la santé et fortifient la constitution. C'est pourquoi il faut de bonne heure y habituer la jeunesse et l'élever de telle sorte qu'elle les considère comme tout naturels, de manière que plus tard elle les pratique de son propre mouvement. Elle sera largement récompensée de cette légère sujétion, même plus tard, car ces soins de la peau donnent au corps une grande force de résistance à l'égard des changements de température.

**Soins de l'ombilic.** — L'ombilic du nouveau-né doit être surveillé et soigné avec grand soin, parce que jusqu'à cicatrisation complète, c'est-à-dire longtemps encore, c'est un *locus minoris resistentiae* le point de départ de nombreuses maladies. Je me bornerai à rappeler l'érysipèle des nouveau-nés, l'artérite et la phlébite ombilicale, les hémorrhagies, les hernies ombilicales, le trismus des nouveau-nés. Commençons par donner quelques détails anatomiques :

Le cordon ombilical, aussitôt après avoir été lié, commence à se dessécher, d'abord tout près de la ligature, puis de plus en plus près de la paroi abdominale. Il se rétrécit, s'aplatit, se parchemine ; il devient d'abord d'un bleu gris foncé, puis noir. La veille de la dessication complète, rarement après, on voit apparaître, près de la paroi abdominale, une ligne de démarcation, qui n'a que deux millimètres de large et qui présente une très légère rougeur inflammatoire. Le cordon commence à se détacher ; bientôt il n'est plus que pendu à la veine ; il tombe le 4e ou le 5e jour, rarement plus tard. Il peut persister jusqu'au 10e jour, même jusqu'au 13e (Lœwensohn). (1)

Après sa chute, nous voyons une surface à vif ; des granulations poussent rapidement sur cette surface et non moins rapidement il se forme une cicatrice. Cinq ou six ou huit jours après la chute du cordon, la cicatrisation est complète, pourvu que les choses aient suivi leur marche physiologique. Mais assez souvent, elle est troublée par une irritation locale et par le contact des matières infectieuses qui peuvent se trouver sous les doigts de la garde, dans des bandages malpropres, dans l'eau du bain, dans l'éponge de toilette, dans l'air de la chambre de l'enfant. Longtemps encore après la cicatrisation, l'ombilic est très peu résistant ; il se bombe quand l'enfant crie ou tousse.

En ce qui concerne les soins à donner à l'ombilic, il faut parler d'abord de la *ligature*. Généralement, chez l'enfant viable, elle ne doit être effectuée qu'aussitôt que les pulsations ont cessé dans le cordon ombilical. Il y a beaucoup de médecins qui conseillent de faire la ligature aussitôt que le nouveau-né a crié plusieurs fois violemment ; ils pensent qu'alors la circulation du sang dans les vaisseaux de l'ombilic ne

(1) Voir Lœwensohn. Process des Abfallens der Nabelschnur, in *Jahresbericht des Moscauer Findelhauses*, 1871, et Tschamer, *Jahrbuch für Kinderheilkunde*, 1875, IX, 2.

peut plus avoir aucune influence (1). Mais la plupart des
médecins tiennent avec raison à la règle que je viens de donner en premier lieu. A la vérité, il n'est pas prouvé qu'en
coupant trop tôt le cordon, on provoque l'hémorrhagie ; deux
cas cités par Grandidier montrent même que celle-ci peut se
présenter sous une forme *très grave*, même si la ligature
n'est faite que très tard, lorsque les pulsations ont complètement cessé. Il n'est pas exact non plus que l'ablation prématurée du cordon provoque la sclérodermie (2) comme on l'a
affirmé. Mais il n'est pas permis de douter que la ligature
avant la cessation des pulsations ne puisse provoquer une stase
pulmonaire, et il paraît se confirmer, en outre, que la diminution du poids est bien moindre chez les enfants dont le
cordon a été enlevé tardivement que chez les autres.

L'enfant de Hæhner (3), par exemple, chez lequel l'ablation
du cordon a été faite très tard, n'a présenté qu'une diminution initiale de 145 grammes. Sur 28 nouveau-nés, observés
par Lorch (4), ceux qui avait été laissés adhérents au placenta
pendant 10 à 15 minutes après la naissance ne présentèrent
presque point de perte de poids. Il faut, selon Schücking (5),
chercher à conserver à l'enfant le sang en réserve dans le
placenta.

La ligature, chez tous les peuples civilisés, se fait d'après
l'ancienne méthode qui a été indiquée par Soranus et qui a
toujours réussi, c'est-à-dire qu'on la fait double avec une
bande de toile (6) bien propre, qui ne soit pas assez étroite

(1) JACOBI, Pflege und Ernæhrung des Kindes in *Gerhardt's Handbuch der Kinderkrankheiten*, p. 323.
(2) Comparer ce que HENNIG dit à ce sujet, au chapitre Verhærtung des Zellge-
webes in *Gerhardt's Handbuch der Kinderkrankheiten*, II, p. 156.
(3) HÆHNER, *loco citato*.
(4) LORCH, *Kinderwægungen*, etc. Dissertation, 1878.
(5) SCHUCKING, *Berliner klinische Wochenschrift*, 1877, 1, 2.
(6) BUDIN, (*Progrès médical*, 1880, p. 45) a recommandé de choisir des bandelettes
de caoutchouc, quand les cordons ombilicaux sont trop friables.

pour pouvoir couper et qui ne soit pas assez épaisse ou assez large pour empêcher que la compression des vaisseaux ne soit complète. La distance entre le point de section et l'ombilic doit être d'environ 6 centimètres ; le nœud qui se trouve le plus proche du placenta doit être à quelques centimètres du premier. On coupe le cordon entre les deux ligatures.

Il faut désinfecter les ciseaux et la bande avant de s'en servir. On trouve chez les tribus sauvages de l'Amérique du Sud et de l'Australie un procédé de séparation assez grossier : la mère déchire le cordon avec ses mains ou avec ses dents et ne l'attache pas. Chez d'autres peuples on opère la séparation à l'aide de pierres tranchantes, de coquillages, de couteaux.

Chez d'autres, nous trouvons une méthode qui consiste à tordre le cordon au lieu de le lier, ou bien la méthode qui consiste à répandre une poudre hémostatique sur le bout qui reste adhérent à l'enfant après la séparation.

Il faut maintenant nous occuper du bout fœtal du cordon ombilical. En raison des grands dangers auxquels l'enfant est exposé immédiatement après l'ablation du cordon, il est très important, au point de vue pratique, de savoir dans quelles circonstances le cordon, au lieu de se parcheminer, entre en putréfaction et de se demander s'il n'y a pas lieu d'appliquer un *bandage antiseptique*.

La transformation de ce cordon ne dépend que de causes extérieures. En l'absence des circonstances qui déterminent la dessication, la putréfaction commence, et avec elle naturellement le danger de l'infection. La dessication est favorisée surtout par une température élevée ; Liman a prouvé qu'elle s'accomplit rapidement et sûrement sous cette influence lorsque l'air est peu humide et se renouvelle fréquemment ; la putréfaction au contraire se produit facilement

lorsque la température est basse, lorsque l'air est saturé
d'humidité et ne circule pas. Il faut tenir compte de ces circonstances dans les soins à donner à l'ombilic.

Un bandage antiseptique, tel que celui proposé par Dohrn (1)
éloignera-t-il tous les dangers ? Un travail de Runge (2), nous
fournit sur ce point des renseignements très précis. Ce n'est
qu'en employant les précautions les plus minutieuses qu'il
est parvenu à empêcher la putréfaction et à obtenir la dessication du cordon. Il lavait d'après les prescriptions de Dohrn
le cordon et la région environnante, avec une solution d'acide
phénique à 2 1/2 0/0. Il liait ensuite le cordon au moyen
d'une bande phéniquée, puis il recouvrait toute la région
ombilicale d'une couche de ouate phéniquée. Il fixait ensuite
le tout au moyen d'un emplâtre. Le bandage restait toute
une semaine en place.

Ce procédé, comme je viens de le dire, ne réussissant que
par les plus grandes précautions, n'a pas de valeur pratique,
et il en a d'autant moins que pendant sept jours entiers il devient impossible de baigner l'enfant. C'est ce que Runge a reconnu.

Revenons donc à l'ancien procédé en nous efforçant de le
pratiquer de manière à éviter autant que possible les dangers
qu'il entraîne. Ce qui est particulièrement indispensable c'est
la propreté parfaite des mains de la personne qui pose le
bandage. Il faut en outre éviter toute pression et toute torsion.

La sage-femme doit ensuite envelopper le bout fœtal du cordon dans un petit morceau de vieille toile fine, bien dé-
sinfectée, mais sans serrer ; elle doit placer soigneusement le
tout sur le côté gauche du ventre, recouvrir ce système d'une

(1) DOHRN, *Centralblatt für Gynækologie*, 1880, 14.
(2) RUNGE, in *Zeitschrift für Geburtshülfe und Gynækologie*. 1881.

large pièce de toile bien propre, ou mieux encore de ouate salicylée, puis le fixer au moyen d'une bande en toile large au moins comme la main, sans pli, en la faisant passer deux fois autour du corps, de telle sorte que le cordon ne puisse pas ballotter, mais qu'il n'y ait pas de pression pouvant gêner la respiration.

Il n'est pas nécessaire que le bandage soit épais, car alors il empêche l'accès de l'air ; or la circulation de l'air est utile pour favoriser la dessication. La toile de lin huilée que l'on emploie si fréquemment pour envelopper le cordon, ne convient pas non plus ; elle empêche bien l'accès de l'humidité, mais arrête le renouvellement de l'air.

Le bandage qui vient d'être décrit doit être renouvelé une fois par jour ; c'est surtout après le bain du matin qu'il convient de faire ce changement. On détache l'ancien, on essuie la région ombilicale avec une toile fine, on saupoudre le cordon selon les prescriptions de Fehling (1), avec de la poudre d'amidon *salicylée*, et l'on applique le nouveau bandage avec les mêmes précautions.

Après la chute du cordon, on recouvre l'ombilic d'une compresse de toile trempée dans une solution d'acide phénique (à 3 0/0) que l'on renouvelle deux fois par jour jusqu'à cicatrisation. Un bandage de ce genre ou le bandage imprégné d'acide phénique cristallisé (de P. Bruns) (2) est le meilleur moyen d'empêcher la pénétration des matières infectieuses.

Il ne faut pas renoncer au bandage de l'ombilic aussitôt que la cicatrisation est accomplie. Comme le nombril se bombe visiblement quand l'enfant crie et tousse, il importe de le protéger et de le maintenir au moins pendant cinq à six semaines. Très souvent on prévient ainsi la hernie ombilicale.

(1) Voir Sænger, in *Centralblatt für Gynækologie*, 1880, p. 146.
(2) Bruns, *Berliner klinische Wochenschrift*, 1880, 9.

*Cheveux et ongles.* — Les productions cornées se forment bien plus rapidement chez les enfants que chez les adultes. On en favorise le développement en les coupant fréquemment ; mais la perte d'azote qui en résulte est, selon Moleschott (1), très considérable.

Cet auteur a calculé que, si l'on coupe ces productions tous les mois, la perte d'azote est de 0,0924 gr. par jour, ou de 11 gr. par an, ce qui correspond environ à 70,0 gr. d'albumine. On devra donc s'opposer à ce que cette opération soit répétée trop fréquemment.

**Habillement de l'enfant.** — La surface de la peau de l'adulte perd, par rayonnement, par conductibilité, et par évaporation de l'eau, plus des trois quarts de la chaleur produite dans le corps. Chez les enfants, la proportion de la chaleur perdue par la peau est vraisemblablement *plus considérable* encore, parce que chez eux la surface de la peau est plus considérable par rapport à la longueur du corps. Mais nous ne possédons pas encore actuellement de mesures exactes à ce sujet.

Le vêtement influe sur les trois modes de perte de la chaleur (2). Le rayonnement est entravé, puisque les rayons de chaleur émanés de la peau commencent par toucher l'étoffe du vêtement et restent, par conséquent longtemps encore au voisinage du corps, en contribuant ainsi à chauffer la couche d'air qui l'entoure. La conductibilité pour la chaleur est diminuée, puisque la chaleur a à parcourir un plus long trajet pour arriver de la peau à l'air extérieur, lorsque le corps est recouvert de vêtements. Et, pour ce qui concerne la perte de

(1) MOLESCHOTT, *Untersuchungen zur Naturlehre des Menschen und der Thiere,* XII, p. 187.

(2) Voir PETTENKOFER, *Ueber die Function der Kleider* in *Zeitschrift für Biologie,* 1865, 1, 180. — POPPER, *Oesterreichische Zeitschrift für praktische Heilkunde,* 1882, XVIII, 15.

chaleur par évaporation d'eau, les vêtements l'augmentent très peu, il est vrai, mais la rendent bien plus uniforme.

Une fonction très importante des vêtements est celle qui consiste à régulariser le mouvement du courant d'air circulant à la surface de la peau, et à empêcher que l'on ne perçoive la sensation de ce mouvement. On obtient ce résultat, quand la vitesse de l'air ne dépasse pas 50 centimètres par seconde. Le rôle des mailles du vêtement est donc de ralentir l'échange entre l'atmosphère et l'air chaud qui entoure le corps.

Il ne serait pas désirable d'arrêter complètement cet échange, car la surface du corps dégage des gaz qu'il est nécessaire d'éloigner.

Les vêtements, selon leur étoffe, leur forme et leur coupe, remplissent différemment leur double fonction de protéger le corps contre une trop considérable ou inégale déperdition de la chaleur, et de régulariser la circulation de l'air entre le corps et l'extérieur.

Les étoffes de laine sont celles qui ont le moindre pouvoir émissif pour la chaleur, ainsi que l'ont montré Coulier (1), Hammond (2) et Krieger (3). Mais à cet égard, la différence entre les diverses étoffes n'est pas très considérable, car si l'on égale à 100 le pouvoir émissif de la laine, celui du coton sera 101, celui de la toile 102, celui de la soie 103,5. De même les diverses étoffes, et en particulier la laine, le lin et le coton, qui sont les plus employées, se comportent d'une façon sensiblement égale en ce qui concerne l'absorption des rayons lumineux du soleil. Mais la couleur de l'étoffe exerce une influence spéciale sur cette absorption.

(1) COULIER, *Oesterlen's Zeitschrift für Hygiene und med. Statistik*, 1860, I, 200.
(2) HAMMOND, *A treatise on hygiene*, etc, 1863.
(3) KRIEGER, *Zeitschrift für Biologie*, 1869, V. 517.

Voici, d'après les recherches de Pettenkofer, les coefficients d'absorption de calorique : pour le blanc 100, le jaune foncé 140, le vert clair 155, le rouge d'Andrinople 165, le vert foncé 168, le bleu clair 198, le noir 208. Par conséquent, les vêtements blancs protègent bien mieux contre l'échauffement par le soleil que les vêtements bleus ou noirs ; c'est du reste ce que l'observation quotidienne a fait reconnaître depuis longtemps.

Les vêtements de soie et de coton sont ceux qui présentent la plus grande conductibilité pour la chaleur, les vêtements de lin offrent moins de conductibilité ; les vêtements de laine, moins encore. Les vêtements de soie et de coton ne retiennent que 3 à 5 0/0 de chaleur, les vêtements de toile en retiennent 5 à 9 0/0, les vêtements de flanelle et de laine épaisse 14 à 31 0/0. Mais ce qui influe sur la conductibilité pour la chaleur, c'est moins l'étoffe elle-même que sa forme, ou plus exactement l'espace qu'elle occupe et sa porosité ; car la flanelle neuve tient plus chaud que la flanelle lavée et par conséquent tassée ; la ouate comprimée tient moins chaud que la ouate neuve. Si la conductibilité pour le chaleur dépendait beaucoup de la matière de l'étoffe, les effets produits ne seraient pas si différents selon que l'étoffe est tendue ou non ; la flanelle tendue ne retient que 14 0/0 de la chaleur, non tendue, elle en retient 29 0/0.

En ce qui concerne la perméabilité pour l'air, elle est maxima dans les étoffes de flanelle et de laine, minima dans les étoffes imperméables pour l'eau. Voici d'après Pettenkofer (1), le volume d'air qui traverse en une minute, sous une pression de 4,5 centimètres cubes d'eau, une surface de 1 centimètre de diamètre, représentée par les étoffes suivantes :

(1) PETTENKOFER, *loc. cit.* et dans : *Beziehungen der Luft zur Kleidung*, 1872, p. 22.

Soie . . . . . . .    4,14 litres d'air,
Toile . . . . . . .    6,03      »
Flanelle . . . . . .  10,41      »

La flanelle assure donc l'aération du corps bien mieux que la toile. Les étoffes humides, c'est-à-dire les étoffes dont les pores sont remplis d'eau au lieu d'air, sont imperméables à l'air.

Le pouvoir hygrométrique de l'étoffe a une grande importance au point de vue sanitaire. Toutes les étoffes empruntent à l'atmosphère une certaine quantité d'eau, tant qu'elles ont elles-mêmes un degré d'humidité inférieur, et elles cèdent de l'eau à l'atmosphère tant qu'elles ont un degré d'humidité supérieur. Néanmoins d'après les déterminations de Pettenkofer, cette propriété est très variable selon la nature des étoffes. La flanelle est susceptible d'absorber bien plus d'humidité que la toile ; cependant celle-ci perd son humidité infiniment plus vite que celle-là ; bref, elle sèche bien plus rapidement. Cette différence est très importante au point de vue sanitaire, car le séchage est accompagné d'une absorption de chaleur.

Les étoffes absorbent aussi des gaz, mais dans une proportion très différente. Selon Stark (1), les étoffes faites de substances animales, par conséquent la flanelle, la soie, en absorbent plus que les étoffes faites de substances végétales. Les étoffes foncées et rugueuses paraissent aussi absorber plus de gaz, retenir les mauvaises odeurs plus longtemps que les étoffes claires.

Les vêtements enfin peuvent être cause de maladies, et il faut grandement tenir compte de cette possibilité. Elle existe quand les vêtements ont une forme inexacte, une coupe vicieuse, quand ils ne s'appliquent pas exactement sur le

(1) STARK, *Philosophical Transactions*, 1883, p. 305.

corps et que par suite ils exercent des compressions locales,
entravent la circulation, la respiration, la perspiration; quand
ils contiennent des substances toxiques que la fabrication
elle-même y a introduites, par exemple de l'arsenic, de l'aniline, du plomb ; quand ils ont absorbé des substances infectieuses, par exemple celles de la fièvre scarlatine, de la rougeole, de la diphthérie, du choléra.

Après cette courte introduction, arrivons à l'habillement
des enfants. Les étoffes que l'on emploie principalement sont
en *toile*, en *flanelle* et en *laine*, ainsi qu'en *coton* ; j'en ai déjà
indiqué les propriétés qui nous intéressent. Les vêtements
faits avec ces étoffes doivent répondre à la constitution, au
sexe et à l'âge de l'enfant, à son pouvoir régulateur de la chaleur, à la nature de sa peau, à ses mouvements ; ainsi seulement ils satisferont aux exigences de l'hygiène.

Le vêtement du nouveau-né et du nourrisson doit lui tenir suffisamment chaud, il doit être *sec* ; il faut qu'il ne soit
pas *serré*, qu'il n'irrite pas la peau, si délicate, qu'il ne gêne
pas la respiration, la circulation, les mouvements ; il faut
qu'on puisse le mettre et l'ôter facilement, qu'il soit attaché
avec des boutons et des cordons, et point avec des *épin-
gles*. Il se compose, pour les premières semaines, d'une chemise de toile très douce, descendant jusqu'à la région du
bas-ventre, d'un lange de toile, triangulaire pour les reins, les
parties sexuelles et le haut des cuisses, d'un lange carré en
*flanelle* pour envelopper le tronc et les jambes, d'un petit
*gilet de flanelle* à manches et parfois d'un bonnet de toile. On
n'a pas besoin de cordon pour emmailloter ; il suffit, en laissant les bras libres, de serrer modérément le lange de flanelle, autour du tronc, de manière à le soutenir un peu ; on
remonte ensuite en arrière la partie qui dépasse les pieds.
Sans être trop serré, le maillot ne doit pas être trop lâche.

En Angleterre on met à l'enfant aussitôt après la naissance une petite robe qui laisse les pieds complètement libres. Il en résulte que, surtout quand l'enfant se mouille, les pieds et le bas-ventre se refroidissent. Mais si l'on fait passer le lange de flanelle sous les pieds et si on le fait remonter par derrière, la liberté de mouvement des pieds n'est pas entravée et l'enfant est garanti contre le refroidissement.

Il n'est pas nécessaire de couvrir la tête, tant que l'enfant se trouve dans la chambre, mais cela est indispensable pendant la saison froide, quand on l'expose à l'air. On la couvre alors avec un *bonnet à jour*. L'enfant doit rester vêtu comme je viens de le décrire, jusqu'à ce qu'il ait 2 mois 1/2 ou 3 mois ; il faut alors effectuer les modifications suivantes :

On allonge la chemise jusqu'au milieu de la cuisse ; on met à l'enfant des bas de laine écrue, montant jusqu'aux genoux, mais on ne les y fixe point par une jarretière ; on lui met ensuite des chaussons en tricot de laine. On passe sur la chemise un gilet de flanelle, auquel est fixé par des boutons un jupon dépassant les pieds, on passe ensuite sur le gilet de flanelle et sur le jupon une longue robe dépassant de beaucoup les pieds. Enfin on dispose, autour de l'aîne, de la cuisse et des parties sexuelles, un lange de toile, triangulaire, dont on fait remonter en avant le bout inférieur pour le fixer à la hauteur du bas-ventre.

Il y a un nouveau changement à effectuer, lorsque l'enfant commence à se *tenir debout* et à essayer de marcher. Il faut alors raccourcir un peu le jupon, beaucoup la jupe, de manière à dégager les pieds. On remplace les chaussons en tricot de laine par des souliers de cuir souple. En outre, c'est le moment de remplacer les langes par des pantalons de fine toile, du moins pour les enfants déjà accoutumés à la propreté.

Il est absolument nécessaire de faire en sorte que les vêtements ne restent jamais longtemps *humides*. Il est indispensable également que les enfants soient tenus avec une propreté parfaite. Toute saleté vicie l'air qui les entoure et
produit ainsi des troubles de la santé.

Dès la fin de la 3ᵉ ou le commencement de la 4ᵉ année,
il devient opportun d'habiller différemment les garçons et les
filles. Étoffe, forme et coupe comme pour les adultes. Le
vêtement devra toujours être fait de manière à réchauffer
suffisamment, sans exercer aucune action nuisible : voilà
toujours le premier principe. C'est une grande absurdité, bien
fréquente du reste, que de ne tenir compte ni du climat, ni
des saisons. Il ne faut ni endurcir les enfants d'une façon
exagérée, ni les amollir. Ces deux abus sont nuisibles ; ils
n'en sont pas moins fréquents. On suit la mode même dans
ses errements les plus fous. Il est absurde, sous notre climat,
de laisser les enfants aller, *les mollets, le haut de la poitrine et
les bras nus* ; le refroidissement sur une si grande surface est
trop considérable pour qu'il n'en résulte pas quelque dom-
mage. Il est absurde, d'autre part, d'habiller les enfants, trop
chaudement, surtout de leur trop couvrir le cou et la tête.

### Pièces d'habillement spéciales aux enfants, à partir de leur quatrième année.

1. *Chemise*. — Étant données les propriétés de la laine,
telles que je viens de les indiquer, on conçoit que la chemise
*de flanelle* soit la plus hygiénique, surtout pour les enfants
de 4 ans et au-dessus, car ils se meuvent plus vivement et la
perspiration chez eux est plus considérable. C'est un préjugé que de considérer le port de la flanelle sur la peau comme
une preuve de mollesse ; en réalité, la flanelle ainsi portée

favorise la circulation de l'air et l'évaporation à la surface de la peau.

Il est vrai qu'au commencement les chemises de flanelle sont désagréables à la peau délicate des enfants ; il est vrai aussi qu'elles se rétrécissent au lavage et qu'elles sont chères ; mais elles préviennent nombre de maladies, surtout les maladies des voies respiratoires et les douleurs rhumatismales ; l'emploi de ces chemises devrait donc être plus répandu. Elles sont indispensables pour les enfants à *constitution vulnérable*, enclins aux catarrhes du larynx et des bronches ; car dans les cas de ce genre, on ne peut guère sans elles empêcher les rechûtes, fortifier la constitution. Et à cet égard elles sont très efficaces ; je l'ai constaté moi-même sur mon fils aîné. Dans sa deuxième et sa troisième année il souffrit d'une laryngite et d'une bronchite qui reparaissaient sous l'influence de changements de température insignifiants. A partir du jour où on lui mit une chemise de flanelle au lieu de sa chemise de toile, les maladies des organes respiratoires ne reparurent plus ; depuis cette époque, il n'a presque jamais toussé ; il est maintenant grand et fort.

Il y a encore une excellente étoffe pour chemises : c'est la *vigogne* de Herbest (1), qui consiste en un tissu à peu près mi-laine, mi-coton, plus léger que la flanelle, plus souple même, irritant moins la peau, facile à laver et ne se rétrécissant pas au lavage.

Comme les bonnes étoffes de *coton* perdent moins vite l'humidité que la toile, les premières sont préférables pour les chemises. Les *chemises de toile*, au point de vue hygiénique, occupent donc le dernier rang ; la seule supériorité qu'elles aient sur les chemises de flanelle est d'être plus faciles à laver.

(1) Voir ROTH et LEX, *Militærgesundheitspflege*, III, p. 83.

Quelque soit, du reste, le genre de chemises que l'on porte, il faut la changer le soir, pour une chemise de nuit propre, et l'exposer à l'air jusqu'au lendemain.

2. *Pantalons.* — Les pantalons doivent être aisés au genou et sur les hanches ; ils seront soutenus par des bretelles. Les courroies compriment les organes du bas-ventre, prédisposent aux hernies et à la transpiration abdominale. Les bretelles ne doivent pas être trop étroites ; elles doivent être sans bande transversale en avant, car cette bande gêne les mouvements de la cage thoracique et ne sert absolument à rien.

*Caleçons.* — En coton léger, pour l'été ; en flanelle pour l'hiver. Ils contribuent largement à maintenir la propreté du corps ; on ne saurait trop les recommander à ce point de vue.

3. *Gilet et veste ou robe.* — Ces vêtements doivent être suffisamment amples pour ne pas gêner les mouvements des bras ; ils ne doivent pas entraver la circulation du sang (surtout dans les vaisseaux du bras) ni la respiration. La blouse est très commode pour l'été ; elle l'est même pour l'hiver, mais il faut que l'étoffe soit convenablement choisie. Elle assure complètement la liberté des mouvements, celle de la respiration et protège au moins autant que la robe.

4. *Coiffure.* — La coiffure doit protéger contre le froid, l'humidité, les rayons solaires et la lumière trop vive ; elle ne doit pas être chaude, ni serrer, ni enfermer la tête hermétiquement. Une coiffure qui remplit ces conditions est bonne au point de vue hygiénique. La meilleure casquette est une légère casquette de drap, non ouatée, avec une visière de cuir, suffisamment large. Il est dangereux d'exposer les enfants au soleil, sans coiffure, car il peut se produire une hyperhémie cérébrale.

5. *Manière de protéger le cou.* — Les vaisseaux du cou ne doivent pas être comprimés, même quand la tête est penchée ; en outre, il ne faut pas que l'enfant ait trop chaud au cou. C'est surtout pour la jeunesse des écoles qu'il faut tenir à la première condition, car la position qu'on prend pour écrire, gêne elle-même la circulation du sang dans les vaisseaux de la tête et du cou. Les enfants se développant vite, très souvent leurs cols de chemise deviennent trop étroits : il faut avoir égard à cette circonstance dans la coupe des chemises.

Il faut prescrire absolument les *cravates*, car elles sont très sujettes à gêner la circulation lorsque l'enfant écrit.

6. *Bas et chaussures.* — Les bas sont destinés à protéger contre le froid le pied et l'extrémité inférieure de la jambe, à garantir le pied contre le frottement de la chaussure, les pressions, à le tenir propre. Les bas en tricot de laine ou en étoffe de Herbert, répondent incontestablement à ces désiderata ; ils tiennent plus chaud que les bas en coton ; avec ceux-ci, les enfants sont bien plus sujets aux engelures ; ils sont même exposés à la congélation complète des doigts de pied et du talon. D'autre part les bas de laine sont bien plus perméables aux gaz de la perspiration, ce qui est si important pour le pied, et ils absorbent mieux la sueur. Il est donc absolument nécessaire, pour cette dernière raison, de changer très souvent et de bien laver les bas des enfants.

Pettenkofer [1] a calculé que, l'évaporation de l'humidité contenue dans 44 grammes de laine, exige autant de chaleur qu'il en faut pour porter à l'ébullition une demi-livre d'eau prise à 0° ou pour faire fondre une demi-livre de glace. Il ajoute : « quelque indifférentes que soient beaucoup de personnes à l'égard de l'humidité des pieds, elles se révolteraient si l'on voulait se servir de leurs pieds pour chauffer une

[1] PETTENKOFER, *Zeitschrift für Biologie*, 1865, p. 198.

quantité d'eau, égale à celle que le froid résultant de l'évaporation de cette humidité peut refroidir ou pour fondre une
quantité de glace équivalente ».

Il faut, dans l'hygiène des enfants, tenir grand compte de
cette réflexion, car, bien plus souvent que les adultes, les
enfants ont les pieds humides, et ils ne sont pas moins sensibles au refroidissement.

Starcke (1) fait justement observer que les bas, par leur
forme à la pointe, peuvent refouler le gros orteil vers les autres doigts de pied.

On reconnait très facilement, chez les nourrissons, la déviation interne, physiologique du gros orteil. Les bas, termi-
nés en entonnoir, comme ils le sont généralement, le font
dévier dans le sens opposé en déformant le pied. Starcke
donne un moyen de prévenir cet inconvénient : il faudrait, en
tricotant les bas, leur donner la longueur exacte du pied,
et à partir du moment où l'on arrive au niveau de l'éminence
inférieure du gros orteil diminuer à chaque tour, du côté du
petit doigt.

Il faut veiller très attentivement à la *chaussure* pour l'enfant,
plus encore que pour l'adulte, car, chez celui-là le pied est
plus délicat, plus flexible, il change de forme constamment,
par l'effet de la croissance, et la déformation des pieds,
généralement produite dans la jeunesse, par une mauvaise
manière de les chausser, est irrémédiable.

La chaussure peut être trop large et frotter sur le pied ;
généralement elle est plutôt trop étroite, et elle comprime
le pied, entravé la perspiration, gêne la croissance, elle
peut être trop courte, ce qui empêche également la croissance des doigts et les force à prendre une position forcée,

(1) STARCKE, Misstsaltung der Füsse durch unzweckmæssige Bekleidung in
*Volkmann's Sammlung*, 194, p. 1602.

à se recourber par en haut, difformité qui s'accentue encore quand l'enfant descend sur un plan incliné (escalier). Quand la chaussure a une forme vicieuse, elle peut comprimer le bord interne du gros orteil, ce qui produit le pied plat. Très souvent aussi la chaussure usée sur le côté ou tournée produit le même effet.

Fréquemment la pression de l'empeigne, quand la semelle est trop étroite, produit une déviation des doigts du pied, le gros orteil est refoulé vers les autres, tandis que le petit doigt est refoulé en sens contraire, sous le quatrième doigt. En même temps, l'ongle du gros orteil entre dans la chair ; l'épiderme du renflement inférieur du gros orteil, celui du bord externe du petit doigt et celui des articulations du petit doigt deviennent calleux

Quand les *talons* sont trop élevés, le bout du pied est poussé contre la chaussure, et d'autre part le corps tout entier, la colonne vertébrale et le bassin prennent une attitude anormale.

La chaussure est parfaite au point de vue hygiénique (1) lorsqu'elle protège le pied contre l'humidité et le froid, la plante du pied contre les inégalités du sol ; lorsqu'elle n'entrave ni la circulation du sang, ni la perspiration, lorsqu'elle ne comprime pas les nerfs et qu'elle ne gêne pas les modifications qui se produisent pendant la marche, dans la forme du pied. Elles consistent en ce que le pied posé est plus plat que le pied en l'air, et qu'il est simultanément plus long (de 1/12 à 1/10) et plus large (de 1/10 à 1/9).

Pour faire une chaussure convenant bien au pied, il faut avant tout que la semelle soit bien coupée. Elle ne l'est que

---

(1) Voir STANCKE, *Der naturgemæsse Stiefel*, 1880. — GUNTHER, *Bau des menschlichen Fusses und dessen zweckmæssige Bekleidung*, 1863. — MEYER, *Die richtige Gestalt der Schuhe*, Zürich, 1858, 1874.

dans le cas où une ligne tracée parallèlement à la partie antérieure du bord interne de la semelle, et à une distance égale à la moitié de la largeur du gros orteil, irait si on la prolongeait en arrière, passer par le centre du talon. Starcke recommande que l'on se place, à cet effet, sur une table et que l'on pose le pied sur une feuille de papier. La personne qui prend les mesures doit alors dessiner les contours au moyen d'un appareil mesureur de Erhardt ou d'un crayon fendu verticalement.

Pour déterminer la longueur, il ne suffit pas de prendre la distance du talon au bout du gros orteil, car pendant la marche celui-ci s'allonge. Il faut ajouter à la longueur de la plante du pied la hauteur de l'extrémité libre de gros orteil; il faut en faire autant pour tous les individus dans la période de croissance.

On mesurera la largeur au cou-de-pied au moyen d'un mètre en ruban modérément tendu. La chaussure ne doit pas être trop large au cou-de-pied.

Il faut prendre également la largeur de la région de la cheville et la distance de la cheville au sol.

Il faut préparer la forme d'après ces mesures et d'après une chaussure déjà portée.

On ne peut pas faire sur les mêmes mesures la chaussure pour le pied droit et pour le pied gauche, car ils ne sont pas absolument pareils. Le médecin doit interdire de porter *alternativement* un soulier ou une bottine au pied gauche et au pied droit.

On ne peut pas affirmer, qu'en Allemagne, à la campagne, l'habillement des jeunes filles soit antihygiénique, mais on peut dire qu'il l'est devenu dans beaucoup de classes de la société, par inintelligence, par vanité, et sous l'influence de la mode. Pour un grand nombre de jeunes filles, il ne satis-

fait que très imparfaitement, du moins pendant la plus grande
partie de l'année, aux desiderata que l'on est en droit de formuler : régulariser l'action de la chaleur entre le corps et le
milieu ambiant, ce qui est le véritable but de l'habillement.
En outre on voit, avec une extrême fréquence, des vêtements
qui entravent la respiration, la circulation, le développement
normal de l'organisme ou de ses diverses parties.

Ces deux genres de défauts sont très graves, parce que
les filles sont plus sensibles que les garçons, parce qu'elles
réagissent davantage sous l'influence des différences de température, parce que la nature de leurs vêtements se prête à
entraver excessivement la respiration et la circulation et
parce que la perturbation du développement s'adresse surtout aux organes qui ont une importance considérable pour
la destination physiologique de la femme. Voilà pourquoi la
question de l'habillement des jeunes filles devrait être envisagée très sérieusement.

Ce qui paraît surtout nécessaire, eu égard à notre climat,
c'est que les jeunes filles, riches ou pauvres, portent des *pantalons*. Ils ne doivent pas être un objet de mode, mais une
pièce d'habillement servant à tenir chaud au corps ; ils doivent donc s'étendre loin en arrière, être aussi justes que possible par en bas ; on les fera en vigogne ou en flanelle, pour
l'hiver, en toile ou en shirting, pour l'été.

Il est nécessaire que l'habillement monte par en haut jusqu'au bas du cou, et qu'il ne laisse pas complètement à décou-
vert, ce qui a lieu si souvent, la partie supérieure de la poitrine. Pour remplir ses fonctions, il ne doit pas se terminer
au genou, mais il faut qu'il descende jusqu'à la cheville et
qu'il soit pourvu de manches descendant jusque près du poignet. L'étoffe doit être appropriée à la saison.

Il ne faut jamais tolérer le *corset* pendant la jeunesse. Il

peut gêner considérablement le développement des jeunes
filles, précisément à l'époque où elles commencent à le mettre, c'est-à-dire entre la douzième et la treizième année. La
périphérie de la poitrine commence alors à croître notablement ; c'est donc à l'époque où le thorax supporte le moins
une contrainte. Le corset, d'autre part, presse sur les organes du bas-ventre, il en trouble le développement normal et
il gêne la circulation ; ces deux inconvénients peuvent devenir très dangereux à l'approche de la puberté. Pendant toute
l'enfance, le corset doit être remplacé par le corsage ; celui-ci
sera en tricot de coton, à tours de mailles verticaux ; il est
alors élastique, ne trouble pas la perspiration, ni la respiration, et il est très commode pour soutenir le pantalon et les
jupes.

Les bas des filles doivent être en *laine*, au moins pendant
toute la saison froide et ce pour les raisons que j'ai mentionnées plusieurs fois. Les *jarretières* doivent être larges ; la
fermeture au moyen de boutons est la meilleure. Quand elles
serrent, elles troublent la circulation et peuvent produire les
varices.

Pour ce qui concerne la *chaussure*, celle des jeunes filles a
besoin d'être incessamment surveillée. Il faut tenir compte de
toutes les considérations exposées plus haut ; on doit exiger
surtout que la semelle soit suffisamment épaisse, que l'empeigne soit souple, que le talon soit large et bas

# L'Hygiène de l'habitation.

J'ai déjà insisté à maintes reprises sur l'importance de l'habitation dans l'hygiène des enfants. Je vais parler des conditions hygiéniques que l'on doit réaliser dans les locaux destinés à la jeunesse.

La salubrité d'un logement dépend de la pureté ou de l'impureté de l'air qu'il renferme ; elle dépend du degré d'humidité de la température, de la quantité et de la nature de l'éclairage naturel ; elle dépend du sous-sol sur lequel repose la maison ; elle dépend enfin de la salubrité du milieu.

La pureté ou l'impureté de l'air des habitations dépend de diverses conditions :

1° De la plus ou moins grande viciation produite par la respiration des habitants, par l'éclairage artificiel, par les émanations des cuisines et lieux d'aisances, par la poussière des meubles, des vêtements, etc.

2° De la nature et de la quantité de l'air venant du sous-sol.

3° De la ventilation naturelle et de la ventilation artificielle.

4° De l'effet bienfaisant que peuvent exercer les rayons solaires.

Ce qu'il y a lieu de considérer d'abord, c'est la quantité d'*acide carbonique* ; elle est maxima dans le sous-sol, à cause de l'accumulation de l'air de l'habitation et de l'air du sol (1) ; si la ventilation est abondante, il y a seulement un peu plus de ce gaz aux étages supérieurs que dans l'air extérieur. Mais ce qui importe pour l'hygiène des enfants,

(1) Forster, *Zeitschrift für Biologie*, XI, p. 372.

c'est de tenir compte d'un fait intéressant : ils exhalent *beaucoup plus* d'acide carbonique que les adultes. On donnera donc aux enfants une quantité d'air respirable proportionnellement plus grande. Je parlerai plus loin de la ventilation qu'il faut établir.

La quantité de *substances organiques* qui se trouve dans l'air des habitations est ordinairement proportionnelle à la quantité d'acide carbonique, car elle provient en grande partie des mêmes sources que ce gaz, c'est-à-dire de la respiration cutanée et de la respiration pulmonaire. Des causes particulières peuvent augmenter considérablement la quantité de matières organiques. Ce sont par exemple la présence de substances putrescibles dans la maison, et comme je l'ai souvent constaté, le lavage des planchers non cirés, avec de l'eau ou avec des torchons mouillés (2). Les locaux *sombres* renferment plus de substances organiques que les locaux *clairs*.

Quant aux parcelles de poussières végétales et minérales des habitations, l'air extérieur en fournit une partie, et celle-ci entre par les fenêtres, les portes, les fissures ; l'autre partie se produit à l'intérieur même, par l'usure des meubles, quand on les remue ou quand on les ferme violemment, ainsi que par l'usure des vêtements, dont les fibres se détachent peu à peu.

Des gaz putrides peuvent se mélanger à l'air intérieur ; ils émanent des déjections humaines, des lieux d'aisance et de leurs conduites, des éviers, des linges sales.

Quand on tient les fenêtres fermées, on ne trouve aucune trace d'*ozone* dans l'air des appartements.

Le *degré d'humidité* des appartements est, incomparable-

_____

(2) L'essai a été fait avant le lavage et 3 heures après, au moyen de permanganate de potasse.

ment plus constant que celui de l'air extérieur; il est régularisé par les meubles ainsi que par les murailles.

Dans ma chambre qui est située au premier étage et qu'on a soin de bien aérer, la teneur de l'air en humidité ne varie qu'entre 40° et 66°; ce n'est que quand on chauffe très fort, en hiver, et que l'atmosphère extérieure est très sèche, qu'elle descend au-dessous de 40°.

Le sous-sol est plus humide que tout le reste de la maison. Dans mon habitation, une chambre du sous-sol, plancheyée, a rarement moins de 56°, en moyenne pour toute l'année 69,5°; une chambre adjacente, celle-ci carrelée n'a pas souvent moins de 70°, en moyenne 77,5°. De deux chambres situées à un même étage, toutes conditions étant égales d'ailleurs, celle située au Nord est plus humide que celle située à l'Est; dans ma maison, la proportion entre les moyennes annuelles est de 58 : 53.

La *température* du logement dépend, en premier lieu, de celle des murailles, laquelle à son tour est influencée par la température de l'air et par le rayonnement du soleil; la température du logement dépend aussi de la température de l'air qui afflue, des sources de chaleur dans la maison et de la ventilation. Les logements des mansardes sont ceux dont la température se rapproche le plus de celle de l'air extérieur; les logements des sous-sols sont ceux dont la température en diffère le plus.

La température de l'air intérieur pendant la saison chaude a une importance particulière pour l'hygiène de l'enfant. L'échauffement des murailles par les rayons solaires est alors considérable parce qu'il dure une grande partie de la journée et parce que l'inclinaison des rayons se rapproche davantage de la verticale.

26

Flugge (1) a trouvé jusqu'à 37° C. sur la muraille extérieure, dans des conditions peu favorables ; moi-même dans l'été de 1879, j'ai observé 41°,5 C. et le 22 juin 1881, à 2 h. 1/4 de l'après-midi 44°5 C.

Les murailles échauffées absorbent lentement la chaleur et la cèdent avec la même lenteur, mais d'une façon constante, à l'air intérieur ; elles font fonction de récipients de chaleur, de poëles. Elles atteignent leur plus haute température assez tard dans l'après-midi, leur plus basse température vers 7 heures du matin. La courbe entre les points extrêmes ne présente d'irrégularités, de sauts, que quand il survient de forts refroidissements, surtout sous l'influence des pluies.

D'autre part, il faut tenir grand compte de l'échauffement du toit ; il peut être très considérable lorsque l'angle d'incidence des rayons est favorable et lorsque le toit est de couleur sombre, ce qui a lieu par exemple quand le toit est en carton. L'échauffement du toit a une grande influence sur la température des étages supérieurs.

La température des logements est elle-même très variable en été. C'est dans les chambres mansardées situées au Midi, et en général dans les chambres des étages supérieurs, qu'elle est la plus élevée. C'est dans les chambres des sous-sols, exposées au Nord qu'elle est la plus basse. J'ai observé jusqu'à 38° dans les étages élevés, exposés au Midi ; dans les chambres de sous-sols exposées au Nord, je n'ai pas observé plus de 19,8° C. C'est encore dans les mansardes, et notamment dans leurs chambres exposées au Midi que j'ai observé les plus grandes oscillations diurnes ; il se produit, en 12 heures, des différences de 14 à 15°, déterminées par la faible épaisseur des parois et du toit, qui laissent plus facilement passer la chaleur, et qui amènent un refroidissement

(1) Flugge, *Beiträge zur Hygiene*, 1879.

plus rapide, par exemple en temps de pluie. Dans les sous-sols, les oscillations sont infiniment moins sensibles ; du matin au soir, elles dépassent rarement 2° C. Les autres étages présentent des températures intermédiaires ; celle de l'étage supérieur dépendant essentiellement de l'échauffement du toit et celle du sous-sol dépendant de la température des autres étages, la température des étages intermédiaires fournit une idée plus exacte du climat du logement pendant l'été ; il ne faut pas perdre de vue que la température du rez-de-chaussée est influencée par la fraîcheur du sous-sol, et celle du deuxième étage par la chaleur des étages supérieurs.

La chaleur la plus forte que j'aie observée dans une chambre de sous-sol exposée au Midi a été de 27,5° ; dans une chambre exposée au Nord, la chaleur extrême observée par moi a été de 24,0° C. seulement. La chaleur maxima dans une chambre du premier étage exposée au Midi a été de 28,2° C. ; dans une chambre exposée au Nord, 24,6° C.

Voici en *degrés Réaumur* la température que j'ai observée dans ma maison exposée au midi, le 28 juin 1879 :

8 heures du matin (temps clair) dans le sous-sol, 14,5 ; au rez-de-chaussée, 19,5 ; au 1er étage, 19,7 ; mansarde, 24,4 ; air extérieur, 19,8.

5 heures de l'après-midi, dans le sous-sol, 15,2 ; au rez-de-chaussée, 21,8 ; au 1er étage, 22,5 ; mansarde, 30,7 ; air extérieur, 25,0 (au soleil, 36,2).

9 heures du soir (après un orage), dans le sous-sol, 15,5 ; au rez-de-chaussée) 21,7 ; au 1er étage, 22,1 ; mansarde, 24,6 ; air extérieur, 18,2.

Le 29 juin 1879 (ciel ouvert) 8 heures du matin, dans le sous-sol, 15,2 ; au rez-de-chaussée, 21,6 ; au 1er étage, 21,8 ; mansarde, 20,2 ; air extérieur, 16,5.

5 heures de l'après-midi, dans le sous-sol, 15,1 ; au rez-de-chaussée, 22,0 ; au 1er étage, 22,0 ; mansarde, 24,0 ; air extérieur, 0.

Le 30 juin 1879 (ciel couvert) 8 heures du matin, dans le sous-sol, 14,6 ; au rez-de-chaussée, 20,9 ; au 1er étage, 21,3 ; mansarde, 20, 8 ; air extérieur, 17,3.

5 heures de l'après-midi, dans le sous-sol, 14,5 ; au rez-de-chaussée, 21, 4 ; au 1er étage, 22, mansarde, 22,4 ; air extérieur, 0.

On voit d'après ce tableau, que la température est à
peu près constante dans les logements du rez-de-chaussée et
du premier étage et qu'elle est à peine influencée par le refroidissement qui a eu lieu, mais que dans la mansarde ce
refroidissement se fait sentir aussitôt.

Du reste, je l'ai déjà dit, la température des logements,
pendant l'été est surtout modifiée par la ventilation plus ou
moins forte.

Quand on ouvre les portes et les fenêtres, tardivement dans
la soirée, après le coucher du soleil, quand l'air fraîchit, un
refroidissement très considérable et assez persistant se produit au premier étage et dans les mansardes, aux murs
minces; le refroidissement est moins sensible au rez-de-
chaussée, et surtout il dure moins longtemps. (Ce mode de
ventilation est fort nécesssaire et on ne saurait trop insister
sur la nécessité de le pratiquer ; le refroidissement naturel
est très faible en été, parce que les différences de température entre l'air extérieur et l'air intérieur ne sont pas considérables).

Le premier effet de la *lumière solaire* sur les logements,
est de diminuer la quantité de matières organiques qu'ils contiennent ; cet effet est produit par l'action chimique des
rayons solaires. On sait que les substances de mauvaise
odeur, provenant de la respiration cutanée et de la respiration pulmonaire persistent plus longtemps dans les logements exposés au nord et mal éclairés. Mais en outre le
soleil dessèche les murs et les rend ainsi plus aptes à aider
la ventilation.

Le sol influe sur la salubrité de la maison, non seulement
par sa température, mais encore par son degré d'humidité,
ainsi que par la nature de l'air qui s'en dégage en entraînant
ou des émanations, ou des germes organisés ; cet air du sol,

en effet, s'échange constamment avec l'air du logement. Cette influence s'exerce d'abord et surtout sur les locaux des étages inférieurs, mais on peut la reconnaître plus ou moins nettement jusqu'aux étages supérieurs.

Vu la grande sensibilité de l'organisme de l'enfant, on devrait choisir pour la jeunesse les chambres les plus salubres de la maison. Celles qui leur sont le plus défavorables sont le sous-sol, dont l'air est plus humide, plus chargé d'acide carbonique, et où la lumière est moins abondante, l'étage le plus élevé, la mansarde avec sa température variable, bien trop élevée par moments; celles qui leur sont le plus favorables sont l'entre-sol et le premier étage, sur ses côtés sud, est et ouest. On doit proscrire absolument pour les enfants les logements sur cour, à cause du manque d'air pur et de lumière.

Le local où séjourne le nouveau-né doit d'abord être salubre d'une façon générale ; ensuite il doit avoir quelques ualités particulières. Il faut avant tout protéger suffisamment *la vue*, qui est très sensible, et *l'ouïe* qui ne l'est pas moins.

Il faut, à cet effet, dans les quatorze premiers jours n'admettre la lumière que dans une mesure restreinte ; il faut immédiatement après la naissance, que la chambre soit presque sombre ; on ne diminuera l'obscurité que de jour en jour. Il faut avoir également soin d'éviter les bruits violents. L'ouïe, à la vérité, est incomplète dans les premiers jours, mais elle se développe très rapidement et toute excitation violente de ce sens peut avoir de graves conséquences, vu la délicatesse de l'organisme infantile. La température du local en question ne doit pas être inférieure à 19° ou 20°, mais elle ne doit pas être beaucoup plus élevée. Il ne faut pas négliger de bien aérer.

Le local où séjournent les nourrissons plus âgés et les

enfants depuis la 2ᵉ jusqu'à la 5ᵉ année doit avant tout avoir beaucoup de lumière. La lumière ne nuit pas aux yeux, pourvu que l'on évite les rayons solaires directs ; en outre, elle purifie l'air intérieur et favorise tous les phénomènes de l'assimilation.

Déjà Milne-Edwards (1) avait trouvé que l'absence de la lumière ralentit notablement la croissance chez les animaux qui se développent dans l'eau. Moleschott, (2) d'autre part, a montré que la lumière favorise l'assimilation, relève la santé générale, augmente l'absorption d'oxygène, ainsi que l'élimination d'acide carbonique, et cette observation a été confirmée par de nombreux auteurs, tels que Béclard (3), Pott (4), Selmi et Piacentini (5), Pflüger et Platen (6). On a constaté que l'augmentation de la quantité d'acide carbonique éliminée est plus considérable quand la lumière touche la peau et les yeux que quand la lumière touche seulement la peau.

D'autre part, des expériences faites avec des animaux qu'on avait aveuglés ont prouvé que la lumière excite l'assimilation, même directement, sans l'intervention des yeux.

Moleschott a trouvé que, sous l'influence de la lumière, des tissus, surtout des muscles, même séparés du corps fournissent plus d'acide carbonique que dans l'obscurité. Selon lui la lumière violette bleu et la lumière rouge n'augmentent pas dans la même mesure la quantité d'acide car-

---

(1) Milne-Edwards, d'après *Gesundheit*. 1880. nᵒ 12.

(2) Moleschott, in *Wiener medicinische Wochenschrift*. 1853. 161. 1865. 681. — Moleschott et Fubini, *Untersuchungen zur Naturlehre des Menschen und der Thiere*, XII.

(3) Béclard, *Comptes rendus*. XLVI. 441.

(4) Pott, *Untersuchungen über die Mengenverhaeltnisse durch Respiration und Perspiration ausgeschiedener Kohlensaure*. 1875.

(5) Selmi et Piacentini, *Rendiconti dell' institutio Lombardo*. 1870. III. p. 51.

(6) Pfluger et Platen, *Arch. f. d. g. Physiologie*. 1875. p. 263.

bonique éliminée soit par les oiseaux, soit par les mammifères ; la première de ces lumières est à cet égard bien plus
active que la seconde. Les rayons chimiques favorisent donc
l'assimilation bien plus énergiquement que les rayons solaires.

Il existe enfin une intéressante observation de Demme,
d'après laquelle le séjour dans des locaux sombres produit
chez les petits enfants une *diminution de température*, allant
jusqu'à 0, 5. C. Ce sont là des indications d'un très grand
intérêt pour l'hygiéniste, d'autant plus que dans la pratique,
on a depuis longtemps reconnu l'importance de la lumière
pour la prospérité de l'organisme humain, surtout de l'organisme infantile.

Tous les médecins savent que les enfants se développent
mal dans les locaux qui ne reçoivent pas assez de lumière,
dans les logements qui donnent sur des cours, dans les sous-
sols ; ils savent que ces enfants sont pâles, anémiques et souvent atteints de *scrofule*. Or, d'après ce que l'on admet généralement, cette dernière maladie est produite principalement par
un ralentissement de l'assimilation. Ainsi l'observation clinique et l'expérimentation aboutissent aux mêmes résultats.

La chambre ne doit pas seulement être claire ; elle doit
aussi contenir de l'air *pur* ; ce qui est pour les enfants, encore
plus que pour les adultes, la condition fondamentale pour
rester en bonne santé. Les enfants ne doivent donc pas dormir dans les chambres où ils se tiennent pendant la journée ;
il ne faut pas faire sécher le linge et le vêtement des enfants
dans leur chambre à coucher ; il ne faut pas y conserver le
linge sale.

J'ai cité plus haut une observation recueillie par Peters
à l'établissement hospitalier de Bonn où une épidémie
de diarrhée avait été causée par l'habitude de faire sé-

cher les effets des enfants dans les chambres ; cette observation montre les grands dangers que l'impureté de l'air peut faire courir à la santé des enfants. Il va de soi qu'il faut avoir soin d'enlever aussi vite que possible leurs évacuations des chambres où ils séjournent. Il est indispensable de renouveler l'air très souvent en ouvrant les portes et les fenêtres.

Le plancher de la chambre d'enfants doit être enduit d'une *peinture à l'huile* ; c'est le meilleur moyen d'empêcher l'humidité d'y pénétrer, de faciliter l'enlèvement de la poussière et de la saleté. Souvent on le recouvre de tapis, pour que les enfants sentent moins le froid et soient moins exposés à se blesser.

Les murs doivent être de couleur *bleue* ou *verte*, ces couleurs étant celles que l'œil supporte le plus facilement ; ils ne doivent jamais avoir d'arêtes saillantes. La température de la chambre d'enfants pendant la saison froide, doit être de 15° R. = 19° C. Le meilleur moyen de produire cette chaleur dans les chambres d'enfants est l'emploi des *poëles de faïence,* qui chauffent plus uniformément et auxquels les enfants ne se brûlent pas aussi facilement qu'aux *poëles de fonte.* Ces derniers, pour des raisons que j'exposerai plus tard, doivent être bannis des maisons, ou tout au moins ils doivent être entourés d'un grillage pour que les enfants ne courent pas le risque de se blesser à leurs arêtes ou de se brûler sur leurs surfaces chaudes.

Pour abaisser la température des chambres pendant la saison chaude, on laissera ouvert du soir au matin, ensuite on abaissera les stores ou les jalousies. Un excellent moyen de refroidir les mansardes, quand on peut l'employer, c'est d'arroser le toit avec de l'eau.

Pour prévenir des accidents, il faudra que les fenêtres ne

descendent point trop bas et qu'elles ne puissent point être ouvertes par les enfants eux-mêmes.

On éclairera au moyen de *lampes suspendues*. On y brûlera de l'huile ; c'est la matière dont la combustion laisse dans l'air le moins de produits nuisibles, pourvu que la lampe soit bien construite. Quant au gaz, il dessèche trop l'air et souvent il renferme des mélanges qui corrompent l'air.

La chambre d'enfants ne doit avoir que peu de meubles, afin de ne pas diminuer la quantité d'air, et pour éviter que les enfants n'aient l'occasion de se blesser aux coins et aux arêtes. On permettra les chaises d'enfants. Elles doivent être construites de telle sorte que les pieds puissent poser à terre ; s'ils étaient pendants, l'enfant se fatiguerait. La tablette antérieure de ces chaises doit être à une hauteur convenable pour que l'enfant, ayant son jouet devant lui, se tienne droit. Quand elle est trop basse, l'enfant se courbe ; quand elle est trop élevée, il est obligé de mettre le jouet plus près de ses yeux, ce qui peut devenir nuisible. La chaise naturellement doit reposer solidement sur ses pieds, de façon à ne pas être renversée par les mouvements brusques de l'enfant ; elle doit aussi être bien unie, sans arêtes, et non enduite de couleurs toxiques ou se détachant par l'humidité.

Autrefois, les sièges d'enfants étaient à base très large, aujourd'hui on les fait plus jolis, plus compliqués, mais ils ne sont pas toujours plus pratiques (1). Notre chaise d'enfants ordinaire a quatre pieds, longs et minces, une tablette pour les pieds, une tablette pour siège, une tablette pour les jouets, un dossier. Souvent la base est si étroite que les enfants la font vaciller. Certaines chaises d'enfants sont à roulettes. La chaise d'enfants automatique de Schildbach sert à l'enfant pour s'asseoir, pour courir. Lorsque l'enfant

(1) Ploss, Das kleine Kind vom Tragbett bis zum ersten Schritt. 1881 p. 76.

veut s'asseoir et jouer, on abaisse une tablette sur laquelle on l'assied ; devant lui à la hauteur des coudes, se trouve la tablette à jouets ; les pieds reposent par terre. Quand l'enfant veut marcher, on tire le siège en arrière et on fixe la tablette à jouets ; l'enfant est alors complètement libre ; les pieds de la chaise ont des roulettes recouvertes de caoutchouc et tournant en tous sens ; elles permettent à l'enfant de se déplacer en avant, à droite et à gauche. Seul le mouvement en arrière est empêché par un système d'arrêt.

La chaise-table-lit-berceau mobile pour enfants, de Krimmel (*combinirter fahrbarer Kinderstuhl-Tisch-Bett-und Wiege*) est une combinaison de tous les meubles d'enfants ; elle n'est pas du tout pratique.

Indépendamment de la chaise, on ne tolérera que des jouets dans la chambre des enfants, par exemple une balançoire, un cheval à bascule, etc.

Les chaises percées pour les enfants doivent naturellement être placées ailleurs que dans la chambre. Il est nécessaire qu'elles ferment hermétiquement. Telle est la chaise percée de Tyffe, modifiée par Rauchfuss. J'y reviendrai plus loin, au chapitre « hygiène de l'hôpital ». Toutefois, comme elle est pratique et très facile à tenir propre, je la recommande même pour les particuliers.

La chambre où se tiennent les enfants déjà grands sera généralement aussi leur chambre de travail. En raison de cette nécessité, il faudra surtout qu'elle soit suffisamment *claire*, mais elle devra aussi contenir les meubles nécessaires aux travaux scolaires et il importe que ces meubles soient de bonne qualité. Il est évident que ces meubles doivent être construits d'après les mêmes principes que les bancs et tables des écoles. La table de travail de Hermann (1) est bien construite.

(1) HERMANN, in *Monatsblatt für oeffentliche Gesundheitspflege*. 1879. n° 9, p. 130.

Elle permet d'effectuer les changements correspondant au changement des dimensions du corps des enfants. On commence par desserrer deux écrous à oreilles, qui maintiennent le siège et la planchette peut se placer plus ou moins haut sur des boulons dans des rainures. Une tringle en fer permet de transformer la planchette mobile en pupitre. Une autre tringle permet de rendre la planchette horizontale pour y placer les jouets. La distance entre le banc et la planchette pour les pieds est réglée par la position de cette dernière ; la hauteur des dossiers est déterminée par des boulons à tête ronde, sur lesquels les soutiens des dossiers montent et descendent à travers des rainures. Pour régler la distance entre le dossier en croix et la planchette servant de table, on fait avancer et reculer les côtés du banc dans une rainure par-dessus les boulons.

Frey a indiqué une excellente table pour les travaux manuels des filles ; le dossier est vertical et étroit (1).

**Quantité d'air nécessaire aux enfants. Capacité des locaux.** — Les enfants, éliminant plus d'acide carbonique que les adultes, ont besoin d'une quantité d'air relativement plus grande ; malheureusement, on ne tient guère compte de ce besoin :

Un enfant de 8 ans élimine, en 24 heures, 440,0 grammes d'acide carbonique.

Un enfant de 8 ans élimine, en 1 heure, 18,3 grammes d'acide carbonique $= 9,15$ litres.

Admettons que l'air extérieur renferme 0,5 0/00 d'acide carbonique, et que le maximum qu'on puisse tolérer de ce gaz soit 0,7 0/00. (proportion extrême admissible pour les enfants), le volume nécessaire sera, d'après la formule de Schultze et Mærcker :

(1) Elle est figurée dans le mémoire de Varrentrapp : *Hygienische Anforderungen an Schulbauten in Deutsche Vierteljahrsschrift für oeffentliche Gesundheitspflege*, 1869, p. 512, ainsi que dans mon *Hygiene des Kindes*, chapitre *Schulgesundheitspflege*.

$$Y = \frac{0,00915}{0,0007 - 0,0005} = 45.500 \text{ litres ou } 45,5 \text{ m. cubes.}$$

Un enfant de 12 ans élimine, en 1 heure, par 30 grammes, 15 litres d'acide carbonique ; d'après la formule :

$$Y = \frac{0,015}{0,0007 - 0,0005}$$ la quantité d'air nécessaire est de 75 m. cubes par heure.

Pour l'adulte il faut 113 m. cubes, d'après $Y = \dfrac{0,0226}{0,0007 - 0,0005}$

Par conséquent un enfant de 8 ans = 2/5 d'adulte,
       »   12  » = 2/3  »

ou 5 enfants de 8 ans, au point de vue de la quantité d'air nécessaire = 2 adultes,

ou 3 enfants de 12 ans, au point de vue de la quantité d'air nécessaire = 2 adultes.

Si l'on estime que la quantité d'air nécessaire pour l'adulte soit de 30 m. cubes,

    il faut accorder à l'enfant de 8 ans   12 m. cubes,
     »      »    12  »  .20   »

Si l'on estime que la quantité d'air nécessaire à l'adulte soit de 25 m. cubes,

    il faut accorder à l'enfant de 8 ans   10 m. cubes,
     »      »    12  »  16 1/3  »

Au point de vue hygiénique, il ne sera pas permis de rester en-dessous de cette mesure.

Si l'on estime, comme on le fait généralement, que la quantité d'air nécessaire à l'adulte soit de 20 m. cubes,

    il faut accorder à l'enfant de 8 ans   8 m. cubes,
     »      »    12  »  13 1/3  »

Si l'on admet cette faible proportion, il faut, pour une famille de trois enfants, âgés de 8. 10 et 12 ans, un volume d'air égal à :

$2 \times 20$    m. cubes = 40    m. cubes  } 72 1/3 m. cubes.
$(8 + 11 + 13 \ 1/3)$  »    = 32 1/3  »

C'est là du reste une mesure très rarement atteinte dans la classe ouvrière. Cependant, si on l'admet, il faut aérer complétement plus de 5 fois par heure pour fournir la quantité d'air nécessaire à la famille, soit 406 mètres cubes par heure. Je connais nombre de logements dans lesquels une famille de 4 à 6 enfants ne dispose pas de plus de 50 mètres cubes. J'ai déjà dit avec détails que ce sont surtout les petits enfants, qu'on ne sort guère de la maison, qui souffrent le plus de la viciation de l'air.

Il est regrettable que, dans les classes inférieures, on ait si peu de soin d'aérer ; cela est déplorable quand la présence d'enfants dans le logement est la raison ou le prétexte invoqué pour justifier cette erreur hygiénique. On tient soigneusement les fenêtres fermées jour et nuit, on va jusqu'à coller du papier pour empêcher les courants d'air, mais on ne réfléchit pas que la plupart des maladies graves des enfants sont produites par le manque d'air pur.

### Chambre à coucher des enfants.

La chambre à coucher des enfants ne doit pas être encombrée ; elle doit être aussi salubre que possible. On a souvent le tort de laisser inoccupés, pendant la plus grande partie de l'année, des locaux vastes et sains, et de faire dormir les enfants dans des chambres étroites, basses, mal situées.

Les enfants dormant longtemps et éliminant beaucoup d'acide carbonique, il faut, au contraire, que leur chambre à coucher soit spacieuse et très bien aérée. J'ai déjà parlé du cube d'air et de la quantité d'air dont les enfants ont besoin ; d'après les chiffres que j'ai donnés, il faut proportionner le nombre des lits à l'âge des enfants. Mais, comme pendant la nuit l'aération naturelle est la seule qui fonctionne, il faut tabler sur les chiffres les plus élevés, c'est-à-dire que pour un enfant de 8 ans il ne faut pas moins de 12 mètres cubes, pour un enfant de 12 ans, il n'en faut pas moins de 20.

Même quand la quantité d'air est conforme à ces données, la quantité d'acide carbonique dépasse souvent le maximum toléré ; surtout en été, où la ventilation naturelle, comme nous l'avons vu, est faible. Un enfant de 12 ans ne produit,

en 9 heures de sommeil, que 135 litres d'acide carbonique ;
ces 135 litres, ajoutés aux 10 litres contenus dans les 20 mètres cubes de sa chambre, font 145 litres. Si ces 145 litres
s'accumulaient, l'air intérieur contiendrait, au bout de ce
laps de temps, 7 0/0 d'acide carbonique.

Il doit en contenir tout au plus 0,7 0/00. On voit par là
combien il est nécessaire de bien aérer la chambre à coucher,
combien il est nécessaire aussi d'augmenter le cube d'air
pour l'enfant qui dort. Partout où cela est possible, on devrait
augmenter le volume d'air pour le lit d'un enfant de 8 ans
et au-dessous, jusqu'à 20 mètres cubes, pour le lit d'un
enfant au-dessus de 8 ans, jusqu'à 30 mètres cubes. Il faut
aérer la chambre à coucher pendant toute la journée ; la nuit
pendant la saison chaude il faut provoquer la ventilation en
tenant les fenêtres ouvertes, mais en y insérant un châssis
tendu de gaze. Sous notre climat il est impossible de laisser
les enfants dormir, les *fenêtres ouvertes*, pendant la saison
fraîche ; mais on peut le permettre en été, pourvu que l'air
qui afflue ne touche pas directement les enfants, et que
ceux-ci soient déjà âgés de quelques mois.

Pendant l'hiver on ne laissera pas la température descendre au-dessous de 12 à 15° C. pour les grands enfants, au-
dessous de 18° pour les petits. A cet effet il faut que la chambre à coucher puisse être chauffée. Pour éviter les excessives
températures de l'été, on évitera de coucher les enfants sous
les combles, et on procédera, pour le reste, comme je l'ai
indiqué plus haut.

Toute chambre à coucher doit avoir des *rideaux* qui permettent de l'assombrir, car la lumière du soleil et même
celle de la lune empêchent de dormir paisiblement.

Il faut proscrire les *veilleuses*, qui vicient l'air, en y répandant de l'acide carbonique et surtout des produits de com-

bustion incomplète, des acides gras volatils, de l'oxyde de carbone, enfin du charbon en quantité telle que le matin on reconnaît à la vue, si une veilleuse a brûlé toute la nuit dans la chambre.

## Lits.

Le lit doit favoriser un sommeil paisible, maintenir le corps à une chaleur convenable et permettre la perspiration nécessaire ; il doit être propre et exempt de toute odeur désagréable ou nuisible. S'il ne satisfait pas à ces conditions, on ne peut pas dire qu'il soit bon au point de vue hygiénique.

Il faut un petit lit pour le nourrisson et même pour le nouveau-né. A la vérité le lit de la mère donnerait au nouveau-né la chaleur qui lui est si bienfaisante, si nécessaire surtout dans les premières semaines de la vie. Mais dans ce cas il serait exposé à beaucoup de dangers que nous devons examiner. Pendant les règles, l'air environnant n'est pas assez pur pour l'enfant. En outre il peut arriver que la mère l'étouffe pendant son sommeil. C'est ce qui avait lieu assez souvent lorsqu'on avait l'habitude de laisser les enfants dans le lit de la mère jusqu'au sevrage, et ce n'est pas rare aujourd'hui encore. En Suède, on comptait autrefois environ 650 nourrissons par an étouffés pendant leur sommeil. Il meurt de cette façon en Angleterre 1,4 : 1000 nouveau-nés, en Ecosse, 1,0 : 1000. A Londres, en 1878, 503 nouveau-nés, soit 3,9 : 1000, ont été étouffés pendant leur sommeil ; à Liverpool 8,4 : 1000, à Birmingham 9,3 : 1000, la plupart en hiver et dans la nuit du samedi au dimanche, à cause de l'état d'ivresse de la mère.

Un médecin de l'état civil (Humphrey à Middlesex) a dit, dans un rapport officiel, que dans son arrondissement on n'avait pas trouvé moins de 49 nourrissons étouffés au lit, du 11 novembre au 13 décembre 1880.

Je ne puis dire quel est le nombre des enfants étouffés pendant leur sommeil en Allemagne, car les données statistiques font défaut ; ce nombre doit être assez considérable, si j'en juge d'après mes observations personnelles. Quoi qu'il en soit, il suffit qu'il y ait danger pour se décider à donner un berceau à l'enfant et pour ne jamais permettre que la mère, la nourrice ou la garde le fasse coucher à côté d'elle.

Ce qui convient le mieux, c'est le lit en osier, à pieds fixes. Il permet la circulation de l'air, ce qui est indispensable. Le lit en osier sans pieds, tel que Gœlis l'a recommandé, et tel qu'on le trouve souvent aujourd'hui encore dans les classes inférieures est incommode, parce que la mère ou la gardienne est obligée de se courber trop bas ; de plus il est malsain parce qu'il se trouve dans la couche d'air *la plus basse* de la chambre.

On peut remplacer le lit d'osier par un lit à jour, en baguettes de bois ou en tiges de fer. Dans ce dernier cas, on recouvrira le bord avec une étoffe souple pour que l'enfant ne soit pas en contact avec le métal, très conducteur de la chaleur.

Les *lits oscillants*, les *berceaux* proprements dits, sont actuellement encore bien plus employés que les lits fixes que je viens de recommander. Il y a les berceaux pendants et les berceaux suspendus. Parmi les premiers, nous distinguons les hamacs, qui sont usités chez les Nègres, les Indiens, les Bohémiens, les Koricks, les Irlandais, les filets pendus et les berceaux pendus (1).

Le système le plus simple de ces derniers se trouve en Russie, dans le gouvernement de Saratow, où l'enfant est couché dans une toile fixée à un châssis en bois mais sans tension ;

(1) Consulter WITKOWSKI. *Histoire des accouchements chez tous les peuples.* G. Steinheil, éditeur.

ce châssis est attaché à un point fixe au moyen de quatre cordes qui se réunissent à ce point. Une corde rejoint le châssis
au pied de la mère, de sorte que celle-ci, tout en filant, donne
le branle au berceau par le mouvement de son pied.

La population slave du *Spreevald* se sert d'un berceau tout
aussi primitif. Le châssis est formé de quatre perches réunies
deux par deux l'une à l'autre en divergeant par en bas et
reliées toutes ensemble par une barre horizontale qui les traverse. A ce châssis est suspendu une toile oblongue. C'est
dans cette toile qu'on met l'enfant. La mère emporte avec
elle dans les champs ce berceau pendant.

Le berceau hispano-américain est une corbeille en osier,
oblongue et basse, suspendue par quatre cordes attachées à
ses extrémités. Le berceau tcherkesse est une caisse plate,
oblongue, suspendue à des pivots.

Aux berceaux verticaux, on oppose les berceaux à balancement transversal et ceux à balancement longitudinal. Les
premiers sont les plus usités ; les seconds se trouvent rarement chez les campagnards en Allemagne, par contre ils
sont d'un usage général en Dalécarlie. Chez les uns comme
chez les autres, le mouvement dépend de la grandeur du
rayon de courbure et de l'exactitude de la courbe. Plus ce
rayon est petit, plus le berceau peut s'incliner et se relever ;
moins la courbe est exacte, plus les oscillations sont irré-
gulières.

Le berceau doit-il ou ne doit-il pas être *défendu* ? On ne
peut répondre d'une façon absolue. Une corbeille en osier à
demeure constitue un excellent lit et l'enfant y dort aussi bien
que dans le berceau oscillant à moins qu'il n'ait été habitué
à être bercé avant de s'endormir. Le berceau serait donc
superflu ; il est vrai qu'il n'en résulte pas qu'il faille le défendre sans restriction. Il faudrait certainement le proscrire si

27

son emploi entraînait toujours des dangers pour la santé. Or, beaucoup de médecins affirment que le bercement de l'enfant entraîne des *dangers immédiats*. Ainsi Fürst dit que cette pratique trouble la circulation du sang, qu'elle provoque des étourdissements et des vertiges, et à la longue un engourdissement qui dégénère peu à peu en un sommeil factice.

Mais d'autres auteurs soutiennent une thèse intermédiaire : tels sont Ammon, Ploss et Stamm. Ils ne condamnent pas le berceau en lui-même ; leurs critiques s'adressent aux secousses immodérées imprimées au berceau ; elles s'adressent aussi à l'emploi de caisses à bercer défectueuses. Cette manière de voir est certainement la plus exacte. Un mouvement modéré, imitant le balancement du bras de la mère ne peut faire aucun mal au nourrisson ; Galien l'avait déjà affirmé. Mais un violent balancement peut déterminer l'engourdissement ; il en est de même d'un balancement irrégulier, mêlé de secousses. Celui-ci *trouble la digestion* du nouveau-né et provoque souvent des vomissements. Il doit donc être rigoureusement défendu.

Les matelas en *crin de cheval* sont préférables à tous les autres. On en fait en varech, en fougère, en feutre, en laine ou en plumes ; ils prennent tous plus facilement les mauvaises odeurs. L'*oreiller* doit être également en crin ; il est moins chaud à la tête qu'un oreiller de plumes. Dans les familles peu aisées, on recommandera les matelas de varech.

On étend sur le matelas une pièce de laine pliée en deux et par dessus un drap. Beaucoup de personnes croient que l'emploi d'une étoffe *imperméable* est mauvais, surtout parce que ces toiles conduisent mal la chaleur. Mais, si on les place sous le drap et qu'on ait grand soin de tenir propre l'étoffe imperméable, celle-ci alors devient très utile, car elle protège

la literie, qui autrement est difficile à tenir propre. On couvre
les nouveau-nés avec un *édredon*, c'est en effet ce qui tient
le plus chaud ; pour les nourrissons plus âgés, les couvertures de laine sont préférables, parce qu'elles permettent
mieux la circulation de l'air autour du corps. L'épaisseur ou
le nombre de ces couvertures, sera proportionné à la température de la chambre.

Le berceau ou le lit doit être placé de telle sorte que la lumière arrive, non latéralement, mais de face ; si elle arrivait
latéralement, l'un des yeux serait plus éclairé que l'autre
quand l'enfant s'éveille, et il finirait par prendre l'habitude de
loucher.

L'enfant couché ne doit avoir la tête que *peu élevée* ; il
doit être étalé tout de son long et couché sur le dos ; de la
sorte rien n'entrave les mouvements de la cage thoracique,
la colonne vertébrale ne prend pas de courbure vicieuse, la
circulation du sang n'est pas gênée dans les veines jugulaires.

Une très mauvaise habitude, fort répandue, est celle qui
consiste à *attacher les enfants dans leur lit ;* on passe une
ceinture transversalement sur les couvertures, ou bien, comme
le rapporte Rüdiger (1), on leur attache les bras et les pieds
aux pieds du berceau. On laisse ainsi ces malheureux
enfants, toute la journée. On ne les délivre même pas pour
les faire manger.

Il est évident que ce système est anti-hygiénique ; le corps
ne peut pas se développer quand il ne peut pas se mouvoir
librement, quand les membres sont comdamnés à l'immobi-
lité, quand la perspiration est entravée ; en outre, la malpropreté qui résulte nécessairement de ce long séjour dans le lit
ou le berceau est funeste à la santé.

Pour empêcher l'accès de la lumière pendant le sommeil,

_____

(1) Rüdiger, *Die Sterblichkeit der Kinder im ersten Jahre*; 1868, p. 14.

on met au lit des *rideaux* de gaze foncée, ou de mousseline, qui partent d'une tringle fixée à la tête du berceau et qui s'étendent sur les côtés. Il va de soi qu'ils ne doivent jamais être rabattus autour de la tête de l'enfant de manière à entraver la circulation de l'air, si peu que ce soit.

Dans la première enfance, il est bon de chauffer le berceau au moyen de *bouteilles d'eau chaude*. A cet âge la différence entre la chaleur du corps et la température du lit peut être nuisible, pour des raisons que j'ai déjà données plusieurs fois. Il est inutile de laisser ces bouteilles aussi longtemps que l'enfant dort ; il arrive souvent qu'il se brûle ; de plus il s'habitue à trop de mollesse. Ce n'est que quand les enfants sont débiles que l'on peut permettre de chauffer constamment leur lit.

La première condition pour le sommeil des enfants, c'est que chacun ait son lit *particulier*. Le médecin doit défendre rigoureusement de laisser coucher plusieurs enfants ensemble ou des enfants avec des adultes. Le coucher en commun est contraire à l'hygiène et à la morale. L'enfant ne peut pas dormir et se reposer comme il faut quand il lui est impossible de s'étendre à son aise. Les émanations des poumons et de la peau de l'un peuvent nuire à l'autre. L'habitude de coucher ensemble favorise la propagation des maladies contagieuses. Quant aux inconvénients moraux, ils sont tellement patents qu'il est inutile de les décrire.

Combien est fréquente cependant cette fâcheuse habitude. Il n'est point rare, surtout à la campagne, de trouver des familles ne possédant que deux lits pour 6 ou 7 personnes.

A Rostock, où la situation n'est pas mauvaise en général, j'ai vu jusqu'à 4 enfants dans un lit. Même dans les classes moyennes, il est très fréquent que deux enfants couchent dans un même lit. Dans d'autres pays, la situation est bien

plus défavorable. Ainsi le *Correspondenzblatt des ærztlichen
Vereins von Thüringen* (1) rapporte que, dans une localité de
la région des monts Rhœn, on a constaté ce qui suit :

|  |  |  |  |  |  |
|---|---|---|---|---|---|
| 1 | ménage de | 7 | personnes, avec | 1 lit, |
| 2 | » | 10 | » | 2 lits |
| 4 | » | 9 | » | 2 » |
| 6 | » | 8 | » | 2 » |
| 21 | » | 7 | » | 2 » |
| 5 | » | 10 | » | 3 » |

La seconde condition pour le coucher des enfants est la
grandeur du lit. On calcule qu'il faut pour :

| Des enfants de 2 à | 4 ans, | 0 m. 92 de long, | 0 m. 55 de large, | soit 0 m. q. 51 |
|---|---|---|---|---|
| — 5 » | 6 » | 1 » 20 — | 0 » 55 — | » 0 » 66 |
| — 7 » | 9 » | 1 » 36 — | 0 » 64 — | » 0 » 87 |
| — 10 » | 12 » | 1 » 54 — | 0 » 64 — | » 0 » 98 |
| — 13 » | 15 » | 1 » 62 — | 0 » 68 — | » 1 » 10 |

Mais dans la localité de la région des monts Rhœn, que j'ai
citée plus haut, il n'y avait que 0,498 à 0,723 m. q. par personne, de sorte que la moyenne aurait à peine suffi pour des
enfants de 5 à 6 ans.

Une autre condition, c'est que les bois de lit, du moins
pour les enfants de moins de 7 ans, aient des côtés qui empêchent les enfants de tomber, mais qui soient assez à jour pour
ne pas gêner la libre circulation de l'air.

(1) Du 25 juin 1881, p. 185.

La cage thoracique de l'enfant, surtout pendant le premier âge, diffère notablement de la cage thoracique de l'adulte. Elle est généralement bien arquée chez le nouveau-né ; l'orifice supérieur est tourné directement en haut ; l'extrémité antérieure de cet orifice se trouve en conséquence plus haut placée, par rapport à l'extrémité postérieure, qu'elle ne sera plus tard. Le bord inférieur de la cage thoracique se trouve plus élevé au-dessus du ventre ; le bord des cartilages costaux ne s'écarte pas beaucoup de l'axe du corps (Henke) (1). La ligne axillaire n'est guère plus longue que le sternum.

La différence des diamètres antéro-postérieur et transversal de la cage thoracique chez l'enfant et chez l'adulte doit attirer tout particulièrement notre attention. La coupe transversale du thorax du nouveau-né est à peu près carrée. Le diamètre antéro-postérieur est presque égal au diamètre transversal. Peu à peu cependant ce dernier devient plus grand que l'autre ; car depuis la naissance jusqu'à la dixième année, le diamètre antéro-postérieur ne croît que de 7 cm. 2, tandis que le diamètre transversal croît de 13 cm. 1 (Hueter) (2). Voici comment se répartit cette augmentation :

| | | THORAX du nouveau-né, | THORAX de l'enfant de 10 ans. |
|---|---|---|---|
| Diam. ant.-post. | en haut | 4,7 cm. | 11,9 cm. |
| | au milieu | 5,6 » | 11,2 » |
| | en bas | 6,0 » | 14,3 » |
| Diam. transversal | en haut | 5,3 » | 18,4 » |
| | au milieu | 6,8 » | 19,1 » |
| | en bas | 8,3 » | 19,0 » |

(1) HENKE, in *Gerhardt's Handbuch der Kinderkrankheiten*, 1877, t. I, p. 245.
(2) HUETER, *Die Formentwicklung am Skelet des menschlichen Thorax*, 1865, p. 108,

J'ai déjà dit que l'augmentation du périmètre de la poitrine fournit un critérium du développement normal de l'enfant. Il me reste à donner quelques détails sur ce sujet.

Chez le nouveau-né, la périphérie de la poitrine, au niveau
des mamelons, ne surpasse jamais la périphérie de la tête ;
elle mesure généralement 34 cm. ; la différence est alors de
2,5 à 3 cm. en faveur de la circonférence de la tête. Selon
Frœbelius et Liharzik, une différence plus prononcée indiquerait une faiblesse de constitution. L'égalité des deux diamètres à la naissance est un signe de bonne constitution.

Pendant le cours de la croissance, la périphérie de la poitrine finit par devenir égale à celle de la tête. Cette égalité peut
se produire dès le 21ᵉ mois ; alors elle prouve que l'enfant est
très vigoureux, très sain et qu'il se développe bien. En
moyenne, c'est au commencement ou au milieu de la troisième année que la périphérie du thorax devient égale à celle
de la tête. Les enfants de trois ans chez lesquels la périphérie de la poitrine est plus faible que celle de la tête sont
débiles (Vierordt) (1).

A cinq ans, la périphérie du thorax a déjà dépassé assez
notablement la périphérie de la tête ; la première est de
51 à 53 cm., la seconde est de 49 à 51 cm. A 8 ans, la différence est de 4 à 5 cm. A 14 ans, elle est de 11 à 12 cm. 5.

Dans les 6 premiers mois, la périphérie du thorax augmente de près
de 10 cm.

Dans les 15 mois suivants, la périphérie du thorax augmente de près
de 10 cm.

De sorte que, l'augmentation dans les 21 premiers mois est d'environ
54 cm.

A partir de ce moment, l'augmentation se fait de la manière suivante :

A   36 mois la périphérie de la poitrine est de près de   57 cm.  »
 »   45  »          —            —            —        58 —  »

(1) Vierordt; Physiologie des Kindes, in *Gerhardt's Handbuch der Kinderkrankheiten*, 1877, I, p. 83.

A   66 mois la périphérie de la poitrine est de près de 60    cm.

| | | | | | |
|---|---|---|---|---|---|
| » | 91 | » | — | — | — | 62,5 | » |
| » | 120 | » | — | — | — | 65 | » |
| » | 136 | » | — | — | — | 66 | » |
| » | 171 | » | — | — | — | 72,5 | » |
| » | 190 | » | — | — | — | 78 | » (1) |

L'augmentation de la périphérie thoracique se fait donc lentement et assez uniformément jusqu'au treizième mois ; elle devient ensuite très rapide. C'est ce que montrent les mensurations effectuées par Kostelmann (2).

Voici, d'après lui, la périphérie de la poitrine des élèves du Johanneum de Hambourg.

Pour les élèves âgés de  9 ans 60,75 cm.

|  | 10 | » | 62,46 | » | (Augmentation $= 1,71$ cm.) |
|---|---|---|---|---|---|
| — | 11 | » | 63,88 | » | (    —    $= 1,42$ » ) |
| — | 12 | » | 65,81 | » | (    —    $= 1,93$ » ) |
| — | 13 | » | 67,15 | » | (    —    $= 1,34$ » ) |
| — | 14 | » | 71,09 | » | (    —    $= 3,94$ » ) |
| — | 15 | » | 75,22 | » | (    —    $= 4,13$ » ) |
| — | 16 | » | 78,41 | » | (    —    $= 3,19$ » ) |

La plus grande rapidité de l'augmentation de la périphérie de la poitrine à partir de la 13ᵉ année me semble mériter de fixer l'attention d'autant plus que, vers cette époque il survient, dans la vie de beaucoup d'individus, des causes propres à entraver ce processus physiologique, telles sont : l'accumulation des travaux scolaires, le travail en fabrique et chez les filles l'usage du corset.

D'après Liharzik (3), la périphérie de la poitrine, chaque fois qu'à la naissance, elle n'a pas la dimension normale, reste, même à toutes les périodes de la croissance, inférieure à ce

(1) LIHARZIK, *Das Gesetz des menschlichen Wachsthums*, 1858, p. 108.
(2) KOSTELMANN, *Die Kœrperverhæltnisse der Gelehrtenschüler des Johanneums*, 1879, p. 45.
(3) LIHARZIK, *loc. cit.*

qu'elle devrait être normalement ; la différence en moins est
de 1/7, 1/5, et même de 1/3.

Quand la périphérie de la poitrine n'est que de 26 cm., la
périphérie de la tête étant de 35 cm., la première :

Au    21e mois = 44 1/2 cm.
  »   66e   »  = 49 1/3  »
  »   91e   »  = 51 1/3  »
  »  136e   »  = 54     »
  »  171e   »  = 59 1/3  »
  »  190e   »  = 63 1/2  »

Lorsqu'au moment de la naissance, la périphérie du thorax
est de 30 cm., celle de la tête étant de 35, la première :

Au    21e mois = 49    cm.
  »   66e  »  = 54     »
  »   91e  »  = 56     »
  »  136e  »  = 59     »
  »  171e  »  = 65 1/2  »
  »  190e  »  = 70 1/2  »

Le développement normal du thorax peut être entravé,
soit dans tous les sens, soit dans un seul sens, par plusieurs
causes. Le rachitisme est une des plus importantes ; il n'épar-
gne jamais la cage thoracique, il peut la déformer complètement, la rétrécir transversalement. Parmi les autres causes,
je citerai le mauvais fonctionnement des organes respiratoires, l'attitude défectueuse du tronc qui peuvent déterminer une déviation latérale du rachis et celle-ci entraîne
l'asymétrie du développement des deux côtés de la poitrine.

*Respiration.* — Voici comment se produit la première
inspiration de l'enfant. Après la cessation de la circulation
placentaire, l'acide carbonique s'accumule dans le sang, et il
irrite le centre respiratoire de la moëlle allongée. Les poumons ne peuvent pas se déplisser complètement, lorsque
cette irritation n'est pas assez forte, ou lorsque les muscles
respiratoires ne sont pas encore assez vigoureux, ce qui a

lieu chez les enfants, nés avant terme, ou lorsqu'il existe un
obstacle mécanique quelconque. Mais nous n'avons pas à
nous occuper de ces états pathologiques; ils sont mieux à
leur place dans un chapitre d'obstétrique.

La *fréquence des inspirations* est bien plus grande pendant
toute l'enfance que plus tard. Le nombre des inspirations par
minute est de :

$$
\begin{array}{r l}
35 \text{ chez} & \text{le nouveau-né,} \\
27 \text{ »} & \text{un enfant de 12 mois} \\
25 \text{ »} & \text{- »} \quad 2 \text{ ans} \\
22 \text{ »} & \text{»} \quad 6 \text{ »} \\
20 \text{ »} & \text{»} \quad 12 \text{ »} \\
15 \text{ à } 17 \text{ »} & \text{un adulte.}
\end{array}
$$

Ces chiffres sont des moyennes résultant d'observations
que j'ai faites pendant plusieurs années sur mes trois enfants, en bonne santé, pendant leur sommeil. En général,
chez les enfants en état de veille, la fréquence de la respiration est bien plus considérable que celle indiquée dans ce
petit tableau.

La respiration, surtout dans les 5 à 6 premières années
n'est pas tout à fait uniforme, c'est-à-dire que, même chez
les enfants en parfaite santé, la respiration *profonde* et la respiration *superficielle* alternent et que les intervalles entre
l'expiration et l'inspiration sont assez souvent différents.

Chez tous les enfants du premier âge, la respiration est
toujours *abdominale*, c'est-à-dire diaphragmatique; les muscles du thorax ne commencent à fonctionner que peu à peu.
Mais même dans la 8e et la 9e année, on constate presque
toujours une prédominance de la respiration diaphragmatique.

D'après Sibson, la forme typique des mouvements respiratoires ne commence à s'accuser que vers la 10e année; elle
commence plus tôt chez les filles que chez les garçons.

« Chez les filles, la partie supérieure et la partie moyenne de la cage thoracique s'élargissent peu à peu ; chez les garçons d'un certain âge, c'est l'orifice inférieur de la cage thoracique et la région abdominale supérieure qui présentent les plus fortes distensions (1) ».

Ce sont là des faits d'une importance capitale pour l'hygiène.

La *capacité maxima* des poumons pour l'air est relativement plus grande chez les enfants que chez les adultes, car elle est de :

| | | | |
|---|---|---|---|
| 400 à 500 cm. cubes chez les enfants de 3 à 4 ans, | | | ⎫ |
| 900 | » | » 5 à 7 » | ⎪ |
| 1383 | » | » 8 a 9 » | ⎬ Schnepf (2). |
| 1863 | » | » 12 » | ⎪ |
| 2489 | » | » 14 » | ⎪ |
| 3300 | » | chez les adultes. | ⎭ |

L'augmentation annuelle de la capacité maxima des poumons devient notablement plus grande à l'*époque de la puberté*. Cette capacité était, d'après Kostelmann, (3) de :

1771,15 cm. cubes chez les élèves du gymnase âgés de 9 ans.

1865,45 cm. cubes chez les élèves du gymnase âgés de 10 ans. Augmentation 94,30 cm. cubes.

2021,66 cm. cubes chez les élèves du gymnase âgés de 11 ans. Augmentation 156,21 cm. cubes.

2177,41 cm. cubes chez les élèves du gymnase âgés de 12 ans. Augmentation 155,75 cm cubes.

2270,28 cm. cubes chez les élèves du gymnase âgés de 13 ans. Augmentation 92,87 cm. cubes.

2496,15 cm. cubes chez les élèves du gymnase âgés de 14 ans. Augmentation 225,87 cm. cubes.

2757,69 cm. cubes chez les élèves du gymnase âgés de 15 ans. Augmentation 261,54 cm. cubes.

(1) VIERORDT, *loc. cit.*,

(2) SCHNEPF, Influence de l'âge sur la capacité vitale des poumons. *Gazette médicale de Paris*, 1857, n^os 21 et suiv.

(3) KOSTELMANN, *loc. cit.*,

3252,97 cm. cubes chez les élèves du gymnase âgés de 16 ans. Augmentation 495, 28 cm. cubes.

3553,72 cm. cubes chez les élèves du gymnase âgés de 17 ans. Augmentation 300, 75 cm. cubes.

3686,11 cm. cubes chez les élèves du gymnase âgés de 18 ans. Augmentation 132, 39 cm. cubes.

On ne possède pas encore, mesurée d'une manière précise, la quantité d'air introduite dans les poumons par une inspiration ; on admet toutefois que cette quantité, elle aussi, est relativement plus considérable chez les enfants que chez l'adulte. Mais elle ne peut l'être que si les respirations deviennent plus profondes, si le thorax s'allonge même transversalement.

Pour ce qui concerne les *phénomènes chimiques* de la respiration, nous savons, d'après un chapitre précédent, que l'enfant exhale un air relativement riche en acide carbonique. C'est ce qui a lieu surtout dans la dernière période de l'enfance. Ce fait est plus accusé chez les garçons que chez les filles. Les chiffres suivants viennent à l'appui de cette assertion (1) :

Un garçon de 8 ans, pesant 20,8 kil. élimine en 24 heures 439,93 gr. d'acide carbonique

Un garçon de 10 ans, pesant 25,0 kil. élimine en 24 heures 598,30 gr. d'acide carbonique.

Une fille de 10 ans, pesant 23,0 kil. élimine en 24 heures 458,43 gr. d'acide carbonique.

Une fille de 10 ans, pesant 24,0 kil. élimine en 24 heures 527,91 gr. d'acide carbonique.

Un garçon de 12 ans, pesant 31,0 kil. élimine en 24 heures 730,27 gr. d'acide carbonique.

Une fille de 13 ans, pesant 35,0 kil. élimine en 24 heures 536,00 gr. d'acide carbonique.

Comme les adultes n'exhalent que 900 à 950 grammes d'acide carbonique en 24 heures, il est évident que l'enfant à poids égal en élimine une plus grande quantité. Un garçon

(1) D'après VIERORDT, *loc. cit.*,

de 8 ans n'a pas encore le tiers du poids du corps d'un adulte; déjà cependant il élimine à peu près moitié autant d'acide carbonique que celui-ci. Un garçon de 12 ans ne pèse pas encore moitié de ce que pèse un adulte, cependant il élimine plus des 3/4 de la quantité d'acide carbonique éliminée par ce dernier. Tels sont les renseignements que nous fournit la physiologie.

La nosologie, de son côté, nous indique *la fréquence des maladies de la respiration* chez les enfants dans la période de la vie qui s'étend de la 2ᵉ à la 5ᵉ année, en hiver et au printemps, ainsi que la grande fréquence de ces maladies chez les enfants qui vivent dans un air impur.

Passons maintenant à l'hygiène des organes de la respiration. J'insisterai d'abord sur la nécessité de *développer convenablement* la cage thoracique. A cet effet on nourrira l'enfant conformément à ses besoins, et on aura soin qu'il se tienne toujours comme il faut, au lit, dans sa petite voiture, sur le bras, puis à l'école, enfin à la maison quand il se livre à des travaux d'intérieur.

Il faut, en second lieu, porter son attention sur les mouvements respiratoires. Ces mouvements ne doivent jamais être *gênés* surtout en profondeur. Ils le seraient si l'habillement était mal approprié, si le maillot était trop serré, si la bande destinée à soutenir l'ombilic était serrée au point d'entraver les excursions du diaphragme, si l'on mettait un corset à l'enfant quand la respiration thoracique ne s'est pas encore complètement établie, si les garçons portaient des ceintures ou courroies empêchant, pendant la respiration, l'extension de la capacité inférieure du thorax, extension prédominante chez eux pendant la respiration, si enfin la tenue du tronc était mauvaise, soit au lit, soit quand l'enfant est assis, surtout à l'école.

Nous avons vu plus haut que, pendant une grande partie de
l'enfance, la respiration ne s'opère que par l'agrandissement
de la cage thoracique selon son axe longitudinal ; il doit donc
être nuisible de rester *longtemps assis*, surtout lorsque dans
cette position le dos est courbé en avant.

Mais l'hygiéniste ne doit pas se borner à nous conseiller
d'ôter les obstacles mécaniques qui s'opposent aux mouvements respiratoires ; il doit être plus exigeant et insister pour
que les enfants se livrent à une *véritable gymnastique pulmonaire*, surtout ceux dont le développement thoracique est en
retard, et ceux qui ont été empêchés pendant quelque temps,
à l'école par exemple, de donner à leur respiration la profondeur normale. Pour regagner le temps perdu, que ces enfants
prennent librement leurs ébats et surtout qu'ils se livrent à
des exercices corporels systématiques. Ces exercices favorisent les excursions de la cage thoracique, et au bout de quelque temps celle-ci accuse une augmentation périphérique.

Leo (1) a constaté que, chez de jeunes conscrits, cette augmentation était de 2 à 4 cm., Abel (2) a trouvé 26 à 52 mm.
chez des gymnastes, Hammersley (3) 41 mm. en moyenne. J'insisterai plus loin sur l'utilité que présentent
aussi la natation et le patinage pour la gymnastique des
poumons.

En troisième lieu, l'hygiéniste doit veiller à ce que l'enfant
reçoive *autant d'air pur que possible* ; si l'air pur, en effet,
n'y afflue pas abondamment, les organes respiratoires ne
peuvent pas fonctionner normalement et rester sains. J'ai
déjà donné ailleurs des détails sur ce sujet, à propos de la

---

(1) Leo, *Zeitschrift für Medicin, Chirurgie und Gehurtshülfe von Kæchenmeis-
ter*, t. IV, p. 88 et suivantes.
(2) Abel, *Pr. militærærztliche Zeitung*, 1861, p. 248.
(3) Hammersley, d'après Roth et Lex, *Militærgesundheitspflege*. T. III. p. 206.

chambre d'enfants et de la chambre à coucher ; ici je me bornerai à recommander de laisser l'enfant aller et venir en plein air, autant que possible.

L'expérience montre que, pendant la saison chaude, on peut sortir l'enfant dès l'âge de *trois semaines révolues* en plein air, pendant un temps assez court et que pendant la saison fraîche il est nécessaire d'attendre que l'enfant ait *huit semaines révolues*.

Dès lors, on l'habituera progressivement à l'air extérieur, en le laissant à l'air de plus en plus longtemps, sauf les jours de mauvais temps. A partir de sa deuxième année, il faut qu'il passe au moins 2 heures 1/2 à 3 heures dehors, quand il fait beau ; cela est absolument nécessaire quand l'enfant commence à aller à l'école.

### Prophylaxie des maladies des organes respiratoires.

La meilleure prophylaxie consiste à assurer, par les divers moyens que nous venons d'indiquer, le développement et le fonctionnement normal des organes de la respiration. On évite ainsi nombre de maladies aiguës et chroniques. Mais la mauvaise saison et les brusques changements de température produisent fréquemment, surtout chez les petits enfants, des affections du larynx et des poumons ; ce fait nous met dans la nécessité d'avoir recours à d'autres moyens préventifs, tels que soins attentifs et méthodiques de la peau, au moyen de *bains* et d'*ablutions*, *vêtements appropriés* et lente accoutumance aux changements de température.

On prédispose les enfants aux catarrhes des organes respiratoires, en les amollissant, en leur évitant anxieusement tout contact avec l'air du dehors, aussi bien qu'en les exposant au grand air, brusquement et sans ménagement, en ne leur faisant porter que des vêtements trop légers. Il faut rester dans un juste milieu ; mais on ne peut le faire qu'en tenant compte des exigences individuelles au lieu de procéder comme si tous les enfants se ressemblaient. Les mêmes règles ne conviennent pas à tout le monde ; l'hygiène des organes respiratoires doit être appropriée à la constitution de chaque enfant.

Comme, d'après l'expérience générale et les résultats de la statistique, les enfants pendant leurs premières années sont particulièrement atteints de maladies des voies respiratoires, surtout en hiver et au printemps, c'est surtout pendant ce temps qu'il faut être prudent. On doit avoir égard à la température de l'air extérieur, mais surtout aux *vents régnants*, les vents du nord et les vents de l'est étant les plus nuisibles à cause de leur sécheresse. Il est encore plus nécessaire de veiller à ce que la transition de la chambre chaude à l'air extérieur froid ne soit pas soudaine.

Il faut des précautions spéciales pour les enfants qui *font leurs dents* ; car il y en a beaucoup qui sont prédisposés aux catarrhes du larynx et des bronches.

Des soins attentifs sont nécessaires pour les enfants qui ont été de bonne heure prédisposés aux maladies des organes respiratoires, ou pour ceux qui ayant déjà été guéris, ont ensuite éprouvé des rechutes répétées. D'après mes observations, rien n'est plus utile à tous ces enfants que de porter constamment des *chemises de flanelle* au lieu de chemises de toile. D'autre part, il est bon de les endurcir par des ablutions fréquentes du cou et de la poitrine et au besoin en les transportant dans un autre climat, surtout au bord de la mer.

Les enfants chétifs, à cage thoracique *étroite* et *plate*, doivent être nourris avec grand soin, depuis le plus bas âge.

Lorsque la mère n'offre pas toutes les garanties de santé dési-
rables, on cherchera une nourrice vigoureuse ; on évitera de
sevrer trop tôt l'enfant, et plus tard, durant plusieurs années,
du lait de vache de bonne qualité constituera sa principale
nourriture. En outre, il faut, coûte que coûte, faire en sorte
que l'air de la chambre d'habitation et de la chambre à coucher
soit pur ; il faut, si les circonstances le permettent, lui faire
passer tous les ans quelques mois à la campagne. Lorsque
l'enfant grandit, on lui fera pratiquer systématiquement la
*gymnastique des poumons*, que j'ai mentionnée plus haut,
mais on tiendra compte de l'état sanitaire individuel et au
besoin on introduira des modifications appropriées.

A toutes les phases du développement, il faut éviter à l'enfant les affections pulmonaires, même les plus légères, car en
pareil cas, elles deviennent facilement chroniques et sont l'origine d'affections plus graves; il faut surtout s'efforcer de
prévenir, chez les enfants malingres, la rougeole et la coqueluche qui chez eux se compliquent très fréquemment d'affections graves des organes respiratoires.

Il y a nombre de cas où, comme je l'ai déjà indiqué ailleurs,
on peut empêcher que ces maladies se compliquent d'une
affection grave des organes de la respiration, pour cela il est
très important de donner au malade une chambre bien propre
et largement aérée. Une des causes principales de cette com-
plication est l'accumulation de l'acide carbonique et des matières organiques dans l'air intérieur.

### Voix de l'enfant.

Le larynx du nouveau-né se distingue, indépendamment
de sa petitesse, par la *mollesse de ses cartilages* et par la *longueur de sa portion sus-glottique* ; cette partie est presque aussi

28

longue que la partie vocale. Au début, le larynx de l'enfant ne peut servir qu'à produire des cris inarticulés ; à partir du 3e mois il sert aussi à exprimer des sensations de bien être ; sa croissance est relativement faible au commencement, l'étendue de la voix reste faible également. Mais à partir de la 6e année, la fonction physiologique se développe notablement (1). Ainsi la voix des filles, entre la 6e et la 13e année, augmente de quatre tons entiers par en bas et de deux par en haut. La voix de poitrine des garçons possède, entre 8 et 14 ans, de 7,5 à 9,2 tons musicaux.

A partir de la 13e ou de la 14e année, le larynx commence à croître bien davantage et à se différencier selon les sexes. Le larynx du garçon augmente surtout en direction sagittale, celui des filles en direction verticale ; c'est ainsi que les cordes vocales du premier deviennent plus longues que celles du second. Au commencement de la puberté, le larynx possède à peu près les dimensions qu'il a chez l'adulte (2).

C'est pendant cette période voisine de la puberté que se produit *la mue* de la voix, cette modification du timbre et de la hauteur, qui s'observe surtout chez les garçons. Chez eux le registre moyen baisse d'une octave ; chez les filles il baisse de deux intervalles.

Pendant ce changement plus ou moins rapide, la voix devient rauque et détonne facilement. Cette rudesse de la voix est produite par une congestion et une tuméfaction sensibles des cordes vocales, phénomènes qui d'après les recherches de Fournié (3) sont physiologiques pour l'époque de la mue.

L'hygiène de la voix est essentiellement la même que celle des organes de la respiration. La voix doit être spécialement

(1) VIERORDT, *Physiologie des Kindes*, 1877, p. 192 et suiv.
(2) HERMANN, *Handbuch der Physiologie*, 1879, I. p. 109 (Grützner).
(3) FOURNIÉ, *Physiologie de la voix et de la parole*, p. 545.

ménagée à l'époque de la mue. Ces ménagements sont commandés par l'état de la muqueuse ainsi que par l'observation journalière : on constate en effet que la voix, quand on ne la laisse pas reposer à cette époque, se casse et se fausse à tout jamais. Il faut agir comme si les cordes vocales, rouges ou tuméfiées, étaient atteintes d'un *véritable catarrhe*, c'est-à-dire qu'il faut éviter de chanter, d'appeler à haute voix, de pousser des cris, et éviter toute brusque variation de la température. (Voir plus loin les recommandations relatives à *l'apprentissage de la parole*).

Quant à l'exercice des organes de la phonation, il commence de bonne heure. Les enfants s'amusent à chanter, c'est pour eux un très grand plaisir ; le chant devient pour eux un exercice purement musical. Mais, en dehors du chant, un certain genre d'exercice de la voix et du langage nous intéresse particulièrement, c'est la déclamation avec l'intonation juste et la modulation exacte. Les anciens connaissaient déjà cette gymnastique ; c'était leur *anophonesis* ; elle était fort en honneur chez eux comme moyen hygiénique.

Plutarque la mentionne et traite de son utilité à ce point de vue, dans son traité *De valetudine tuenda*, cap. 15, dans le Sympos. VI. 1. Pline en parle également dans son *Hist. nat.* XXVIII, 24. Ils avaient incontestablement raison, car cette gymnastique des organes vocaux est aussi une gymnastique de la cage thoracique, des poumons. D'autre part, elle peut servir à corriger certains défauts de la voix et du langage, par exemple le *bégaiement*.

### Hygiène des systèmes osseux et musculaire.

Le système osseux, pendant toute la durée et surtout pendant les premières années de l'enfance, se distingue par sa *richesse vasculaire*, sa *mollesse* et sa *flexibilité*. Ainsi s'explique la facilité avec laquelle se produisent, pendant la jeunesse, les troubles du développement normal du squelette.

La richesse vasculaire et par suite des phénomènes de nutrition prédisposent à des affections inflammatoires de diverses natures : périostite, carie, nécrose. La grande flexibilité, résultant du reste elle aussi de la richesse vasculaire, prédispose à des déformations et à des incurvations.

Les deux parties du corps les plus exposées à ces déformations sont les membres inférieurs ainsi que la colonne vertébrale avec la cage thoracique et le bassin. On conçoit bien facilement la facilité avec laquelle s'incurvent les *membres inférieurs*. C'est sur eux que repose tout le poids du tronc et de la tête. Par conséquent, le masse osseuse, si elle n'est pas encore assez résistante pour supporter ce fardeau, s'infléchit et se courbe, comme une canne flexible qu'on fixe par en bas tout en appuyant sur le bout supérieur.

Sans être aussi simple, la cause de la fréquence des déviations de la *colonne vertébrale* pendant l'enfance n'en est pas moins facile à saisir. Ses vertèbres, quand elles se forment chez le fœtus, sont à l'état cartilagineux. Au moment de la naissance, un noyau osseux s'étend jusqu'à la surface périostale périphérique ; seulement, par en haut et par en bas, c'est-à-dire du côté des vertèbres voisines, il y a encore au-dessus du noyau une épaisse couche cartilagineuse ; celle-ci se continue avec le fibro-cartilage des disques intervertébraux. De ces particularités anatomiques résulte une grande flexibilité de toute la colonne vertébrale. Celle-ci, à l'époque de la naissance, est loin de présenter la même configuration que plus tard. Les courbes typiques ne se forment que pendant le cours de la vie, sous l'influence de l'attitude et du poids du corps ; ce fait est particulièrement important pour l'hygiène. Le rachis du nouveau-né est à peu près droit, il peut se courber facilement en arrière, en avant et de côté.

Ce qui détermine la courbure permanente de la colonne vertébrale, selon Budge (1), c'est que l'enfant, pour apprendre à marcher, est obligé de maintenir son centre de gravité au-delà de la base de sustentation de son corps, et, par conséquent, de courber en arrière sa colonne vertébrale. Celle-ci, dans ce cas, se courbe autour du coccyx qui lui sert de point fixe.

Balandin (2) attribue à la colonne vertébrale du fœtus une courbure commune aux vertèbres dorsales et aux vertèbres lombaires. D'après cet auteur, la première courbure permanente se forme dans la région cervicale, dès le troisième mois de la vie, par suite des efforts de l'enfant pour relever la tête, ces efforts faisant fonctionner les muscles cervicaux.

Quant à la courbure permanente de la région lombaire, elle se produit, selon Balandin, (2) par les efforts que fait l'enfant pour étendre les jambes. Il est facile de constater qu'il se forme ainsi une *lordose lombaire*, en étendant à l'aide des mains les cuisses d'un enfant étendu le dos sur une table et en les pressant contre la table. Le résultat de cette expérience est toujours une incurvation de la région des vertèbres lombaires, la convexité étant dirigée en avant.

(1) BUDGE, *Berl. klinische Wochenschrift*, 1873, n° 50.
(2) BALANDIN, *Virchow's, Archiv*, t. 57.

A la fin de la première année, le centre de gravité de l'enfant qui se tient debout, n'est plus en avant mais au-dessous de l'axe iliaque. La courbure préexistante de la région des vertèbres lombaires s'accentue alors par l'effet d'une forte extension de la cuisse et d'une action plus violente du muscle sacro-spinal.

L'incurvation est donc toujours sous la dépendance d'actions mécaniques : traction musculaire, poids de la tête sur la colonne vertébrale ; le changement de forme n'est pas actif, il est passif. La tâche de l'hygiéniste sera de veiller à ce que cette transformation devienne physiologique et ne dépasse pas plus tard les limites qu'elle doit atteindre.

En ce qui concerne *le bassin*, je m'occuperai surtout du bassin féminin parce que son développement nous intéresse au plus haut point.

On a cru pendant longtemps que la forme du bassin, chez tous les enfants, au moment de la naissance, était ronde ou formait un ovale allongé. D'après les recherches de Fehling, (1) cette opinion était erronée. Presque toujours, selon cet auteur, le grand diamètre de l'ellipse, dans le bassin du nouveau-né, est transversal, au lieu d'être longitudinal (2). D'après cette constatation, on se trompait dans la manière d'expliquer la formation du bassin rond. On disait : lorsque le tronc est vertical, le poids du tronc enfonce profondément le sacrum entre les os iliaques ; mais ce dernier, après avoir un peu glissé, par l'effet de sa forme en coin, finit par s'arrêter, et, le poids du tronc ne cessant de s'exercer sur lui, il bascule autour de son axe transversal et exécute un mouvement de rotation en avant. En même temps, cette charge enfonce les vertèbres en avant, un peu entre les apophyses,

(1) Fehling, *Archiv. für Gynækologie*, X, 1, p. 52.
(2) Consulter Turquet. Thèse Paris, 1885.

et détermine ainsi l'aplatissement progressif du sacrum.

Selon Fehling, les modifications les plus importantes de la forme du bassin portent sur le sacrum. Le poids du tronc augmentant la courbure lombaire, les vertèbres lombaires inférieures sont refoulées en avant et latéralement, leurs cartilages intervertébraux sont comprimés, les vertèbres se rapprochent les unes des autres. La première vertèbre sacrée est entraînée dans le mouvement en arrière ; elle agit de son côté sur la seconde ; celle-ci cède, mais bien moins. Le mouvement le plus étendu est celui qu'accomplit la surface supérieure de la première vertèbre sacrée ; ainsi se produit le promontoire, qui devient visible dans le cours de la troisième année. En tout cas, que l'on admette cette dernière explication ou la première, il reste un fait acquis : l'attitude de la colonne vertébrale, et surtout la courbure de sa partie lombaire exerce une influence prépondérante sur la conformation définitive du bassin.

Vers la 7e ou la 8e année, il se produit une modification importante dans le bassin féminin. Lors de la naissance, les parties latérales du sacrum sont un peu plus larges chez les garçons que chez les filles (1) ; mais les parties commencent aussitôt à se développer fortement chez ces filles et elles finissent par devenir plus larges que chez les garçons. Est-ce sous l'influence de pressions ou d'actions musculaires ? On n'est pas encore fixé à cet égard.

Il est à peine besoin de dire que le développement du volume du bassin est profondément modifié par le *rachitisme* ; mais il peut être intéressant de noter que, lorsque le corps s'atrophie et dépérit, le bassin n'atteint pas ses dimensions normales.

Le *système musculaire* du nouveau-né est relativement peu

(1) HENNIG, Das kindliche Becken : *Archiv. für Anat. und Phys. von His*. 1880.

développé ; il constitue 23, 4 0/0, et chez l'adulte 43,09 0/0 du poids total. Les muscles eux-mêmes sont plus pâles, plus délicats ; ils contiennent plus d'eau ; leur masse et leur consistance n'augmentent qu'en proportion de la nourriture et de l'exercice. Aussi leur force, au début, est elle-même relativement très faible. Mais elle augmente bientôt ; chez les garçons de 6 à 7 ans, elle est la moitié de ce qu'elle est chez les adultes, chez les garçons de 14 ans, elle en est les 5/6. D'après le tableau de Quetelet (1) voici la force de traction de garçons de divers âges par kilogramme de leur poids.

| | |
|---|---|
| 6 ans | 1,16 kil. |
| 7 » | 1,41 » |
| 8 » | 1,60 » |
| 9 » | 1,76 » |
| 10 » | 1,87 » |
| 11 » | 1,77 » |
| 13 » | 2,01 » |
| 14 » | 2,09 » |
| Adulte | 2,46 » |

D'après les constatations de Kotelmann (2), l'augmentation du périmètre des muscles huméro-cubitaux et des muscles du bas de la jambe, ainsi que l'augmentation de la force de traction et de pression, atteint son maximum vers l'époque de la puberté. Voici quelle a été l'augmentation du périmètre des muscles huméro-cubitaux (à l'état de contraction).

| | | | | |
|---|---|---|---|---|
| De la | 9e à la 10e année, | 0,44 cm. |
| » | 10e » 11e » | 0,74 » |
| » | 11e » 12e » | 0,73 » |
| » | 12e » 13e » | 0,48 » |
| » | 13e » 14e » | 1,42 » |
| » | 14e » 15e » | 1,61 » |
| » | 15e » 16e » | 1,17 » |

(1) Les mensurations de QUETELET (Physique sociale II, 1869) ont été opérées avec le dynamomètre de Régnier.

(2) KOTELMANN, *loc. cit.*

Voici qu'elle était, en moyenne, la force des bras chez des garçons (1) :

A  9 ans, 11,01 kil.
» 10  »   13,00  »   Augmentation 1,99 kil.
» 11  »   14,22  »        —        1,22  »
» 12  »   16,13  »        —        1,91  »
» 13  »   18,05  »        —        1,92  »
» 14  »   19,73  »        —        1,68  »
» 15  »   25,16  »        —        5,43  »
» 16  »   30,57  »        —        5,41  »
» 17  »   33,78  »        —        3,21  »

La force de traction des bras a donc augmenté assez uniformément jusqu'à la 14e année, mais à partir de cette époque, elle s'est accrue d'une manière très notable. Ce fait ne surprendra pas si l'on se souvient de ce que j'ai dit sur l'augmention du périmètre des muscles.

Voici les valeurs moyennes que ce même auteur a obtenues pour la force de traction des bras.

A  9 ans, 20,88 kil.
» 10  »   21,39  »   Augmentation 0,51 kil.
» 11  »   23,33  »        —        1,94  »
» 12  »   25,51  »        —        2,18  »
» 13  »   26,74  »        —        1,23  »
» 14  »   31,10  »        —        4,36  »
» 15  »   36,37  »        —        5,27  »
» 16  »   42,53  »        —        6,16  »
» 17  »   47,14  »        —        4,61  »

D'après ces chiffres, la force de pression s'est élevée assez uniformément jusqu'à la 13e année, puis elle a augmenté subitement d'une quantité considérable. Cette observation est analogue à celle déjà faite au sujet de la force de traction.

(1) Les déterminations ont été opérées avec le dynamomètre de Colin.

### Les premiers mouvements de l'enfant, la station verticale et la marche.

Les premiers mouvements musculaires de l'enfant sont ou *automatiques*, ou *impulsifs*, ou *réflexes*. Les premiers mouvements volontaires sont ceux que fait l'enfant pour saisir des objets qu'on présente à sa portée, et pour tenir la tête droite. Nous observons généralement ces deux mouvements au commencement du second trimestre de la vie, quelquefois plus tôt. Les premiers essais que tente l'enfant dans son berceau, ou sur les genoux de sa mère, pour redresser son tronc, ont lieu au sixième, très rarement au cinquième mois.

Quand il a peu à peu appris à se tenir assis, il commence à essayer de ramper, généralement au neuvième mois. Il en reste là pendant plusieurs semaines ; il apprend ensuite à mouvoir rapidement ses bras et ses jambes, et il se prépare ainsi à la marche. Un beau jour, il se redresse sur le sol en s'appuyant sur une petite table ou sur une chaise ; il retombe, renouvelle sa tentative et finit par réussir ; l'enfant reste debout.

Au bout de quelques jours ou même de quelques semaines, il se dresse, et les mains tendues pour chercher un autre point d'appui, il tente de s'avancer vers celui-ci avec ses jambes, c'est-à-dire de marcher. Il y parvient avec quelque incertitude, ses muscles étant encore inexpérimentés et ses mouvements mal coordonnés ; il chancelle et fait des faux pas, mais, de jour en jour, sa démarche s'affermit. L'enfant apprend ainsi à marcher ; il l'apprend en temps utile, de la façon la plus simple et la meilleure, *sans chariot à roulettes*, aussitôt qu'il se sent capable de le faire. C'est ce qui a lieu chez les enfants bien portants, bien nourris, vers le onzième ou le treizième mois en moyenne. Certains enfants marchent déjà tout seuls au neuvième mois, mais cela est rare. Quand ils ne marchent qu'après le quatorzième mois, on est en droit de soupçonner de la faiblesse musculaire.

Si l'enfant se sert de préférence des membres *d'un seul côté*, cette préférence ne peut guère s'expliquer, que par l'imitation et les influences d'éducation, ainsi que Vierordt (1) le fait observer avec raison. On voit en effet nombre d'enfants, vers la fin de la première année, c'est-à-dire à une époque où il ne peut être question d'imitations de ce genre, se servir de préférence d'un bras particulier, généralement le droit, pour atteindre les objets. Les enfants des peuples barbares ont l'habitude, eux aussi, d'employer de préférence le bras droit. Voici les conclusions pratiques à tirer de cette courte exposition des faits physiologiques :

Le développement complètement normal du système osseux et du système musculaire dépendant de la nutrition, celle-ci doit être dirigée convenablement avec le plus grand soin. L'insuffisance de *sels calcaires* entrave le développement du système osseux ; l'insuffisance de *protéine*, le développement du système musculaire.

En outre, il est nécessaire de ne pas troubler l'évolution physiologique de ces deux systèmes, et d'essayer plutôt de la favoriser. Aussi ne faut-il jamais souffrir que l'on habitue l'enfant à s'asseoir, ou à se tenir debout, ou à marcher, avant de voir, à ses mouvements, que telle est son intention. Lorsqu'on essaie prématurément de l'habituer à se tenir debout ou à marcher, ses jambes se tordent ordinairement,

---

(1) VIERORDT, *Physiologie des Kindes,* in *Gerhardt's Handbuch der Kinderkrankheiten,* 1877. 1. p. 187.

car la substance osseuse n'a pas encore la résistance nécessaire.

Les *lisières* sont inutiles, elles peuvent même être nuisibles en comprimant la cage thoracique ; les *chariots*, même
les mieux construits, n'offrent aucun avantage. Le mieux,
c'est de placer l'enfant sur un tapis ou sur une natte, aussitôt
qu'il sait se tenir assis, de l'entourer de coussins, et de l'a-
bandonner ensuite à lui-même. Il apprend ainsi, non seulement à mieux se servir de ses bras, mais aussi à se mouvoir,
à se traîner, et il exerce ainsi les muscles des extrémités
inférieures, aussi bien que ceux des extrémités supérieures.

Dès que l'enfant a appris à se tenir debout, on met à sa
portée des objets fixes, petites tables ou chaises qu'il puisse
saisir quand il éprouve le désir de se déplacer. Les *sentiers à
grillages*, usités dans beaucoup de crèches, servent au même
usage. Il est funeste, en tout cas, de conduire l'enfant par un
seul bras ; comme sa marche est vacillante, il est fort exposé
à se disloquer les articulations.

**Attitude des enfants.** — On attachera une grande importance à la position dans laquelle l'enfant devra être tenu dès
sa naissance. Nous savons combien la masse des os et des
ligaments offre peu de résistance chez les nouveau-nés, combien est flexible surtout la colonne vertébrale, combien la
forme définitive de cette dernière est déterminée par la tenue
habituelle des enfants et par le poids que supporte le rachis.
Or la sollicitude à cet égard doit s'exercer sans retard.

L'enfant, dans les six premiers mois, n'a pas encore la
force de se tenir verticalement ; il faut pendant cette période
lui faire garder une position presque horizontale, la tête peu
élevée, le corps étendu sur le dos, non sur le côté. Sinon, il
se produirait une *déviation latérale* qu'il faut absolument évi-

ter. Quand la tête est trop élevée, les excursions du diaphragme sont facilement entravées.

Toutefois il faut éviter de laisser l'enfant, d'une façon continue, dans la même position. Ce que dit Hervieux (1) des inconvénients de laisser constamment les enfants dans la même position, même horizontale, est du reste fortement exagéré ; il pense qu'elle est la cause de l'excessive mortalité dont ils sont frappés, parce que cette position trouble la circulation, la respiration et l'assimilation, et produit des arrêts et des épanchements dans les organes essentiels. Il y a certainement quelque chose de vrai dans ce qu'il dit. Le nourrisson, comme tout le monde, a besoin de changer de position de temps en temps. Mais des soins consciencieux impliquent ce changement. Pour faire la toilette de l'enfant, pour le tenir propre, pour changer ses langes ou retourner sa literie, on est bien obligé de le remuer tant soit peu.

Toutes les fois qu'on prendra l'enfant, il faudra avoir égard à la flexibilité de sa colonne vertébrale, et à la délicatesse de ses ligaments. On ne le soulèvera qu'avec les plus grandes précautions, en soutenant d'une main le sacrum et de l'autre la nuque. Autrement la tête ballotte et la partie cervicale de la moëlle épinière peut se déchirer.

En général, il faut faire garder à l'enfant la position presque *horizontale* qui vient d'être décrite. Même après les six premiers mois révolus, il ne faut jamais garder l'enfant debout sur le bras ; il ne faut pas non plus prendre l'habitude de le porter toujours sur le même bras ; il pourrait en résulter une scoliose de la colonne vertébrale. Que l'on observe un nourrisson nu, pendant qu'il repose sur le bras de sa mère, ou plus exactement, pendant que celle-ci le tient sur le bras,

(1) Hervieux. *De l'abus de la position horizontale à l'hospice des enfants trouvés et de son influence sur la mortalité des nouveau-nés.* Paris 1852.

ses muscles fessiers s'appuient sur l'avant-bras de sa mère, son côté droit ou gauche repose contre la poitrine. En même temps la colonne vertébrale présente une incurvation très sensible, dont la convexité est dirigée du côté de la mère. Cette incurvation peut facilement devenir permanente si l'enfant est souvent tenu sur le même bras. Il faut soutenir l'enfant horizontalement par les deux mains à la fois ou le porter étendu sur un coussin. Dans le premier cas, l'un des bras de la mère ou de la gardienne entoure les jambes, de haut en bas, tandis que l'autre entoure le tronc de bas en haut, presque horizontalement.

Il est plus facile de porter l'enfant sur un coussin spécial, oblong, un peu concave. — La promeneuse (1) de Didot a été spécialement inventée pour faciliter la tâche de la mère : c'est un panier d'osier, en forme de coquille, avec un couvercle, recouvrant la moitié inférieure, et deux poignées. Pour faire prendre l'air à l'enfant, on le place dans ce panier, où il repose sans que sa colonne vertébrale puisse s'incurver.

Il vaut encore mieux se servir de la voiture d'enfants, même pour les nourrissons n'ayant que quelques mois. Le panier-lit doit reposer sur des ressorts pour éviter les secousses, et être couvert à une certaine hauteur ; cette voiture sera construite de telle sorte qu'on puisse la pousser par derrière, ce qui permet de surveiller le petit voyageur. (Il serait encore plus facile de le surveiller en poussant la voiture par devant ; mais l'enfant tournerait le dos à la direction suivie, ce qui serait mauvais pour sa vue). Nombre de ces voitures d'enfants ont une toiture en cuir peinte au moyen de couleurs de plomb ; on a prétendu que ce genre de peinture offre des inconvénients. Il est certain que le blanc de plomb s'effeuille un peu quand le cuir devient vieux. D'un autre côté les enfants

(1) Voir PLOSS, *Das kleine Kind vom Tragbett bis zum ersten Schritt*, 1881, p. 23.

ne sont que trop enclins à porter à leur bouche tout ce qui se
trouve à leur portée.

Il va de soi que même plus tard, il ne faudra jamais négliger de veiller à ce que la croissance se fasse bien en ligne
droite ; cette surveillance deviendra surtout nécessaire à partir du moment où l'enfant commence à aller en classe, car il ne
tardera pas à subir comme nous le verrons plus loin, une foule
d'influences propres à produire des courbures pathologiques de
la colonne vertébrale. L'hygiène n'a pas seulement le devoir de
prévenir ces déviations, elle a également celui d'habituer la
jeunesse à observer une tenue convenable et aisée. J'expliquerai plus loin, en détail, les moyens dont se sert l'hygiène
pour atteindre ces deux buts.

EXERCICE MUSCULAIRE. — Pour assurer le complet développement du système musculaire, l'exercice est de première
importance. L'exercice augmente la masse de la chair musculaire. L'augmentation de la masse entraîne à son tour une
augmentation de la force du muscle. L'exercice produit encore un autre effet : il apprend à préciser les contractions et
à maîtriser les efforts musculaires.

Du reste, le travail musculaire n'affecte pas seulement les
muscles, il se répercute dans l'organisme tout entier. Le muscle qui fonctionne consomme surtout de la substance non
azotée, et particulièrement de la *graisse* ; par suite, l'homme
qui se livre à un travail musculaire dégage plus d'acide carbonique et d'eau, tout en absorbant plus d'oxygène. Selon
Voit [1], un homme à jeun au repos, dégage quotidiennement
716,0 grammes de $CO_2$ et 821,0 gr. d'eau ; en travaillant, il
dégage quotidiennement 1187,0 gr. de $CO_2$ et 1737,0 gr
d'eau ; l'homme à jeun au repos absorbe 761,0 gr. d'O et
en travaillant, 1071 gr. d'O. Il est donc incontestable que la

(1) VOIT, in *Hermann's Handbuch der Physiologie*, 1881, VI.

consommation d'éléments non azotés augmente pendant le travail ; et on ne remarque pas qu'en même temps la consommation d'azote augmente.

Les chiffres suivants de Smith (1) montrent l'influence du travail musculaire sur la quantité d'air introduite dans les poumons.

| La quantité d'air introduite étant 1 | | pour un individu couché, |
|---|---|---|
| » | est 1,18 | »        assis, |
| » | 1,33 | »        debout, |
| » | de 1,9  à 7 | »        marchant, |
| » | 4,05 | »        chevauchant, |
| » | 4,33 | »        nageant. |

Le nombre des inspirations et des expirations augmente en même temps, jusqu'à devenir quintuple de ce qu'il est à l'état de repos, et même il peut devenir plus considérable encore. L'activité des muscles augmente donc celle des *poumons ;* en même temps elle augmente celle du *cœur*, et le nombre de ses battements peut s'accroître de 10, de 30 et davantage par minute.

Ces battements, pendant le travail, sont réguliers et uniformes. Mais, quand le travail dure trop longtemps ou est trop pénible, le nombre des battements peut descendre au-dessous du chiffre normal, ces battements sont irrégulièrement espacés, diffèrent d'intensité et s'affaiblissent, le pouls suivant en même temps la même marche. Trop peu d'activité musculaire diminue le nombre des battements et détermine peut-être une dégénérescence du cœur.

Pendant le travail musculaire, l'activité de la *peau* augmente. La quantité d'eau qui s'élimine alors par cette dernière peut devenir double de la quantité normale.

Le travail musculaire a également une influence décisive sur la *digestion*. L'appétit devient plus vif surtout pour les

(1) Smith d'après Roth et Lex, *Militærgesundheitspflege*, t. III, p. 167.

matières grasses ; la digestion est plus rapide et plus complète qu'en l'absence d'activité musculaire.

*Fatigue et réparation des muscles* (1). Un muscle qui travaille longtemps et violemment se fatigue. Il faut plus de force de volonté pour le faire fonctionner ; si l'on continue quand même, on se met à trembler, les contractions ne peuvent plus se prolonger, elles s'interrompent assez longtemps et sont accompagnées de tiraillements douloureux. Tous ces phénomènes disparaissent par le repos, et d'autant plus vite que le travail a été moins pénible.

Cette fatigue provient en grande partie de la production de certaines substances qui se forment pendant le travail du muscle et que l'on appelle *substances fatigantes*. C'est surtout à l'acide lactique que l'on attribue ce rôle. Cet acide se forme dans le muscle qui travaille ; en y arrivant, il le fatigue, quand il est neutralisé ou enlevé, la lassitude se dissipe. Mais ce qui produit l'état décrit plus haut n'est pas seulement l'accumulation des substances fatigantes. La *soustraction de l'oxygène* diminue également l'excitabilité et la force du muscle, l'afflux d'oxygène, ou même de sang artériel, le repose.

D'après tout ce qui précède, la manière d'exercer les muscles n'est pas indifférente, au point de vue de la santé. Pour que le système musculaire se développe harmoniquement, il ne faut pas favoriser certaines parties des muscles, certains groupes au détriment des autres.

Les détails donnés par Kotelmann sur le périmètre des muscles des élèves du collège de Hambourg montrent très nettement l'influence de l'inégalité de la répartition du travail musculaire sur le périmètre des muscles. Au fur et à mesure que les enfants grandissaient, le périmètre des muscles de

---

(1) Consulter HERMANN, *Handbuch der Physiologie,* 1879, t. I, p. 122 et suivantes. — RANKE, *Archiv für Anatomie und Physiologie,* 1863. P. 422. 1864, P. 320.

29

l'avant-bras et celui des muscles du mollet augmentait, mais
« dès que ces élèves arrivaient à un certain âge, les muscles
de la jambe augmentaient de moins en moins, ce qui s'explique parfaitement, puisque les jeunes gens restaient plus longtemps assis et que les muscles de la jambe fonctionnaient de
moins en moins. »

L'exercice exclusif ou prédominant de certains muscles ou
des muscles d'un seul côté du corps produit des vices de
conformation, des courbures des os de la colonne vertébrale ;
c'est ce que nous n'observons malheureusement que trop
parmi les enfants qui travaillent dans les fabriques et parmi
les écoliers.

L'insuffisance d'exercice se trahit, d'après ce que nous
avons dit, par une diminution de la croissance du système
musculaire. — Quant à l'excès d'exercice, il augmente notablement les échanges dans l'organisme et provoque l'accumulation des matières fatigantes, il exige donc que la nourriture soit plus abondante et que les intervalles de repos soient
plus prolongés ; si l'on ne satisfait pas à ces deux conditions,
le muscle se détériore sous l'influence délétère des matières
fatigantes insuffisamment éliminées et l'organisme s'use en se
consommant lui-même. L'exercice *précoce* des muscles produit le même effet que l'exercice immodéré. Il faut donc
exercer les muscles rationnellement.

Nous abandonnons le nouveau-né à son instinct, à sa
volonté ; nous nous bornons à ne pas entraver les mouvements
de la tête, des bras ou des jambes, à ne pas l'emprisonner
dans des vêtements ou des langes trop serrés, etc., à favoriser ses mouvements autant que possible, tout en veillant à ce
qu'il ne puisse se blesser.

Pour les enfants plus âgés, les meilleurs moyens d'exercer les muscles sont les jeux exigeant des mouvements ; le

plus grand avantage de ces jeux est, en effet, de développer les forces du corps. Les chevaux de bois, les chevaux à bascule, la balançoire, la brouette, le cerceau, la corde, la balle, le sabot, la danse en rond et d'autres jeux familiers à cet âge heureux exercent les muscles d'une façon variée, sans amener jamais une fatigue assez grande pour être nuisible. Aussi l'hygiène adresse-t-elle aux parents cette recommandation sincère : « *laissez jouer les enfants.* »

Le système musculaire exige des soins tout particuliers pendant toute la période où l'enfant va à l'école. Le travail cérébral intense et persistant exige un repos régulier et réparateur ; l'activité corporelle, on le sait par expérience, permet au cerveau de se reposer. Le corps lui-même a besoin de cet exercice. L'enfant à l'école reste très longtemps sans bouger, dans une posture souvent fausse, ce qui vient ajouter de nouveaux inconvénients à l'inactivité musculaire. Il faut que l'hygiène privée compense le défaut d'exercice et les effets fâcheux de la durée des mauvaises attitudes. Elle recommande les *promenades en plein air*, dans les champs et dans les bois ; elle préconise *le jeu*, et surtout le jeu de la balle. Il va de soi que les filles, tout comme les garçons, doivent prendre leurs ébats et jouer au grand air.

La *natation* est très hygiénique pour les enfants qui vont à l'école. Elle exerce tous les muscles du corps, elle dilate puissamment la cage thoracique, elle redresse la colonne vertébrale ; elle constitue donc un excellent correctif des inconvénients de l'école, indépendamment de l'action salutaire du bain lui-même. En outre elle inspire à l'enfant de la confiance en lui-même. Elle est extraordinairement utile aussi aux filles. Le docteur Élisabeth Hoggan (1), insistait naguère très justement sur ce point. Les muscles des filles

(1) ELISABETH HOGGAN, *Sanitary Record*, X, p. 289.

sont plus faibles, l'influence de l'école sur la tenue du corps est plus grande que chez les garçons ; en outre leur poitrine est rétrécie par l'habillement. Aussi doit-on recommander instamment la natation chez les filles. Il faut toutefois l'interdire à celles qui ont des maladies des poumons et du cœur.

Le *patinage*, exercé avec modération a une influence également heureuse sur la santé des garçons et des filles. Il agrandit les excursions de la cage thoracique, et il exerce des muscles qui à l'école restent longtemps inactifs, les muscles des jambes. A ces deux points de vue, il répare les dommages causés à la santé par l'école. En outre, il est propre à donner à la jeunesse un maintien aisé et gracieux.

La *danse*, qui a tant d'attrait pour l'enfant, peut exercer la même influence. Seulement il faut y recourir avec intelligence, c'est-à-dire sans perdre de vue le but auquel on tend et l'âge des enfants.

La *gymnastique systématique* présente tous les avantages des jeux qui forcent l'enfant à se remuer et des exercices corporels dont je viens de parler. Il est même permis de dire que sans elle, l'enfant ne peut pas arriver à la plénitude de la santé corporelle et intellectuelle. Les Grecs de l'antiquité, ainsi que nous l'avons vu plus haut, l'avaient parfaitement reconnu et ils agissaient en conséquence. C'est à la gymnastique bien comprise et pratiquée systématiquement qu'ils devaient la noblesse de leur maintien, la grâce de leur démarche et de tous leurs mouvements, leur activité, leur force de résistance, leur élasticité intellectuelle, leur courage sublime et leur grandeur d'âme.

La gymnastique systématique a des effets transitoires et des effets durables : c'est ce qui résulte de ce que j'ai dit précédemment relativement à l'influence du travail musculaire sur l'homme. L'un des effets *transitoires* est celui qui se

produit à tout changement d'occupation ; l'organe qui travail-
lait (c'est ici le cerveau) se repose. Les autres effets consistent dans l'augmentation de l'activité de la peau, des poumons, du cœur, des organes de la digestion.

Quant aux effets *permanents*, les voici : la masse musculaire
prend un plus grand développement, la tenue devient meilleure, le corps se redresse, la capacité thoracique devient
plus grande, la force de résistance de l'organisme en général
augmente. Un autre effet persistant de la gymnastique systématique, c'est le développement de certains sens, surtout
ceux de la vue et du toucher, même de l'ouïe ; l'enfant acquiert
une plus grande finesse d'observation, il apprend à soutenir
plus longtemps son attention. D'autre part, la gymnastique
systématique établit d'utiles relations entre le système nerveux et le système musculaire, elle habitue celui-ci à travailler avec rapidité et précision, au commandement de celui-là ;
elle déblaie les voies, comme le dit excellemment un auteur.
Enfin les acquisitions éthiques que l'on doit à la gymnastique
sont, elles aussi, permanentes : l'homme s'accoutume à l'ordre, à la précision, à l'obéissance ; il apprend à supporter
plus facilement les efforts et même les souffrances, il apprend
à se dominer, à conserver sa présence d'esprit ; il prend
confiance en lui-même et en ses propres forces, il apprend à
estimer la franchise et la fermeté de l'attitude, à mépriser
au contraire les attitudes lâches et indignes.

La gymnastique favorise donc le développement d'un caractère viril ; elle habitue l'homme à agir en vertu de principes
moraux déterminés ; elle inspire à l'homme une saine ambition si nécessaire dans la vie ; elle l'invite à passer par les
droits chemins, même au prix des plus grands efforts. Il faut
donc s'adonner aux exercices corporels, pour donner au corps
la santé et la force de résistance, mais aussi pour donner la

santé à l'esprit, enfin pour provoquer le développement harmonique de l'un et de l'autre.

Les garçons et les filles doivent prendre part à ces exercices, on n'exclura que des enfants rachitiques, débiles, et ceux atteints de maladies du cœur ou de hernies et de varices.

On peut commencer aussitôt que les enfants ont accompli leur septième année ; mais on ne passera aux exercices sérieux que quand les enfants auront neuf ans révolus, parce qu'alors, on le sait par expérience, les ligaments et les épiphyses ont assez de résistance et de force.

De ce qui précède, il résulte que les exercices doivent toujours être appropriés à l'âge. Ils doivent être également appropriés à la vigueur et au sexe des enfants. Ils ne doivent jamais être entrepris quand le système vasculaire est excité ni quand des organes importants fonctionnent ; ils ne doivent pas être entrepris, par exemple, immédiatement après les repas. Il paraît indispensable de varier les exercices, afin que tous les muscles du corps soient convenablement occupés ; on évitera de terminer par des exercices trop fatigants et trop échauffants les séances consacrées à la gymnastique.

Le vêtement doit être approprié à la température, mais assez léger et assez large pour ne pas gêner les excursions, mêmes les plus étendues de la cage thoracique, et en général les mouvements, quels qu'ils soient. Un costume particulier de gymnastique est nécessaire pour les filles. De larges pantalons attachés au dessous du genou par une jarretière élastique ; sur la chemise un corsage, et sur le corsage une blouse à larges manches attachée à la taille par une ceinture un peu lâche.

Les exercices corporels systématiques doivent former un objet d'enseignement dans toutes les écoles ; car les écoles ont été instituées pour développer harmoniquement toutes les facultés du corps et de l'esprit. C'est pourquoi je me réserve de traiter encore une fois de la gymnastique, dans le cours de cet ouvrage.

# APPENDICE

## Le sommeil de l'enfant.

On ne sait guère actuellement en quoi consiste le sommeil. Selon quelques auteurs, il se produit par suite d'une fatigue excessive du système nerveux central ; celle-ci proviendrait d'une *accumulation de matières fatigantes* (Preyer) ou d'une *diminution de la provision d'oxygène*. Selon d'autres auteurs, il résulterait d'une anémie momentanée du cerveau ou d'une absence d'excitation. Il y a encore une autre opinion : le sommeil serait provoqué par l'action d'un centre spécial d'arrêt, qui aurait son siège dans le cerveau (1).

Quoi qu'il en soit, nous savons que, pendant le sommeil, la décomposition de l'albumine s'opère à peu près dans la même mesure que pendant le travail, qu'il se consomme moins d'oxygène (24 0/0 en moins) et qu'il se dégage moins d'acide carbonique parce que les muscles sont au repos et que rien n'excite l'activité des nerfs. Le sommeil économise donc les substances non azotées, spécialement la graisse ; mais, d'autre part, l'organisme pendant le sommeil emmagasine une nouvelle provision d'oxygène qui lui permettra de fonctionner à nouveau pendant la veille.

Le sommeil, cela est évident, est plus nécessaire pour l'enfant que pour l'adulte ; car les phénomènes d'assimilation

(1) *Hermann's Handbuch der Physiologie.*

et de désassimilation sont plus **actifs** chez le premier, notamment en ce qui concerne les substances non azotées, et la *consommation d'oxygène* est plus considérable. Ce dernier fait peut être celui qui détermine la pesanteur et la durée du sommeil des enfants, car le nouveau-né n'a pas d'activité musculaire capable de produire une accumulation de matières fatigantes. Le sommeil de l'enfant présente bien cependant les caractères que je viens d'indiquer.

Le nouveau-né, quand il ne tête pas, ne cesse pas de dormir ; ce n'est qu'à partir de la troisième ou de la quatrième semaine qu'il veille bien un quart d'heure sans interruption ; de la septième à la huitième semaine, une demi-heure ; au cinquième mois, il reste déjà éveillé une heure et davantage. A l'âge de 10 à 12 mois, l'enfant dort encore plus qu'il ne veille. Pendant la deuxième et la troisième année, le temps du sommeil diminue encore ; il est alors ordinairement de 10 à 12 heures pendant la nuit et de 2 à 3 heures pendant le jour. Le besoin du sommeil diurne cesse ordinairement plus tard ; en général, on ne réussit plus à faire dormir l'enfant pendant le jour. Mais pendant toute l'enfance et la première adolescence, un sommeil long et profond est encore nécessaire. Si on laisse libre cours à la nature, chez des enfants vigoureux, bien portants, ayant assez d'occasions de prendre tous les ébats dans la journée et non surmenés intellectuellement, on constate :

| | | | |
|---|---|---|---|
| A l'âge de 7 ans, 10 h. | à 10 h. 1/2 de sommeil | | |
| 10 » | 9 » 1/2 à 10 » | — | |
| 12 » | 9 » | — | |
| 14 » | 8 » 1/2 | — | |

Ce sont là les durées du sommeil exigées par la nature ; si on les diminue il survient des signes manifestes de mollesse, de fatigue et même d'irritabilité nerveuse. C'est surtout aux enfants de *constitution chétive*, *anémiques*, *chlorotiques*, qu'il ne faut pas mesurer trop parcimonieusement le sommeil, car c'est surtout chez eux que se produisent rapidement et très sensiblement les phénomènes de faiblesse et d'irritabilité nerveuse.

D'autre part, il est évident que tout excès de sommeil peut devenir funeste. La santé de l'organisme dépend de la division du temps de la vie en heures consacrées à l'activité et en heures consacrées au repos. Les organes ont besoin de repos, de temps en temps, mais ils ont également besoin d'une activité modérée et d'exercice : autrement leur vigueur diminue.

Le sommeil trop prolongé favorise en outre la formation de la *graisse*, parce que c'est surtout la graisse qui s'économise pendant le repos. Une cause pour laquelle il est éminemment préjudiciable en général, c'est qu'il entraîne le séjour dans un air d'autant plus chargé d'émanations malsaines que le sommeil dure depuis plus longtemps. Il faut donc être sur ses gardes pour éviter de nuire à l'enfant par excès ou par insuffisance.

Les chiffres que j'ai donnés plus haut peuvent servir de points de repère. Ils concordent à peu près avec ceux que Friedlænder (1) a communiqués autrefois. Il a dressé le tableau suivant pour les heures de sommeil, de repos simple, d'occupation :

| | SOMMEIL | REPOS | EXERCICES CORPORELS ET JEU | OCCUPATION INTELLECTUELLE |
|---|---|---|---|---|
| A l'âge de 7 ans | 9 à 10 heures | 4 heures | 10 heures | 1 heure |
| — 8 » | 9 » | 4 » | 9 » | 2 » |
| — 9 » | 9 » | 4 » | 8 » | 3 » |
| — 10 » | 8 à 9 » | 4 » | 8 » | 4 » |
| — 11 » | 8 » | 4 » | 7 » | 5 » |
| — 12 » | 8 » | 4 » | 6 » | 6 » |
| — 13 » | 8 » | 4 » | 5 » | 7 » |
| — 14 » | 7 » | 4 » | 5 » | 8 » |

(1) Voir SIMON, *Traité d'hygiène de la jeunesse*, Metz, 1826, p. 238.

On a tort d'envoyer les enfants se coucher quand ils ont
*l'estomac chargé d'aliments.* Il est vrai qu'un nourrisson n'en
souffre pas beaucoup; pendant le sommeil il digère la nourriture qu'il a absorbée, car celle-ci est liquide, facilement assimilable. Il en est autrement pour les enfants plus âgés, qui
prennent une nourriture solide. Quand ils l'ont prise peu de
temps avant de se coucher, le repos est entravé, sans doute
parce que la forte irritation des nerfs des voies digestives se
transmet aux organes centraux. Le sommeil n'est pas profond, il est souvent interrompu par des cauchemars.

Aussi pour le repas du soir, ne doit-on donner aux enfants
que des mets facilement digestibles; il ne faut pas leur donner d'aliments trop solides; ce repas ne doit pas être copieux
et il doit avoir lieu trois quarts d'heure avant que l'enfant
n'aille dormir.

On ne doit pas souffrir que les enfants, à part les nourrissons de 2 à 3 mois, dorment *tout habillés.* Les vêtements
gênent la respiration, la circulation et échauffent le corps. On
aura un costume de sommeil qui naturellement sera approprié à l'age. Les enfants, pendant le sommeil, se débarrassent de leurs couvertures: ce vêtement pour eux doit consister
en un corsage commode et en larges pantalons qui s'y rattachent immédiatement. Les enfants de plus de 7 ans n'ont
besoin que d'une chemise de nuit.

Il est très nuisible de provoquer artificiellement le sommeil
chez les enfants. C'est surtout pour les nourrissons qui ne se
tiennent pas tranquilles et qui ne s'endorment pas aussitôt
qu'on le désire que l'on emploie ces moyens pernicieux; on
*berce* ces enfants, on leur donne des *opiacés* et des *alcooliques.*
Nous avons déjà vu qu'il est mauvais de bercer les enfants
violemment et surtout de les bercer irrégulièrement. Tous
les médecins savent depuis longtemps que les opiacés ne doi-

vent être administrés aux nourrissons qu'avec une *extrême réserve*, dans les cas de maladie et en quantité aussi petite que possible. Il y en a beaucoup qui n'ordonnent jamais d'o-piacés aux enfants au-dessous de 6 mois, sauf dans les cas de trismus ou de tétanos, ou dans d'autres maladies dont le pro-nostic est aussi fâcheux et où il est indispensable de calmer l'enfant.

Mais s'il y a lieu d'hésiter à administrer des opiacés aux tout jeunes enfants, même dans les cas graves, il faut con-damner énergiquement cette pratique lorsqu'elle n'a d'autre but que de *calmer* des nourrissons du reste bien portants ; peu importe que l'on se serve d'une véritable préparation, ou d'une décoction de *têtes de pavots* ou de *jus de pavot*. Les tristes renseignements fournis par la statistique anglaise et reproduits plus haut, doivent servir d'avis à tout le monde ; ils accusent un nombre inouï de décès de petits enfants, par les convulsions ; la plupart de ces décès, je l'ai dit, sont im-putables à la mauvaise habitude de donner des préparations calmantes et de l'eau-de-vie. Il est superflu d'insister encore une fois sur les dangers de tous les alcooliques pendant l'enfance, et de rappeler qu'il faut les éviter, surtout pendant l'enfance, à cause de leur influence sur les centres ner-veux.

Quand les enfants ne se calment pas, quand on ne parvient pas à les endormir, ou quand ils se réveillent aussitôt après avoir été endormis, il faut *chercher la cause de cet état anormal*, et procéder selon les circonstances. Tantôt l'enfant a des vê-tements qui le serrent, tantôt c'est une épingle qui le pique, quelquefois son lit est trop chaud, mal fait, la chambre elle-même est trop chaude ; d'autres fois, l'enfant avait été *ex-cité* intellectuellement avant de s'endormir, ou bien il souf-frait de *coliques* ; il se peut encore qu'on l'ait couché avant de l'avoir rassasié. On supprimera cette cause, quelle quelle soit, et le sommeil paisible se produira aussitôt.

L'insomnie n'est pas fréquente chez les enfants de 2 à 6 ans. Quand elle se produit, l'enfant n'étant pas malade, c'est que la chambre à coucher est *mal disposée* (trop claire), ou que le lit est *mauvais* (trop chaud), ou que la nourriture n'est pas administrée convenablement, ou qu'il y a éréthisme nerveux ; celui-ci peut avoir été produit par une forte excitation des sens, de l'imagination, surtout par des histoires de revenants ou par d'autres récits à faire peur, par la crainte d'une punition ou par la présence des vers.

Il va de soi que, dans les cas de ce genre, l'on ne peut faire cesser l'insomnie qu'en en supprimant la cause.

Quand les enfants qui vont à l'école ne peuvent pas dormir, cela tient presque toujours à un éréthisme nerveux, seulement cet éréthisme a généralement d'autres causes, qui tiennent directement ou indirectement à l'école. Au chapitre de l'hygiène scolaire, je parlerai tout spécialement de cet état très fâcheux, qui altère à un haut degré la constitution des enfants et qui est un des symptômes partiels, de ce que l'on appelle *la fièvre scolaire*. En dehors des causes précédentes, l'insomnie des enfants de cet âge peut être déterminée par des *lectures immodérées*, surtout quand elles se prolongent très tard, par l'insuffisance d'hygiène du système musculaire et par la masturbation.

## Hygiène des sens et hygiène intellectuelle.

Le système nerveux du nouveau-né possède un poids considérable, eu égard à la masse totale du corps. Le *cerveau* ne constitue pas moins de 13 à 14 0/0 de la masse du corps (chez l'adulte, il représente 2,37 0/0 seulement) ; la *moelle épinière* en forme les 0,200 0/0 (chez l'adulte elle n'en est que les 0,067 0/0.) Les ganglions et les fibres nerveuses du nouveau-né ne présentent pas un moindre développement. Du reste, le système nerveux continue à s'accroître considérablement, après la naissance. Dans la première année, il augmente autant que pendant tout le reste de la vie ; à la fin de la première année, il atteint la moitié de son poids définitif. Lorsque l'enfant entre dans la puberté, il ne manque à ce système que le 1/6 de ce qu'il a chez l'adulte.

Voici ce qu'il y a à dire sur la croissance des diverses parties du système nerveux. Le poids du cerveau, chez le nouveau-né, représente à peu près le 1/8 du poids du corps ; il augmente continuellement, mais uniformément, pendant toute la jeunesse, et même jusqu'à 30 ans environ. Sommering [1] a cru à tort qu'il arrivait dans la troisième année, à son maximum de développement. Hamilton et Tiedemann ont placé ce maximum dans la 7ᵉ ou la 8ᵉ année, du moins en ce qui concerne la grandeur et le volume. D'après Sims, au contraire, le poids du cerveau n'atteint son maximum qu'entre la 40ᵉ et la 50ᵉ année ; selon Weisbach [2], il y arrive entre la 20ᵉ et la 30ᵉ année. Reid et Peacock [3] ont trouvé

[1] SOMMERING, *Tabula baseos encephali pueri trium annorum*, p. 13.
[2] D'après BISCHOFF, *Hirngewicht des Menschen*, 1880, p. 46 et suivantes.
[3] REID et PEACOCK, *Monthly Journ. of. med, soc.* 1843 et 1846.

que le cerveau croît rapidement jusqu'à la 7ᵉ année, qu'il croît plus lentement ensuite jusqu'à la 20ᵉ année et que le poids reste fixe entre la 20ᵉ et la 50ᵉ année. D'après les déterminations de Bischoff, le poids relatif du cerveau augmente dans le premier trimestre de la vie ; car, au bout du 1ᵉʳ mois, il est au reste du corps dans la proportion de 1 : 7 ; au bout du 3ᵉ mois il est dans la proportion de 1 : 5.

Durant toute la première année de la vie, le rapport est de 1 : 6 ; dans la 2ᵉ il tombe à 1 : 14 ; dans la 3ᵉ, à 1 : 18. Dans la 7ᵉ année, époque à laquelle le poids du cerveau est extra-ordinairement élevé, le rapport redevient 1 : 12 ; dans la 14ᵉ année il est compris entre 1 : 15 et 1 : 25.

Il semble donc qu'après la croissance très forte du cerveau dans la 1ʳᵉ année, il survient un ralentissement ; que, dans la 7ᵉ année, il se produit une nouvelle phase de rapide croissance, que suit désormais un nouvel accroissement lent.

C'est immédiatement après la naissance que le poids du *cervelet* présente son maximum d'augmentation ; chez le nouveau-né, il ne constitue que 6,7 0/0 du poids total du cerveau ; chez l'enfant de 2 mois, il en constitue les 9,1 0/0. La croissance de la partie antérieure du cerveau proprement dit commence par être très insignifiante ; à partir de la 6ᵉ année, elle est plus considérable et correspond au développement, plus rapide alors, de l'os frontal. La croissance de la moëlle épinière est relativement faible ; on sait que sa longueur va toujours en diminuant par rapport à celle du canal rachidien. Chez le nouveau-né, elle est environ 85 0/0 de la longueur de ce canal ; chez l'enfant de 2 ans, elle n'en est plus que 81 0/0 environ ; chez l'enfant de 5 ans, 76 0/0 ; chez l'enfant de 9 ans, 65 0/0 (1).

(1) RAVENEL, *Die Maasserhaeltnisse der Wirbelsaeule und des Rückenmarks des Menschen*, 1879, p. 25.

La masse du système nerveux chez l'enfant, surtout chez l'enfant dans ses premières années de la vie, est *plus riche en eau* et en *sang* que chez l'adulte ; en conséquence, elle est plus molle. Cette circonstance favorise les échanges nutritifs dans le système nerveux de l'enfant. La différence entre la substance blanche et la substance grise est peu prononcée à cet âge.

Les *sillons* et les *circonvolutions* du cerveau sont déjà nettement accusés chez le nouveau-né. Selon Sernow (1) cependant la plupart des sillons secondaires manquent encore ; ils seraient au complet chez l'enfant de 5 semaines.

Abstraction faite des premières semaines de la vie, le système nerveux de l'enfant est bien *plus excitable* que celui de l'adulte ; cette observation s'applique aux fibres motrices, aux fibres sensitives et aux fibres vasculaires. D'après les expériences de Soltmann, la faiblesse d'excitabilité des fibres motrices ne dure guère que six semaines ; ensuite et peu à après, cette excitabilité atteint et dépasse celle des fibres de l'adulte. Dans les fibres sensitives, l'augmentation de l'excitabilité se manifeste à peu près vers la douzième semaine de la vie (2). Quant à la grande excitabilité réflexe de l'enfant, très grande comme on le sait, et se manifestant par la fréquence de convulsions se produisant pour des causes relativement futiles, elle résulte moins de la plus grande excitabilité des nerfs périphériques que d'une particularité fonctionnelle de la masse nerveuse centrale et du manque de centres d'arrêt.

Nos connaissances sur les fonctions de l'organe central sont encore très rudimentaires. Des recherches exécutées par Soltmann sur de jeunes animaux, il résulte que chez ceux-ci les centres dits de Hitzig (entre la scissure de Sylvius et la circonvolution olfactive) ne sont pas encore en état de fonc-

(1) SERNOW, *Archiv für Anthropologie.* XI. 3, p. 294.
(2) SOLTMANN, *Jahrbuch für Kinderheilk.* IX, p. 106. XIV, p. 308.

tionner. Les premiers résultats positifs d'une excitation se sont manifestés le 10e jour de la vie ; c'étaient des mouvements de la patte de devant ; ce n'est que quelques jours plus tard qu'apparurent des mouvements de la patte de derrière et du visage. L'excitation des couches striées ne produisit aucun effet chez des chiens âgés d'une semaine ; l'ablation des hémisphères cérébraux avec les couches striées n'amena aucune modification dans les mouvements. Le cerveau présente donc, dans la première période de la vie, une indifférence très remarquable ; à celle-ci succède bientôt, du reste, chez les hommes, une sensibilité tout aussi considérable. (Voir plus loin ce que je dis des manifestations de la vie psychique).

La manière d'accoutumer le système nerveux à subir les excitations et de provoquer son fonctionnement exerce une influence décisive sur le développement normal du système nerveux de l'enfant. Comme il est éminemment excitable, du moins après les premières semaines, et qu'il se fatigue plus facilement que celui de l'adulte, il convient de n'augmenter l'excitation que peu à peu, d'écarter toutes les excitations fortes et persistantes, et de laisser l'enfant se reposer fréquemment.

La nutrition générale influe aussi sur le système nerveux de l'enfant. Les enfants qui sont mal nourris ou insuffisamment nourris, et ceux qui sont allaités par des mères ou des nourrices chlorotiques ou anémiques, présentent souvent une constitution excitable et de la nervosité ; ils ont souvent des convulsions de divers genres, par exemple, le spasme de la glotte, l'éclampsie : tout cela est généralement connu. Mais ce que l'on sait moins, c'est que cette nervosité a très souvent pour cause l'usage prématuré d'excitants, tels que le café, le thé, le vin et le tabac.

30

### Hygiène et développement des sens.

On conçoit facilement que le fonctionnement de tous les sens est indispensable à la plénitude des facultés corporelles, à l'accomplissement intégral de leurs fonctions.

Ce qui est moins évident, tout en étant aussi vrai, c'est que la santé intellectuelle dépend également du bon état des sens. Notre savoir, en effet, ne vient pas de l'intérieur, mais de l'extérieur. *Nihil est in animo, quod non erat in sensu.* C'est des perceptions des sens que procède notre vie intellectuelle ; c'est par ces perceptions qu'elle s'alimente. Par conséquent l'hygiène et le développement des sens sont excessivement importants au point de vue hygiénique ; il est même certain que les omissions ou les erreurs commises dans la jeunesse à l'égard de cette hygiène ne peuvent se compenser ou se racheter que très difficilement plus tard, quand encore elles le peuvent.

Immédiatement après la naissance, les sens de l'enfant sont très incomplets. La plupart des appareils à percevoir des impressions ne sont pas encore complètement aptes à remplir leurs fonctions. Peut-être ne les comprennent-ils point ; peut-être leur imperfection est-elle le résultat du manque d'exercice ; peut-être provient-elle de ce que le cerveau n'élabore pas encore les impressions. Des semaines et des mois se passent avant que le fonctionnement des sens soit comparable à ce qu'il sera plus tard. En attendant, il est nécessaire de les protéger contre les irritations prématurées. Mais il ne peut être question de les développer avant qu'ils ne fonctionnent.

### La vue.

Les nouveau-nés *craignent la lumière* ; c'est ce que savent toutes les personnes qui se sont, tant soit peu, occupées d'eux. Ils n'ouvrent les yeux qu'au crépuscule ou à la faible lumière d'une bougie ; à l'approche d'une lumière plus vive, ils clignent des yeux. Cette photophobie ne cesse généralement que vers la fin de la troisième ou au milieu de la quatrième semaine.

Il est vraisemblable que les tout jeunes enfants ne font guère de distinction entre la clarté et l'obscurité ; quand ils clignent de la paupière, ce n'est que par un mouvement réflexe. Mais, vers la fin de la première semaine, la distinction commence à s'établir, car nous voyons les enfants tourner la tête vers la clarté.

Dans la quatrième semaine en général, si on leur présente une bougie, ils la regardent fixement, et si on la déplace ils la suivent des yeux. Mais les mouvements des yeux ne sont pas complètement réglés, ils sont asymétriques ; quelquefois l'un d'eux regarde à gauche, tandis que l'autre regarde à droite ; quelquefois un œil reste immobile, tandis que l'autre tourne latéralement. L'enfant n'acquiert que peu à peu, par l'exercice, la faculté de coordonner les mouvements des globes oculaires ; souvent ce n'est que vers la fin du troisième ou du quatrième trimestre, ce n'est jamais avant la fin des six premiers mois.

Voilà ce que j'ai observé moi-même. Les observations de Cuignet (1) concordent avec ces indications. Le premier jour, l'enfant qu'il a observé dormit presque tout le temps. Le second jour, cet enfant ouvrit par instants les paupières en donnant des signes de photophobie et en tournant l'un des

(1) CUIGNET. *Annales d'oculistique*, LXVI.

yeux en dedans ; le huitième jour, il commença à fixer les objets lumineux, mais il louchait aussitôt que l'objet lumineux se trouvait à une distance de 1 mètre. Le vingtième jour, l'enfant regardait autour de lui sans bouger la tête, mais quand, après lui avoir présenté des objets, on les écartait de lui, il les perdait de vue aussitôt qu'ils se trouvaient à un mètre ou deux ; le vingt-huitième jour, la photophobie cessa ; le soixantième, l'enfant reconnut sa mère. A cinq mois, le champ visuel eut toute son étendue et la tête tourna librement ; à six mois, le strabisme disparut.

La faculté de *distinguer les couleurs*, commence infiniment plus tard , mais à des époques très différentes selon les enfants. S'il m'était permis de généraliser des observations faites sur mes trois enfants, voici quelles seraient mes conclusions. L'enfant, jusqu'au seizième ou au dix-septième mois, ne distingue que le noir et le blanc, l'obscurité et la clarté ; il apprend ensuite à reconnaître le rouge, puis le vert, plus tard encore le bleu, enfin le jaune. Il est bien rare que la faculté de distinguer toutes ces couleurs existe avant le commencement de la troisième année ; généralement elle n'apparaît que vers la fin de cette année ; mais l'exercice peut produire des résultats extraordinaires.

L'enfant, dans les premiers temps de la vie, est généralement *myope*, ainsi que Jaeger (1) l'a constaté. Mais bientôt il devient hypermétrope, et dans cet état, l'œil de l'enfant doit être considéré comme ayant son angle de réfraction normal, physiologique, bien que l'hypermétropie dégénère très souvent en emmétropie et que celle-ci fasse retour à la myopie.

Quelle est la cause de la *myopie initiale* ? Woinow (2) attribuait la différence de réfraction de l'œil de l'enfant à ce que

(1) Jaeger, *Einstellung des dioptrischen Apparates*, 1861.
(2) Woinow, *Congrès périod. intern. d'ophtalmologie*, 4e sess., 1872.

les surfaces réfringentes y sont autrement distantes les unes
des autres que dans l'œil de l'adulte. Mais ce qui paraît la
cause essentielle, c'est que leur rayon de courbure est plus
petit. Mauthuer (1), von Hasner (2) et Reuss ont constaté
très nettement, dans un grand nombre de cas, que la courbure de la cornée, chez les enfants, est plus prononcée. Ce
dernier auteur n'a du reste constaté cette forte courbure que
dans les premières semaines de la vie ; au milieu de la première année il se produit un changement essentiel.

Jusqu'à la septième année, dans ses observations, le rayon
a augmenté progressivement. A partir de cette époque jusqu'à
la douzième année, le rayon de courbure n'a pas changé ;
dans la treizième et la quatorzième année, au contraire, il
a subi une augmentation marquée. Entre la quinzième et la
vingtième année, il a acquis la grandeur qui est considérée
comme moyenne pour l'œil normal.

Il est facile d'expliquer comment l'*hypermétropie* de l'enfant se transforme en myopie. L'œil de l'enfant présente
moins de résistance à la pression intra-oculaire que l'œil de
l'adulte, et par suite son axe s'allonge facilement. Au chapitre de l'hygiène scolaire, j'expliquerai en détail les causes qui
déterminent à cet âge cette modification physiologique.

Le cristallin de l'œil de l'enfant est plus élastique que la
lentille de l'œil de l'adulte ; il en résulte chez l'enfant une plus
grande amplitude d'accommodation que chez l'adulte. Selon
Donders (3) le pouvoir comparé d'accommodation à dix ans est
à peu près deux fois aussi considérable qu'à trente ans. La
distance de la vision distincte est d'environ cinq pouces à
trente ans, elle est de 2,66 pouces à dix ans.

(1) MAUTHUER, *Vorlesungen über die opt. Fehler*, 1876, p. 144 et suivantes.
(2) HASNER, *Ueber die Groessenwerthe des Auges*. 1878.
(3) Cité par VIERORDT, *Physiologie des Kindes, loc. cit.*, p. 203.

Toutes conditions égales d'ailleurs, la vision est plus nette chez les enfants que chez les adultes, parce que les milieux de l'œil sont plus humides et moins altérés chez ceux-là que chez ceux-ci. Les enfants de 10 à 15 ans, selon Fellenberg, ne cessent de distinguer les objets que quand leur longueur est inférieure à 0,0155 mm. ; l'angle le plus petit sous lequel ils reconnaissent des images comprend 41 secondes.

Pour *protéger* l'œil du nouveau-né, il faut commencer par le mettre à l'abri de toute lumière trop vive, ce que j'ai déjà dit à propos de la chambre d'enfants. L'exposer directement à la lumière est absolument contraire à la physiologie de la vision. La photophobie naturelle nous indique la voie à suivre.

*Prophylaxie de l'ophtalmie des nouveau-nés.* — Il est urgent d'établir une prophylaxie sérieuse de cette maladie aux conséquences si funestes. Il résulte, en effet, des renseignements que j'ai cités plus haut, dans la statistique de la morbidité, qu'aucune autre maladie des yeux n'entraîne plus souvent la cécité. Il faut la combattre à temps et énergiquement, si l'on veut réussir. Malheureusement, dans un nombre infini de cas, la prophylaxie est rendue impossible par la faute des sages-femmes et des femmes de garde. Généralement elles ne savent pas reconnaître la maladie, elles ne demandent pas l'intervention du médecin en temps utile, parfois même elles empêchent de la demander. Siedelmann cite 12 enfants, qui perdirent à eux tous 20 yeux, parce que les sages-femmes s'étaient opposées à ce que ces enfants fussent amenés à un médecin. Il n'est personne qui ne connaisse par soi-même des faits de ce genre.

La prophylaxie de l'*ophtalmie des nouveau-nés* peut, et parfois doit, commencer avant la naissance de l'enfant. Quand on sait qu'une femme enceinte est atteinte de blennorrhée vaginale, il faut, immédiatement avant l'accouchement, pratiquer dans le vagin des injections d'acide phénique dilué à 2 0/0. En outre, on a recommandé (Crédé, Olshausen (1), etc), de tamponner les yeux du nouveau-né, avant qu'il ne les ait ouverts, avec de la ouate salicylée, et aussitôt après ce tamponnage, ou pendant qu'on lui fait prendre son premier bain, de les laver avec une solution de nitrate d'argent à 2 0/0 ou avec une solution d'acide phénique à 5 0/0, pour détruire, s'il y a lieu, la matière infectieuse.

Les résultats obtenus de cette manière dans les maternités sont excellents. Mais, dans la clientèle, il suffit, à moins que l'on n'ait constaté la blennhorrée de la mère, de laver les yeux des nouveau-nés avec de l'eau tiède pure et de répéter ces lotions deux à trois fois par jour, pendant toute la première semaine. Abegg (2), depuis plusieurs années, emploie avec succès, ce moyen prophylactique, à la maison d'accouchements de Dantzig. Sur 2266 enfants qui y sont nés, pendant une période de 10 ans, il n'y en a eu que 66 qui aient été atteints d'ophtalmie. L'emploi de ce moyen force les sages-femmes et les femmes de garde à surveiller constamment les yeux des nouveau-nés.

Mais, quand une ophtalmie *s'est déclarée*, il faut, pour éviter qu'elle n'ait une issue funeste, recourir aussitôt au médecin dès que survient le plus léger symptôme d'inflammation des yeux, *sécrétion de mucosités, photophobie*, etc. Il faudra y forcer les sages-femmes par des prescriptions légales ; d'autre part, elles devront se dispenser d'opérer elles-mêmes. Une précaution indispensable pour toutes les personnes qui ont eu contact avec un enfant atteint de cette maladie, par exemple les sages-femmes, les gardes, c'est de se désinfecter les

(1) Cité d'après Vierordt, *Physiologie des Kindes, loc. cit.*, p. 203.
(2) Abegg. *Archiv. fur Gynækologie*, 1881, XVII, p. 502.

mains avec le plus grand soin. Il n'est pas moins nécessaire, lorsque la redoutable maladie s'est produite, de protéger l'œil qui n'est pas malade, de le mettre à l'abri de l'infection. On y parvient en couchant l'enfant du côté de l'œil malade et en lui attachant les mains.

Le sens de la vision a besoin d'*exercice*. La curiosité naturelle pousse l'enfant à voir le plus de choses possible. Or, nous sommes à même d'entretenir cette tendance naturelle, c'est-à-dire de choisir des objets qui satisfont la curiosité, qui font plaisir à voir, et qui en même temps contribuent à l'éducation de l'œil. Ce qui est surtout nécessaire, pour reconnaître les choses, c'est de se rendre compte des formes extérieures. On y habitue l'enfant assez facilement en lui présentant des objets de formes très différentes et très caractéristiques ; il s'instruit alors par le contraste. Je citerai, par exemple, la *balle*, le *dé*, la *toupie*, qui sont excellents pour exercer la vue de l'enfant en même temps que le sens du toucher. Plus tard on donnera à l'enfant une *boite de construction* ; il y trouvera tout ce qu'il faut pour lui donner l'idée de la ligne horizontale, de la ligne verticale, de l'angle droit, etc..

Il est aussi important d'exercer le *sens des couleurs* que d'exercer le *sens des formes*. D'après ce que j'ai déjà dit, cette éducation ne peut guère être commencée dans la première année, mais vers la fin de la deuxième et au commencement de la troisième ; il faut qu'elle soit entreprise avec zèle, car une des conditions essentielles pour reconnaître les objets, c'est d'en distinguer la couleur. Combien sont peu nombreux les hommes capables de reconnaître les nuances des couleurs, à part les plus frappantes ! L'inaptitude à distinguer les couleurs tient précisément au manque d'exercice. En outre l'éducation du sens des couleurs est un puissant moyen de développer le sentiment du beau.

On commence par présenter deux *couleurs fondamentales et faisant contraste.* On se sert pour cela de jouets, balles, dés, toupies, etc., peints en ces deux couleurs. L'appareil indiqué par Delhez (1) est excellent pour cet usage. Les nuances du rouge, du jaune, du bleu, de l'orange, du violet, du vert sont peintes et disposées par ordre sur de petites tablettes de bois, de 1 centimètre de largeur et 3 centimètres de longueur.

Pour exercer l'enfant, on lui nomme les couleurs, on les lui fait nommer à son tour, puis on habitue l'enfant à rétablir la série naturelle, et enfin on lui fait arranger les couleurs dans un autre ordre. L'appareil de Brück (2) (Hartinger) peut servir pour perfectionner le sens des couleurs. C'est un disque divisé en douze segments qui présentent les trois couleurs principales, rouge, jaune et bleu, ainsi que neuf couleurs intermédiaires ; le tout dans le même ordre que dans le spectre. Chacune de ces douze couleurs est à son tour divisée en douze nuances. Vers le centre du disque, la couleur fondamentale s'assombrit jusqu'au noir, et vers le bord, elle s'éclaircit jusqu'au blanc, de sorte que ce tableau contient toutes les couleurs employées dans l'art et dans l'industrie. On a trouvé une disposition telle que les couleurs qui se font vis-à-vis sont toujours complémentaires.

Pour rendre encore plus sensible l'effet des couleurs harmoniques, on se sert d'une série de tableaux, peints en deux couleurs complémentaires, et d'autres tableaux présentant trois couleurs harmoniques sur fond noir. Ces tableaux contiennent tout ce qu'il faut pour apprendre aux enfants à reconnaître toutes les couleurs et nuances, à les nommer, à les comparer, à les combiner d'après les lois de l'harmonie chro-

(1) *Officieller Bericht über die Wiener Weltausstellung,* 1873, 1.
(2) *Officieller Bericht über die Wiener Weltausstellung,* 1873, 1.

matique. Les tableaux de couleur récemment indiqués par
Magnus (1) servent au même usage. On fabrique aussi des
toupies qui sont peintes en couleurs complémentaires et qui
en tournant présentent les couleurs mixtes ; on fait aussi des
balles peintes en deux couleurs complémentaires ou en trois
couleurs harmoniques.

Il existe divers jeux qui habituent les enfants à se rendre
compte des *distances* ; il y a notamment, dans ce nombre,
beaucoup de jeux qui forcent les enfants à prendre de l'exercice, tout en s'amusant : tels sont les balles, les boules, les
barres, le tir à l'arc et d'autres jeux analogues, en outre les
jonchets, le découpage de figures géométriques, le jeu sur
des tablettes représentant des figures de même genre, et
enfin le dessin.

Le meilleur et le plus salutaire exercice du sens de la vue,
surtout quand l'enfant est plus âgé, c'est l'observation de la
nature dans les champs, les prairies, les forêts, et l'étude du
ciel étoilé. L'habitude de cette observation développe à un
rare degré le sentiment des formes et des couleurs, donne
de l'acuité à la vision, apprend à l'œil à apprécier les distances, à s'accommoder pour voir au loin, redresse les
défauts résultant du séjour à l'école, développe le goût du
beau. Les *chasseurs*, les *paysans*, les *montagnards*, nous offrent des exemples des résultats auxquels la vision peut atteindre, grâce à l'exercice.

Au chapitre de l'Hygiène scolaire, je dirai les précautions
qu'il faut prendre pour prévenir les dangers que l'école fait
courir à l'organe de la vue. Dans l'Hygiène générale de l'enfant, je donnerai des détails sur la prophylaxie de l'*ophtalmie
granuleuse*. Les moyens à employer pour conjurer les *inflammations granuleuses* de l'œil, inflammations qui déterminent

(1) MAGNUS, *Die methodische Erziehung des Farbensinnes*, 1879.

la cécité ou du moins la faiblesse de la vue chez un grand
nombre d'enfants, sont identiques aux mesures préventives
contre la scrofulose : prendre une nourriture appropriée, entretenir les fonctions de la peau, habiter un logement salubre.

## L'ouïe.

Tous les nouveau-nés sont à peu près sourds, pendant
plusieurs heures, quelquefois pendant plusieurs jours. La
cause de cette surdité est l'état de l'oreille moyenne. Celle-
ci, immédiatement après la naissance, ne contient pas encore
d'air; déjà Fabricius ab Aquapendente a constaté cette absence
d'air. La couche sub-épithéliale de la muqueuse qui tapisse la
cavité du tympan est nécessairement tuméfiée, et remplit l'espace nécessaire aux excursions des osselets (Trœltsch (1),
Wendt (2) et Wreden) (3).

La résorption de ce bourrelet, déjà commencée pendant
la vie intra-utérine, s'achève quelque temps après la naissance, lorsque les mouvements de déglutition ont fait pénétrer de l'air dans la trompe d'Eustache et de là dans l'oreille
moyenne. Elle est généralement terminée au bout du premier
jour, mais quelquefois elle dure plusieurs jours.

Le deuxième ou le troisième jour, on observe les premiers
symptômes d'excitation des nerfs de l'audition : le corps ou
les bras se replient, quand éclate un bruit soudain. Mais ces
symptômes sont encore faibles, par rapport à la violence du
bruit. Cependant le sens de l'ouïe ne tarde pas à se déve-

---

(1) Trœltsch, *Verhandlungen der phys. med. Gesellschaft zu Würzburg*,
IX, 1855.

(2) Wendt, *Archiv. für Heilkunde*, XIV, 97.

(3) Wreden. *Monatsschrift für Ohrenheilkunde*, 1868, 7.

lopper. Souvent, à la 6ᵉ ou à la 8ᵉ semaine, mais presque toujours à la 12ᵉ ou à la 13ᵉ, l'enfant tourne la tête du côté du
bruit. Au 3ᵉ mois, le tintement des jouets, à grelots ou autres, ainsi que la musique, lui font un sensible plaisir. Les
*bruits intenses*, de même que les *sons aigus* et *perçants*, lui
sont désagréables, l'effraient et le font pleurer. Chez l'enfant
plus avancé en âge, l'ouïe est relativement *fine*, un garçon
de 10 ans, qui écoute attentivement, entend bien mieux
qu'un adulte.

L'organe de l'ouïe, comme l'organe de la vision, a besoin
de *protection*, surtout dans la 1ʳᵉ année. Aussitôt que la courte
période initiale de surdité est passée, le nourrisson, soumis
à l'influence de bruits violents, réagit plus vivement que
l'adulte, parce que son excitabilité réflexe est plus considérable. Très souvent l'effroi, chez l'enfant, est suivi de trem-
blement, d'un sentiment d'anxiété, d'insomnie, même de secousses convulsives. Chez les enfants nerveux, une frayeur
subite peut provoquer une grave éclampsie, ou un spasme de la glotte. Il faut donc s'efforcer d'éviter à l'enfant tous
les bruits violents et soudains.

Il faut surveiller attentivement l'oreille dans toutes les maladies pouvant déterminer une difficulté d'audition ou de
la surdité : *fièvre scarlatine, méningite cérébro-spinale épidémique, typhus*, etc. Aussitôt que se produisent des perturbations même légères, il faut prendre des mesures appropriées.

Il ne faut jamais *tirer l'oreille* d'un enfant quand on veut
lui appliquer un châtiment corporel. Je reviendrai tout spécialement, plus loin, sur cette recommandation. Pour le moment je me borne à la formuler.

Le premier *exercice* de l'ouïe a lieu lorsque l'enfant écoute
les modulations légères et rhythmiques des chansons par les-

quelles la mère ou la nourrice cherche à calmer, à endormir ou à amuser l'enfant. Plus tard l'enfant se plaît à chanter lui-même quelqués-uns de ces vers qui sont faits exprès pour lui et dont les rimes caressent si agréablement son oreille ; c'est même un besoin pour lui que de chanter ces versiculets. Ensuite l'exercice méthodique du chant et de la musique exerce une puissante influence sur son caractère.

Il est très utile également d'affiner l'ouïe en l'exerçant à reconnaître de fines nuances du son et des timbres légèrement différents. Il y a bien des jeux qui y contribuent, surtout le jeu de *colin-maillard*. Un excellent exercice consiste à écouter les bruits de la nature, surtout les chants et les cris des oiseaux ; avec de l'attention, on y découvre une foule de nuances qui autrement vous échappent.

### Toucher.

Les sensations de *température* existent déjà chez l'enfant ; il est facile de voir que le bain chaud détermine chez lui un sentiment prononcé de bien-être. — Il semble également percevoir la pression et l'attouchement, car, quand ils sont assez forts, ils déterminent chez lui des mouvements réflexes. — A la naissance, la sensation cutanée de l'espace ne peut guère exister ; elle ne se développe que par l'expérience ; elle est d'autant plus fine que les enfants sont plus âgés. Camerer (1) étudiant la sensibilité tactile de ses deux fillettes, constata qu'elle était de 1/10 plus fine chez l'aînée, âgée de huit ans, que chez la cadette âgée de six ans. Les recherches de ce même médecin montrent, du reste, que la sensibilité tactile de l'enfant, dans les différentes parties du corps, est très différente de ce qu'elle est

(1) D'après VIERORDT, *loc. cit.*

chez l'adulte. L'enfant est nettement inférieur, en ce qui concerne la sensibilité du bout des doigts, la plus importante au point de vue de l'espace qu'elle explore ; il est supérieur, quant à la sensibilité du coude, de l'acromion, de l'avant-bras.

Le sens du toucher se perfectionne extraordinairement par l'exercice. Ainsi les aveugles arrivent à posséder une telle finesse de toucher qu'ils reconnaissent à l'aide des doigts l'empreinte d'une monnaie. — L'enfant s'exerce sans notre participation, sur les jouets et autres objets à portée de sa main. Il ne peut y avoir d'éducation proprement dite que plus tard, vers la sixième ou la septième année, mais à cette époque, on ne doit pas la négliger. On peut faire un excellent appareil pour exercer la sensibilité tactile des doigts, en prenant une série de bandes de diverses étoffes, en les numérotant selon leur épaisseur ou leur souplesse et en les rangeant par ordre.

Quand l'enfant s'est bien exercé à tâter, on change la disposition et on invite l'enfant à deviner, les yeux fermés, les numéros des diverses bandes. Ce procédé développe singulièrement la sensibilité tactile, cette sensibilité si précieuse dans l'exercice de certaines professions, par exemple pour beaucoup d'artisans, de fabricants, de marchands, même pour le médecin. Je me suis assuré par moi-même de l'efficacité de cet exercice. On peut du reste exercer très convenablement cette sensibilité à l'aide d'objets empruntés à la nature, tels que pétales de fleurs, feuilles de buissons et d'arbres. Je préférerais ce moyen en toutes circonstances, car il développe pratiquement le sentiment du beau.

La plupart des jeux de mouvement développent chez l'enfant le sentiment de la *pression* et le *sens* musculaire ; le jeu de la balle, les barres, les quilles sont ceux qui contribuent le

plus à cette éducation. Mais si l'on veut procéder systématiquement, on peut se servir de petits dés en bois, parfaitement semblables extérieurement, mais contenant intérieure-
ment des quantités de plomb différentes et par suite ayant des
poids différents.

### Goût et Odorat.

Le sens du goût existe déjà nettement chez le nouveau-né, car
celui-ci réagit très différemment selon que les liquides qu'on
lui donne sont *sucrés*, *acides* ou *amers*. Il y a déjà de longues
années que Kussmaul (1) l'a constaté au moyen d'intéressantes expériences. Les enfants sur lesquels il a expérimenté,
exécutaient des mouvements de succion très vifs, aussitôt
qu'on leur introduisait du sucre dans la bouche ; les solutions
de quinine, d'acide tartrique ou de sel, leur faisaient faire
toutes sortes de grimaces, trahissant un réel sentiment de
malaise. Preyer (2), a observé que même les animaux nouveau-nés, distinguent sûrement les substances les plus différentes : camphre, thymol, sucre candi. On a donc raison
d'affirmer que le sens du goût existe dès le premier moment
de la vie. Il n'est guère nécessaire de l'exercer.

Quant au sens de l'*odorat*, on peut également admettre
qu'il est déjà sensiblement développé chez le nouveau-né.
Preyer pense que, dans les premières heures de la vie, les enfants n'ont pas de sensations d'odorat, parce qu'ils n'inspirent
pas d'air dans leurs cavités nasales, mais qu'ils sont bientôt
en état de distinguer les impressions de l'odorat. Cette dernière partie de son assertion est entièrement exacte, car il
est certain que les enfants âgés de quelques jours, reconnais-

(1) KUSSMAUL, *Ueber das Seelenleben des neugebornen Menschen.* 1859.
(2) PREYER, *Psychogenesis in Deutsche Rundschau*, 1880, p. 211.

sent parfaitement l'odeur du lait. Mais en général ils n'ont qu'une conscience confuse des odeurs.

On n'a pas encore essayé d'exercer le sens de l'odorat. Cet exercice servirait à augmenter les connaissances de l'individu, et, même au point de vue purement hygiénique, il serait éminemment utile.

Appropriés à l'âge et à la puissance de conception de l'enfant, ces exercices des sens procurent de très nombreuses acquisitions à la vie intellectuelle. Ils fournissent une quantité de points de repère et de termes de comparaison, que l'enfant cherche avidement à s'approprier ; ils aiguisent le pouvoir d'observation ainsi que la faculté de combinaison ; ils habituent de bonne heure au besoin de voir clairement et d'examiner les choses à fond ; ils sont, en outre, d'une utilité considérable dans la vie pratique.

### L'activité psychique (1).

L'enfant nouveau-né, on l'a dit avec raison, est *un être médullaire*. On perçoit chez lui des fonctions végétatives ; on ne perçoit point de fonctions psychiques, dérivant de l'activité cérébrale. Il est vrai qu'il éprouve déjà des sentiments généraux, ceux de satisfaction et de non-satisfaction, et on peut les considérer franchement comme les premières émotions psychiques ; mais il est incontestable qu'ils sont encore inconscients et obscurs. Les sens, de leur côté, sommeillent encore presque complètement, et ce qu'ils éprouvent ne s'élabore pas encore. Mais les mouvements du nouveau-né ! dira-t-on. Ces mouvements ne sont pas encore volontaires. Je l'ai déjà dit : ils sont automatiques et réflexes, comme ceux que l'on observe même chez les enfants qui viennent au monde sans cerveau.

Peu à peu l'*être médullaire* se transforme en un être cérébral. Les mouvements de l'enfant laissent des sensations, qui sont d'abord obscures, mais qui obtiennent de la netteté à force de se répéter ; et de même les impressions des sens produisent des conceptions qui sont d'abord vagues, mais qui prennent ensuite de la netteté. Ces conceptions s'associent avec les sensations précédentes et constituent avec elles le commencement de la vie psychique.

L'enfant ne rattache à rien toutes les perceptions de ses sens et tous ses sentiments. Ce n'est que peu à peu qu'il les rapporte aux circonstances qui les ont causés; dès lors, il com-

---

(1) Voir Vierordt, *Physiologie des Kindes, loco cit.,*. — Wundt, *Grundzüge der phys. Psychologie*, 1874.

mence à s'orienter ; il commence à reconnaître, sa conscience
s'éveille ; dès lors disparaît l'expression indifférente qu'a
gardé sa physionomie pendant les trois premiers mois.

La répétition des mêmes conceptions et des mêmes sensations fait apparaître un commencement de mémoire : la
comparaison de deux ou de plusieurs conceptions provoque
le *jugement*.

Preyer (1) pense que c'est par le sens du goût que se produisent ces deux facultés psychiques et que c'est dans son domaine qu'elles se révèlent. Il est difficile de démontrer si cette
opinion est exacte ; il serait tout au moins également possible
qu'elles fussent suscitées par des sensations de pression ou
de température.

La répétition de conceptions et de sensations qui se rattachent à une satisfaction de l'organisme, qui produisent un
sentiment d'agrément et qui peu à peu laissent ce sentiment
subsister quelque temps, provoque des désirs, des souhaits,
des aspirations ; ceux-ci provoquent des mouvements destinés
à réaliser ces conceptions. C'est ainsi que ces dernières donnent naissance à la volonté. Dans les tout premiers temps de
la vie, il n'y a aucun indice de volonté ; l'enfant qui a faim
crie, c'est vrai, mais c'est sous l'influence d'une sensibilité
générale obscure. Plus tard il crie sous l'influence d'une excitation dont il a conscience, parce qu'il désire quelque chose
qu'il connaît, c'est-à-dire avec volonté. Au commencement,
il saisit les objets à sa portée, sans réflexion, sans conception
déterminée ; mais ensuite le contact éveille des sensations
déterminées, la vue éveille des sensations déterminées, qui
provoquent un sentiment de satisfaction. La satisfaction subsiste, elle augmente à la réapparition du même objet et conduit
à des aspirations ; celles-ci se satisfont par le mouvement que

(1) Preyer, Psychogenesis in Deutsche Rundschau, 1880. t. 23, p. 198.

l'enfant fait pour saisir ; ce mouvement est voulu, parce que l'enfant en a conscience.

Beaucoup de personnes pensent que cette transition entre les mouvements inconscients et les mouvements conscients s'opère soudainement. Il est loin d'en être ainsi. Cette transition est même si lente que, dans une période déterminée de la vie de l'enfant, il devient difficile, même à l'observateur le plus attentif, de discerner si un mouvement a été voulu ou s'il ne l'a pas été ; mais, en tout cas, la volonté de l'enfant est excessivement faible, ou plutôt elle est indirigeable. L'enfant n'a pas de conceptions qui se fassent contraste et qui puissent avoir une influence quelconque lorsque la volonté se satisfait par un mouvement. C'est la raison pour laquelle l'enfant est exigeant et volontaire. C'est à l'éducation qu'il appartient d'influencer cet être et de le modifier en lui apportant des conceptions déterminées.

L'enfant apporte avec lui, en venant au monde, l'instinct de prendre de la nourriture ; cet instinct ne dérive pas de la vue du sein maternel, ni de la conception d'un aliment, mais du sentiment obtus de la *faim*, lequel conduit au désir violent. D'autres penchants instinctifs se développent dans le reste de l'enfance ; ainsi le besoin instinctif de l'activité, de la société, de l'imitation qui sont physiologiques sans exception et qui ne peuvent être refoulés.

Les affections ont des sensations pour origine ; celles-ci sont principalement les sensations générales de plaisir, de satisfaction ou de non satisfaction ; les affections n'existent donc pas *à priori*. Le premier sourire, que l'on remarque déjà quatre semaines après la naissance, n'est pas encore une manifestation de joie ; mais c'en est une que le sourire de l'enfant de trois mois reconnaissant sa mère qui s'approche de lui. Les signes d'amour, de crainte, de colère, ne se produisent que plus tard, généralement dans le courant de la première année; pendant l'année suivante ils apparaissent avec beaucoup plus de force, au fur et à mesure que se multiplient les relations de l'enfant avec le monde extérieur. Ce qui est digne de remarque, c'est que d'ordinaire ces signes d'amour, de crainte et de colère sont provoqués par les causes les plus légères, se produisent vite, mais disparaissent non moins vite, alternent avec facilité. Chez les adultes les manifestations de ce genre se rattachent souvent à de profonds ébranlements du Moi somatique et psychique; mais chez les enfants il en est rarement ainsi.

Dans les premiers temps de la vie, il n'y a pas de tempérament, c'est-à-dire d'état psychique spécial dans lequel se produisent des affections. En effet, les affections elles-mêmes n'existent pas alors. Mais le tempérament commence certainement à se former dans la première année. Chez les enfants dans leur deuxième année, on distingue déjà les flegmatiques des colériques et des sanguins. A la vérité, on peut dire que tous les enfants sont sanguins par rapport aux adultes; néanmoins, il peuvent être colériques ou flegmatiques.

Nous venons de voir que les affections dérivent de sensations et de conceptions; il en est de même du langage. Le *langage* exprime ces conceptions, par certains mouvements musculaires, de même que la mimique exprime des affections. Le premier langage de l'enfant est inconscient, il n'est pas compris, il ne se rattache pas à des idées; il ne fait qu'exprimer des sensations générales obscures; ce n'est qu'une modification du cri. Quand on a étudié le cri, on connaît ce premier langage; on sait y reconnaître si l'enfant a faim, s'il a froid, s'il éprouve des douleurs; on sait même discerner où elles siègent, si c'est dans la tête, dans la poitrine, dans le bas-ventre.

Plus tard, quand les sentiments deviennent *conscients*, quand il s'y adjoint des conceptions d'une nature déterminée, le langage devient plus net. L'enfant commence à proférer des sons, dans lesquels on entend des consonnes (m, n, b, p, d) avec des voyelles, et à faire usage du langage éloquent, de la mimique, des gestes. Mais nous n'observons les premiers commencements d'un véritable langage que quand il se forme des idées, vers la fin de la première année ou le commencement de la seconde.

Généralement les sons émis alors sont imités, soit d'après des hommes, soit d'après des animaux ; quelquefois aussi ils n'ont aucune analogie avec d'autres sons et ils sont créés par l'enfant lui-même ; mais toujours ils servent à désigner des conceptions déterminées, concrètes, fournies par les sens : la mère, le père, le chien, le chat, le sucré, l'amer, le chaud, etc. Les sons se transforment alors en mots ; au début, un de ces mots représente souvent plusieurs conceptions. Ensuite l'enfant associe deux mots l'un à l'autre, il ajoute un adjectif au substantif ; il y adjoint plus tard un infinitif et il apprend ainsi à former des phrases ; c'est ce qui arrive d'ordinaire au commencement de la troisième année, rarement plus tôt. Mais l'emploi du mot Moi se produit encore plus tard : d'habitude dans la seconde moitié de la troisième année.

Tels sont en résumé l'origine et le premier développement des activités psychiques : sensation, conception, mémoire, jugement, volonté, affections, langage. Toutes dérivent des perceptions qui se font par les sens. Ces fonctions augmentent d'intensité, au fur et à mesure que l'enfant grandit. La somme des conceptions augmente selon le nombre des objets avec lesquels l'enfant se trouve ou se met en contact ; elle augmente avec le besoin de connaissances qu'il manifeste par de nombreuses questions. L'intensité des im-

pressions et des images n'augmente pas moins par l'exercice
et par le perfectionnement des sens ; par suite, il en est de
même de la mémoire qui se perfectionne elle-même constamment par l'exercice. Mais les conceptions continuent à se
rattacher plus intimement les unes aux autres, il y a comparaison plus persistante avec leur cause ; en un mot, leur
élaboration est meilleure, c'est-à-dire que l'intelligence, le
jugement augmentent. Cette augmentation est moindre à la
vérité, que celle du trésor de conceptions et que celle de la
mémoire. L'enfant dans ses premières années est surtout un
appareil de réception ; plus tard, il se met à rechercher les
causes, à analyser, à synthétiser ; il se met à penser par lui-
même ; il devient producteur.

J'ai déjà dit plusieurs fois que toutes les premières sensations de l'enfant procèdent d'objets tombant sous les sens.
Les idées abstraites lui manquent longtemps, ce dont il faut
tenir grand compte dans l'éducation. Ce n'est que peu à peu
qu'elles procèdent des idées concrètes. Ainsi l'idée du *bien* dérive des conceptions qu'éveillent une action déterminée et la
récompense qui l'a suivie ; l'idée du *mal* dérive des conceptions qu'éveille une action déterminée et le châtiment qui l'a
suivie. De même se développe l'idée de la malhonnêteté, du
déshonneur, de la poltronnerie, etc. Il ne peut pas se former
de volonté précise, de caractère, tant qu'une certaine somme
de ces idées abstraites ne s'est pas fixée parmi les conceptions emmagasinées par l'enfant. Le moment où cette fixa-
tion est accomplie diffère beaucoup selon les individus et le
genre d'éducation ; mais il n'est point rare qu'une volonté
ferme se manifeste dès la cinquième ou la sixième année.

L'enfant est ordinairement *de bonne humeur, sans souci ;*
des impressions même graves, accablantes, n'altèrent que
peu cette bonne humeur ou du moins ne l'altèrent pas pour

longtemps. Quand il est abattu, mal disposé, c'est qu'il est
malade ou qu'il va l'être. Souvent il est morose, exalté ou fan-
tasque, vers l'époque de la puberté.

Le but de l'éducation intellectuelle de l'homme doit être de
développer autant que possible et harmoniquement, les facultés psychiques dont il est doué. Il faut développer le pouvoir d'observation et de jugement, la mémoire ; mais il faut
aussi viser à ce que l'esprit soit dispos, vif, producteur ; à ce
que la bonne humeur prédomine, à ce que le caractère soit
pondéré ; il faut pousser les penchants à la bienveillance,
éveiller le sentiment de ce qui est grand et noble, et faire en
sorte que la volonté non seulement devienne ferme, mais aussi
qu'elle puisse être dominée. Il ne faut donc pas se borner à
perfectionner quelques facultés et quelques forces ; il faut les
développer toutes et les développer complètement. Ce n'est
qu'ainsi que l'enfant devient un individu possédant toute sa
vigueur et toute sa force de résistance intellectuelles, pensant
et agissant par lui-même, vigoureux dans l'action, fort de
caractère. C'est l'individu tel que l'exigent la famille, la société, l'état.

Les hommes incapables d'observer exactement, de juger
sainement, trop peu sensibles ou trop impressionnables, les
hommes qui pensent mollement ou qui hésitent à se décider,
ceux qui n'ont pas appris à dominer leurs affections et leur
volonté, à supporter les désillusions et les renonciations, ne
sont pas de taille à résister aux orages de la vie et à remplir
les devoirs qui leur sont imposés par le milieu dans lequel
ils se trouvent.

L'éducation intellectuelle et l'organisation congénitale du
cerveau étant ce qui détermine l'originalité psychique, on se
préoccupera surtout, dans l'éducation systématique, de développer le pouvoir d'observer et de penser, le calme et la

clarté du jugement, la réflexion, on s'opposera à ce qu'il pourrait y avoir de superficiel dans la manière d'examiner et de comparer ; on s'opposera également à la prédominance de la fantaisie.

On évitera ainsi d'innombrables désillusions, qui, on le sait, peuvent être si funestes à la santé intellectuelle. On aura soin de faire en sorte que l'enfant conserve son caractère content ; on travaillera à ce que sa sensibilité, sans être nulle, ne soit pas trop mobile et trop grande ; on habituera l'enfant à maîtriser ses affections et sa volonté, à obéir à ses supérieurs, à renoncer à la vanité du Moi, on lui apprendra à tendre ouvertement et loyalement à la réalisation de projets honnêtes, à les poursuivre avec courage et décision. C'est ainsi que l'on entretiendra et que l'on fera fleurir en lui la santé intellectuelle.

Mais, pour qu'elle soit parfaite, il faut avoir égard constamment à ce que le développement psychique reste physiologique, et à ce que, comme le développement corporel, il s'opère graduellement et non par bonds. L'enfant apprendra d'abord à regarder, puis à observer, puis à comparer et à juger; ayant commencé par agir sous l'impulsion des autres, il finira par agir de lui-même. Ainsi point de développement prématuré, ne répondant pas au développement physiologique, point de surcharge ; il faut procéder lentement, pas à pas.

Il paraît indispensable d'avoir égard aux particularités de la nature psychique de l'enfant. L'enfant est malléable, mais délicat et sensible ; il ne supporte pas une contrainte permanente, un traitement trop rigoureux, brutal, humiliant. Mais il est nuisible aussi de lui trop céder ; il est rare qu'un enfant gâté devienne un homme actif, énergique, vigoureux. La délicatesse de la nature psychique de l'enfant défend également les efforts persistants, trop violents, n'alternant pas avec des repos suffisants ; elle interdit aussi les fortes émotions, surtout celles qui produisent l'angoisse ou l'effroi ou qui font trop appel à l'imagination.

Il est également nécessaire d'avoir grand égard à l'individualité de l'enfant, aux aptitudes et aux facultés particulières de l'individu. Comme elles sont très différentes, l'éducation individuelle ne doit pas être réglée sur un modèle unique, mais individualisée, tout comme l'éducation corporelle.

Il faut enfin, dans l'éducation intellectuelle, se souvenir que la santé du corps et des sens est la condition fondamentale de la santé intellectuelle. Il ne faut jamais non plus diriger cette éducation de telle sorte qu'elle puisse devenir nuisible pour le corps, mais il faut s'efforcer de faire servir l'éducation corporelle au profit de l'éducation intellectuelle.

Ce sont là les principes qui doivent nous guider. Quand on n'y a pas égard ou qu'on n'y a pas égard suffisamment, l'éducation est incomplète ; et de plus, il peut se produire des défauts fâcheux et de graves états pathologiques. Je compte dans ce nombre l'irritabilité nerveuse ; cette vulnérabilité du système nerveux qui est si répandue, et qui elle-même détermine d'autres maladies, résulte fréquemment d'une éducation absurde. Je compte aussi au nombre des états morbides pouvant résulter d'une éducation trop exclusivement intellectuelle, l'invalidité intellectuelle, le manque de force et de plaisir à créer et à agir, le manque de force morale, de ferme volonté, et même la banqueroute intellectuelle complète, la maladie de l'esprit sous ses diverses formes.

La première hygiène intellectuelle de l'enfant incombe presque exclusivement à la famille, surtout à la mère. Cette première hygiène ne peut et ne doit être d'abord qu'une hygiène des sens, **comme** celle dont j'ai parlé précédemment. Elle crée

la base sur laquelle s'établit la vie intellectuelle de l'enfant ;
car c'est par les perceptions des sens que se forment ses pensées et ses sentiments. Ce qu'il voit, ce qu'il éprouve, ce qu'il
entend n'est donc pas indifférent. Il ne faut élargir l'éducation que quand surviennent nettement et fortement des sentiments de l'ordre affectif, envie, désir, dégoût, crainte, colère. Procéder comme il convient à leur égard est une tâche
très difficile, mais très fructueuse, car la santé corporelle et
intellectuelle dépend de la façon dont elle est accomplie. En
effet, l'augmentation excessive des émotions, qui se produit
quand l'enfant n'est pas traité convenablement, donne lieu
plus tard à un grand nombre de troubles psychiques des genres les plus différents. Mais on ne pourra intervenir efficacement qu'en descendant jusqu'à la sphère de la vie intellectuelle
et sensitive de l'enfant, en se souvenant que l'enfant est sujet
à des émotions violentes, survenant pour des causes légères,
et qu'il est absolument incapable de comprendre les avertissements.

Il ne faut donc combattre que l'excès d'émotions ; mais,
loin de se hâter de satisfaire l'enfant ou d'éliminer la
cause de son émotion, c'est-à-dire de céder, il faudra agir
sur lui par un regard sévère ou par un châtiment corporel,
et, si c'est possible, en éveillant en lui des conceptions
qui l'instruisent, et qui le convainquent qu'il est inconve-
nant de s'abandonner à cette émotion excessive, la peur, par
exemple.

Ensuite il faut tenir grand compte des instincts qui surgis-
sent alors, et surtout du besoin d'activité. Loin de le refouler, il faut le favoriser, car il est entièrement physiologique.
L'enfant veut s'occuper, il faut donc lui en fournir l'occasion
et non la lui retirer.

L'activité des sens produit chez lui un sentiment de satisfaction, de bien-être. Mais il faut guider cette activité et la surveiller, parce que très souvent, elle prend une fausse direction sous l'influence de mauvais exemples ou d'excitations inexplicables, d'impulsions confuses. — Il ne faut pas moins attentivement tenir compte de la tendance naturelle de l'enfant à rechercher la société, à imiter ce qui le frappe.

La satisfaction de ses penchants est pour l'enfant un besoin ; elle lui apporte plaisir et joie, elle lui assure de nouvelles excitations en grand nombre ; elle est donc un puissant levier de perfectionnement intellectuel. Toutefois, sous l'influence de ces deux penchants, l'enfant peut s'engager dans une voie où sa santé intellectuelle court de graves dangers ; il ne faut pas, pour cela, les supprimer ; il faut seulement éviter qu'ils ne s'exagèrent. — Le besoin de savoir, qui se manifeste si puissamment chez l'enfant, a lui-même besoin d'être dirigé, ne fût-ce que parce qu'il est nécessaire d'éviter toute excitation intellectuelle exagérée. C'est surtout dans le jeu et par le jeu qu'il importe de conduire les penchants naturels. Pendant les six premières années, il ne faut jamais donner à l'enfant une autre occupation intellectuelle que celle qu'il se choisit lui-même et à laquelle il se livre, soit seul, soit avec ses camarades.

Depuis longtemps déjà l'expérience a appris que, dans la grande majorité des cas, on fait fausse route en développant prématurément les forces de l'intelligence. Certainement il n'est point rare de voir ces enfants progresser quelque temps encore ; mais il survient plus tard, avec une rapidité plus ou moins grande, un arrêt qui malheureusement est souvent durable, une paralysie marquée qui laisse l'enfant dans un état d'infériorité évidente par rapport à la moyenne.

Il est bien rare que ces enfants, dont l'esprit a été prématurément tendu, réalisent les espérances que leurs parents ou leurs précepteurs avaient fondées sur eux. D'autre part, ils présentent très souvent des troubles sérieux même dans la santé de leur corps : ils deviennent *anémiques, chlorotiques, nerveux*, ils souffrent beaucoup de maux de tête, ils sont atteints de chorée, etc. Nous continuerons donc à demander avec insistance que l'enfant, jusqu'à sa sixième année accomplie, soit tenu à l'écart de tout enseignement scientifique, même purement élémentaire.

A procéder même strictement d'après les principes hygiéniques, nous laisserions passer toute la septième année sans enseignement de ce genre, car à cet âge la croissance du cerveau prend un nouvel essor qui exige des ménagements. Peut-être le grand nombre de résultats fâcheux auxquels on est arrivé dans ces derniers temps amènera-t-il à prescrire ce que l'hygiène considère comme convenable en raison du développement physiologique.

En effet, la plupart des enfants qui ne commencent qu'à leur huitième année à recevoir l'enseignement scientifique rattrapent, dans un laps de temps relativement court, et quelquefois dépassent les enfants du même âge qui ont commencé plus tôt ; ils ont même plus de fraîcheur intellectuelle, quand ils arrivent au but.

Il n'y a pas d'argument plus frappant que celui-ci en faveur de l'exactitude de l'opinion défendue par les hygiénistes. Je crois que le nombre des écoliers mous d'esprit, si considérable aujourd'hui, diminuerait beaucoup si l'on enlevait les enfants à leurs jeux une année plus tard.

Mais il ne faut point laisser passer l'âge scolaire sans affermir chez l'enfant la vie de la sensibilité et fortifier chez lui la volonté. Ce que je viens de dire prouve que toute précipitation est nuisible ; mais il y a grand profit pour la santé intellectuelle à agir dans ce sens, en temps utile. Exercer l'enfant à dominer sa volonté, à supporter les souffrances ; favoriser chez lui la bienveillance des penchants, la noblesse des sentiments et des actions, combattre les dispositions contraires ; lui imprimer l'amour de la vérité et de la franchise : c'est par tout cela qu'il faudra commencer dès l'époque que nous nommons la période des années du jeu. Quant à expliquer en détail « comment » il faut s'y prendre, ce n'est plus l'affaire de l'hygiène infantile, mais celle de la pédagogie.

A partir du moment où l'enfant entre à l'école, ses maîtres et sa famille se chargent en commun de son hygiène intellectuelle; ils se chargent, non-seulement d'entretenir, mais encore de développer cette santé intellectuelle. Je dirai ailleurs, au chapitre de l'Hygiène scolaire, ce que les maîtres doivent faire et comment ils doivent procéder pour s'acquitter de cette tâche, pour développer harmoniquement l'esprit, autant que possible, et pour former des individus d'initiative intellectuelle. Ici je me bornerai à dire brièvement qu'ils doivent d'abord apprendre à la jeunesse à travailler comme il faut ; qu'ils doivent avant tout former son esprit. Ce n'est qu'en second lieu qu'ils doivent songer à lui inculquer un grand nombre de connaissances.

Cet emmagasinement, Finkelnburg (1) le dit à bien juste titre, peut se faire par la suite, s'il a été négligé au début, et il n'est jamais trop tard ; mais pour l'éducation proprement dite de l'esprit, il n'y a qu'une période de la vie : la première jeunesse. On ne retrouve jamais, plus tard, un moment opportun.

Les maîtres doivent faire davantage encore. Ils ne doivent pas se borner à exercer la vigueur de l'intelligence, à fortifier la mémoire, à augmenter le savoir ; ils doivent également

(1) Finkelnburg, Ueber den Schutz der geistigen Gesundheit. *Niederrh. Correspondenzblatt f. œff. G.*, 1879. 7. p. 77. et suivantes.

former le caractère et les sentiments, fournir à l'enfant un
fond de conceptions religieuses et morales, qui lui serve de
soutien et d'arme dans toutes les positions de la vie ; ils doivent l'habituer à aspirer à ce qui est beau, noble, idéal, et de
la sorte, faire naître en lui une saine ambition, ainsi que le
sentiment de l'ordre et du devoir. Tel est le bagage que l'enfant doit rapporter de l'école.

Quant à la famille, elle doit continuer ses soins à la santé
intellectuelle de l'enfant, même lorsque celui-ci fréquente
déjà l'école. La coopération des parents s'exerce principalement dans le domaine éthique, c'est-à-dire qu'elle doit tendre
surtout à l'éducation des sentiments et du caractère. C'est surtout à cet âge, en effet, qu'il faut y veiller. L'enfant est obligé
alors de renoncer subitement à son indépendance, il est astreint à des efforts intellectuels ; il faut donc avant tout lui
conserver sa bonne humeur naturelle, de laquelle dépend à
un si haut degré l'élasticité intellectuelle. Il faut en outre
combattre la sauvagerie et la grossièreté dans les manières,
qui se manifestent si facilement dans les relations de l'enfant
avec ses compagnons ; il faut fortifier la volonté naissante,
tout en l'habituant à se maîtriser ; il faut accoutumer l'enfant
aux renonciations et aux désillusions qui deviennent alors
plus fréquentes ; il faut l'accoutumer à refouler la vanité du
Moi, à lutter contre les erreurs perverses.

Tels seront les buts principaux des soins que la famille
doit donner à la santé intellectuelle de l'enfant. Il va de soi
qu'en même temps, elle a pour devoir de contribuer de son
côté au développement du jugement, du calme et de la clarté
dans la pensée, du sentiment de l'ordre, si important pour la
vie tout entière.

Mais, à l'école et dans la famille, on doit toujours se souvenir aussi que l'hygiène intellectuelle ne peut donner le

résultat voulu sans une hygiène corporelle appropriée. Pour
développer complètement les facultés de l'esprit, il faut veiller
avec le plus grand soin sur la santé du corps. Ce n'est que
par le développement harmonique de l'un et de l'autre que
l'on arrive au but; mais quand on néglige l'hygiène corporelle et quand, en même temps, on tend fortement l'esprit,
on doit redouter l'apparition de ces états pathologiques dont
il a été question plus haut.

Voilà pourquoi c'est précisément à cette période qu'il est
si urgent de régler la relation entre le travail intellectuel, l'hygiène corporelle et le repos. C'est aux hygiénistes et aux
pédagogues qu'il appartient de fixer exactement la mesure ;
quant aux maîtres et à la famille, ils n'ont qu'à respecter la
règle qui leur est indiquée.

### Les jeux de l'enfant.

J'ai déjà dit à plusieurs reprises que le jeu est un moyen
extraordinairement important pour entretenir la santé du
corps, pour exalter la vigueur et la vivacité de l'esprit; en
excitant les sens d'une façon agréable et continue, il exerce
le corps, il forme l'esprit. Il fournit une foule de nouvelles
images, de nouvelles conceptions; il aiguise le pouvoir d'observation et de combinaison et présente à l'enfant un grand
nombre d'occasions d'avoir des idées à lui. En outre, il influe
puissamment sur la formation des sentiments ainsi que du
caractère ; ce fait était déjà pleinement apprécié dès l'antiquité.

Le plus heureux résultat du jeu est de contenter, d'égayer
et de récréer l'enfant. Tout le monde a besoin d'excitations
agréables, mais surtout l'enfant dont le tempérament est vif
et enthousiaste. Voilà pourquoi il recherche le jeu ; voilà

pourquoi le jeu est pour lui un *besoin vital*. Qu'on lui enlève
le jeu, et l'enfant se développera dans une direction exclusive, ses facultés psychiques ne se déploieront pas harmoniquement et même dans le cas le plus favorable, il ne parvien-
dra pas à être en possession de toutes ses forces. L'enfant qui
se livre à des efforts intellectuels a besoin de récréation, pour
ne pas s'alanguir. Mais la meilleure des récréations pour lui,
le meilleur des moyens de réparer ses forces, ce n'est pas le
*far-niente*, c'est le jeu. L'enfant qui se développe naturellement s'ennuie de ne rien faire, même après avoir accompli
un travail intellectuel ; et c'est pourquoi il recherche le jeu
qui le distrait tout en le reposant. Il ne faut donc pas l'en
détourner, mais lui en fournir l'occasion dans le cas où elle
lui ferait défaut. On renouvellera ainsi en lui l'élasticité intellectuelle, si souvent compromise par les travaux scolaires.

La nature des jeux n'est pas indifférente au point de vue
de l'hygiène. Les jouets ne doivent pas être de nature à faire
courir des risques à la santé. Énumérons brièvement les causes de dangers qui peuvent être inhérentes à ces jouets :

1° *Les dimensions.* — Les enfants mettent très souvent dans
leurs oreilles, leur nez ou dans leur bouche les objets de
petites dimensions, tels que pois, haricots, boutons, mon-
naies, petites boules, perles, cailloux ; parfois même ils les
avalent. Il faut donc éviter de laisser ces objets à la portée
des tout petits enfants.

2° *La forme.* — Avec les objets pointus et les objets tran-
chants, aiguilles, couteaux, etc., les petits enfants peuvent se
faire des blessures plus ou moins graves.

3° *La matière.* — Quand elle est fragile, comme le verre,
la porcelaine mince, ou quand elle s'enflamme facilement,
les enfants sont encore exposés à se blesser ; avec certains
objets métalliques, ils peuvent s'empoisonner (boîtes de cou-

leurs, petites imprimeries avec caractères en un alliage qui
contient beaucoup de plomb, soldats de plomb).

4° *L'enduit ou l'enveloppe.* — L'un et l'autre peuvent donner lieu à des empoisonnements, quand on s'est servi de couleurs dangereuses. Voir le chapitre de l'hygiène générale de
l'enfant.

Les jeux peuvent également être nuisibles à la santé. Ils
peuvent être dangereux par eux-mêmes, par exemple, il est
imprudent de laisser les enfants jouer dans des fosses de
sable. Ils sont encore dangereux lorsqu'ils échauffent trop
l'enfant, tels sont la plupart des jeux *violents*. Cependant il
ne faut pas exagérer les défenses. Enfin, il ne faut pas nous
dissimuler que le jeu, par son incontestable influence sur tous
les sentiments et toutes les pensées de l'enfant, peut parfois
être dangereux pour la santé de l'esprit.

Souvent le manque de modération dans les passions, la
grossièreté et le manque de cœur, la vanité, l'amour-propre,
défauts si graves plus tard pour la vie intellectuelle, ont
trouvé dans le jeu et par le jeu leur principal aliment.

Nous divisons les jeux de la jeunesse, abstraction faite de
la manière de jouer du nourrisson, d'après le principal genre
d'activité qui s'y déploie, et nous distinguons (1) :

1° *Les jeux de mouvement,*

2° *Les jeux de repos.*

*a.* — Le plus répandu des **jeux de mouvement** est le *jeu de
la balle*. C'est le meilleur de tous, car la balle ne peut pas
blesser et elle est facile à lancer.

L'enfant tout jeune aime à lancer la balle contre un mur
et à la recevoir lui-même dans ses mains au retour, en
accompagnant ses mouvements de chants rhythmés. Il sa-

(1) Je suis ici la division établie par Schettler, dans son ouvrage : *Spiele zur
Uebung und Erholung des Kœrpers,* 1878.

32

tisfait ainsi son besoin d'exercer ses muscles et ses organes vocaux ; en même temps, il exerce sa vue à apprécier les distances, les directions, etc.

L'enfant un peu plus âgé joue à lancer la balle sur ses camarades.

Un peu plus tard enfin il se livre au jeu de balle proprement dit, qui, nous le savons est très ancien, et que les diverses tribus grecques de l'antiquité pratiquaient très volontiers.

Ce jeu exerce les muscles d'une façon extraordinairement salutaire ; il produit la rapidité des mouvements et l'adresse. De plus, il exerce les sens, surtout la vue et le sentiment musculaire, car il exige qu'on apprécie les distances, les directions, et qu'on mesure l'effort à dépenser. En outre il habitue la jeunesse à l'attention et à la présence d'esprit ; il apprend à chacun à être à son poste en temps utile ; il montre que la ponctualité et l'attention sont récompensées ; il éveille une saine ambition et il accoutume à la discipline ; il habitue l'enfant à se subordonner à la majorité, à se soumettre à des règles fixes. Tout cela est d'une grande importance pour la santé physique comme pour la santé intellectuelle.

Il est donc regrettable que le jeu de la balle soit si négligé chez nous, du moins dans les villes, et que la jeunesse féminine principalement s'y livre si peu. Cela tient en partie à ce que les places réservées aux jeux, surtout dans les villes et dans leur voisinage immédiat, deviennent de plus en plus rares, et en grande partie à l'éducation moderne, laquelle tend à supprimer aussitôt que possible tout ce qui appartient en propre à l'enfance.

*b*. — Les divers jeux dans lesquels on emploie *des boules*, même le jeu de bilboquet. Dans ce nombre, il faut compter les jeux de *billes*, le jeu de *boules* proprement dit, le *mail écossais*, le jeu de *crocket*, le *billard*, ainsi que les *haltères*.

Tous ces jeux exercent le coup d'œil, le sens musculaire ; beaucoup d'entre eux, par exemple le jeu de boules proprement dit et le crocket ont sur l'éducation un effet analogue à celui du jeu de la balle.

Le billard doit être particulièrement recommandé aux adolescents. Il plaît par la diversité des cas qui se présentent, il exerce à un degré rare la vue et le sens musculaire ; il demande une attention soutenue, de l'observation et de la combinaison ; en outre, il donne au corps beaucoup de flexibilité, d'adresse.

c. — *Les jeux de quilles.* Ils se pratiquent soit sur un terrain aménagé spécialement à cet effet, soit en petit sur des planchettes *ad hoc.* Le grand jeu de quilles exige de forts mouvements du corps, surtout des bras et des jambes, il constitue une excellente gymnastique ; ce jeu et le petit jeu de quilles exercent la vue et le sens musculaire.

d. — *Les divers jeux de palet* exigent de l'adresse, de la promptitude, de la vivacité ; ils perfectionnent l'appréciation des distances et l'attention.

e. — *L'anneau et la toupie.* Dans le premier de ces jeux, il y a un anneau suspendu au plafond ; l'enfant le lance sur un crochet fixé à quelque distance et tâche de faire en sorte qu'il s'y prenne. Ce jeu exige l'appréciation de la distance, celle de la direction, celle de la force à employer ; il exerce donc largement la vue et le sens musculaire. Le mouvement corporel y est relativement insignifiant. Ce jeu convient pour les enfants de 5 à 6 ans, surtout pour les récréations qui suivent les repas.

On connaît le jeu de toupie ; il exerce surtout le sens musculaire.

f. — *Les jeux* qui consistent à *courir,* à *sauter,* à *marcher.* Je comprends dans ce nombre le *cerceau,* la *corde,* les *che-*

*vaux de bois*, le *jeu de barre*, le jeu qui consiste à courir les uns après les autres pour s'attraper, le *saut à cloche-pied*, le jeu de la *chasse*, le jeu des *soldats*, etc.

Ce sont là en première ligne, des exercices corporels qui renforcent et exercent spécialement les muscles de la jambe ; de plus ils contribuent à fortifier les facultés d'attention et d'observation. Jouer à la chasse surtout exerce le corps à la course et aux sauts, force l'esprit à être toujours en éveil ; jouer au soldat présente les mêmes avantages. C'est pour les enfants, l'occasion de faire paraître non-seulement leur adresse corporelle, mais encore leurs facultés intellectuelles, la rapidité de délibération, la décision, la franchise du caractère ; c'est en même temps un vaste champ ouvert à leur activité personnelle.

*g.* — Les *jeux avec la neige*, c'est-à-dire le traîneau et les pelotes de neige. Ils sont utiles pour endurcir le corps contre le froid de l'hiver, pour développer les muscles des bras et exercer le sens musculaire. J'ai déjà parlé plus haut du patinage.

*h.* — Les jeux où l'on *bande les yeux*, colin-maillard, le jeu de la casse de l'œuf, le jeu de cache-cache, la chasse dans l'obscurité, etc., servent à affiner la sensibilité tactile et l'ouïe, parce que l'enfant qui ne voit pas est obligé d'exercer ces deux sens plus que d'ordinaire. Les jeux dits de nuit, par exemple la chasse dans l'obscurité, ont en outre un résultat très important, ils habituent l'enfant à ne pas avoir peur dans les ténèbres.

Les **jeux non accompagnés de mouvement** servent surtout à aiguiser par les sens les facultés d'observation, la mémoire, le pouvoir de combinaison, l'attention ; ils servent aussi à éveiller le sentiment des formes et du beau ; ils excitent parfois l'enfant à l'originalité dans l'activité.

On peut établir, dans ce genre de jeux, la classification suivante (1) :

*a*. — Jeux qui servent surtout à *l'éducation des sens*. Les tout jeunes enfants s'amusent utilement avec la balle aux segments colorés, l'harmonium de verre ou de métal, l'harmonica, la trompette.

*b*. — Jeux qui favorisent chez l'enfant le *besoin d'activité* et l'*esprit d'initiative*. Les enfants ne perdront pas leur temps en jouant avec des boîtes de construction, des outils, en découpant des figures, en plissant du papier, en tressant des matières filamenteuses, en enfilant des perles, etc., en modelant l'argile, ni même en aménageant et meublant des chambres de poupées, en jouant avec de petites batteries de cuisine ou avec de petits théâtres.

*c*. — Jeux qui aiguisent *l'attention*. De ce nombre sont les jeux de répétition de mots ou de phrases, beaucoup de jeux d'intrigues ou de gages, la leçon d'orthographe, le jeu du commandement dans lequel l'enfant dont on prononce le nom doit exécuter aussi promptement que possible les ordres qu'on lui donne.

*d*. — Les jeux qui fortifient *la mémoire*, tels que les jeux historiques, les jeux arithmétiques, et le jeu du voyage de Campe.

*e*. — Les jeux propres à aiguiser la faculté de *combinaison* et de *réflexion*. Je citerai les jeux de demandes et de réponses, les énigmes, le jeu de dames, le moulin, le loup et le chat, le jeu d'échecs et quelques jeux imités du jeu de la guerre des adultes, les jeux de guerre et même les soldats de plomb.

*f*. — Les jeux propres à développer le sentiment des for-

---

(1) SCHETTLER les divise également en six subdivisions, mais un peu autrement.

mes et du beau : le *découpage* et la gravure de figures géométriques, les jeux de marquetterie.

Parmi les jeux avec ou sans mouvement, il y en a beaucoup qui s'accompagnent *de chants*. Il y a aussi des jeux dans
lesquels le chant est la chose principale : par exemple, la
danse de l'anneau, la couronne bigarrée, le pont d'or, etc.
Tous ces jeux servent d'abord à entretenir et à augmenter la
bonne humeur, à satisfaire l'instinct de sociabilité, mais aussi
à exercer l'ouïe et la mémoire.

Les divers jeux doivent naturellement être appropriés à
l'âge de l'enfant; il résulte aussi de l'exposé précédent qu'ils
ne sont pas tous propres aux deux sexes. Il y en a qui ne
conviennent qu'aux garçons, d'autres conviennent davantage
aux garçons, d'autres conviennent plutôt aux filles. Généralement l'enfant trouve de lui-même le jeu qui lui convient;
néanmoins la personne chargée de l'éducation devra veiller
sur le choix fait par l'enfant. C'est à la pédagogie de donner
les indications nécessaires.

### Protection de la santé intellectuelle à l'approche de la puberté.

Nous connaissons et nous avons étudié au point de vue de
l'hygiène les modifications corporelles qui se produisent à
l'approche de la puberté : augmentation de la rapidité avec
laquelle se fait l'accroissement de poids, allongement de la
périphérie de la poitrine, augmentation de la capacité vitale
des poumons, augmentation de la masse et de la force musculaire.

Il se produit également des altérations *psychiques* qui
méritent toute notre attention, d'autant plus qu'elles prédisposent à des maladies graves. Des sensations obscures, que

l'enfant ne comprend pas ou ne comprend pas entièrement viennent troubler l'équilibre du Moi. Cette modification de l'état psychique s'accuse par de la distraction, un changement d'humeur, de l'irritabilité, une inquiétude particulière.

Sous certaines influences, surtout sous l'influence de l'hérédité, ou lorsque l'éducation a été mal dirigée, lorsque le caractère n'a pas été formé comme il convenait, lorsque l'esprit a été trop tendu, mais aussi sous l'influence de l'onanisme, d'un violent effroi, etc., cet état névropathique peut dégénérer en une véritable *psychose*.

Celle-ci se manifeste de diverses façons, tantôt sous forme de folie *primitive*, tantôt sous forme de démence *mélancolique*, ou même de démence *morale*. Il est relativement fréquent que la mélancolie se combine avec des actions impulsives, avec des hallucinations impératives, ayant pour objet le suicide ou la destruction de la propriété d'autrui (par exemple par incendie) et avec des hallucinations proprement dites.

On a aussi observé la frénésie, l'excitation délirante avec les phénomènes de l'hyperhémie cérébrale, le délire épileptique et hystérique, le somnambulisme (1).

Pour prévenir ces graves dangers qui menacent la santé intellectuelle, il ne faut pas troubler les modifications qui s'accomplissent alors dans l'organisme ; il faut au contraire en tenir compte dans le sens précédemment indiqué, en appropriant à cette évolution la nourriture, l'habillement et les exercices corporels, et en évitant, dans cette période, tout ce qui, d'après ce que j'ai dit plus haut, pourrait déterminer une psychose.

On défendra donc tout travail intellectuel par trop assidu

(1) Comparer GRIESINGER, *Path. und Ther. der psych. Krankheiten*, 1876 p. 903. et von KRAFFT-EBING, *Lehrbuch der Psychiatrie*. 1880. I.

et les excès de lecture ; on veillera à ce que l'enfant ne se masturbe pas ; on évitera avec grand soin les punitions blessantes et rigoureuses. L'enfant alors très irritable en garde souvent une profonde rancune, et de dépit revient à ces pratiques blâmables que je viens de mentionner.

Les filles aussi bien que les garçons, et même davantage, doivent être soumises à cette observation, lorsqu'approche la puberté, car à cette période, elles tombent malades plus fréquemment que les garçons.

### Punitions et récompenses de l'enfant.

Relativement aux punitions à infliger aux enfants, l'hygiène n'a à formuler qu'une prescription, c'est que ces punitions ne doivent pas nuire à la santé. Elles ne doivent donc jamais s'exercer sur la tête, les oreilles, les tempes, l'occiput, ni même sur la nuque ou sur le ventre, ni au voisinage de ces diverses régions.

Les parents et les maîtres doivent avoir grand égard à cette recommandation. Les punitions ne doivent pas non plus être excessives ni être de nature à blesser l'enfant ; les verges et le bâton ne sont pas dangereux à cet égard. Quand on punit les enfants en les privant de la liberté, il faut les surveiller pendant qu'ils subissent ce châtiment ; il faut aussi qu'ils aient une occupation.

Il ne faut recourir à la privation de nourriture qu'avec une *grande circonspection*. L'enfant, on le sait, supporte mal le manque de nourriture ; par conséquent, si cette peine était fréquemment appliquée, sa santé pourrait en souffrir. Il me semblerait bien plus rationnel, bien préférable, de le priver de ses mets favoris et de friandises, plutôt que de la nourriture proprement dite.

Il faut également n'employer qu'avec prudence les punitions par *la peur*, comme celle qui consiste à enfermer l'enfant dans un cabinet noir. Le système nerveux d'un grand
nombre d'enfants réagit d'une manière fâcheuse contre ce
genre de châtiment. Un état d'angoisse persistant, que rien
ne peut calmer, un sommeil agité, une irritabilité extrême,
la perte de la bonne humeur : tels sont les effets de l'application trop souvent répétée de cette peine. A la fin même, la
santé peut être compromise pour longtemps.

Enfin, je dois faire observer que les punitions *exagérées*
constituent également un grave danger pour la santé intellectuelle de l'enfant, surtout quand elles mortifient l'amour-
propre. Griesinger (1) fait observer avec raison qu'elles entravent le développement des instincts de bienveillance inhérents
à l'enfant, qu'elles refoulent les élans et les sentiments de ten-
dresse. Il se produit ainsi de bonne heure un douloureux
désaccord entre l'individu et le monde extérieur, un état
névropathique qui peut se transformer en psychose sous l'influence même de causes minimes.

Les récompenses ne doivent pas, elles non plus, compromettre la santé de l'enfant. Cela va de soi ; si j'insiste, c'est
surtout pour combattre l'habitude, excessivement répandue,
de donner des *friandises*. Les sucreries font les délices des
enfants, mais on a tort de faire tourner cette faiblesse au
profit de l'éducation, comme font les philanthropes qui donnent des fruits, des gâteaux, etc., pour la bonne tenue des
enfants, pour de bonnes réponses à l'école. Il ne m'appartient pas de blâmer cette manière de faire ; mais je dois faire
observer que, pour des raisons dont j'ai déjà parlé, elle est
funeste en ce qui concerne l'hygiène et que, pour ce motif,
elle doit être énergiquement combattue.

(1) GRIESINGER, *Path. und Ther. der psychischen Krankheiten*, 1876, p. 161.

### Habitudes vicieuses funestes à la santé de l'enfant.

L'enfant a de mauvaises habitudes et des vices qui exercent ou peuvent exercer une grande influence sur sa santé corporelle et intellectuelle. Je dois par conséquent les examiner ici. Je compte dans ce nombre :

1° La *malpropreté relative aux évacuations*,

2° L'*habitude de sucer*,

3° La *masturbation* ou *onanisme*.

Dans les premiers mois de la vie, la malpropreté relative aux évacuations de l'intestin et de la vessie est inévitable ; la garde ne peut en pallier les inconvénients qu'en changeant aussi souvent que possible le linge et les langes de l'enfant, en le lavant et en aérant la chambre où il se trouve.

Mais au bout des cinq premiers mois, l'habitude de la propreté peut donner des résultats extraordinaires ; pour l'inculquer à l'enfant, il faut le vouloir sérieusement et avec persévérance ; il faut enfin procéder méthodiquement, commencer de bonne heure, tenir l'enfant aussi proprement que possible et l'habituer à évacuer régulièrement. Sinon, la malpropreté, qui était inévitable au commencement, deviendra bientôt une mauvaise habitude, qui pourra durer, sans se modifier, pendant des années entières et qu'on aura beaucoup de peine à faire disparaître.

L'*incontinence d'urine* dure quelquefois jusqu'après la puberté ; souvent ce n'est que la suite d'une mauvaise habitude de la première jeunesse. Il est vrai, qu'en général, elle a pour cause un état maladif des muscles de la vessie ou une insuffisance de la sensibilité de celle-ci pour l'irritation provenant de l'urine qui s'y rassemble.

Cette affection a des conséquences très désagréables. Le lit de l'enfant prend une odeur pénétrante qui remplit la cham-

bre à coucher, il se produit fréquemment des excoriations et
des tumeurs aux fesses ; l'enfant devient craintif, hésitant,
quelquefois même hypocondriaque et il est sous l'influence
d'une irritation nerveuse.

Pour prévenir ces inconvénients, il faut surtout éveiller dès
la plus tendre enfance le sentiment de la propreté et provoquer des émissions d'urine à des moments déterminés, surtout avant que l'enfant n'aille se coucher. Il est du reste
favorable de fortifier l'organisme au moyen d'une alimentation
appropriée, de bains fréquents, pas trop chauds, ainsi qu'en
évitant de faire boire l'enfant avant le sommeil et en l'empêchant de dormir sur le dos.

Pour obtenir ce dernier résultat, on passe une toile autour
du corps de l'enfant et on fait un nœud dans le dos. Les
punitions corporelles et les menaces ne donnent aucune amélioration.

L'habitude de tout mettre dans la bouche est très répandue
parmi les enfants ; on là trouve pour le moins, chez 16 0/0
d'entre eux. Lindner distingue le *suçotage simple* et le *suço-*
*tage combiné*. Les enfants qui ont la première de ces mauvaises habitudes sucent leurs doigts, le dos de leurs mains,
leurs bras, leur gros orteil, leurs lèvres, leur langue ; ils
sucent aussi des corps étrangers, tels que la tétine de leur
biberon, leur tablier, leurs pans de chemise, etc.

Dans le suçotage combiné, les enfants, tout en suçant une
des parties du corps ou un des objets indiqués ci-dessus,
frottent avec leurs doigts un point de prédilection : tantôt le
bout de leur oreille, tantôt leurs parties sexuelles. Certains
enfants sucent jusqu'à se faire du mal ou se livrent en même
temps à divers actes qui ennuient ou dégoûtent les autres
enfants.

Il y a des nourrissons qui suçotent ; mais c'est surtout

dans la deuxième année que se développe cette détestable
habitude. Souvent elle persiste ensuite pendant des années
entières et même jusqu'à la puberté. Les sujets atteints de
cette affection s'y livrent surtout avant de s'endormir, en se
réveillant, après s'être baignés ; il y a des suçoteurs enragés
qui se livrent à leur passion pendant tout le temps de leur
croissance et qui sont maussades quand on les dérange.

Cette habitude a, selon Lindner, deux genres d'inconvénients. D'abord les lèvres se déforment, tandis que la mâ-
choire subit une déformation parallèle et que les dents prennent une position irrégulière (1). En outre le suçotage produit
fréquemment une propension à l'onanisme, de la scoliose
(par l'emploi persistant d'un seul bras) et un défaut de développement intellectuel.

Cette mauvaise habitude, une fois enracinée, est très difficile à extirper. C'est pourquoi il faut la combattre chez les
enfants dès qu'elle apparaît ; il faut, par une surveillance
attentive, la rendre impossible lorsque les enfants s'endorment, lorsqu'ils se réveillent et après le bain.

Quand elle est invétérée, la bonté sert plus que la rigueur
pour la faire disparaître. Il faut agir sur les enfants, en se
moquant de leur manie ou en leur promettant une récompense pour le jour où ils y auront renoncé.

Il est rare qu'on parvienne à en corriger les enfants en
enduisant de substances amères ou en entourant de linges,
soit partiellement, soit totalement, les parties qu'ils ont l'habitude de suçer. Il arrive, du reste, assez souvent que les
enfants habitués à suçer leurs doigts se déshabituent spontanément.

La *masturbation* ou onanisme a des conséquences bien
plus graves pour les enfants. On l'a déjà observée chez des

(1) LINDNER, in *Journal für Kinderheilkunde*, XIV, 1, p. 68 et suivantes.

nourrissons de 7 à 8 mois ; Fleischmann (1) a déjà décrit, il y a quelques années, deux cas de ce genre. Elle est bien moins rare chez les enfants de 2 à 3 ans ; elle est très fréquente au contraire chez les enfants de plus de 8 ans, chez les filles, comme chez les garçons.

L'habitude de la masturbation se trahit à la longue par la pâleur, l'altération du teint, les cercles foncés autour des yeux, la mollesse, la nervosité, le manque d'envie de jouer, l'irritabilité, l'anxiété, les maux de tête, le regard fixe et hébêté, la dyspepsie, la constipation.

Les symptômes locaux sont la tuméfaction du prépuce, des grandes et des petites lèvres, ainsi que de l'orifice vaginal.

La cause de l'onanisme est presque toujours le mauvais exemple donné par d'autres enfants (école), par les domestiques, les gardiennes. Néanmoins il est incontestable que les enfants arrivent à pratiquer l'onanisme, même sans y être incités par l'exemple d'autres enfants ; elle peut être provoquée par le fait d'être couché dans des lits trop chauds, d'être assis les jambes croisées, par la lecture de livres obscènes, par la présence d'*oxyures vermiculaires*, par l'inflammation du prépuce, par l'étroitesse du prépuce, ainsi que par l'habitude de sucer.

Il y a aussi certains exercices gymnastiques, par exemple ceux des barres fixes qui, par le frottement des parties génitales, peuvent provoquer la masturbation.

Les conséquences de ce vice sont différentes selon la constitution de l'enfant, la fréquence avec laquelle il s'adonne à cette pratique, le moment où il a commencé. On observe presque constamment de la pâleur et de l'émaciation, une diminution de la force musculaire, des palpitations.

(1) FLEISCHMANN, *Wiener med. Presse*, 1879. Voir aussi JACOBI, *On masturbation and hysteria in young children*. 1876.

Mais il y a aussi des conséquences plus graves : douleurs nerveuses, tremblements épileptiques, épilepsie proprement dite, parésies et paralysies partielles. Ainsi Henoch (1) mentionne le cas d'un garçon de 7 ans, chez lequel l'onanisme amena de l'ataxie et de l'incontinence d'urine. Il avait contracté ce vice sous l'influence d'un parent qui couchait avec lui. Il est parfaitement établi que l'onanisme peut diminuer la mémoire, le jugement et toute l'activité intellectuelle.

Il est également démontré que l'onanisme peut être le point de départ d'une maladie *psychique*, surtout quand il y a prédisposition héréditaire et pendant le développement de la puberté. La psychiatrie a enregistré toute une série de faits de ce genre, bien avérés (2).

Selon von Krafft-Ebing, l'onanisme quand il se rencontre avec une constitution névropathique préexistante, augmente cette dernière et détermine la psychose ; ce même vice, chez les sujets sans prédisposition héréditaire, provoque aisément un état névropathique dans lequel une cause occasionnelle peut faire éclater la folie. Toutefois le nombre des conséquences graves est rare relativement au nombre des onanistes.

Ce vice est si répandu qu'il est nécessaire de surveiller les enfants attentivement dès leur première jeunesse, pour étouffer le mal dans son germe. Une fois enraciné, il est difficile à extirper. La guérison est facile chez les enfants de 6 à 8 ans ; une punition énergique quand on les prend en flagrant délit suffit généralement.

Les enfants plus âgés se montrent plus rebelles. Il est très

---

(1) HENOCH, *Vorlesungen über Kinderkrankheiten*, 1881, p. 195.
(2) *Nasse's Zeitschrift* 1835, I. 205. — FLEMMING, *Psych.* p. 141. — *Nasse's Zeitschrift*, VI. p. 369. — Von KRAFFT-EBING, *Irrenfreund*, 1878. 9. 10. — IDEM, *Laehr's Zeitschrift*, 31. p. 425. — IDEM, *Lehrbuch der Psychiatrie*, 1880 I. 141. 181.

difficile de les prendre sur le fait et très rare d'obtenir un
aveu. Et, quand enfin les parents ou les maîtres arrivent à
être certains de la masturbation, celle-ci exerce déjà un
charme invincible sur les enfants. Les avertissements et les
menaces, on le sait, ne produisent presque jamais d'effet.
Une surveillance très rigoureuse et très persévérante, une
punition d'une sévérité exceptionnelle peuvent seules être
utiles.

Il faut, en outre, écarter avec soin tout ce qui peut, de
quelque façon que ce soit, prédisposer à la masturbation :
mauvaises fréquentations, mauvaises lectures, etc. L'enfant
couchera sur un lit dur et pas trop chaud, il se lèvera aussitôt qu'il aura été réveillé, il ne croisera pas les cuisses étant
assis, etc.

Si l'onanisme est causé par l'étroitesse du prépuce ou par
une affection inflammatoire de ce dernier, ou par la présence
de vers, il faut naturellement recourir à un traitement approprié.

Richet (1) a préconisé l'opération du phimosis comme
traitement des onanistes incorrigibles, même dans les cas où
il n'y a pas d'étroitesse de l'orifice préputial ; il le conseille
comme un moyen d'effrayer le sujet, avec menace de recommencer. On a conseillé aussi d'attacher les bras, d'appliquer
un appareil plâtré autour des parties sexuelles ; on se sert
d'appareils mécaniques de divers genres, mais leur utilité est
fort contestable.

Les enfants ont certainement encore beaucoup d'autres
mauvaises habitudes ; quelques-unes sont déjà indiquées
dans le cours de cet ouvrage ; je parlerai des autres plus
loin.

(1) Richet, *Gazette des hôpitaux*, 1879, 30.

# HYGIÈNE PUBLIQUE DE L'ENFANT

Dans notre état social l'hygiène privée ne suffit pas pour protéger et développer la santé de l'enfant ; il est évident que l'hygiène publique doit également s'occuper de lui.

Il y a beaucoup d'influences nuisibles à la santé, vis-à-vis desquelles l'individu isolé se trouve désarmé ; elles ne peuvent être combattues que par des mesures générales. Il y a aussi, comme je l'ai déjà fait observer dans l'introduction, des catégories particulières d'enfants, qui ont besoin d'une protection publique spéciale, soit que toute hygiène privée leur ait fait défaut, soit qu'elle leur ait été appliquée d'une façon insuffisante, soit encore que leur santé paraisse spécialement compromise par des conditions particulières, et que l'hygiène individuelle soit insuffisante à la protéger.

L'hygiène publique de l'enfant se divise donc en deux subdivisions : *l'hygiène générale*, et l'hygiène qui s'occupe de *catégories spéciales d'enfants*.

## HYGIÈNE GÉNÉRALE

C'est à l'État qu'il appartient en première ligne de veiller d'une façon générale sur les enfants, car c'est lui qui a le plus grand intérêt à les voir prospérer, et c'est à lui qu'incombe le devoir de protéger tous ses membres. Mieux il remplit ce devoir, et plus il en profite. En favorisant la santé de la jeunesse, il augmente incontestablement le bien-être général, la force active et la force défensive du peuple.

Pour les mêmes raisons, la commune doit veiller d'une

33

façon générale au développement de la nouvelle génération. Sa prospérité particulière en effet se rattache intimement à la prospérité de cette dernière.

L'accomplissement de ce devoir sera bien facilité aux pouvoirs de l'état et de la commune, pourvu qu'ils soient secondés par l'initiative privée organisant elle-même les institutions nécessaires, en un mot par des sociétés ayant pour but la protection de la santé des enfants.

Seulement il semble nécessaire que ces sociétés ne marchent pas isolément, mais qu'elles s'appuient sur ces pouvoirs.

Quelles sont les tâches que doit remplir l'hygiène générale?

Une des plus importantes est incontestablement la propagation de la science de l'hygiène. Il faut surtout tendre à ce que les médecins eux-mêmes, eux qui sont les dépositaires de cette science, soient profondément versés dans l'hygiène de l'enfant, qui est au moins une des parties les plus importantes de l'hygiène générale. Il serait donc nécessaire que cette science si utile fût enseignée dans nos écoles supérieures et que ses principaux chapitres, celui de l'alimentation, des soins de la peau, de la prophylaxie des maladies contagieuses, fût l'objet d'un examen officiel.

Il n'est pas moins nécessaire d'instruire et d'examiner les *sages-femmes* en ce qui concerne l'hygiène de l'enfant. C'est à elles, en effet, qu'il appartient d'instituer l'hygiène de l'enfant pendant la période la plus dangereuse de la vie; ce sont généralement elles seules qui ont à remplir cette fonction, et on leur accorde une grande confiance. Mais la plupart d'entre elles manquent des connaissances hygiéniques les plus simples, et même ce sont elles principalement qui répandent dans le peuple une grande partie de ses habitudes défectueuses et de ses préjugés. Il semble donc indispensable de leur enseigner à fond l'*hygiène des enfants*. Ce qu'on leur apprend jusqu'à présent en leur donnant leur instruction professionnelle est insignifiant ; si au contraire elles avaient les connaissances que nous réclamons pour elles, on ne verrait pas se produire ces méprises que commettent journellement la plupart des sages-femmes.

Nous devons exiger qu'elles connaissent les principes fondamentaux de l'hygiène, qu'elles sachent que sans propreté et sans ordre, sans aération suffisante des chambres, personne, surtout un jeune enfant, ne peut prospérer. Nous devons exiger qu'elles soient familiarisées avec le chapitre de l'alimentation des nourrissons, qu'elles connaissent la valeur des diverses méthodes d'alimentation ; nous devons exiger enfin qu'elles soient expérimentées en ce qui concerne les autres soins à donner à l'enfant, en ce qui concerne l'emploi des bains, l'habillement, la température convenable pour les appartements, et qu'elles puissent donner à ce sujet les indications nécessaires.

Nous devons tenir la main à cette réforme de l'instruction des sages-femmes ; elle est indispensable pour diminuer la grande mortalité des enfants dans leur première année. Pour mener à bien cette réforme, on ne peut éviter d'augmenter le temps consacré à l'instruction de ces femmes. Cette mesure du reste est indispensable encore pour un autre motif, c'est-à-dire pour leur donner une éducation technique plus approfondie. En Italie déjà, on exige que la période d'instruction des sages-femmes soit de deux ans, et les établissements d'enseignement pour elles (ce sont les Maternités), sont reliés aux *Ospizi degli esposti*, combinaison très pratique qui est en usage, par exemple à Milan.

Mais, on le sait par expérience, les sages-femmes qui entrent dans la pratique bien instruites tombent bientôt dans l'ornière de la routine, se plient aux mauvaises habitudes, négligent d'appliquer les bons principes ; aussi est-il indispensable de les soumettre à un contrôle rigoureux et à de fréquents examens souvent renouvelés.

C'est parce que l'on a reconnu la nécessité de donner aux sages-femmes des connaissances plus approfondies de l'hygiène des enfants, que l'on a récemment résumé dans l'*Almanach des sages-femmes* (*Hebammenkalender*) les principes de cette hygiène. C'est ce qu'a fait en Allemagne, à l'instigation de l'*Association médicale* (*Aerztevereinsbund*) le Dr Pfeiffer, conseiller en médecine. J'ajouterai qu'il a excellemment réussi.

Néanmoins, ce petit livre, malgré toutes les recommandations dont il est l'objet et malgré son mérite reconnu, n'est pas répandu chez les sages-femmes comme il devrait l'être et n'est pas consulté par elles. A Rostock, par exemple, la société d'hygiène publique l'a délivré gratuitement à toutes les sages-femmes de la ville, mais il n'y a qu'un petit nombre d'entre elles qui en suivent les recommandations.

Diverses sociétés et divers chefs d'établissements ont tenté, mais parfois en vain, de former des gardiennes d'enfants. Déjà au commencement de ce siècle, dans la maison de garde de petits enfants, fondée par la princesse Pauline von Lipdetmold, on attachait une grande importance à apprendre à des jeunes filles à soigner les enfants. Dans certaines maisons de Diaconesses, on forme des maîtresses d'écoles de petits enfants ou plutôt des maîtresses de jardins, car l'initiative de cet enseignement appartient à des sociétés qui pratiquent le système Frœbel ; ainsi celle de Berlin entretient une sorte d'école normale où l'on instruit sept maîtres et vingt-quatre maîtresses dans ce genre d'enseignement. Il n'y a encore que quelques endroits où l'on ait songé à pré-

parer des femmes à donner aux enfants la nourriture qui
leur convient.

Il serait très important aussi d'enseigner les règles de l'hygiène dans les écoles normales d'instituteurs primaires, car
les dangers qui menacent la santé des écoliers ne pourront
être conjurés que quand l'instituteur connaîtra les mesures
et les institutions nécessaires pour protéger et conserver la
santé de ses élèves. De bonnes lois sur l'hygiène scolaire et
des locaux bien aménagés ne suffisent pas, tant s'en faut,
pour assurer la santé de l'écolier.

Il est absolument nécessaire que l'instituteur fournisse sa
coopération active, on ne peut obtenir son concours que s'il
voit clairement la nécessité des mesures hygiéniques et s'il
connaît la manière de les exécuter. Le règlement autrichien
sur l'hygiène scolaire a donc bien raison d'exiger que les
maîtres s'assimilent les principes d'hygiène, et se souviennent
toujours que l'école doit développer harmoniquement non
seulement les forces intellectuelles, mais aussi les facultés
physiques. — Or, il est indispensable au point de vue de
l'hygiène que les maîtres connaissent les *prodromes princi-*
*paux* des maladies contagieuses pour pouvoir recourir aux
mesures préventives.

L'enseignement de l'hygiène dans les classes supérieures,
surtout des écoles de filles, pourrait avoir une grande influence
sur le développement de la santé des enfants eux-mêmes.
Malheureusement on ne semble pas disposé chez nous à
faire un pas dans ce sens ; à Rome, à Milan et dans plusieurs
villes hollandaises, on a déjà introduit dans quelques écoles de
filles l'enseignement de l'alimentation hygiénique.

D'autre part, les principes de l'hygiène des enfants devraient
être répandus dans le peuple tout entier ; on peut obtenir ce
résultat au moyen de bonnes brochures populaires qui don-

neraient dans un langage facile à comprendre, des renseignements sur tous les chapitres de l'hygiène de l'enfant, qui s'appliqueraient surtout à combattre les préjugés et les mauvaises habitudes. La presse devrait recommander ces brochures et il faudrait s'efforcer de les répandre dans le peuple.

C'est ce que fait depuis plus de vingt ans la *Ladies Sanitary Association* de Londres qui a propagé surtout dans les classes inférieures de petits livres tels que *The Mother*, *Hand Feeding*, *Children Going to School*, *Washing the Children*, *How to manage a Baby*.

La société française d'hygiène avait mis au concours, au mois de mai 1878, la manière de soigner et d'élever les enfants en bas âge. Dix mémoires furent récompensés et cette Société fit composer avec ces matériaux une petite brochure qui fut répandue à grand nombre d'exemplaires et que l'on trouve aussi dans le commerce.

Il y a déjà plusieurs années le *Board of health*, de New-York, a publié, sous une forme populaire, des conseils sur l'hygiène des enfants et les a répandus à profusion. Ces conseils sont relatifs à l'alimentation et se divisent en trois parties : l'allaitement, la nourriture et les diarrhées d'été. La société obstétricale de Philadelphie a procédé de même en 1874.

A Dresde, depuis le 1er janvier 1878, la Société médicale d'arrondissement (*Aerztliche Bezirksverein*) fait remettre à toutes les mères et à toutes les nourrices par l'intermédiaire des employés de l'état civil, toutes les fois que l'on déclare un nouveau-né, des conseils composés par elle sur l'alimentation des enfants dans leur première année et sur les soins à leur donner.

C'est ce que fait, à Prenzlau, la Société locale d'hygiène

publique. (*Verein für œffentliche Gesundheitspflege*), et récemment une autre société d'hygiène publique, celle de
Schwerin, ainsi que la Société médicale d'Altenbourg ont fait
imprimer et distribuer des conseils analogues sur l'hygiène
de la première enfance. Ce sont là de beaux commencements ;
il faut espérer que l'exemple sera suivi. Il paraît fort pratique d'exposer les principes de l'hygiène de l'enfant dans les
almanachs (1), car ces ouvrages sont très répandus dans les
classes inférieures du peuple et chez les campagnards. Néanmoins la presse quotidienne devrait se préoccuper aussi de
propager ces doctrines. Je sais bien que certains journaux
donnent de temps en temps des articles sur l'hygiène, mais
la généralité n'en est pas encore là.

L'enseignement personnel et l'exemple sont encore bien
plus efficaces. C'est aux explications orales et aux expositions
pratiques que les sociétés d'hygiène domestique et surtout la
« *Ladies Sanitary Association* » (2) ainsi que *ses ramifications*
doivent une grande partie de leurs succès. Connaissant ce
qu'elles ont à enseigner non seulement théoriquement, mais
aussi pratiquement, familiarisées avec tous les détails de
l'allaitement, de l'habillement et des soins de la peau des
enfants, les femmes qui font partie de l'association visitent
les familles qui, à leur connaissance, ont besoin de conseils
et de secours ; elles montrent alors la manière de préparer
la nourriture, de nettoyer l'enfant, de l'habiller, et elles rendent encore ainsi de plus grands services que par les brochures qu'elles propagent. Pour les couches de la population où
l'on néglige l'hygiène domestique, surtout celle des enfants,
il ne peut y avoir de meilleure méthode d'enseignement.

---

(1) C'est ce que font depuis deux ans le Dr Dornblüth et l'auteur de cet ouvrage,
dans les deux almanachs populaires du Mecklembourg.
(2) Voir les *Annual Reports* de cette association.

Les *crèches* sont également un moyen d'enseignement ; les mères qui y apportent leurs enfants apprennent ce que des soins intelligents peuvent faire pour la prospérité de ceux-ci. Les plus paresseuses d'esprit et les plus insouciantes sont bien forcées de le voir ; elles se souviennent que ces enfants pendant leur séjour à la crèche étaient gais et bien portants, tandis que leurs camarades restés à la maison s'atrophiaient ou mouraient même. Elles se demandent pourquoi il en est ainsi et elles en concluent que ces résultats favorables sont dus à l'observation des règles si simples de la propreté, de l'ordre et de l'alimentation. Elles ne seraient pas mères, si elles ne tiraient point parti de ces observations, et si elles ne s'empressaient point de communiquer aux autres femmes ce qu'elles ont observé.

Les établissements d'enseignement public, surtout les établissements officiels, peuvent produire des effets aussi heureux en donnant l'exemple. Ils exerceront certainement cette influence, si l'on voit clairement que leurs élèves prospèrent.

### Développement du bien-être, de la moralité. Établissements humanitaires.

L'enseignement seul ne suffit pas, car il présente forcément des lacunes et il y a beaucoup de personnes à qui il ne profite pas ; en outre, l'insuffisance de connaissances hygiéniques n'est qu'une des causes nombreuses qui s'opposent à la prospérité des enfants.

Il faudra donc avoir recours à d'autres mesures, à des mesures générales. J'entends par là d'abord, celles qui sont propres à développer le bien-être et la moralité dans les classes inférieures. En effet, le paupérisme, la dissolution des mœurs et l'ivrognerie sont au premier titre, les ennemis du développement corporel et intellectuel de la jeune génération. C'est pourquoi l'État, les communes et les sociétés doivent se liguer pour obvier à ces inconvénients au moyen de lois, de statuts locaux, ainsi que d'un contrôle attentif d'une part, et d'autre part, en donnant du travail ainsi qu'en venant en aide aux individus.

Les sociétés pour la protection des femmes et des enfants, surtout les « Sociétés de Charité Maternelle », les sociétés pour les femmes en couches, les sociétés pour secourir les mères qui allaitent elles-mêmes, les sociétés pour les enfants abandonnés, pour les enfants pauvres, pour les enfants en nourrice, déploient déjà dans ce domaine une grande et bienfaisante activité ; et elles seraient bien plus utiles encore, si ces sociétés s'appuyaient partout sur les autorités, principalement sur celles qui sont chargées de l'assistance publique.

Il faudrait aussi fonder certains établissements humanitaires en faveur des enfants, surtout des hôpitaux, des crèches, des asiles, etc... Ces établissements sont absolument nécessaires pour les grandes villes ainsi que je le développerai plus loin. L'institution de maisons d'accouchement a rendu également de grands services, en diminuant la mortalité des enfants naturels, mortalité grande surtout dans les premières semaines de la vie, et en rendant plus rare l'infanticide.

Ces établissements sont particulièrement nombreux en Italie, où l'on s'occupe beaucoup des mères abandonnées. Ils sont ouverts à toutes les femmes non mariées et même dans certains cas aux femmes mariées ; ils rendent également service en vertu d'une disposition, d'après laquelle les femmes délivrées sont obligées de faire fonction de nourrices pendant un temps donné, dans les maisons d'enfants trouvés.

On a affirmé souvent que ces établissements favorisent l'immoralité, mais rien ne l'a prouvé.

### Hygiène des aliments.

La *bonne qualité des aliments*, nous l'avons vu, est bien plus importante encore pour les enfants que pour les adultes, mais on ne peut l'obtenir sans certaines mesures générales. L'hygiène publique doit donc intervenir également ici, surtout en ce qui concerne le plus important des aliments de l'enfant, le lait.

Les nourrissons élevés au lait, qui doit être surtout du lait de vache, et les enfants dans leur seconde et leur troisième année, pour lesquels le lait est un aliment de première importance, ne peuvent conserver leur santé si le lait est de mauvaise qualité. Ce fait, ainsi que les falsifications du lait et les mélanges qui en diminuent la valeur, la facilité avec laquelle il se corrompt, le danger qu'il récèle parfois de transmettre de graves maladies, rend nécessaire une surveillance attentive de cet aliment, surtout dans les villes.

J'ai dit plus haut la protection que peut fournir l'hygiène privée. Il s'agit maintenant de la compléter par *l'hygiène publique*. C'est d'abord au moyen de prescriptions de police sanitaire, que celle-ci peut venir à bout de ses obligations.

Les lois sur la *falsification des aliments*, édictées dans divers États, concernent surtout la falsification du lait et l'addition d'eau, et cela est bien naturel étant donné la gravité de ces pratiques. La plupart des lois cependant ne mentionnent pas expressément cet aliment. La loi de l'Empire allemand du 14 mai 1879, se borne à prescrire d'une façon générale : « Est punissable quiconque dans un but de tromperie, contrefait ou falsifie des aliments ou des boissons, et quiconque met en vente ou vend les susdits en dissimulant cette circonstance ».

Dans la plupart des grandes villes et dans beaucoup de petites villes, des arrêtés locaux ou des ordonnances de marchés complètent cette loi générale par des dispositions particulières sur la vente du lait. L'ordonnance de ce genre rendue à Leipzig en avril 1879, est très remarquable. Elle distingue entre le lait pur, le lait écrémé, le *lait bleu ;* elle précise pour le premier et le dernier la densité et la teneur en graisse ; elle indique les instruments au moyen desquels on peut déterminer l'une et l'autre ; en outre, elle exclut le lait des animaux malades, surtout de ceux qui ont la pommelière ; elle proscrit également le lait amer, mucilagineux, le lait qui a une coloration anormale et le lait corrompu. Cette même ordonnance dit enfin qu'il faut tenir propres les ustensiles pour le lait et les locaux où on le vend ; elle dit que ces derniers doivent être secs, bien aérés et qu'on ne doit pas y coucher. Les prescriptions de l'ordonnance de Weimar du 10 janvier 1880 sont à peu près semblables.

L'ordonnance de la ville de Dusseldorf du 15 août 1879, et surtout celle de la ville de Darmstadt du 26 novembre 1880, sont aussi très remarquables. Cette dernière distingue également le lait pur et le lait écrémé ; elle donne les caractères auxquels on peut reconnaître l'un et l'autre ; elle défend de mettre en vente un lait provenant de vaches malades, de vaches dans les huit premiers jours de la lactation, un lait amer, de coloration anormale, mucilagineux, corrompu, provoquant le dégoût ; elle exige des vases propres, des locaux de vente propres, secs, aérés ; elle prescrit l'obligation d'annoncer l'ouverture d'une laiterie et d'une vacherie ; elle donne enfin des règles très précises pour l'essai du lait ; on ne

trouve point d'indications aussi exactes dans d'autres arrêtés.
Voir plus loin ce qui sera dit à ce sujet.

### Contrôle du marché (1).

Le contrôle du lait *sur le marché*, doit avoir surtout pour
objet de déterminer si le lait du commerce n'est pas falsifié,
et si on n'en a pas diminué la valeur en l'écrémant. Pour effectuer ce contrôle, on opère d'après les règles des arrêtés
locaux. Ces règles diffèrent beaucoup les unes des autres
dans les diverses villes. Ainsi à Rostock, il est encore de
règle que le lait contenant moins de 10 0/0 de substance
sèche doit être considéré comme falsifié; ailleurs on demande
11 0/0 (Paris) et même 11, 5 0/0; cette dernière proportion
est celle exigée dans les villes anglaises. Dans beaucoup d'endroits, les arrêtés déclarent que la teneur en graisse est suffisante quand elle atteint 2,5 0/0. Dans beaucoup de localités,
on réclame au moins 3 0/0. Les énonciations relatives à la
densité diffèrent aussi. Certainement ces prescriptions n'exigent
pas une richesse égale à celle que nous trouvons dans le lait
des vaches nourries d'une façon absolument rationnelle ;
autrement le nombre des éleveurs et des marchands en contravention serait infini. Mais ce que l'on doit exiger, c'est :

Une densité de 1,028 à 1,034 pour le lait pur $\quad\rbrace$ Statuts
  —  1,032 à 1,038  —  écrémé $\quad$ de Leipzig
Une teneur en graisse, égale à 3 0/0 pour le lait pur $\quad$ et de
  —  —  1 0/0  —  écrémé $\quad$ Weimar.
Une teneur en substance sèche, égale à 11,5 0/0 pour le lait pur.

Sa détermination doit être confiée à des chimistes experts.
On ne peut abandonner aux employés de la police que la

(1) FESER, *Die polizeiliche Controle der Marktmilch*, 1878. — VIETH, *Die Milch-
prüfungsmethoden und die Controle der Milch in Stædten und Sammelmolk-
vereien*, 1879.

détermination provisoire de la *densité* et de la *teneur en graisse*, pourvu qu'ils connaissent théoriquement et pratiquement l'emploi des instruments, surtout du lacto-densimètre et de l'appareil de Feser.

Le contrôle du lait doit en outre s'appliquer à d'autres falsifications telles que l'addition d'*amidon*, de *craie*, de *plâtre*, etc. Il faudra également laisser aux chimistes le soin de faire ces constatations. Dans quelques villes cependant, à Vienne par exemple, les employés de la police vérifient au moyen de teinture d'iode qu'ils portent sur eux, si l'on a ajouté de l'amidon au lait.

En France, d'après une ordonnance récente, on vérifie également si le lait contient de l'acide salicylique, car on a constaté jusqu'à 1,8 grammes de cet acide par litre de lait. Enfin, les contrôleurs du lait doivent vérifier si le lait est frais ou s'il est déjà gâté, s'il a une couleur anormale, s'il a été conservé dans des vases propres, dans des locaux propres et secs, et si on le vend sans aucune falsification.

Pour que ces mesures de police soient efficaces, il faut qu'elles soient mises en vigueur rigoureusement et avec persévérance. Il est indispensable d'opérer des vérifications fréquentes et soudaines, et de sévir sans faiblesse contre toute contravention. Il est extraordinairement efficace de publier le résultat de l'analyse avec le nom du délinquant ; c'est ce que l'on fait par exemple à Brunswick ainsi qu'à Rostock. La population note aussitôt les marchands qui vendent du mauvais lait et ceux qui vendent du lait de bonne qualité. La publication de la condamnation, s'il y en a une, n'est pas moins utile.

Il importe de prescrire que le lait ne soit mis en vente comme lait pur ou comme lait écrémé, que dans des vases portant une inscription bien apparente qui en indique la nature. Mais il serait très désirable enfin d'introduire dans les villes allemandes, des mesures identiques pour le contrôle du lait ; dans toute l'Angleterre les « *Public analysts* », c'est-à-dire les chimistes experts et jurés, se sont déjà entendus pour réclamer les mêmes proportions : 11,5 0/0 de substance sèche, et 2,5 0/0 de graisse.

### Exécution de l'essai par la police sur le marché.

L'ordonnance de Darmstadt du *26 novembre 1879*, sur la vente du lait, fournit un excellent modèle pour l'exécution de l'essai par la police sur le marché.

Le lait pur essayé au lacto-densimètre par l'employé de la police, doit avoir à 15° C., une densité de 1,029 à 1,033, le lait écrémé doit avoir une densité de 1,033.

Le lait pur, ayant une densité inférieure à 1,027 est considéré comme écrémé, et confisqué provisoirement. Si le lait pur a une densité de 1,027 à 1,029, il faut en prendre un premier échantillon (250,0 gr.), le mettre sous scellé dans un flacon propre et sec, le livrer immédiatement à la station de contrôle. Quand le lait écrémé a une densité supérieure à 1,033, il faut également en prendre un premier échantillon qu'on remet à la station de contrôle.

A cette station, on doit déterminer :

*a.* La température,

*b.* La densité après le mélange,

*c.* La teneur en graisse,

*d.* Si les essais *b* et *c* ne fournissent pas d'indications certaines, Il faut mettre le lait de coté et laisser la crème monter, puis écrémer et déterminer la nouvelle densité.

Si le lait est écrémé, il faut commencer l'essai en *d.*

L'expert doit alors :

1. — Considérer comme additionné d'eau :

*a.* Le lait pur dont la densité est inférieure à 1,027,

*b.* Le lait pur dont la densité est supérieure à 1,027, si, au bout de 24 heures et après écrémage, la densité est inférieure à 1,033,

*c.* Le lait écrémé, si au bout de 24 heures de repos et après écrémage, la densité est inférieure à 1,033.

2. — Considérer comme lait écrémé le lait pur, dont la teneur en graisse est inférieure à 2,8 0/0.

On peut, au besoin, contrôler par l'essai à l'étable, l'exactitude des résultats du premier essai ; dans beaucoup de règlements locaux, ce contrôle est considéré comme admissible.

**Protection contre le lait malsain. Lois. Laiteries contrôlées.**

Le contrôle sur le marché ne peut empêcher qu'on mette en vente du *lait de vaches malades* ou du lait qui a été infecté *après la traite*. Il faut donc prendre d'autres mesures, pour en garantir l'acheteur.

En général, la loi de l'Empire allemand (14 mai 1879) ne menace de peines que ceux qui vendent sciemment des aliments gâtés et ceux qui vendent ou qui mettent en vente des aliments dont l'usage peut compromettre la santé (§ 10, 2, ou § 12, 1 de la loi susdite). Mais les lois des divers États défendent spécialement la vente du lait des vaches atteintes de la rage, des vaches qui ont la *pustule maligne*, des vaches *aphtheuses*. Nous trouvons une défense semblable dans les règlements locaux d'un grand nombre de villes, ainsi que nous l'avons déjà constaté dans l'ordonnance de Leipzig sur la vente du lait et dans celle de Weimar.

On est heureux de constater que la plupart des nouveaux règlements excluent aussi sans exception le lait des vaches atteintes de la pommelière. C'est ce qui devrait être prescrit partout, attendu qu'il est très vraisemblable que ce lait peut infecter l'homme.

Mais ces lois et dispositions, seules, sont insuffisantes pour protéger suffisamment la santé publique : elles ne garantissent pas le moins du monde de la vente de lait infecté accidentellement, c'est-à-dire après la traite. Pour pouvoir mieux écarter les grands dangers que peut susciter l'emploi de lait malsain, il faudrait recourir à des mesures qui viseraient les étables, les vacheries et les laiteries.

En Angleterre, on redoute de plus en plus le lait infecté par le poison de la fièvre typhoïde, de la fièvre scarlatine et de la diphthérie ou par les gaz des lieux d'aisance. L'insistance de la presse hygiénique et médicale a provoqué une ordonnance très détaillée du conseil supérieur de salubrité « sur les *vacheries*, les *étables* et les *laiteries* (1).

En conséquence, l'autorité locale doit désormais tenir une liste de toutes les personnes qui s'occupent d'élever des vaches, qui possèdent des vacheries ou qui vendent du lait, et personne ne doit se livrer à une industrie de ce genre sans être enregistré régulièrement.

En outre, personne ne doit organiser une vacherie ou une laiterie sans avoir au préalable pris les mesures nécessaires pour la ventilation et la propreté de cet établissement, ainsi que pour y amener de l'eau.

De plus les locaux pour la vacherie et pour la laiterie doivent être organisés de manière qu'on puisse tenir propres les vases et récipients nécessaires, et empêcher le lait d'être infecté et de se corrompre ; de manière aussi que la santé et le bon état du bétail ne soient pas compromis.

Les autorités locales doivent de temps en temps publier des règlements sur la manière de tenir propres les étables et les vacheries, ainsi que les laiteries des personnes qui font de la vente du lait un métier.

Quand une maladie éclate parmi le bétail d'une vacherie ou d'une étable il ne faut pas mélanger le lait des vaches malades avec le lait des vaches saines ; il ne faut pas non plus le vendre, ni l'employer comme aliment pour les hommes. Les propriétaires de vaches, de vacheries, les laitiers ne doivent pas tolérer qu'une personne atteinte d'une maladie contagieuse ou ayant été récemment en contact avec un individu atteint d'une maladie contagieuse, traie les vaches ou manipule les vases servant à la vente du lait, ou le distribue et l'écrème, tant qu'il subsiste un danger de transmission de la matière infectieuse.

C'est là incontestablement une excellente ordonnance, et si l'on tient la main à son exécution, elle aura des résultats très heureux.

Déjà auparavant, à Saint-Louis, dans l'Amérique du Nord, la municipalité avait ordonné que toutes les laiteries fussent soumises à des inspections. En 1870, on y créa un *dairy-inspector* chargé d'inspecter régulièrement les *dairies* du territoire de la ville, d'essayer le lait et de veiller à ce que la plus grande propreté possible régnât dans les écuries. Le principal but, comme l'a dit le *Board of health* de Saint-Louis,

_____

(1) *The Dairies, Cowsheds and Milkshops Order*, 1879. *Sanitary Record*, 14 février 1879. Voir aussi le mémoire de KIRCHHEIM, in *Deutsche Vierteljahrsschrift für œffentliche Gesundheitspflege*, 1879, III, p. 474.

était de faire en sorte qu'on ne vendît que du lait non falsifié, provenant de vaches bien tenues et bien nourries. Il y avait là une garantie offerte au public.

Récemment on a essayé un autre moyen d'empêcher qu'on ne vende au public du lait gâté ou malsain. C'est surtout par les efforts de sociétés hygiéniques et médicales et par des articles de journaux, qu'en diverses localités les nourrisseurs ont été invités à faire contrôler eux-mêmes leurs étables, leurs vaches, leur lait, enfin tous les détails de leur industrie.

Des vacheries modèles furent fondées en grand nombre pour des cures de lait. La première fut celle de Grub à Stuttgart. D'autres furent instituées ensuite : à Francfort-sur-le-Mein, à Brême, à Brunswick, à Breslau, à Kiel, à Wiesbaden, à Cologne, à Bonn, à Crefeld, à Elberfeld, à Aix-la-Chapelle (1). Voici comment s'opère, en général, le contrôle chez les éleveurs :

On nomme une commission qui se compose d'un ou de plusieurs médecins, d'un chimiste et d'un vétérinaire. Cette commission inspecte les étables, examine si elles sont propres et bien aérées, si les vaches sont bien portantes et bien nourries ; elle analyse le lait à vendre. De cette manière les consommateurs sont en sûreté autant qu'il est possible.

Si l'on choisit convenablement les vaches et si l'on a soin que l'étable soit propre et bien aérée, il est presque impossible que les éleveurs vendent du lait provenant de vaches malades, surtout de vaches atteintes de la pommelière ; en outre, grâce au choix et à l'uniformité de la nourriture, le lait reste riche et sa composition ne change pas. En ne négligeant pas

---

(1) BURKART, *Deutsche Vierteljahrsschrift für œffentliche Gesundheitspflege*, 1876, 4. — KNYRIM, *ibid.*, 1879, 1 et 2. — LIES. *Monatsblatt für œffentliche Gesundheitspflege*, 1879, n° 2.

34

de l'analyser de temps en temps et en le livrant dans des boîtes Charlier ou d'autres analogues, on offre au public une double garantie de non falsification.

Ce genre de garantie vaut certainement bien mieux que la *surveillance officielle* et *les lois*. Mais les vacheries de ce genre ne peuvent exister que dans les grandes villes; du reste, le prix du lait qui en sort (40 à 50 pfennige par litre) est beaucoup trop élevé pour les classes inférieures, bien qu'il ne soit pas exagéré. Il est cependant désirable qu'elles puissent se procurer du lait bien sain, surtout pour les petits enfants. Il y a donc lieu de se demander s'il n'existe pas d'autres moyens d'atteindre ce but.

Partout, même dans les petites villes de province, il se constitue depuis peu des associations laitières dont les membres se contrôlent réciproquement ; ils imposent une amende élevée pour toute livraison de lait insuffisamment riche et font opérer des analyses, d'une façon suivie, par un employé spécial. Ces sociétés prospèrent malgré la concurrence des petites laiteries ; c'est parce qu'elles sont sévères, parce qu'elles ne fournissent qu'un lait irréprochable et riche, mais sans que le prix qu'elles demandent soit notablement plus élevé. (A Rostock, le lait de la société, non écrémé, coûte 14 pfennige le litre).

Si ces sociétés faisaient surveiller par un vétérinaire l'état sanitaire des vaches appartenant à leurs membres, si ceux-ci le consultaient lors de l'acquisition de nouvelles vaches, elles atteindraient certainement le but qu'on a visé en créant les vacheries que j'ai décrites plus haut, et le lait ne renchérirait pas d'une façon notable. En tout cas l'inspection par des vétérinaires n'entraînerait pas des frais considérables.

Quoi qu'il en soit, on a fait de grands progrès en ce qui

concerne l'approvisionnement des villes en lait, et tout fait
espérer que cette importante question sera heureusement
résolue. On a pleinement reconnu les vices de l'état de choses qui existait auparavant, et l'on se met activement à l'œuvre
pour les éliminer.

Quant aux moyens, j'ai à peine besoin de les indiquer. Ils
ressortent clairement de ce que j'ai dit plus haut : choisir les
vaches dans des races parmi lesquelles la pommelière soit
rare, avoir pour les vaches les soins nécessaires, construire
des étables saines, nourrir ces animaux d'une façon rationnelle et uniforme, surveiller leur état de santé, conserver le
lait par refroidissement, le transporter dans des récipients
propres, fermés ; avoir des boutiques propres et fraîches,
contrôler celles-ci ainsi que toute la vente du lait.

Du reste, l'hygiène publique ne devrait pas borner sa sollicitude au lait ; elle devrait s'étendre à tous ses succédanés,
au *lait condensé* ou *lait suisse*, aux *farines d'enfants* et aux
*aliments liquides* pour enfants. Dès 1878, Hofmann au congrès
allemand d'hygiène publique, à Dresde, fit remarquer qu'il
était inadmissible de laisser passer sans contrôle tous ces
succédanés. D'après lui toutes les boîtes et tous les paquets
d'aliments pour enfants devraient porter extérieurement l'indication de leur teneur en eau, en albumine, en graisse, en
hydrates de carbone et en sels.

Cette demande est absolument légitime, vu l'extension de
plus en plus grande que prennent ces succédanés et le grand
intérêt général que présente l'alimentation des enfants.

En ce qui concerne les autres aliments des enfants, les
fruits méritent une courte mention. On sait qu'un grand
nombre de catarrhes des enfants âgés proviennent de fruits
qui ne sont pas mûrs ; il faut donc en défendre la vente.

C'est ce que font quelques législations. Ainsi le code sanitaire italien interdit la vente des *frutti guasti o malsani per immaturita*. La loi de Saint-Gall sur les aliments (2 novembre 1874) punit d'une amende la mise en vente de fruits non parvenus à maturité. La loi de l'Empire allemand du 14 mai 1879 ne mentionne pas expressément les fruits non parvenus à maturité, mais la mise en vente et la vente de ces fruits peuvent être punis d'après le § 12, 1. En outre, la mise en vente de ces fruits est défendue dans la plupart des grandes villes par des règlements locaux. (Voir par exemple l'ordonnance sur la police des marchés de Munich, § 47)

Quant aux produits des pâtissiers et des confiseurs, ils peuvent être dangereux : c'est quand ils sont additionnés de certaines matières étrangères, quand ils sont colorés avec des *produits toxiques*, quand ils sont emballés dans une *enveloppe toxique*. Les pâtisseries renferment fréquemment de la *baryte* et du *plâtre*, les biscuits peuvent contenir jusqu'à 46 0/0 de talc (1). Dans la confection des gâteaux au miel on remplace très souvent le miel par un mauvais sirop de glucose, produit dans lequel on a déjà constaté plusieurs fois la présence de l'arsenic (2).

Les bonbons sont souvent colorés à l'*aniline* ; très souvent les confiseries sont colorées au moyen de poisons minéraux, vert d'arsenic, minium, jaune de chrôme, rouge cinabre (3). On a déjà constaté que le papier d'emballage (4) du pain d'épices contenait de l'arsenic et du minium ; il en est de même pour les enveloppes des bonbons.

En présence de ces faits, un contrôle rigoureux est nécessaire. La législation de l'Empire allemand, § 12, 1, punit qui-

---

(1) MAYER et FINKELNBURG, *Das Gesetz betreffend den Verkehr mit Nahrungsmitteln*, etc., 1880, p. 89.
(2) *Ibid.*, p. 95. Décelé par CLOUET et RITTER.
(3) *Ibid.*, p. 89-90.
(4) *Ibid.*, p. 91.

conque, de dessein prémédité, prépare des objets destinés à l'alimentation ou à la boisson de telle sorte que l'emploi de ces produits puisse nuire à la santé humaine, et quiconque sciemment vend, met en vente ou livre au commerce, de n'importe quelle façon, des objets de consommation pouvant nuire à la santé humaine. Mais on n'a pas encore indiqué les substances et les couleurs pouvant entrer dans la composition des produits comestibles.

En Autriche, le décret du 19 septembre 1848 a précisé les couleurs dont on peut se servir pour peindre les pâtisseries et les réglisses. Ce sont la cochenille, le carmin, le jus de morelle, la matière colorante des bleuets, le safran, le carthame, le curcuma, l'indigo, le bleu de Prusse, l'outremer, le jus d'épinards, la feuille d'or véritable, la feuille d'argent véritable. Il est défendu d'employer toute autre couleur pour pareil usage.

Il est également indispensable de contrôler les objets usuels.

On trouve dans le commerce des tétines pour biberon lesquelles sont dites en caoutchouc, mais contiennent une quantité considérable d'oxydes de zinc et de plomb et peuvent par conséquent, devenir dangereuses pour les enfants. Ces pièces se distinguent, par leur grande densité, de celles en caoutchouc pur ; elles ne flottent pas sur l'eau comme flottent celles-ci, mais s'enfoncent dans ce liquide.

On sait que les voitures d'enfants sont souvent enduites de cuir peint au plomb ; cependant, comme je l'ai déja dit, il n'est pas démontré qu'il en résulte des inconvénients.

Quant aux jouets peints avec des couleurs toxiques, nous en connaissons parfaitement les dangers. Les enfants ont la mauvaise habitude bien connue, de tout porter à leur bouche, et les couleurs en question se détachent sous l'influence de l'humidité ; c'est ce qui rend ces jouets si nuisibles.

Je citerai surtout les poupées à ressorts, les flûtes et les trompettes, les têtes en caoutchouc, les soldats de plomb. Il faut craindre surtout les boîtes de couleurs ; elles contiennent très souvent des couleurs minérales *dangereuses*. Les enfants humectent le pinceau avec leur salive au lieu d'eau et le portent ainsi à leurs lèvres ; quelquefois c'est pour lui donner la pointe.

Enfin je ne dois pas oublier de dire qu'il y a des couleurs toxiques, même dans les vêtements des poupées ; on y trouve surtout des couleurs arsenicales.

Il est nécessaire d'exercer à cet égard une surveillance rigoureuse. Inutile de dire que des prescriptions légales seraient bien préférables. La loi de l'empire allemand de 1878 dit à cet égard : « Quiconque avec préméditation produit des jouets tels que l'usage auquel ces objets sont destinés ou celui que l'on peut prévoir soit capable de nuire à la santé humaine ; de même, quiconque sciemment vend ou met en vente de semblables objets ou les livre au commerce de toute autre façon, sera puni d'emprisonnement ; et si le fait en question a déterminé la mort ou une blessure grave, l'emprisonnement sera accompagné de travaux forcés ». Mais ici encore il manque ce qui est si nécessaire : l'indication des couleurs dont on peut se servir pour les jouets.

Il est vrai que cette lacune est partiellement comblée par des ordonnances *spéciales* ; mais celles-ci ne sont pas parfaitement concordantes entre elles ; et comme elles sont anciennes, il y a un grand nombre de matières colorantes dont elles ne peuvent pas tenir compte. Le 27 février 1861, le gouvernement de Cologne a fait paraître une ordonnance de ce genre, mais il n'a interdit que l'emploi des combinaisons de cuivre arsenicales et des combinaisons de plomb.

L'ordonnance du royaume de Saxe, du 9 mars 1872,

est incomparablement meilleure ; elle se trouve textuellement dans Reinhardt et Bosse, *Medicinalgesetze des Kœnigreichs Sachsen*.

Pour l'Autriche, voici ce qui a été prescrit par l'ordonnance du 1er mai 1886.

« On ne doit employer, pour peindre les jouets d'enfants, aucune préparation ni aucune couleur contenant de l'arsenic, de l'antimoine, du plomb, du cadmium, du cuivre, du cobalt, du nickel, du mercure (sauf le cinabre pur), du zinc ou de la gomme-gutte. Il est permis d'employer d'autres couleurs métalliques. Cependant la couleur appliquée sur ces objets doit être complètement recouverte d'un vernis qui résiste à l'action de l'humidité et qui ne s'enlève pas facilement ».

### Hygiène générale des habitations.

La nature de l'habitation exerce une grande influence sur la santé de l'enfant ; j'ai déjà insisté sur ce point. La faiblesse générale de la constitution, la pauvreté du sang, la scrofulose, la tuberculose, proviennent, dans un bien grand nombre de cas, du séjour prolongé dans des locaux humides, étroits, mal aérés, mal tenus ; et il y a beaucoup de maladies accidentelles qui, dans ces locaux, sont bien plus difficiles à guérir que dans des maisons salubres. Il est vrai que l'hygiène de l'habitation rentre dans l'hygiène privée plutôt que dans l'hygiène publique et la première peut être bien plus efficace que la seconde.

La propreté des chambres et des corridors, l'enlèvement rapide des détritus putrescibles, l'aérage largement pratiqué, tout cela, en effet, ne peut être réalisé que par les particuliers. Néanmoins des mesures générales sont indispensables même là. Je me trouverais entraîné trop loin, s'il me fallait parler ici de tout ce que l'hygiène publique peut faire et de tout ce qu'elle a fait jusqu'à présent en ce qui concerne les logements ; mais il me faut mentionner brièvement ici tout ce qui concerne la santé des enfants.

Dans toutes les villes, il y a des maisons et des groupes de maisons qui sont *insalubres,* soit par suite d'humidité, soit par défaut de lumière, soit par manque de propreté dans la manière de les tenir, soit encore parce que les cabinets d'aisance sont mal situés. C'est surtout pour les petits enfants que ces logements sont dangereux, car on garde ces enfants presque tout le temps à la maison et d'autre part, ils sont plus délicats, plus sensibles aux influences extérieures que les adultes.

Les autorités ont donc le devoir *d'intervenir*, d'autant plus que très souvent ces maisons sont notoirement un foyer de maladies contagieuses. Mais ce qui a été fait jusqu'à présent, dans ce sens, est insignifiant.

En Angleterre, c'est aux autorités sanitaires locales qu'il appartient de prononcer sur tous les logements insalubres, *unfit for human habitation,* et le but de la loi est atteint comme les rapports de ces médecins en font foi. Ainsi, à Liverpool, de 1864 à 1869, sur le rapport du *Medical officer,* on n'a pas abattu moins de 424 maisons qui étaient situées dos à dos *(back to back houses)* et que par conséquent il était impossible d'aérer. L'intervention publique a été encore facilitée par la promulgation des deux lois : *artizans and labourers dwellings acts*, de 1868 et 1875. La première concerne les villes de plus de 10.000 habitants ; la seconde, les villes de plus de 25.000 habitants ; toutes deux obligent l'autorité sanitaire locale à exproprier, à faire assainir (restaurer ou faire reconstruire de fond en comble) les maisons ou les groupes de

maisons que le médecin commissionné lui signale comme
inhabitables et comme constituant un foyer permanent de
maladies infectieuses.

Ces lois ont été accueillies avec joie dans presque toutes
les villes auxquelles elles s'appliquent, parce qu'on en reconnaissait la nécessité, et les applications qui en ont déjà été
faites promettent beaucoup pour l'avenir. Ainsi, dans l'automne de 1876, les plans de reconstruction de 22 groupes de
maisons étaient soumis à l'autorité sanitaire de Londres, le
*Metropolitan board of works* ; 11 de ces groupes, comprenant en tout 5.732 maisons pour 14.314 locataires, devaient
être complètement abattus. En 1878, la ville de Swansea décida de démolir les groupes de maisons les plus malsains, et
de faire passer sur leur emplacement de larges rues bordées
de maisons salubres ; elle affectait à ces travaux 60.000 livres
sterling.

A cette même époque, Newcastle et Gateshead devaient
consacrer, chacune 17,000 livres sterling, à l'exécution d'un
plan d'assainissement des groupes de maisons insalubres. Une
loi semblable ayant été promulguée pour l'Irlande, Dublin,
Belfast et Cork, accordèrent aussitôt des sommes considérables pour la démolition des maisons les plus malsaines.

A Paris, la commission des logements insalubres, instituée
en vertu de la loi du 13 avril 1850, a déployé une grande activité pour l'assainissement des logements. De 1851 à 1878,
elle a examiné 54,385 logements insalubres.

L'Allemagne n'a encore ni lois ni institutions analogues
à celles qui viennent d'être décrites. Il serait fort désirable
que, là aussi, des spécialistes eussent le droit et le devoir
de se rendre compte de la salubrité des logements, et que l'on
promulguât des lois en vertu desquelles il fût possible de
faire assainir ou démolir les maisons notoirement insalubres,

Les logements dans les *sous-sols* et dans les *mansardes* causent une grande mortalité parmi les enfants. J'ai établi ce fait dans le chapitre sur la mortalité des enfants, et j'ai essayé d'en exposer clairement les causes. Or il est certain qu'en général, ces locaux sont habités. Des mesures de police sanitaire sont donc aussi nécessaires que légitimes ; je ne crois pas qu'il puisse y avoir le moindre doute à cet égard. Toute la question est de savoir ce qu'il y a lieu de faire pour protéger la santé menacée.

Comme il est impossible de faire disparaître complètement les influences qui rendent insalubres les logements dans les sous-sols et dans les mansardes, il paraît opportun de défendre de les habiter. La législation anglaise a déjà défendu d'installer des logements du premier genre ; quant à ceux qui existaient déjà, elles ne les a tolérés qu'à condition qu'ils fussent desséchés, éclairés et ventilés. (Voir les §§ 71 à 75 du code sanitaire anglais, *public health act* 1875). Comme ces prescriptions sont très rigoureuses, il n'est pas douteux que les logements dans les sous-sols ne disparaissent tôt ou tard des villes anglaises.

A New-York, l'autorité médicale procède contre ces habitations, en vertu du *code of health ordinances* et du *tenement houses act* qui prescrivent : « Tous les sous-sols servant de logement doivent être secs ; ils doivent dépasser d'au moins le tiers de leur hauteur le niveau du trottoir, avoir des fenêtres suffisamment grandes donnant directement sur l'extérieur, et être tenus proprement ». Grâce à ces prescriptions, presque tous les logements en sous-sol ont été évacués, car la plupart d'entre eux n'avait pas la hauteur prescrite.

A Paris, la Commission des logements insalubres a fait exécuter énergiquement les prescriptions de la loi du 13 avril 1850 et a fait interdire presque tous les logements en sous-sol,

L'Angleterre est du reste le seul pays où l'on ait proscrit systématiquement l'installation de nouveaux sous-sols. Ailleurs il n'y a que quelques villes où l'on ait édicté une proscription aussi générale et c'est ce qui a lieu actuellement dans notre pays. Les arrêtés locaux de Stuttgart, de Dusseldorf, de Wiesbaden et d'autres villes ont défendu d'installer de nouveaux logements dans les sous-sols. D'autres communes, sans promulguer une défense aussi générale, ont formulé les conditions moyennant lesquelles ces logements seraient autorisés; c'est ce qui a lieu par exemple à Kiel et à Dresde.

On trouve une prescription analogue dans l'ordonnance badoise du 27 juin 1874, concernant les moyens d'assurer la santé et la propreté publiques, ainsi que dans l'ordonnance de police du royaume de Saxe du 27 février 1869 et dans l'ordonnance bavaroise sur les constructions, de 1877.

En ce qui concerne les logements sous les toits, les deux ordonnances sur les constructions mentionnées en dernier lieu sont les seules qui aient donné quelques règles sur la construction de ces logements; mais l'arrêté de la ville de Dresde paru en 1877 contient des dispositions très précises sur ces locaux.

Mais, comme ce n'est pas seulement dans les mansardes, mais aussi dans les étages supérieurs en général, que la mortalité des enfants est très grande, les ordonnances en question n'ont pas manqué de donner les indications sur la hauteur que pouvaient avoir les maisons et sur le nombre d'étages qu'elles pouvaient contenir. C'est ce qui a lieu dans beaucoup de villes, par exemple, à Kiel (ordonnance de 1872 sur les constructions), à Elberfeld (ordonnance de police de 1869), où l'on autorise la construction de maisons à cinq étages, à Dresde, où l'on ne permet pas de construire des maisons de plus de trois étages,

En général, dans les villes allemandes, on paraît attacher trop peu d'importance à ces conditions hygiéniques, bien que les avis des hommes spéciaux n'aient pas fait défaut. (Voir les délibérations du congrès allemand d'hygiène publique en 1876)

### Places publiques pour les jeux.

La sollicitude pour la jeunesse doit s'étendre encore plus loin. Les enfants de nos campagnes doivent leur fraîcheur à la facilité qu'ils ont de prendre leurs ébats en plein air. Ceux de nos villes n'ont pas partout cette facilité ; il faudrait la leur assurer. Voilà pourquoi nous demandons aux municipalités urbaines de faire tous leurs efforts pour procurer aux enfants des places assez nombreuses et assez vastes, où les plus grands d'entre eux puissent prendre leurs récréations, et où l'on puisse porter sur les bras ou promener les plus petits dans des voitures.

L'intérieur des maisons et les rues étroites ne fournissent pas l'air sain qui est si nécessaire à la prospérité de l'organisme infantile ; la jeunesse doit autant que le temps le permet, rester en dehors des logements étouffants ; les écoliers et les écolières surtout doivent s'ébattre à l'air libre pour contrebalancer autant que possible l'influence néfaste du séjour prolongé dans les salles d'école.

Toutes ces considérations démontrent si clairement la nécessité d'avoir des places de jeux et de récréation, que l'on doit s'étonner que jusqu'à présent on ait si peu fait pour satisfaire à ces exigences de l'hygiène. L'Angleterre est le seul pays où depuis un certain nombre d'années, on ait fait d'énergiques efforts pour créer des places de ce genre. La loi de 1847, *towns improvement clauses act*, a donné une série de prescriptions au sujet de la disposition de ces places. En 1858 et en 1859 furent promulgués les *public parks acts* qui accordaient à toute commune de plus de 500 habitants, le droit d'acquérir à l'amiable ou par expropriation des terrains, pour les transformer en places de jeux et de récréation munies de toutes les installations nécessaires. Le code sanitaire anglais de 1875 transmit ensuite ce droit, ce qui était bien naturel, aux autorités sanitaires.

Ce qui contribua beaucoup à la création de ces places, ce fut, indépendamment des réclamations de la presse médicale et politique, l'insistance de la *National Health Society*, qui fit de cette revendication l'objet principal de son activité, et celle de la *Ladies sanitary association*. Ces deux sociétés n'ont pas cessé d'insister sur la nécessité des places de jeux pour la jeunesse des villes, et ont porté tous leurs efforts en vue de la création de places de ce genre. Souvent aussi des villes ont été gratifiées de places de jeux par des particuliers.

Ainsi s'explique que dans nombre de villes anglaises on ait récemment organisé de magnifiques *public parks*, ou que l'on ait agrandi ceux qui existaient déjà. Londres possède un acre de parc pour 1.100 habitants ; Bradford a organisé cinq grands parcs qui ont coûté 187.000 livres sterling, et cette ville a 1 acre par 750 habitants. Birmingham ne possède pas moins de 9 parcs, Liverpool 4, Leeds 5, Brighton 2 ; Glasgow a 280 acres de *recreation grounds*.

Toutes ces places doivent être sèches, bien entretenues et servir exclusivement à leur destination primitive.

Aucun autre pays ne possède autant de lois sur les places de jeux et de récréation. Mais nous trouvons des places de ce genre dans nombre de grandes villes. Celles-ci sont même mieux dotées à cet égard que les villes anglaises. Il faut citer particulièrement les villes de l'Amérique du Nord. New-York a beaucoup de petits parcs et en outre le vaste *Central Park*, qui est plus grand que Hyde-Park et que *Regent-Park* réunis. Philadelphie a le *Fairmount Park*, dont l'étendue est plus de sept milles anglais, avec des bosquets, des ruisseaux et des fontaines ; Washington surtout est riche en créations de ce genre.

A Paris, le nombre des places de jeux et de récréation a notablement augmenté depuis une trentaine d'années. Cette ville possède plus de 80 grandes places, en outre il y a toute une série de jardins publics ; dans l'intérieur même de la ville se trouvent les Buttes-Chaumont et le parc de Montsouris ; le Bois de Boulogne et le bois de Vincennes se rattachent immédiatement aux fortifications.

En Allemagne, il n'y a pas longtemps que l'on a commencé à comprendre l'importance des places de jeux et de récréation. Il est à désirer que les communes finissent par se pénétrer de la nécessité de ces créations. La jeunesse ne peut prospérer qu'à la condition d'avoir de vastes places bien aérées où elle puisse en liberté se livrer à ses ébats et à ses jeux.

### Prophylaxie des maladies contagieuses.

Parmi les mesures générales, il me reste à parler de celles qui ont pour objet le moyen de prévenir les maladies contagieuses de l'enfance. Il est évident que l'initiative privée à cet égard, ne peut pas donner de bien grands résultats et que les mesures générales seules peuvent être efficaces, mais que faire ?

La première mesure qui doive être prescrite incontestablement, c'est de rendre obligatoire la *déclaration* de toutes les maladies contagieuses importantes, telles que les exanthè-

mes aigus, la coqueluche, la diphthérie, le choléra infantile,
l'ophthalmie granuleuse, le favus et le scabies, jusqu'à avis
contraire. Doivent être tenus de faire cette déclaration le *médecin*, le *chef de famille*, le *directeur de la maison d'éducation*,
et toutes les personnes sachant qu'un cas de maladie mani-
festement contagieuse n'a pas encore été déclaré.

La seconde mesure préventive est *d'isoler* les malades des
enfants bien portants, si ceux-ci courent le risque de prendre
la maladie. Inutile de justifier cette mesure, n'est-il pas
évident *à priori* qu'elle seule peut prévenir la propagation de
la maladie. A la vérité la mise en pratique est loin d'être
facile. D'abord, il y a beaucoup de maladies contagieuses, la
rougeole par exemple, dont le cours est quelquefois si bénin
que l'on ne prend pas garde à ces maladies; cependant même
alors elles sont contagieuses. Il n'est même pas extraordinaire de voir des cas légers en produire de graves. En outre il
n'est pas toujours possible de reconnaître la maladie, bien qu'à
ce moment elle soit transmissible, c'est ce qui a lieu même par
exemple pour la rougeole, pour la coqueluche, pour l'ophthalmie granuleuse. Quel est le médecin capable de prévoir dès le
début les diverses phases d'une rougeole, ou de pronostiquer
d'après le catarrhe initial la terminaison d'une coqueluche?

Une troisième difficulté, c'est que nombre de maladies
contagieuses ne viennent pas à la connaissance des hommes
compétents. Cette observation s'applique à la rougeole, à
la coqueluche, à l'ophthalmie granuleuse, même à la fièvre
scarlatine et au choléra infantile. De plus, nombre de parents
ou de personnes en faisant office, n'ont pas le moyen d'isoler
leurs enfants, le logement étant trop restreint.

Tout en reconnaissant ces difficultés, il faut insister pour
que l'isolement soit prescrit par la loi. Avec elle seulement il
sera possible d'obtenir ce qui est si nécessaire et si facile :

l'isolement des premiers sujets atteints d'une maladie qui peut devenir épidémique.

Mais pour que l'isolement soit utile, il faut qu'il soit complet. On doit donc exiger qu'il soit procédé avec une rigueur absolue à l'égard des premiers cas qui se présentent. Il faut enfin qu'il soit défendu de transporter les enfants atteints sans l'autorisation de l'employé sanitaire, de mettre en circulation les objets qui ont été en contact avec les malades, avant une désinfection suffisante ; il faut en outre défendre que les enfants habitant les maisons dans lesquelles sont survenus des cas épidémiques, aillent à l'école avant un laps de temps variable suivant la nature de la maladie. La loi doit également contenir des dispositions précises sur la durée de l'isolement.

L'hygiène exige encore un troisième point : la *désinfection obligatoire de la chambre*, du *lit*, et des *vêtements*, etc. du malade, quelquefois même des personnes qui l'ont approché. Il faut aussi des mesures préventives à l'égard des cadavres et de l'inhumation.

Jusqu'à quel point la législation a-t-elle tenu compte de ces exigences ? La loi hollandaise du 4 décembre 1872, pour la prophylaxie des maladies contagieuses, est la seule qui ait quelque importance. J'ai déjà eu plus d'une fois l'occasion d'en signaler les excellentes prescriptions ; cette loi peut servir de *modèle*. Elle est relative au choléra, à la fièvre typhoïde, à la variole, à la fièvre scarlatine, à la rougeole et à la diphthérie ; mais elle peut être appliquée par dispositions spéciales à d'autres maladies contagieuses. L'auteur les reproduit dans son travail : *Darstellung des in ausserdeutschen Lændern auf dem Gebiete der œffentlichen Gesundheitspflege bis jetzt Geleisteten* (exposé de ce qui a été fait dans le domaine de l'hygiène publique en dehors de l'Allemagne, 1878, pages 107 à 108).

La loi anglaise (1) n'impose la déclaration qu'aux propriétaires d'hôtels et d'auberges. Elle laisse aux médecins et aux inspecteurs officiels le devoir de prendre connaissance de ces maladies. Ils ont à leur disposition la liste hebdomadaire du bureau de l'état civil, qui leur indique les décès qui peuvent avoir été produits par des maladies infectieuses. Sur l'avis d'un de ces agents, l'autorité sanitaire locale a le droit, dans le cas où ces malades sont insuffisamment soignés chez eux, de demander un jugement lui permettant de les faire transporter dans un hôpital approprié, de faire désinfecter la maison, de faire désinfecter ou détruire les lits ou les vêtements.

Quiconque a contribué sciemment à propager une maladie infectieuse, soit par acte, soit par négligence, est puni d'une amende. Est particulièrement punissable, quiconque, étant malade, expose d'autres personnes à la contagion, faute d'observer les mesures de prudence nécessaires ; quiconque au service d'un malade tolère que d'autres personnes en approchent, en outre quiconque met en circulation ou expose à l'air libre la literie, les vêtements, les chiffons ou d'autres objets non préalablement désinfectés ; quiconque enfin loue un logement dans lequel se trouvait un malade sans l'avoir auparavant désinfecté à la satisfaction du médecin juré.

Ces dispositions légales sont exécutées rigoureusement, dans les grandes villes du moins, à l'égard de la rougeole, du typhus, du typhus abdominal, du choléra ; çà et là, contre la fièvre scarlatine et la diphthérie. En général, on procède avec mollesse contre les maladies contagieuses des enfants. Du reste, on a commencé récemment à construire des hôpitaux dans lesquels les enfants des classes inférieures seront placés dès les premiers symptômes de la fièvre scarlatine pour

(1) *Diseases prevention act*, 1855, et *Public health act*, 1875, ch. III, 8 et 10.

35

y être complétement isolés, de même que l'on a déjà construit des hôpitaux pour les varioleux, les cholériques et les
typhiques.

A New-York, il y a des prescriptions sévères ; la déclaration est rigoureusement imposée et elle se pratique *très
fidèlement*. Aussitôt une déclaration faite, un inspecteur de
district est envoyé au domicile du malade, et il indique immédiatement les mesures qui sont nécessaires. On exige sévèrement l'isolement complet, et dans le cas où il ne peut pas
s'obtenir à domicile, le transport de l'enfant dans un hôpital.
Dans le cas où l'enfant ne quitte pas sa résidence, on procède
d'après un règlement spécial, qui indique la manière d'isoler
le malade, ainsi que de prévenir la contagion de la maladie
par les gardiens du malade ou par l'intermédiaire de ses
vêtements.

C'est également à New-York et dans quelques autres grandes villes de l'Amérique du Nord qu'a été inaugurée la prophylaxie à l'égard de la contagion par l'école. Vu le grand
intérêt de cette innovation, je dois indiquer la nature des
mesures de prophylaxie adoptées par l'autorité sanitaire de
cette ville, spécialement contre la fièvre scarlatine et la diphthérie, mais aussi contre d'autres maladies symotiques.

Dès que ces autorités ont été informées par un médecin
que, dans telle ou telle maison, un cas de maladie contagieuse
vient de se produire, on invite immédiatement le chef de
famille à n'envoyer aucun de ses enfants à l'école. En même
temps, on annonce télégraphiquement à tous les directeurs
d'écoles la nature de la maladie, le nom et le domicile de
l'enfant. Ils ne doivent recevoir aucun enfant de la maison en
question.

A Bruxelles et dans d'autres villes de la Belgique, par exemple à Anvers et à Loeven, on a adopté un système d'inspection

des écoles, bien propre à prévenir la contagion. A Anvers,
l'inspection des écoles doit se faire deux fois par mois.
Le médecin doit avertir le directeur de l'école si un enfant, en continuant à rester, peut compromettre sa santé
ou celle de ses camarades. Le service sanitaire institué à Paris pour l'inspection des écoles remplit des fonctions analogues.

Les Allemands n'ont pas encore de législation uniforme
pour combattre les maladies contagieuses. Il y a trois ans,
le conseil sanitaire de l'empire (*Reichsgesundheitsamt*) déclarait qu'il allait élaborer une loi de ce genre. Mais depuis il n'a
plus été question de cette œuvre si importante, et je ne puis
que répéter ce que je disais (1) à propos du mémoire dans
lequel le Conseil sanitaire annonçait cette intention.

« En voyant le zèle avec lequel on a combattu les premiers
cas de peste bovine et anéanti les premiers scarabées du
Colorado, on reconnaîtra volontiers l'activité et l'énergie de
la direction, mais on sera d'autant plus autorisé à demander
pourquoi l'on n'en fait pas autant pour empêcher l'apparition
et la propagation de certaines maladies du genre humain :
celles qui de l'avis général peuvent être évitées. A combien
d'hommes on aurait pu conserver la vie annuellement, combien d'individus on aurait pu préserver de la consomption,
si l'on avait agi avec autant d'énergie et de perspicacité
pour combattre les maladies qui mettent les hommes en
danger ».

En attendant, il faut se contenter de la législation existante.
Ce qu'il y a de moins incomplet est le *règlement prussien* de
1835, qui vise le choléra, la fièvre typhoïde, la dyssenterie, la
fièvre scarlatine, la rougeole, les roséoles, la variole, l'oph-

(1) Voir Uffelmann, *Darstellung des in ausserdeutschen Lændern auf dem
Gebiete der œffentlichen Gesundheitspflege Geleisteten*, 1878, p. 467.

thalmie contagieuse et la syphilis, mais qui peut s'appliquer aussi à d'autres maladies contagieuses.

Pour la variole, la déclaration est indispensable, pour les autres exanthèmes aigus, elle ne l'est que quand il survient des exanthèmes aigus d'une nature très maligne et que le nombre des cas est considérable. L'*isolement* n'est prescrit que pour la variole ; pour les autres exanthèmes aigus, il ne l'est que quand ils sont d'une nature particulièrement maligne. En ce qui concerne l'ophtalmie contagieuse, le même règlement prescrit que l'on doit observer les règlements de police usités pour les maladies contagieuses les moins dangereuses.

Les ordonnances générales et les dispositions spéciales prises par les divers états, diffèrent du règlement prussien ou diffèrent entre elles, tantôt plus, tantôt moins. Ce manque de concordance est un grand inconvénient, car les territoires des divers états pénètrent les uns dans les autres et les relations sont très fréquentes.

Il n'est pas moins fâcheux que, dans beaucoup d'états, les prescriptions primitives aient été supprimées ou modifiées ultérieurement par des règlements et des décrets, de telle sorte qu'il est extrêmement difficile de démêler ce qui est encore en vigueur.

Quoiqu'il en soit, l'application des règlements a presque partout laissé à désirer jusqu'aujourd'hui. Il est incontestable qu'elle ne sera pas satisfaisante, tant qu'il n'existera pas un service sanitaire, chargé exclusivement de protéger la santé publique.

### Prophylaxie de la variole.

Dans presque tous les pays civilisés, on est tenu de déclarer immédiatement les cas de variole, d'isoler rigoureusement

les malades, de désinfecter les vêtements, les lits et les logements. Il y a des hôpitaux réservés spécialement aux varioleux : par exemple, le *Smallpox hospital* de Highgate, le
*Fever-Smallpox hospital* de Stockwell, le *Temporary Smallpox hospital* de Hampstead, l'hôpital de Blackwells Island
près de New-York, la maison d'isolement des varioleux de
l'hôpital d'enfants Saint-Wladimir à Moscou, etc., etc. Le
D\ Withmore a fait construire un hôpital, transportable, pouvant recevoir 40 varioleux.

A Londres, un hôpital de ce genre a été édifié en 1871 ;
on a apprécié surtout la facilité avec laquelle on a pu le
monter et le démonter. — Dans beaucoup d'endroits où il
n'existe pas d'hôpital spécial pour les varioleux, on isole
ceux-ci dans des sections spéciales des hôpitaux ordinaires.

La désinfection des vêtements et des lits ne s'opère malheureusement pas avec les soins et la logique qui sont nécessaires pour circonscrire la maladie. Les médecins des services sanitaires et les directeurs d'hôpitaux des grandes villes
anglaises sont seuls à procéder rigoureusement à cet égard ;
il est vrai qu'il y existe des établissements de désinfection
spéciaux.

Dans les petites villes et dans les campagnes d'Allemagne,
la désinfection, lors des cas de variole, n'est pas pratiquée du
tout ou ne l'est que très imparfaitement ; aussi n'est-il pas
étonnant que les épidémies se reproduisent sans cesse par
l'intermédiaire des lits, des effets, des linges.

En ce qui concerne l'*inoculation préventive* de la variole,
j'ai déjà dit, dans la partie historique de cet ouvrage, qu'elle
est loin d'être obligatoire dans tous les pays civilisés. Indépendamment de l'Allemagne, l'Angleterre et l'Irlande, la
Suède et la Norwège, ainsi que quelques cantons de la Suisse,
et la Russie sont les seuls pays qui aient décrété l'obligation

directe et absolue de la vaccination, tandis que le Danemark
et l'Autriche n'ont fait que la favoriser, l'imposer indirectement, en n'accordant l'admission dans les écoles, dans les
orphelinats, la jouissance de bénéfices d'états que quand on
a prouvé que les candidats ont été vaccinés. Il n'existe aucune obligation en Italie, en France, en Hollande, en Belgique, dans l'Amérique du Nord. La revaccination dans la
jeunesse n'est obligatoire que dans l'Empire allemand.

La loi de l'Empire allemand du 8 avril 1874, sur la vaccination contient les prescriptions suivantes :

Doit être soumis à la vaccination :

1° Tout enfant avant la fin de l'année consécutive à l'année de sa
naissance, à moins qu'il n'ait eu, au témoignage d'un médecin, la
variole naturelle, et 2° tout élève d'un établissement d'instruction publique ou d'une école privée, dans le courant de l'année dans laquelle
il atteint l'âge de douze ans, à moins que, au témoignage d'un médecin, dans les cinq dernières années, il n'ait eu la variole naturelle,
ou n'ait été vacciné avec succès (§ 1). Quand une vaccination n'a pas
réussi, elle doit être renouvelée au plus tard l'année suivante et, dans le
cas où elle ne réussit pas encore cette fois, elle doit être renouvelée.

Quand, sans motif légal, la vaccination n'a pas eu lieu, l'omission doit
être réparée dans un délai qui doit être fixé par l'autorité compétente
(§ 4). Tout sujet vacciné doit être présenté au médecin vaccinateur au
plus tard le huitième jour après la vaccination (§ 5).

Indépendamment des médecins vaccinateurs, il y a des médecins exclusivement chargés d'opérer les revaccinations (§ 8).

Les gouvernements particuliers doivent veiller à ce qu'il soit créé un
nombre convenable d'instituts de vaccination, chargés de produire la
lymphe vaccinale. — Dans les instituts de vaccination cette lymphe
est remise gratuitement aux médecins vaccinateurs publics, Il doit y
être tenu des listes au sujet de la provenance et de la cession de cette
lymphe (§ 9).

Les parents, parents adoptifs et tuteurs sont tenus, quand ils en sont
requis, de prouver au moyen des certificats obligatoires, que leurs enfants, leurs enfants adoptifs et leurs pupilles ont été vaccinés, ou que,
s'ils ne l'ont pas été, ils ont une excuse légale (§ 12).

Les directeurs d'écoles dont les élèves sont d'âge à être soumis à la
vaccination obligatoire doivent, lorsqu'ils admettent des élèves, s'assurer si ceux-ci ont été vaccinés, en demandant les certificats prescrits.
Ils doivent veiller à ce que les enfants qui pendant leur séjour à l'école,

tombent sous l'application de la loi relative à la vaccine, satisfassent aux prescriptions de cette loi (§ 13).

Les paragraphes 14 et 15 fixent les peines dont sont passibles les parents, les parents adoptifs, les tuteurs, les directeurs d'écoles et les médecins ; les paragraphes 16 et 17 fixent les peines dont sont passibles les personnes qui pratiqueraient la vaccine sans y être autorisées et les médecins qui la pratiqueraient avec négligence.

C'est l'affaire des gouvernements particuliers d'établir les réglements sur la vaccination, en se conformant aux conditions locales. Néanmoins la plupart des dispositions de ces réglements sont les mêmes. Les voici :

« Les chefs de la police de la localité ou de l'arrondissement sont chargés de faire le nécessaire pour l'exécution de la loi sur la vaccination, ils choisissent les médecins vaccinateurs, fixent les délais et procurent les locaux nécessaires. Un employé de la police ou de la commune doit assister à la vaccination, pour s'occuper de tout ce qui n'est pas technique. Les vaccinations publiques seront gratuites et devront être pratiquées du commencement de mai à la fin de septembre de chaque année.

On peut employer : la lymphe humaine, y compris celle provenant de revaccinations, la lymphe originaire, la lymphe de rétrovaccin et ce que l'on appelle la lymphe animale ; cette dernière cependant ne doit pas servir à la revaccination publique. La lymphe conservée dans des tubes de verre, doit être restée parfaitement claire ; des flocons blancs et des caillots filamenteux ne sont pas considérés comme des impuretés.

On ne peut prendre du vaccin que sur des enfants vigoureux et bien portants dont la peau soit saine et dont les vaccins soient parfaitement authentiques ; pour les vaccinations publiques on ne doit jamais prendre du vaccin sur des enfants âgés de moins de 6 mois.

Le vaccinateur est tenu de se renseigner, autant qu'il lui est possible, sur l'état sanitaire des parents dont les enfants ont fourni du vaccin.

La prise de vaccin au-delà du huitième jour après la vaccination est interdite. La lymphe doit être claire ; jamais elle ne doit être visiblement souillée de sang.

L'inoculation doit être considérée comme réussie, quand une pustule de vaccination est arrivée à son plein développement et à sa pleine maturité ».

En Allemagne, les établissements publics de vaccination se trouvent généralement au siège du gouvernement du pays ou gouvernement provincial, et actuellement ils ne servent qu'à la pratique. On n'y a pas encore exécuté de travaux scientifiques ; cependant Bohn (1) le fait justement remarquer, c'est de là que pourraient partir les éclaircissements sur les points obscurs qui restent en si grand nombre, dans la théorie de la vaccination.

Tout médecin diplômé est autorisé en Allemagne à opérer des vaccinations ; mais les *vaccinations publiques* ne sont pratiquées que par des médecins spécialement commis à ces fonctions et dits médecins vaccinateurs. En Allemagne, aucun médecin diplômé n'a besoin de prouver qu'il est apte à vacciner. Il y a là une lacune évidente dans la législation, car, tout médecin n'ayant pas été initié ne sait pas vacciner régulièrement, et d'autre part, les résultats de l'opération dépendent beaucoup de la régularité avec laquelle elle a été effectuée.

Il faut donc exiger que tous les médecins vaccinateurs au moins fournissent la preuve de leur capacité. Ne la demandet-on pas depuis longtemps en Angleterre ? Il y a, dans ce pays, des stations de vaccination où les médecins apprennent à vacciner ; pour être reçus *public vaccinators*, ils doivent en

(1) BOHN, *Handbuch der Vaccination*, 1875, p. 354

rapporter un certificat constatant qu'ils ont profité de l'enseignement donné dans ces établissements.

La ville de Londres, à elle seule, en possédait neuf en 1878 ; et il y en avait d'autres à Birmingham, à Leeds, à Exeter, à Bristol, à Liverpool, à Manchester, à Newcastle, à Sheffield, à Edimbourg, à Glasgow. On devrait instituer en Allemagne des établissements analogues. ou tout au moins, dans les universités, les élèves, vers la fin de leurs études, devraient être exercés à vacciner, à choisir des sujets propres à fournir du vaccin, à conserver la lymphe. C'est ce qui, jusqu'à présent, n'a lieu que dans un petit nombre de nos écoles supérieures.

On se sert généralement de lymphe humaine ; tantôt on vaccine de bras à bras, ce qui est le meilleur procédé, tantôt on utilise la *lymphe conservée*.

Parmi les méthodes de conservation, celle que l'on préférait jusqu'à ces derniers temps était la dessication simple. Jenner et ses successeurs immédiats mettaient la lymphe sur des fils de soie ou de coton sur laquelle ils la laissaient se dessécher ; plus tard, on prit de petites plaquettes en os, des baguettes de bois ou de verre, des plaques de verre.

Tout récemment on a donné la préférence à la conservation sous forme liquide et l'on emploie à cet effet les fioles dites de Bretonneau ; lorsqu'elles sont remplies, on les ferme hermétiquement au moyen de cire à cacheter ou de plâtre, et on les conserve dans des lieux où règne une fraîcheur uniforme, dans du sable fin ou dans de la ouate. Pour conserver, et en même temps pour augmenter artificiellement la quantité de la matière à vaccination, E. Müller (1) a conseillé de se servir de la glycérine diluée dans un peu d'eau distillée ; le gouvernement prussien a plus tard recommandé à tous les mé-

(1) E. MÜLLER, *Eulenberg's Vierteljahrsschrift*. T. XI.

decins vaccinateurs officiels l'emploi d'une lymphe préparée
de cette façon : c'est ce que l'on appelle la *lymphe glycérinée*.

On a formulé des appréciations contradictoires sur la
valeur de cette lymphe, quelques-unes très favorables, d'autres plus réservées, d'autres franchement hostiles. Cette
différence s'explique par la différence du procédé de mélange. Le rapport qui a donné les meilleurs résultats est
celui d'une partie de lymphe pour trois parties de glycérine diluée. Mais il faut évidemment que le mélange soit
opéré convenablement. Schenk (1) prétend améliorer le procédé en mélangeant la glycérine avec du sulfate de soude
(1 de sulfate de soude par 50 de glycérine).

Les avis sont également très partagés sur la valeur de la
lymphe *de revaccine*. Selon Bohn, l'efficacité de cette lymphe
est suffisamment constatée ; d'autres auteurs sont d'un avis
contraire. Les règlements sur la revaccination à ma connaissance, en permettent l'emploi.

La lymphe primitive de vaches n'a pas beaucoup de partisans ; certainement elle donne des pustules parfaites,
mais elle produit une plus grande irritation, et surtout elle
ne se conserve pas aussi longtemps que la lymphe humaine.
Il n'est pas prouvé que la protection qu'elle donne soit plus
longue que l'autre.

L'emploi de la *lymphe animale* est devenu très en faveur
dans ces derniers temps (2), je veux parler de la lymphe
que l'on produit en transportant artificiellement la lymphe
du bœuf à un bœuf, la lymphe du veau à un veau. Ce procédé

(1) Schenk, *Deutsche Vierteljarsschrift für œffentliche Gesundheitspflege*,1874,
I, 58.

(2) Voir Bohn, *Handbuch der Vaccination*, 1875, p. 230. — Depaul, Mémoire de
l'Académie impériale de médecine, 1867, I, 28. — Frœbelius, *Petersb. med. Zeitschrift*, 1871, t. 2. — Senfft, *Berliner klinische Wochenschrift*, 1872, 17. —
Pfeiffer, *Deutsche Vierteljahrsschrift für oeffentliche Gesundheit*, 1879, 4 b. 710,
— Reissner, *Deutsche medicinische Wochenschrift*, 1881, 3.

a été pratiqué pour la première fois, autant que nous sachions, par le napolitain Négri qui n'était pas médecin. Celui-ci en 1849, vaccina avec de la véritable lymphe de vache, des vaches et des veaux, puis, avec la lymphe ainsi obtenue, il vaccina des hommes.

En 1864, le docteur Lanoix amena à Paris un veau inoculé par Négri, il fonda un établissement privé pour la vaccination animale, et peu de temps après, il obtint d'opérer la vaccination dans les hôpitaux de Paris. De Paris, la nouvelle méthode passa à Bruxelles par Warlomont, et en 1868 fut fondé à Bruxelles, un *Institut vaccinal de l'État*, qui devait procurer la lymphe animale pour toutes les vaccinations urbaines.

Depuis on a créé des instituts analogues à Rotterdam, Amsterdam, Utrecht, La Haye, St-Pétersbourg, Moscou, Bâle, Prague, Milan, Gênes, Bologne, Rimini, Vérone, et dans d'autres villes italiennes. En Allemagne, Pissin fonda le premier établissement de ce genre en 1865. C'était un établissement privé.

Hambourg (1) possède depuis 1875, un institut officiel pour la vaccination animale. A la tête de cet établissement est un vaccinateur en chef, sous les ordres duquel fonctionnent trois médecins vaccinateurs. On emprunte la lymphe à des veaux sains âgés de plusieurs semaines. On en vaccine cinq toutes les semaines pendant l'été, deux pendant l'hiver. Avant la vaccination, on rase le voisinage des tétines, et on vaccine ensuite au moyen d'une lancette de trois centimètres en trois centimètres.

Pour obtenir la matière vaccinifère, on serre les pustules

---

(1) D<sup>r</sup> Voigt, Die animale Vaccine in der Hamburger Impfanstalt, *Deutsche Vierteljahrsschrift fur offentliche Gesundheitspflege*, VIII, p. 542; et *Hamburg in naturhistorischer und medicinischer Beziehung*, 1876. 1880, p. 305, 306.

pleinement développées, c'est-à-dire le 5° ou le 6° jour, entre les branches d'une pince à bouton mobile, jusqu'à ce qu'elles crèvent en laissant sortir le liquide. En outre, on se sert du tissu enlevé avec la lancette au moyen de grattage, mais point du liquide inactif qui s'écoule encore à la suite de ces opérations.

Les premiers comptes-rendus sur cette méthode disaient presque tous que dans un nombre de cas relativement fréquent, la vaccination n'avait pas réussi. Les renseignements récents sont bien plus favorables sur ce point. Ainsi dans les quatre établissements hollandais (1) les résultats négatifs s'élevaient à 24,6 0/0 en 1868, à 8 0/0 en 1869, 4,6 0/0 en 1870, 1,6 0/0 en 1871, 1,2 0/0 en 1872, et 0,8 0/0 seulement en 1876.

Au fur et à mesure qu'on a acquis de l'expérience, les résultats se sont améliorés d'année en année. Ce dont on se plaignait au début, c'était de la difficulté de conserver la lymphe. Selon Reissner (2), la meilleure méthode est celle qui consiste à dessécher dans un exsicateur au-dessus de l'acide sulfurique (3). Frappoli a employé à cet effet la dessication dans le vide.

On ne peut pas encore dire actuellement si la protection donnée par la vaccination animale est plus puissante et plus persistante que celle donnée par la vaccination au moyen de lymphe humaine. Ce qui est certain seulement, c'est que la première de ces vaccinations évite absolument la transmission de la syphilis, car d'après les expériences d'une commission de Paris, cette maladie ne peut être transmise ni aux veaux ni aux vaches.

On ne peut nier *à priori* que la vaccination animale ne

---

(1) D'après Pfeiffer, *Deutsche Vierteljahrsschrift fur œffentliche Gesundheit* 1879. 4, p. 720.

(2) Reissner, *loc. cit.*,

(3) Pfeiffer, *Deutsche Vierteljahrsschrift fur œffentliche Gesundheit*, 1879 **IV, 1, p. 710 et suiv.**

puisse transmettre des germes particuliers de maladie aux hommes ; cependant on ne connaît aucun cas démontrant qu'il en soit ainsi (1).

La vaccination au moyen de la rétrovaccine, c'est-à-dire au moyen d'une matière que l'on obtient en vaccinant des vaches avec de la vaccine humaine, est très analogue au procédé de la vaccination animale. La rétrovaccination n'est pas nouvelle. Elle a déjà été proposée immédiatement après qu'on eut connu les expériences de Jenner, et elle a été fréquemment pratiquée par exemple en Bavière, en Wurtemberg, en Thuringe.

A Weimar, il y a même depuis 1869 un établissement chargé de rafraîchir chaque année, une fois au moins, la lymphe humaine, en revaccinant des veaux par son moyen (2). On vaccine au niveau de l'écusson entre la vulve et le pis ; la maturation est accomplie au bout de cinq jours, en hiver le septième jour. On ouvre les pustules par des grattages et non par des incisions. On recueille alors le liquide qui découle au moyen de baguettes d'os bien propres ; pour se servir de celles-ci on en trempe la pointe dans l'eau distillée. L'efficacité persiste une semaine en été, trois semaines en hiver.

Les résultats sont très favorables. L'institut de Weimar a eu :

| | | | | |
|---|---|---|---|---|
| 463 réussites sur 474 | premières vaccinations en | 1876 |
| 499 — 500 | — | — | 1877 |
| 543 — 546 | — | — | 1878 |

Les rapports de Kraus sur l'établissement central de vaccination pour la Bavière qui fournit également de la rétrovaccine ne sont pas moins favorables. Bulmerincq (3), qui résume les

(1) BOLLINGER, *Ref.*, 7, *D. Aerztetag.*

(2) PFEIFFER, *Deutsche Vierteljahrsschrift fur œffentliche Gesundheit*, 1879, IV, 1, 710 et suiv.

(3) BULMERINCQ, *Ergebnisse des baierischen Impfgesetzes*, 1867.

résultats de la vaccination bavaroise, dit que sur 180 vaccinations par la rétrovaccine, il n'y en a eu qu'une de défectueuse, et que cette méthode a même donné de brillants
résultats en ce qui concerne la durée de son action protectrice, car le nombre des décès des individus auxquels on a
inoculé la variole de cette manière, a été excessivement faible
en Bavière (1,13 pour un million d'habitants). Récemment
Pfeiffer (1) a demandé instamment que l'on adoptât la vaccination animale par rétrovaccination de vaches ; il a invoqué
les résultats qu'il avait lui-même recueillis à l'institut de
Weimar.

La vaccination au moyen de l'équine, contenu liquide des
pustules de la macule, n'est pas encore entrée dans la pratique ; il en est de même pour la vaccination au moyen de la
macule préalablement inoculée à la vache.

Pour ce qui concerne la partie *technique* de la vaccination,
on la trouvera dans les mémoires spéciaux, dans le travail
de Bohn (*Über vaccination*) et dans l'ouvrage de Gerhardt,
*Handbuch über Kinderkrankheiten*, chapitre de la vaccination
(par Pfeiffer).

Je n'ai pas besoin d'insister sur la *nécessité* de la vaccination considérée comme mesure prophylactique. On a
rassemblé d'année en année des matériaux très nombreux
d'après lesquels on peut démontrer sûrement, au moyen de
chiffres très élevés, que les cas de mort par la variole ont
extraordinairement diminué depuis qu'on a introduit la vaccination et que dans les cas d'épidémie, les personnes qui
n'ont pas été vaccinées, ou qui l'ont été sans succès, sont
atteintes et enlevées en plus grand nombre.

Je renvoie à cet égard aux données qui se trouvent dans

(1) PFEIFFER, *Deutsche Vierteljahrsschrift fur œffentliche Gesundheit*, 1879,
IV, 1, 719.

le *Manuel de la vaccination* de Bohn, dans les *Zwanzig Briefen über Menschenpocken und Kuhpockenimpfung* (Vingt lettres sur la vaccination au moyen du vaccin de l'homme et au moyen du vaccin de la vache), dans le *Handbuch der Militærgesundheitspflege* de Roth et Lex. En présence de ces documents qui se multiplient d'année en année, on conçoit difficilement que l'on continue encore à contester l'efficacité de la vaccination. Sa vertu protectrice est incontestable pour ceux qui veulent voir et rien ne saura nous enlever cette grande conquête.

A l'égard des *dangers* que la vaccination pourrait faire courir à la santé et qui en effet se sont produits dans quelques cas, il est certain qu'ils ne peuvent infirmer la valeur de cette opération protectrice. Nous savons et nous concédons que la vaccination peut être suivie d'*érysipèle ;* il est également certain que dans 500 cas environ, elle a été suivie de la *syphilis*, dont le poison avait été transmis avec la lymphe. Il n'est aucunement démontré que le *rachitisme*, la *tuberculose* et la *scrofulose* puissent apparaître comme conséquence de la vaccination. Restent donc l'érysipèle et la syphilis, mais ces deux maladies peuvent être complétement évitées. La plupart des cas d'érysipèle et les plus graves apparaissent, comme je l'ai déjà dit, quand on se sert de lymphe défectueuse, impure, ou pas assez fraîche ; on peut donc certainement les éviter.

Le véhicule de la syphilis est le sang d'après certains médecins (Viennois [1], Pacchiotti, Lecocq, Sébastien, etc... [2] d'après d'autres, (Kœbner) [3], c'est le produit d'une affection locale spécifique, qui a son siège à la base de la pus-

[1] Viennois, *Archiv. gén. de médecine*, 1860.
[2] Bohn, *loc. cit.*, p. 312 et suiv.
[3] Kœbner, *Archiv. für Dermatologie und Syphilis* et Dissertation de Rahmer, 1869.

tule de vaccine, et qui se développe du 8e au 10e jour. En
tout cas, il est certain qu'une lymphe pure, paraissant propre à l'œil nu et provenant d'une pustule de Jenner, de 5 à
7 jours, ne peut jamais servir de véhicule à la syphilis (1).

De là résulte une précaution à observer : ne jamais vacciner au moyen de la matière provenant d'une pustule qui, à
l'ouverture, a donné du sang en quantité visible, et n'employer
pour la vaccination, que des pustules du 6e ou du 7e jour. Ce
qui est plus nécessaire encore, c'est de choisir le sujet devant
fournir le vaccin. Cet enfant doit appartenir à une famille
dont la santé ne fasse pas l'objet du moindre doute. Cet enfant doit lui-même paraître bien portant, ne présenter aucune
éruption cutanée et dans le cas où il resterait le moindre
doute en ce qui concerne la syphilis, il doit avoir au moins
6 mois. Mais quand on n'a pas de sujet convenable, quand
le médecin ne peut pas garantir que l'enfant soit en parfaite
santé, il faut recourir au vaccin *animal*.

On a fait alors tout ce qui était nécessaire pour ne pas être
accusé d'imprévoyance.

En ce qui concerne la *revaccination*, la plupart des médecins
s'accordent à dire que l'âge le plus convenable auquel elle
doit être opérée, est la 12e, la 13e et la 14e année (2). A cette
époque, la première vaccination ne doit plus guère exercer
d'action protectrice ; en tous cas si cette action subsiste encore, elle doit être singulièrement affaiblie. La loi de l'empire allemand sur la vaccination a décidé (voir plus haut),
que la revaccination serait obligatoire dans la 12e année.

Nous possédons quelques renseignements dignes de confiance sur les conséquences de la revaccination chez les en-

(1) Bohn, *loc. cit.*, p. 332.
(2) Consultez Besnier, *De la revaccination des jeunes sujets*, G. Steinheil
éditeur.

fants. Dans le Wurtemberg, on a constaté des succès positifs sur 75 à 82 0/0 des écoliers revaccinés (dans leur quatorzième année). Dans le duché de Meiningen où depuis 1859, la revaccination est obligatoire pour les enfants de 13 ans, on a constaté un succès sur 70 à 80 0/0 des revaccinés (1). Ceci montre qu'en effet à cet âge l'enfant est redevenu apte à contracter la variole, et que l'on a bien fait de rapprocher la date de la revaccination.

### Prophylaxie des autres exanthèmes aigus.

Les mesures prophylactiques à ordonner pour prévenir la propagation de la variole sont l'*isolement* du ou des premiers sujets atteints, et la *désinfection* de la chambre des malades, ainsi que de leurs vêtements après la fin de la maladie.

Comme ces sujets peuvent encore produire une infection pendant la période de desquamation, il faut prolonger l'isolement jusqu'à la fin de cette période. Cette mesure de précaution doit être observée surtout à l'égard des écoliers et des enfants des asiles, d'autant plus qu'il est notoire que c'est précisément par ces établissements et ces écoles que la maladie se propage.

Il est une mesure générale qui me paraît excessivement importante, c'est au commencement d'une épidémie de variole et pendant la durée de cette épidémie, d'expliquer au public qu'une grande partie des complications fâcheuses et des graves accidents consécutifs peuvent être évités par des mesures convenables, notamment par l'aération fréquente de la chambre des malades.

**Prophylaxie de la scarlatine.** — La prophylaxie de la *fièvre*

(1) PFEIFFER, *Gerhardt's Handbuch der Kinderkrankheiten*, 1877, I. p. 617.

*scarlatine* doit s'effectuer d'après les mêmes principes que celle de la *variole*, mais plus rigoureusement encore parce que la fièvre scarlatine est plus maligne, et en second lieu parce que son contage a plus de vitalité.

Il faudra commencer par isoler le malade pendant six semaines entières avec une rigueur extrême ; la période de contagion peut en effet s'étendre jusque-là, car la période de desquamation s'étend souvent très loin. Il paraît nécessaire en outre de veiller très soigneusement à ne pas mettre en circulation des vêtements ou des effets qui aient été en contact avec le malade ou qui se soient trouvés dans sa chambre.

Ce poison de la fièvre scarlatine a une *excessive vitalité*, et souvent il a été transmis par de pareils intermédiaires. Et même comme on a publié un grand nombre de cas très dignes de foi où la fièvre scarlatine a été transmise par le lait, la prudence au moins ordonne d'interdire la vente de cet aliment aux personnes dans la famille desquelles a éclaté la fièvre scarlatine, et de ne les autoriser à la reprendre que quand tout danger de contagion a disparu.

La malignité de la fièvre scarlatine a donné lieu à quelques ordonnances spéciales sur lesquelles je désirerais appeler spécialement l'attention. Je fais allusion tout d'abord au statut local de ma ville natale, Rostock, qui a été publié en 1873 : le voici :

1. — L'école est interdite à tous les enfants atteints de la fièvre scarlatine pendant six semaines, à partir du jour où la maladie s'est déclarée.

2. — De même, tous les enfants d'une famille dont un membre est atteint de la fièvre scarlatine, sont exclus de l'école pendant les six semaines qui suivent le jour où la maladie s'est déclarée.

3. — Dans le cas où un membre de la famille atteint de la fièvre scarlatine, ou bien dans le cas où les enfants non malades ont été éloignés de la maison, dès le moment où la maladie a éclaté, et ne sont pas revenus avant un laps de six semaines, l'interdiction de l'école pour les enfants en bonne santé n'est que de 14 jours.

4. — La rentrée à l'école ne sera autorisée qu'après une attestation du médecin, déclarant qu'il a été satisfait aux prescriptions précédentes.

Peine : Amende ou prison.

Je mentionnerai encore l'arrêté du grand-duché de Hesse du 13 décembre 1878, d'après lequel la direction des gymnases, des écoles d'enseignement spécial, des écoles normales, des écoles de sourds-muets, les administrations d'écoles supérieures de filles et les commissions d'écoles d'arrondissement sont tenues d'interdire l'école aux écoliers et aux écolières atteints de fièvre scarlatine ou de diphthérie, ou qui appartiennent à des familles dans lesquelles une de ces maladies vient de se produire.

L'arrêté fait observer ensuite qu'il incombe aux parents ou à leurs représentants de déclarer ces maladies et que cette déclaration doit être transmise à l'agent sanitaire compétent de l'arrondissement, afin que l'on puisse décider s'il y a lieu de prendre des mesures de préservation.

J'ai déjà dit plus haut que les ordonnances récentes de quelques grandes villes de l'Amérique du Nord, au sujet des maladies scolaires s'attachent spécialement à prévenir la propagation de la fièvre scarlatine et de la diphthérie.

Du reste, lorsque éclatent des épidémies de fièvre scarlatine, on devrait, comme au début des épidémies de variole, ne jamais négliger de renseigner le public sur la manière la plus convenable de protéger les membres d'une famille. L'arrêté hessois mentionné plus haut a soin de faire observer, que nombre de cas de maladie proviennent de la mauvaise habitude de rester longtemps, et même de faire rester des enfants dans les maisons où des individus viennent de mourir par suite de fièvre scarlatine ou de diphthérie, mais que l'on peut obvier à la contagion non-seulement en usant de la disposition de police sur les enterrements et de la défense d'exposition des cadavres, mais surtout en faisant afficher des explications sur la contagiosité de ces maladies. La société d'hygiène publique de Prenzlau a récemment fait distribuer dans cette ville de sages conseils au sujet de la fièvre scarlatine. Ces conseils sont relatifs à la contagiosité de la maladie, à la nécessité d'isoler les malades à temps et rigoureusement, ainsi qu'à la désinfection de la chambre, du linge et des lits.

Je n'ai pas besoin de parler de la prophylaxie des *roséoles* et des *varicelles* ; ces maladies se terminent si facilement qu'il est à peine nécessaire d'indiquer des mesures générales. Il en est de même de la parotidite épidémique.

Il en est tout autrement pour ce qui concerne la diphthérie.

**Prophylaxie de la diphthérie.** — La malignité de cette maladie et la facilité avec laquelle elle se transmet exigent impérieusement des mesures protectrices dans l'intérêt de l'ensemble de la population.

Comme dans la maladie précédente, il est nécessaire *d'isoler complétement* le malade ; mais l'isolement doit cesser aussitôt que la guérison est achevée. Comme les cas bénins sont aussi contagieux que les autres et peuvent être suivis de cas graves, il faut prescrire l'isolement toutes les fois que le diagnostic indique la diphthérie. Les gardes et les parents qui approchent le malade ne doivent pas s'approcher des tiers. Les enfants d'une famille où la diphthérie a éclaté ne doivent pas aller à l'école, si l'on ne peut les mettre à temps dans une famille bien portante.

Il est tout aussi nécessaire de rendre obligatoire *la désinfection* de la chambre du malade ou du mort ainsi que la désinfection de tous les vêtements, lits, linges, qui ont été en contact avec le malade. Cette désinfection doit être radicale, car le contage est très adhérent à la chambre et aux objets susdits ; elle ne devrait jamais être effectuée que sous la surveillance d'un homme compétent.

Il faut aérer fortement, peindre le plafond à nouveau, changer les tentures, laver le plancher et les boiseries, ainsi que les portes, avec une solution d'acide phénique ; il vaut mieux encore les repeindre ; il faut autant que possible nettoyer minutieusement toutes les fentes du plancher, ce qui ne doit pas empêcher de les laver ensuite au moyen de la solution aqueuse d'acide phénique ; il faut brûler les objets sans valeur, par exemple la paillasse, et soumettre les autres, autant que faire se peut, à l'action d'une température de 110° C.

Quand on a fait tout cela et surtout quand on a détruit ou désinfecté par l'application d'une haute chaleur, tous les draps qui ont été humectés par les mucosités de la toux ou du vomissement, on peut être certain que le contage est anéanti.

Comme les cadavres sont des véhicules de la matière infectieuse, il faut les isoler, il faut, s'il est possible, les transporter sans retard dans une maison de morts ; il importe surtout de se dépêcher de faire enterrer le cadavre. (Voir l'ordonnance hessoise sur la fièvre scarlatine et la diphthérie).

Il ne resterait plus qu'à examiner s'il n'y a pas lieu de prendre en même temps des mesures contre d'autres circonstances favorisant le développement de la maladie. Nous avons vu précédemment que l'insalubrité de la maison, sa saleté, le défaut d'enlèvement des détritus malpropres sont en relation de cause à effet avec l'apparition de la diphthérie.

Si la nécessité de protéger la santé privée, et si à un titre non moins légitime la nécessité de protéger la santé publique, exigent que l'on prenne des mesures contre ces maladies, c'est surtout dans les épidémies de diphthérie que ces me-

sures paraissent nécessaires ; la meilleure manière d'empêcher
ces épidémies étant de soustraire au poison de la maladie les
conditions de son développement. La tâche des autorités sera,
du reste, plus facile si le public est éclairé par la publication
d'avis spéciaux.

Une ordonnance dirigée spécialement contre la diphthérie
a été publiée par le gouvernement de l'Anhalt, le 1er février
1879. Elle prescrit que tout cas de diphthérie doit être déclaré aux autorités dans les vingt-quatre heures, et tout cas
de décès causé par cette maladie, dans les douze heures
qui suivent.

L'ordonnance pour la province de Brandebourg, du 11 décembre 1879 impose également la déclaration.

Je parlerai des ordonnances dirigées contre la fièvre scarlatine et la diphthérie simultanément, lorsque j'examinerai
la prophylaxie de la fièvre scarlatine.

**Prophylaxie de la coqueluche**. — La prophylaxie de la
coqueluche a été très négligée jusqu'à présent ; elle mérite
cependant une étude particulière, en raison de la fréquence
des épidémies, de la longue durée de la maladie, et de ses
graves conséquences. Il n'est pas douteux, en effet, que
l'on ne puisse absolument prévenir un grand nombre de ces
épidémies de coqueluche qui se reproduisent si souvent. Ne
savons-nous pas qu'elles sont favorisées par les incessantes
communications entre les sujets malades et ceux qui sont
bien portants, par le transport des premiers dans des localités jusqu'alors indemnes.

Tantôt un enfant atteint de coqueluche est transporté dans
un endroit exempt de cette épidémie pour être guéri *par le
changement d'air*, et il apporte lui-même l'épidémie dans
cette nouvelle localité ; tantôt des enfants bien portants vont
en visite dans un lieu où règne la coqueluche, ils en sont

atteints eux-mêmes et, à leur retour, ils infectent l'endroit d'où ils sont partis ; tantôt le déménagement d'une famille où règne l'infection est une cause de transport de la maladie. J'ai déjà vu toute une série d'épidémies ; toujours il a été prouvé qu'elle était *importée*.

Pour empêcher la propagation, il faut renoncer à tous les avantages que le changement d'air peut procurer aux individus et par égard pour la santé publique, défendre d'emmener les enfants malades au moins dans les localités jusqu'alors préservées. L'exécution de cette ordonnance ne sera guère difficile, car les parents ne peuvent ignorer l'existence de la maladie chez les leurs. Ils ne peuvent donc s'excuser en arguant de leur ignorance. Cette défense préviendrait de nombreuses épidémies, ne fût-ce que parce qu'elle empêcherait les médecins d'ordonner le changement d'air pour les enfants atteints de coqueluche.

Si néanmoins une famille tentait d'enfreindre la défense, il faudrait dans le cas où l'enfant qu'on aurait fait voyager aurait infecté une localité indemne, la rendre responsable du préjudice causé par elle à la santé publique, *Salus publica suprema lex esto*.

Mais, pour que des prescriptions semblables à celles que je viens d'indiquer soient efficaces, il faut combattre immédiatement les premiers cas d'épidémie locale qui se présentent. Il faut rendre obligatoire la *déclaration*, à moins qu'il ne soit notoire que l'épidémie soit déjà propagée. Dans ces conditions, on réussira généralement à isoler le ou les premiers cas, mesure qui est certainement très efficace, mais qui ne peut être appliquée que pour ces premiers cas.

Il paraît absolument nécessaire d'interdire aux enfants qui ont la coqueluche la fréquentation des écoles et des asiles. Ce sont là les principaux foyers qui reçoivent la maladie et

qui la transmettent. Inutile de dire que la prescription d'une
ordonnance badoise d'après laquelle les enfants malades seraient placés à quelque distance des enfants bien portants,
est absolument insuffisante.

Il paraît entièrement désirable que dès le début et pendant
la durée d'une épidémie de coqueluche, le public soit éclairé
d'abord sur la contagiosité de la maladie, puis, sur la nécessité et sur le profit et l'utilité de certaines mesures hygiéniques, spécialement de l'aération des chambres des malades,
et de l'enlèvement minutieux des produits de l'expectoration,
et enfin sur l'inutilité des nombreux remèdes annoncés dans
les journaux.

**Prophylaxie de la méningite cérébro-spinale**. — Nos
connaissances relatives à l'étiologie de cette maladie ne sont
pas encore assez certaines pour qu'il soit possible d'indiquer
un procédé prophylactique rationnel. Mais comme, de l'avis
de la plupart des observateurs, la méningite cérébro-spinale
est *contagieuse*, comme on connaît des cas dans lesquels
les vêtements et les linges ont propagé la maladie au loin, on
prescrira, de même que pour les autres maladies infectieuses, l'isolement du malade et la désinfection des objets
qui ont été en contact avec lui. On usera de précautions particulières à l'égard des cadavres, car d'après toutes les communications qui ont été faites jusqu'à ce jour, l'air qui les
entoure paraît être éminemment infectieux. Défendre l'exposition du corps, ordonner que l'enterrement se fasse rapidement et sans beaucoup d'invitations, renseigner le public sur
la possibilité de contagion par les cadavres : voilà des mesures
à prendre dans l'intérêt de la santé publique.

En outre, comme dans la diphthérie, l'insalubrité des logements, l'accumulation des matières organiques putrescibles
et en putréfaction, la souillure du sous-sol par des matières

de ce genre paraissent être en relation de cause à effet avec
la propagation de cette maladie ; il faudra donc prendre
des mesures contre ces inconvénients pour enrayer l'épidémie.
Si elle se produit dans des maisons d'éducation, dans des
orphelinats, il faut les évacuer immédiatement et les faire nettoyer à fond : le nettoyage surtout est indispensable.

**Prophylaxie de l'ophthalmie granuleuse.** — Cette maladie, même quand elle a débuté par de simples catarrhes, et
qu'elle s'est développée sous l'influence d'une action mécanique ou chimique se reproduisant souvent est toujours contagieuse ; elle l'est par la sécrétion de la muqueuse enflammée
qui peut être communiquée aux yeux bien portants par les
mains ou par les linges ou même par l'air, lorsqu'elle s'est
desséchée et pulvérisée. Il est absolument nécessaire que les
enfants atteints d'ophthalmie granuleuse soient sinon complétement isolés, du moins écartés des écoles et des asiles
jusqu'à guérison définitive, parce que dans ces établissements,
leur contact prolongé avec des enfants bien portants pourrait exposer ceux-ci à être atteints à leur tour. Lorsque la
maladie éclate dans un établissement d'éducation publique,
il faut si, l'on ne peut pas renvoyer immédiatement le malade,
lui assigner une chambre spéciale dans laquelle il restera jour
et nuit, sans négliger pour cela d'examiner fréquemment toutes
les personnes bien portantes, afin de reconnaître immédiatement les nouveaux cas qui pourraient se présenter. Il paraît
absolument indispensable de mettre à part le linge des malades et de le désinfecter aussitôt. Comme la mauvaise ventilation, l'accumulation des habitants dans ces logements, la
poussière de l'air, l'éclairage trop intense favorisent l'éclosion de la maladie, il faut éviter toutes ces conditions d'épidémie quand elles se rencontrent dans des établissements
publics.

# HYGIÈNE DE CERTAINES CATÉGORIES D'ENFANTS

## Hygiène scolaire.

Ainsi que nous l'avons vu dans l'introduction historique, ce n'est que très tardivement ou pour être plus exact, ce n'est que dans cette dernière dizaine d'années que l'on a reconnu que des mesures hygiéniques spéciales sont nécessaires pour la jeunesse qui va à l'école, et on n'a été définitivement fixé sur ce point que lorsqu'on a eu des documents certains résultant de l'expérience. A partir de ce moment, fort heureusement, on s'est occupé de combler les lacunes qu'on avait laissé subsister, et si ces efforts n'ont donné que des résultats partiellement satisfaisants, on est cependant en droit d'espérer qu'on réussira mieux à l'avenir.

La jeunesse scolaire est-elle donc exposée à des dangers sérieux ? A cette question il faut incontestablement répondre oui. Au point de vue théorique, il est facile de prévoir que l'école ne peut avoir une influence favorable sur le développement physique de l'enfant. Celui-ci se trouve tout à coup transporté dans des conditions nouvelles. Jusque-là il a vécu tout à fait pour le jeu ; il allait et venait librement, il prenait ses ébats en plein air, il connaissait à peine la contrainte ; maintenant il est obligé de rester pendant plusieurs heures consécutives assis dans un local étroit qu'il partage avec un grand nombre de camarades.

Il est évident que cette contrainte, en se reproduisant chaque jour, peut troubler le développement et la santé de l'enfant. En outre, au fur et à mesure que celui-ci grandit, le laps

de temps pendant lequel il reste assis ne fait qu'augmenter.
Car d'une part, les heures de classes sont plus nombreuses ;
d'autre part, il y a des devoirs à faire à la maison. Enfin, on
se rappelle que l'enfant pendant la classe respire un air moins
pur et qu'étant assis il respire moins profondément ; que pendant de longues heures il reste penché et que la plupart du
temps il impose une tension considérable à ses yeux.

Or l'expérience nous apprend qu'en réalité la jeunesse scolaire éprouve beaucoup de troubles de la santé, qui pour la plupart sont très graves. Nous comptons dans le nombre de ces
troubles, d'abord *la myopie* ; il est notoire qu'elle s'est propagée d'une façon effrayante et qu'elle ne s'observe que rarement avant l'âge où les enfants vont à l'école. Une autre
maladie est *la scoliose*, c'est-à-dire la déviation latérale de la
colonne vertébrale, maladie qui ne se produit que très peu
dans les six ou huit premières années.

Nous rencontrons aussi chez beaucoup d'enfants allant à
l'école certains troubles de la digestion, *dyspepsie, anémie,
pâleurs, faiblesse musculaire* ; chez d'autres une *nervosité* plus
ou moins prononcée et de la mollesse intellectuelle ; chez d'autres de fréquents *maux de tête* et des *saignements de nez*.

L'apparition même d'affections thoraciques et de troubles
psychiques ainsi que des goîtres a été également attribuée
à la fréquentation de l'école. On sait enfin que la jeunesse
scolaire est éminemment exposée à des *maladies contagieuses*,
et que souvent c'est elle qui les propage.

Il va s'agir de déterminer si effectivement l'école participe
à la production de toutes ces affections, jusqu'à quel point
elle y participe et quelles sont les autres causes qui peuvent
y contribuer simultanément.

1° *Myopie*. — Ware (1) en 1812 a déjà fait observer qu'il y a

(1) BAGINSKY, *in Gerhardt's Handbuch der Kinderkrankheiten*, 1877, I, p. 680,

relativement beaucoup de myopes parmi les enfants qui vont à l'école. Les relevés faits en Bavière et en Saxe vers 1840 et quelques années après, ainsi que les recherches qui ont été pratiquées par Jaëger en 1861 ont donné le même résultat (1). De nouvelles observations enfin ont fourni des documents si nombreux, qu'il peut être considéré comme établi qu'il y a entre la fréquentation de l'école et la myopie un rapport de cause à *effet*.

Cohn (1) examinant 10060 enfants fréquentant l'école a constaté de la myopie chez environ 1000 d'entre eux, c'est-à-dire dans une proportion de 10 p. 0/0. Il l'a trouvée :

| | |
|---|---|
| Dans 5 écoles de villages, sur 1486 enfants chez | 1,4 0/0 |
| — 20 écoles élémentaires de villes sur 4978 enfants chez | 6,7 0/0 |
| — 2 écoles moyennes sur 426 enfants chez | 7,7 0/0 |
| — 2 écoles supérieures de filles sur 834 enfants chez | 10,3 0/0 |
| — 2 écoles professionnelles sur 1141 enfants chez | 19,7 0/0 |
| — 2 gymnases sur 1195 enfants chez | 26,2 0/0 |
| Sur 410 étudiants chez | 60,   0/0 |

Dans les écoles professionnelles et dans les gymnases il a constaté de classe à classe une augmentation importante de la myopie. Dans la sixième classe des écoles professionnelles il y a trouvé 9 0/0, dans la 1re classe 44 0/0. Dans les classes de gymnases la proportion est encore pire. Voici en effet quelle était la proportion des myopes :

| | |
|---|---|
| Dans la sixième : | 12,5 0/0 |
| Dans la cinquième : | 18,2 0/0 |
| Dans la quatrième : | 23,7 0/0 |
| Dans la troisième : | 31,0 0/0 |
| Dans la seconde : | 41,3 0/0 |
| Dans la première : | 55,8 0/0 |

Enfin, non-seulement le nombre des myopes augmentait de classe en classe, mais encore le degré de myopie. Quand

---

(1) Cohn : *Untersuchung der Augen von* 10.060 *Schulkindern.* 1867 et id. *Deutsche Rundschau*, 1880, 25, p. 423.

elle se montrait dans l'école du village elle était très faible
(de 1/24 à 1/35), chez les élèves des gymnases et les élèves
des écoles professionnelles, elle était très intense (1/11 à 1/6).

Pflüger (1), en 1875, a fait à Lucerne des recherches sur
les yeux des écoliers et a constaté ce qui suit :

| | | | |
|---|---|---|---|
| Sur les écoliers de l'école publique de garçons étaient myopes | | | 5 1/2 0/0 |
| — | de l'école des filles | — | 8 0/0 |
| — | des écoles professionnelles | — | 36 1/2 0/0 |
| — | des gymnases | — | 51 4/5 0/0 |

il a trouvé aussi que le nombre des myopes augmentait de
classe en classe, et en effet ce nombre passait de 1 1/2 0/0
à 63 0/0.

Reuss (2) a examiné les yeux de 409 élèves de gymnases,
il y a constaté que sur les élèves de sixième 28 0/0 étaient
myopes, sur les élèves de première 49 0/0, et que sur l'ensemble des élèves 45 0/0 étaient myopes.

| | | | |
|---|---|---|---|
| Hoffmann (3) a trouvé à l'école secondaire et à l'école prépa-ratoire de Wiesbaden | | | 12 0/0 |
| — | à l'école des filles | — | 20 0/0 |
| — | au gymnase | — | 37 0/0 |

au gymnase le nombre des myopes augmentait de 19 0/0 dans
la classe la plus basse à 47 0/0 dans la classe supérieure.

D'après Kotelmann (4) dans le Johanneum de Hambourg,
le nombre des myopes en sixième était de 14 0/0 ; en première il était de 61 0/0.

Il y a maintenant en tout plus de 40000 écoliers qui ont
été examinés par des oculistes ; voici d'après Kohn quel
a été le résultat total de toutes ces recherches :

(1) *Centralblatt für praktische Augenheilkunde.* 1877, p. 393.
(2) Reuss, *Die Augen der Schüler des Leopoldstadter Gymnasiums* 1874.
(3) Hoffmann d'après Colsmann, *Niederrheinisches Correspondenzblatt für
oeffentliche Gesundheitspflege.* 1877. p. 141.
(4) Kotelmann, *Die Augen der Gelehrtenschüler des Johanneums in Hamburg,*
1876-1877.

La proportion des myopes dans les écoles de villages est de          1 0/0
          —          dans les écoles élémentaires des villes    5 à 11 0/0
          —          dans les écoles de filles          10 à 24 0/0
          —          dans les écoles professionnelles    20 à 40 0/0
          —          dans les gymnases          30 à 55 0/0

Ces résultats qui concordent d'une façon si nette témoignent incontestablement qu'il y a relation de cause à effet entre la myopie et la fréquentation de l'école, et cette relation est d'autant plus certaine, qu'il est établi que l'œil de l'enfant à l'âge où l'on commence à aller à l'école n'est pas myope, mais hypermétrope ou emmétrope.

L'observation de Kotelmann (1) qui a examiné un grand nombre d'enfants de huit ans qu'il a tous trouvés emmétropes, pas un seul d'entre eux n'étant myope, présente un grand intérêt à cet égard.

Quelles sont les causes qui déterminent le développement de la myopie ? La modification anatomique de l'œil dans cette maladie est, on le sait, l'allongement de l'axe longitudinal du globe oculaire. D'après Donders, il y a trois facteurs qui déterminent cet allongement, savoir : *la pression* des muscles de l'œil sur le globe, lorsque les yeux convergent fortement, *l'augmentation de la pression intraoculaire* par accumulation de sang dans l'œil, et *l'état de congestion du fond de l'œil*, état qui conduit au ramollissement et à la faiblesse.

Hasner (2) croit que la cause de la myopie, dans la période scolaire, est le mauvais rapport entre la longueur des nerfs optiques et l'angle de la vision latérale, c'est-à-dire une petitesse absolue ou relative trop prononcée du nerf optique, par suite de laquelle il se produit une traction à son point d'insertion dans la sclérotique et, par suite, de l'ectasie locale.

(1) Kotelmann, *Jahn's Jahrbuch für Phil. und Paedag.* T. 116, p. 303.
(2) Hasner, *Prager Vierteljahrsschrift*, t. 121. p. 50.

Cohn (1) et Erismann (2) sont d'avis que l'accommodation pour la vision de près, agit défavorablement surtout par l'augmentation de la pression intraoculaire. D'après des observations faites à la clinique de Voelcker, l'accommodation pour la vision de près peut déterminer la myopie, même sans qu'il y ait convergence des yeux (3).

Dobrowolsky, Hosch et Schiess ont signalé la grande fréquence de la contracture des muscles de l'accommodation, et ont affirmé qu'elle est une cause directe de la myopie. De nombreux auteurs se sont depuis rangés à cette opinion. Je mentionnerai ici Colsmann (4), Emmert, Burchardt et Samelsohn. Schnabel (5) seul cherche à démontrer que souvent on admet une contracture de l'accommodation là où il n'en existe pas, il pense que la cause de la myopie n'est pas l'augmentation de pression, mais une faiblesse congénitale de la partie postérieure de la sclérotique. La fréquence de la contracture des muscles de l'accommodation chez les écoliers a cependant été démontrée d'une façon précise, surtout par les auteurs que j'ai mentionnés en dernier lieu (6). Werth (7) insiste sur l'importance que présente le déplacement de la choroïde, qui se produit toutes les fois qu'il y a accommodation pour la vision à proximité et qui peut facilement déterminer la scléroticochoroïdite postérieure, puis la sclérectasie. Javal (8) enfin croit que le changement fréquent et très rapide de l'accommodation peut également produire des effets fâcheux.

(1) Cohn, loc cit.

(2) Erismann, Græfe's Archiv., XVII. 1.

(3) D'après le Jahresbericht über die Leistungen der Ophthalmologie, 1876, p. 542.

(4) Colsmann, loc. cit., p 143.

(5) Schnabel, Archiv für Ophthalmologie, XX. 2. De 1 à 70.

(6) Burchardt, Deutsche med. Wochenschrift, 1878, 1. — Samelsohn, Bericht über die 11. Versammlung der ophthal. Gesellschaft.

(7) Werth, Beitrag zur Lehre von der Myopie, 1874.

(8) Javal, Annales d'oculistique, 78, p. 164.

D'après cela nous pouvons considérer que la persistance de l'accommodation pour la vision à proximité, est une cause de myopie incontestée. On admet aussi à peu près sans contestation, que l'hyperhémie active et passive du globe de l'œil peu produire la myopie par augmentation de la pression intra-oculaire. Il paraît également acquis qu'il y a faiblesse congénitale de la sclérotique chez les enfants qui plus tard deviennent myopes.

Kotelmann, comme Schnabel, a trouvé que la myopie est relativement fréquente chez les enfants de *parents myopes*. Colsmann, qui nie catégoriquement l'*hérédité* de la maladie, concède que souvent il y a prédisposition à cette maladie, que par conséquent, les parents myopes feraient bien de veiller particulièrement sur les yeux de leurs enfants.

A ce propos, je mentionnerai brièvement que la myopie, au moins la myopie bien caractérisée, se complique souvent de faiblesse de la vision. Selon Nagel, celle-ci, de même que la myopie, augmente au fur et à mesure que les enfants passent à des classes plus élevées ; dans les classes inférieures, l'acuité moyenne de la vision est de 5/4 à 5/3, dans les classes supérieures elle n'est plus que de 5/5 On attribue cette faiblesse consécutive de la vision à une tension de la rétine, lors du développement de la sclérectasie.

Il s'agit maintenant de déterminer comment l'école produit ces divers états pathologiques. D'abord tout éclairage *défectueux* de la salle de classe exerce une influence considérable, car quand l'éclairage est mauvais, l'enfant doit s'approcher davantage de son livre et accommoder son œil pour voir à proximité, et c'est précisément là ce qui est funeste. Si cette hypothèse est exacte, la myopie doit être d'autant plus *prononcée* que les salles sont plus *sombres*.

Kohn a démontré qu'à Breslau la proportion des myopes

était d'autant plus grande que les classes étaient plus mal éclairées. Hanel en a dit autant à propos des écoles de Dresde. Parmi les élèves de l'école secondaire dont les salles de classe étaient *claires,* la proportion des myopes était de 9 à 13 0/0; parmi les élèves de l'école du 10e arrondissement dont les locaux étaient *obscurs,* elle était de 14 à 25 0/0 (1).

Une autre cause de la.production de la myopie, pendant que les élèves fréquentent l'école, est l'emploi de livres.à impression *mate, petite, peu lisible.* Dans ce cas également, l'enfant est obligé d'approcher le livre de son œil, parce qu'il devient difficile de reconnaître l'écriture à la distance convenable.

On a également accusé les exercices d'écriture sur les ardoises, vraisemblablement avec raison. L'écriture sur ces tablettes est par elle-même très mate et force les enfants à des efforts d'attention considérables..

*L'attitude* de l'enfant aurait également une grande importance. Toute inclinaison de la tête détermine un arrêt du sang dans les veines de la tête et par conséquent aussi dans les veines du globe de l'œil. Ainsi se produit une forte pression intraoculaire qui, selon Donders, conduit à la sclérectasie. L'élève est facilement porté à incliner la tête lorsque les sièges sont *mal construits,* lorsqu'ils sont trop éloignés, lorsque l'enfant se tient mal faute de dossiers ou à la fin de leçons trop longues.

Une importante circonstance étiologique réside enfin, selon toute vraisemblance, dans la persistance du travail de l'œil. Cette persistance produit un état de *fatigue excessive* des muscles de l'accommodation, puis cette tension convulsive des mêmes muscles dont il a été parlé plus haut, et qui a pour conséquence chez les jeunes gens, une augmentation

(1) HANEL, *Sanitære Verhæltnisse und Einrichtungen Dresdens* 1878, p. 215.

de la pression intraoculaire. Selon Loring (1), l'effort excessif du muscle ciliaire entraîne une irritation nerveuse,
suivie d'une hyperhémie, et augmente ainsi la pression intraoculaire.

Le meilleur mode de repos pour l'œil de l'écolier serait
l'accommodation à la vision *lointaine* ; mais celle-ci n'est
guère possible pour la jeunesse des villes, qui a peu souvent
l'occasion de voir la nature.

De tout ce qui précède, il ne résulte pas encore que l'école
seule soit la cause de la myopie. Je suis même convaincu que
la vie à la maison, elle aussi, a une part d'influence considérable sur la production de cette infirmité. Qui ne sait que les
enfants font leurs devoirs de préférence au crépuscule, qu'ils
écrivent sur des tables mal disposées, que souvent on leur
assigne des chambres mal éclairées ? Qui ne connaît la mauvaise habitude de tant d'écoliers d'établissements supérieurs,
de rester assis à lire pendant des heures entières au lieu d'aller se promener ? J'insiste parce que généralement on oublie
que la maison elle-même peut produire la myopie et que souvent en effet elle la produit.

2° *Scoliose.* — La scoliose, elle aussi, se produit surtout à
l'âge où l'on fréquente l'école. Guillaume (2) a trouvé que sur
731 écoliers, il y en avait 218 atteints de scoliose. Eulenburg (3) a constaté que chez 225 sujets sur 300 la maladie se
produisait à l'âge de 6 à 14 ans. Sur les scoliotiques de
Parow (4), il y en avait 60 0/0 qui étaient âgés de 8 à 14 ans,
et Klopsch (5) affirme que cet âge est celui où cette infirmité
se développe généralement. De cela seul, à la vérité, il n'est

(1) Loring. *Med. Presse*, 1878, février, 13.
(2) Guillaume, *Hygiène scolaire,* 1864.
(3) Eulenburg, *Klin. Mittheilungen auf dem Gebiete der Orthopædie*, 1861.
(4) Parow, *Virchow's Archiv*, t. 31.
(5) Klopsch, *Orthopædische Studien und Erfahrungen,* 1861.

pas permis de conclure que l'école détermine la production de la scoliose, mais il y a beaucoup de probabilités pour qu'il en soit ainsi.

Je commencerai par dire qu'au sujet de l'étiologie de la scoliose en général, les avis sont encore très divergents. Quelques savants, Malgaigne, Dittel, Engel, Hueter surtout croient devoir accuser une inégalité de développement du squelette du tronc, une perturbation dans la croissance des côtes et des vertèbres. D'autres, et ce sont les plus nombreux, accusent des causes mécaniques, telles que l'attitude vicieuse, la prédominance de l'activité musculaire d'un seul côté, la paralysie ou la faiblesse de certains muscles. Je n'ai pas à entrer dans les détails de cette question. Je renvoie aux manuels de chirurgie, et je me bornerai à exposer brièvement les causes qui rendent vraisemblable l'influence de l'école sur l'origine de la scoliose.

Il est certain d'abord que les enfants à l'école, prennent, surtout en écrivant, une attitude du tronc qui correspond exactement à l'attitude des enfants au début de la scoliose. Ils inclinent le buste en avant, ils l'appuient par la paroi thoracique antérieure contre le bord de la table, ils font saillir l'épaule droite en haut et en avant ; ils commencent par pousser leur cahier à gauche ; le tronc suit le cahier, la moitié droite du thorax s'appuyant contre la table, la moitié gauche s'en écartant un peu. Dans cette attitude, la colonne vertébrale, dans la région des vertèbres thoraciques supérieures, est concave à droite ; en même temps ces dernières paraissent avoir aussi tourné autour de leur axe vertical vers la droite, de sorte que la tête ne repose plus sur la colonne vertébrale, mais surplombant en avant et à gauche, elle est soutenue avec peine par les muscles cervicaux.

C'est ce que l'on constate de la façon la plus évidente lorsque la table est *trop haute* pour l'enfant et que par suite il est forcé de soulever tout le buste. Il s'appuie alors sur la fesse droite, il avance fortement l'épaule droite et augmente ainsi d'autant la convexité de la colonne vertébrale. En même temps, il descend le long de la table le bras gauche qui reposait encore sur celle-ci pour la saisir convulsivement de la main gauche tout près du buste, et pour avoir ainsi un point d'appui que ne peut lui donner le bras droit occupé à écrire. Un enfant dans cette attitude présente l'image exacte de la scoliose. (fig. 1).

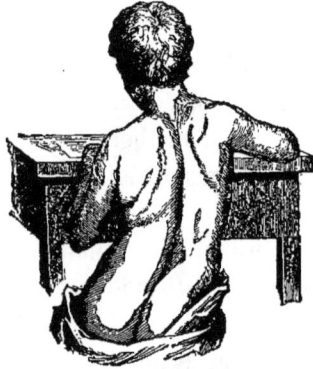

Fig. 1. — Attitude défectueuse d'un enfant écrivant à une table trop élevée. d'après FREY.

Cette observation des enfants qui écrivent sur des tables qui ne leur conviennent pas, nous fournit un argument très important pour affirmer qu'il y a relation de cause à effet entre l'école et la scoliose. Ce qui confirme cette manière de voir, c'est que généralement la scoliose se produit *à droite*, c'est-à-dire que sa convexité se trouve du même côté que celle de la colonne vertébrale d'un enfant écrivant dans une attitude défectueuse. C'est ce qui serait difficile d'expliquer d'une façon satisfaisante si l'on n'admettait pas une relation de cause à effet. On objectera certainement que la scoliose à gauche ne peut dériver de cette même attitude, qui vient d'être décrite.

Cette objection est exacte ; il n'en est pas moins vrai que les enfants prennent quelquefois en écrivant, une attitude qui donne à la colonne vertébrale dans sa partie thoracique, une convexité à gauche. C'est ce qui a lieu par exemple lorsqu'ils sont assis, le côté droit touchant au mur. Ils n'auraient pas alors la liberté nécessaire du bras droit, s'ils se tenaient comme je l'ai décrit plus haut.

La position défectueuse que prennent les enfants en écrivant provient elle-même, en grande partie, d'une *mauvaise construction des sièges*, mais on peut aussi l'imputer soit à la négligence de l'écolier, soit au manque de surveillance du maître. On a même attribué à l'écriture *penchée*, pour une bonne partie, la défectuosité d'attitude des écoliers (Gross (1), Schübert [2]).

La mauvaise attitude pendant les heures de classe, n'est pas moins pernicieuse que les positions défectueuses pour écrire dont il vient d'être question, car tout mouvement d'inégalité des muscles du dos, toute perturbation de l'équilibre des muscles du côté droit et du côté gauche, peut provoquer la scoliose.

La scoliose est incomparablement plus fréquente chez les *filles* que chez les *garçons ;* ainsi sur les 300 malades d'Eulenburg, il y avait 261 filles et 39 garçons seulement. Sur les 731 écoliers de Guillaume, il y avait comme je l'ai dit plus haut, 218 scoliotiques et parmi ceux-ci 156 filles. Sur 515 élèves de gymnases, Kotelmann n'en a trouvé que 6 scoliotiques.

En général, on peut admettre d'après ces données et d'après les indications de divers auteurs que les 8 à 9 dixièmes

(1) Gross, *Grundzüge der Gesundheit*, 1878, et *Deutsche Vierteljahrschrift für œffentliche Gesundheit*, XI, p. 435.

(2) Schubert, *Baier. ærztl. Intelligenzblatt*, 1881. 6.

de scoliotiques appartiennent au sexe féminin. Cela ne prouve point que l'on ait tort d'admettre que cette maladie soit connexe avec l'école, car, quoique les filles écrivent en somme un peu moins que les garçons, et aient l'habitude de se tenir un peu mieux à l'école que ceux-ci, il est par contre une circonstance qui a une influence extraordinaire : c'est que les filles ont les muscles moins vigoureux et la colonne vertébrale moins résistante, et qu'elles compensent moins par des mouvements en liberté, surtout par la gymnastique, l'habitude pernicieuse de rester assises dans une attitude défectueuse à l'école.

Ce serait du reste une grande absurdité de vouloir attribuer à l'école seule l'origine de la scoliose : celle-ci provient dans un très grand nombre de cas de causes mécaniques qui agissent incontestablement à la maison. Il y a beaucoup d'enfants qui font leurs devoirs, même leurs devoirs écrits, à l'appui de la fenêtre, dont la faible largeur les force à placer le cahier obliquement, tandis que la proximité du mur gêne les genoux de l'enfant et l'oblige à se placer obliquement. Quand ce fait se renouvelle journellement, et c'est le cas d'un grand nombre d'écoliers, il y a là une cause d'affection scoliotique, encore plus dangereuse que la défectuosité de l'attitude pour écrire.

Il en est de même de l'habitude de faire les devoirs en d'autres endroits mal appropriés pour cela, par exemple sur une commode, sur un sopha, sur une table ronde ou même sur une chaise, devant laquelle l'enfant est assis sur un banc.

Tout cela est excessivement fréquent ; il est même rare que dans une maison on trouve un mobilier bien approprié pour permettre aux enfants de faire leurs devoirs commodément.

Je ferai enfin observer que les filles, quand elles exécutent leurs travaux manuels, prennent presque toujours une position défectueuse. Est-il vrai, comme l'affirme H. Meyer (1), que l'attitude penchée, que l'inclinaison de la tête à gauche, que l'élévation d'une épaule et l'abaissement de l'autre produisent dans la colonne vertébrale, des changements de forme semblables à ceux de la scoliose proprement dite ; dans ce cas, l'influence fâcheuse de ces travaux s'explique facilement.

Enfin, je rappellerai aussi que, selon Lindner, le suçotage qui se prolonge si souvent jusqu'à l'âge où les enfants vont à l'école peut produire la scoliose.

3°. *Troubles du développement et de la nutrition.* — On ne peut démontrer que la croissance de l'enfant soit entravée par la fréquentation de l'école. Les chiffres de Kotelmann (2), relatifs à la longueur du corps des élèves du gymnase de Hambourg montrent au contraire que ceux-ci, même dans les classes supérieures, avaient atteint la taille normale.

En ce qui concerne le poids du corps, celui-ci est évidemment influencé par l'école, car on constate très souvent que pendant la période scolaire l'augmentation du poids du corps *diminue*, ou reste au-dessous de la normale, mais qu'elle augmente rapidement pendant les vacances. C'est ce qui se produit régulièrement chez mes deux fils fréquentant le gymnase de Rostock.

Les muscles, surtout ceux du bas du corps, se développent relativement moins, j'ai déjà insisté ailleurs sur ce fait et je l'ai expliqué par le grand nombre d'heures pendant lesquelles les enfants restent assis. Les muscles du tronc au contraire augmentent considérablement, d'après Kotel-

(1) H. MEYER, Die Mechanik der Scoliose, *Virchow's Archiv.*, t. 35, et 38.
(2) KOTELMANN, *Die Kœrperverhæltnisse der Gelehrtenschüler des Johanneums in Hamburg*, 1879.

mann (1), malgré la fréquentation de l'école. Voici ce qu'é-
taient chez les élèves du gymnase de Hambourg :

| Le périmètre des muscles de l'avant-bras. | | Le périmètre des muscles du mollet. | | Rapports du périmètre des deux muscles. |
|---|---|---|---|---|
| A 9 ans 18,43 centim. | | 26,38 centim. | | 10 : 14,31 |
| » 10 » 18,87 | » | 27,26 | » | 10 : 14,44 |
| » 11 » 19,61 | » | 28,00 | » | 10 : 14,27 |
| » 12 » 20,34 | » | 29,14 | » | 10 : 14,32 |
| » 13 » 20,82 | » | 29,62 | » | 10 : 14,23 |
| » 14 » 22,24 | » | 31,45 | » | 10 : 14,14 |
| » 15 » 23,85 | » | 33,00 | » | 10 : 13,84 |
| » 16 » 25,02 | » | 34,28 | » | 10 : 13,70 |
| » 17 » 26,72 | » | 35.73 | » | 10 : 13,36 |
| » 18 » 27,87 . | » | 36,45 | » | 10 : 13,17. |

Les muscles du mollet étaient d'autant moins contractiles
que les écoliers étaient plus âgés, tandis que pour les muscles de l'avant-bras au contraire la contractilité du bras
augmentait en raison inverse des années. L'exercice ou le
manque d'exercices de gymnastique influe certainement et
grandement sur le système musculaire en général et sur
les divers groupes de muscles en particulier.

Personne ne niera que, pendant la période scolaire, il survient chez les enfants diverses maladies telles que la *dyspepsie*, le *catarrhe intestinal*, l'*anémie*, la *chlorose*,. Ces troubles de la santé ne peuvent pas toujours être imputés à
l'école, mais souvent c'est elle qui en est la cause. Je me
bornerai à citer un fait. Souvent des enfants qui, avant leur
rentrée à l'école, paraissaient frais et florissants et qui avaient
bon appétit, deviennent pâles, perdent leur gaieté et leur appétit. Je ferai remarquer encore que des enfants, comme je
l'ai déjà rappelé à propos de l'augmentation du poids du
corps, se rétablissent rapidement pendant les vacances, re-

(1) KOTELMANN, *Die Kœrperverhæltnisse der gelehrtenschüler des Johanneums
in Hamburg*, 1879.

prennent une nouvelle vigueur, et que huit à quinze jours
après avoir recommencé à suivre les classes, ils sont repris
de la pâleur qu'ils avaient avant les vacances.

Dans ce cas, il serait insensé de vouloir nier l'influence de
l'école, mais comment l'expliquer ? Le séjour des enfants pendant plusieurs heures dans un air impur est certainement une
cause principale de malaise. Cet air contient, comme nous le
verrons dans la suite avec plus de détails, un excédent considérable d'*acide carbonique* et une notable quantité de substances organiques, surtout d'acides et de matières odorantes,
ainsi que de parcelles de poussière ; par contre l'*ozone* y
manque. Cet air est par lui-même antihygiénique. En outre,
les enfants étant assis respirent moins abondamment, intro-
duisent moins d'oxygène dans les voies respiratoires. Par suite,
la formation des globules du sang et avec elle toute la nutrition se trouvent entravées. L'enfant perd ses couleurs, sa
gaieté disparaît, et certainement dans beaucoup de cas , le
manque d'appétit, la dyspepsie sont une conséquence de l'altération des proportions normales de l'oxygène et de l'acide
carbonique. Souvent les mêmes désordres ont une autre cause.
C'est que l'enfant saisi d'inquiétude ne prend pas le temps de
manger, termine trop vite ses repas, engloutit les bouchées
trop rapidement.

Dans d'autres cas, la pâleur, la chlorose, la dyspepsie,
résultent de la masturbation. J'ai à peine besoin de faire observer que tous ces états morbides peuvent se développer
indépendamment de l'école.

4° *Nervosité, Mollesse intellectuelle, Psychoses*. — La nervosité et la mollesse intellectuelle se rencontrent souvent chez
les enfants qui fréquentent nos écoles. Il faut considérer que
*l'application trop précoce* de l'esprit en est souvent la cause.
L'obligation d'aller à l'école commence chez nous à la fin de

la sixième année ; nous avons vu plus haut que cette époque
est encore prématurée, en raison de la physiologie du développement intellectuel.

Il est de fait cependant qu'en général les enfants commencent à aller à l'école une année entière ou une demi-année
plus tôt. Souvent c'est par la vanité stupide et dangereuse
des parents ; souvent ceux-ci craignent que les enfants, en
raison de la surcharge des programmes, ne puissent apprendre dans les délais voulus, toutes les matières qui leur sont
imposées.

Quoiqu'il en soit, la faute en est aux parents. C'est aussi
une grande erreur que de déterminer le moment de la fréquentation de l'école, sans avoir égard à l'individualité. Nombre d'enfants sont arriérés dans leur développement physique,
soit par faiblesse de constitution, soit par suite de graves
maladies. Lorsque malgré cela, on les envoie à l'école, quand ils
ont terminé leur sixième année, il arrive généralement que leur
santé est gravement atteinte. Ils deviennent sujets à une irritation nerveuse très intense, surtout quands ils ont de l'amour-
propre et qu'ils veulent être à la hauteur de leurs compagnons.
La surcharge des programmes produit les mêmes effets défavorables que les efforts trop considérables ou trop précoces (1).
On ne peut nier qu'en effet les programmes ne soient surchargés. La faute en est souvent imputable aux parents qui
rêvent pour leurs enfants des buts à atteindre peu en rapport avec leurs aptitudes. Que d'enfants sont envoyés au gym-

(1) Voir: *Verhandlungen des Deutschen Vereines für œffentliche, Gesundheitspflege auf der Versammlung zu Dresden* et de plus PETERMANN, *Die Schæden
hervorgerufen durch unsere heutige Schulbildung*, 1881. — *Ueber den Einfluss
der Ueberbürdung unsrer Jugend auf den Gymnasien und hœheren Tœchter-
schulen von einem Irrenarzt*, 1880, Greifswald. — ALEXI, *Zur Frage der Jugend
auf den Schulen in Deutsche Vierteljahrsschrift für œffentliche Gesundh.* 1881,
XIII, 3. p. 407 et suivantes. — HENNIG, *Deutsche med. Wochenschrift*, 1879, 31. —
PELMAN, *Aerztliches Vereinsblatt*, novembre 1880.

nase sans avoir les facultés intellectuelles que suppose
l'enseignement qu'on y donne ! L'enfant fortement sollicité,
surmené, aidé de leçons particulières, se tient pendant quelque temps au même niveau que ses camarades, mais ensuite
il s'affaisse, il est atteint de mollesse intellectuelle. Mais
l'école elle-même n'est pas à l'abri de tout reproche ; je ne
veux pas dire l'école primaire, mais l'école supérieure, le
gymnase, l'école normale. Il se peut que les buts que l'enseignement s'efforce d'atteindre ne soient pas plus élevés
qu'auparavant, mais en réalité les écoliers travaillent plus et
plus longtemps que jadis, et en outre ils apprennent davantage
par cœur. C'est une observation que j'ai faite moi-même
sur mes enfants, et qui m'a été confirmée par la plupart des
pères de famille avec lesquels je me suis entretenu de ce sujet.

La méthode d'enseignement favorise aussi le surmenage,
car elle exige que les enfants fassent à la maison des devoirs
qui naturellement devraient être faits à l'école. On ne s'expliquerait pas sans cela pourquoi il faut maintenant aux enfants
tant de leçons particulières, tandis qu'il n'en était pas ainsi
autrefois. Les pédagogues accusent, il est vrai, la famille et
l'écolier ; ils disent qu'il partage mal son temps, qu'il ne
prend pas son travail assez au sérieux, qu'il perd de sa vivacité de conception en prenant part à des plaisirs de société,
en assistant au théâtre, à des bals d'enfants, et qu'on impute
à tort leur fatigue à la surcharge des travaux à faire à la
maison ; que les parents enfin ne surveillent pas suffisamment la façon dont les enfants travaillent.

Il y a certainement du vrai là-dedans, l'amour des plaisirs
qui existe chez le père et la mère atteint l'enfant lui-même ;
mais ces reproches s'adressent aussi bien à tort à un très
grand nombre de bons élèves dont la somme de travail excè-
de généralement les capacités moyennes. Certaines autorités

en la matière en conviennent. Ainsi Alexis, directeur du gymnase de Mulhouse dit : « Je concède qu'il y a encore surcharge, bien que les plaintes ne soient plus aussi justifiées qu'elles l'étaient il y a quelques années », et plus loin : « on gaspille à ressasser les mêmes matières, beaucoup de temps qui pourrait être mieux employé, et pendant lequel on pourrait faire progresser les élèves dans les branches spéciales de l'enseignement. Il y a pour toutes les matières surcharge et écrasement ».

Petermann, directeur d'école, fait des aveux bien plus précis, et même condamne très violemment ce système d'éducation. Il insiste surtout sur l'élargissement notoire des programmes, dans les gymnases et les écoles professionnelles.

Ce qui n'est pas moins funeste que la surcharge des élèves, c'est la grande précipitation qu'on leur impose. On les pousse à force de *pensums* et à grand renfort d'émulation. De là un état d'excitation fiévreuse, d'efforts permanents, d'inquiétude continuelle dans lequel les élèves perdent l'appétit et le sommeil, et ne sont plus dominés que par leurs travaux scolaires. Ils continuent à travailler pendant un certain temps, on les propose comme modèles de zèle ; mais voici que la fatigue survient, l'esprit surmené se relâche, devient incapable d'effort et quelquefois pour toujours.

La crainte des punitions scolaires est souvent une des causes de la nervosité ; une cause plus importante encore c'est la négligence du développement corporel, ainsi que je l'ai déjà dit ailleurs. Comme l'école a le devoir de favoriser ce développement, on a bien le droit de la rendre responsable de l'insuffisance de ce développement pendant la période scolaire.

Il y a une autre cause d'irritabilité nerveuse et de relâchement intellectuel. C'est l'*onanisme* si fréquent malheureusement parmi les élèves. J'ai déjà signalé cette cause ; je me borne donc à l'enregistrer ici tout simplement, mais non sans rappeler que l'on n'a pas le droit d'imputer de prime abord à l'école la fréquence de ce vice. Nous savons que nombre d'enfants s'y sont adonnés avant d'aller à l'école, et que d'autres l'apprennent en dehors de l'école, mais d'autre part, il est certain que l'école est souvent le point de départ de ce vice, qui se répand ainsi et contamine par elle beaucoup d'enfants.

Pour être juste, il ne faut jamais oublier que l'excitabilité nerveuse des enfants peut aussi se développer en dehors de l'école. Il y a des enfants qui, nés d'un père nerveux ou d'une mère nerveuse, sont eux-mêmes *névropathiques*, il y en a d'autres chez qui cet état se produit par suite de désordres graves antérieurs, par suite d'une éducation absurde, par suite de lectures trop nombreuses ou trop attachantes, par suite de l'usage prématuré des *spiritueux*, du *tabac*, etc. On n'a donc pas le droit dans les cas de ce genre d'imputer à l'école l'irritabilité nerveuse et le relâchement intellectuel de la jeunesse.

Je passe maintenant à la question des *troubles psychiques*, c'est à dessein que je l'ai réservée jusqu'à maintenant.

En ce qui concerne les faits, je rappellerai que les maladies intellectuelles sont très rares pendant toute l'enfance, qu'elles ne commencent à devenir plus fréquentes qu'à partir de la période de la puberté. Il est une observation que l'on a faite souvent dans ces derniers temps, c'est que cette psychose se rencontre surtout chez les élèves des deux sexes des établissements *d'éducation supérieure* et l'on en a conclu que l'école est la cause de ces maladies. Ces accusations avaient déjà été portées par Guentz (1), Laehr (2),

(1) GUENTZ, Wahnsinn der Schulkinder, in *Zeitschrift für Psych.*, 1859, t. XVI.
(2) LAEHR, *Zeitschrift für Psych.*, XXIX et XXXII.

etc., et surtout par Hasse (1). Celui-ci a accusé franchement la surcharge scolaire et il a appuyé ses accusations sur
neuf observations. Mais les cas cités par lui ne sont pas
concluants. Presque tous les hommes compétents se sont
prononcés contre lui. Une enquête faite par ordre du ministre des cultes prussien à cette époque a montré que d'autres établissements d'aliénés ne donnaient pas de résultats
semblables. Quatorze chefs d'établissements d'aliénés sur
seize ont répondu par un *non* catégorique, à la question de
savoir si dans le cercle de leurs observations, il était arrivé
que des troubles intellectuels aient été déterminés chez des
écoliers exclusivement et même principalement par surcharge
de travail scolaire ; plusieurs des personnes interrogées ont
répondu qu'elles avaient même fait des observations contraires, et que la fréquentation des écoles supérieures était une
garantie contre les maladies psychiques.

Il n'y eut que deux chefs d'établissements qui affirmèrent
qu'il y avait relation de cause à effet entre la surcharge scolaire et les psychoses ; encore n'alléguèrent-ils aucun fait à
l'appui de leur appréciation.

Enfin le rapport d'Erlenmeyer (2) récemment publié, est
absolument contraire à l'opinion de Hasse: « Sur 723 malades, il y avait 5 garçons, 2 filles, élèves d'établissements d'éducation supérieure. Ces 7 sujets constituaient 0,9 0/0 de tous les
malades. A ce même âge de 15 à 19 ans, il y avait 21 malades, c'est-à-dire 2,9 0/0 qui avaient cessé de fréquenter
l'école. Il n'est donc pas prouvé qu'il y ait prédominance des
maladies intellectuelles chez les écoliers.

D'après tous les documents rassemblés jusqu'à présent,

---

(1) Hasse, *Ueberbürdung unserer Jugend*. Conférence faite au congrès des médecins aliénistes à Eisenach, 1880.
(2) Erlenmeyer, *Die Erlenmeyer'schen Anstalten*, 1881, p. 59.

et surtout d'après les cas cités par Hasse lui-même, nous pouvons conclure que les troubles intellectuels chez les écoliers et les écolières proviennent surtout *d'influences héréditaires*. Mais nous ne devons pas oublier que, quand il y a prédisposition héréditaire, la violence et la persistance des efforts intellectuels favorisent incontestablement les psychoses. C'est ce que nous pouvons voir également d'après les cas cités par Hasse, ils sont donc à coup sûr très instructifs, parce qu'ils nous avertissent que lorsque cette prédisposition existe, il ne faut donner l'enseignement scientifique qu'avec les plus grandes précautions et qu'il faut surtout éviter les efforts exagérés.

5° *Céphalalgie et Epistaxis.* — La céphalalgie et les épistaxis sont excessivement *fréquentes* chez les écoliers. Becker(1) nous dit que sur 3564 écoliers de Darmstad, il n'y en a pas moins de 974 qui souffrent habituellement de maux de tête, et 405 de saignements de nez. Sur les 731 écoliers de Guillaume (2), 296, parmi lesquels surtout des filles, se plaignaient de douleurs de tête fréquentes, 155 de saignements de nez. Kotelmann (3) a constaté des maux de tête chez 143 écoliers sur 515 et des saignements de nez chez 80 écoliers sur 515.

En général, ces affections augmentent depuis les classes inférieures jusqu'aux classes supérieures. Selon Kotelmann, voici quelle était la proportion de ces désordres dans les diverses classes :

(1) BECKER, *Luft und Bewegung zur Gesundheitspflege in den Schulen*, 1867.
(2) GUILLAUME, *Hygiène scolaire*, 1864.
(3) KOTELMANN, *loc. cit.*, p. 10.

|  |  | CÉPHALALGIE | ÉPISTAXIS |
|---|---|---|---|
| En | sixième | 19 0/0 | 13 0/0 |
| » | cinquième | 9 » | 6 » |
| » | quatrième | 29 » | 18 » |
| » | troisième | 30 » | 13 » |
| » | seconde | 28 » | 19 » |
| » | première | 63 » | 26 » |

La première est donc la plus éprouvée.

Becker, qui a renoncé à faire des constatations plus détaillées au sujet des saignements de nez et de leur fréquence, a trouvé dans le gymnase de Darmstadt, comme proportion d'écoliers souffrant de céphalalgie :

|  |  |  |
|---|---|---|
| En | septième.............. | 31,6 0/0 |
| » | sixième.............. | 17,2 » |
| » | cinquième ........... | 57,9 » |
| » | quatrième............ | 44,7 » |
| » | troisième .. ......... | 45,5 » |
| » | seconde.............. | 37,5 » |
| » | première.............. | 80,8 » |

Il a constaté aussi cette proportion surprenante de la première classe.

La cause de ces deux genres de désordres est très vraisemblablement la même, c'est-à-dire l'hyperhémie, soit active soit passive, tantôt de la muqueuse du nez, tantôt de la muqueuse du cerveau ou des enveloppes cérébrales. L'hyperhémie passive se produit quand, pour une cause quelconque, les veines amènent leur contenu au cœur moins rapidement qu'elles ne doivent le faire, c'est-à-dire lorsque la tête est fortement inclinée en avant, et lorsque la respiration est superficielle.

Quant à l'hyperhémie active, elle se produit quand il arrive à ces parties plus de sang qu'à l'ordinaire, c'est-à-dire sous l'influence d'une activité intellectuelle exagérée, d'une attention trop soutenue. S'il arrive alors plus de sang à la muqueuse du nez, cela s'explique par un fait : c'est que ses artères proviennent d'un rameau de l'artère carotide interne, qui conduit au cerveau.

Les maux de tête et les épistaxis peuvent certainement reconnaître encore d'autres causes. Je compterai dans ce nombre la chaleur rayonnante des poêles, la température trop élevée des salles de classe et d'étude, l'accumulation de l'acide carbonique et de l'oxyde de carbone dans ces salles, l'abondance des matières odorantes désagréables. Toutes ces circonstances, en effet, produisent au moins le mal de tête, même chez les adultes.

6° *Maladies des voies respiratoires.* — Diverses personnes, par exemple Lorinser, Guillaume, Gast, Aufrecht, Buhl et Virchow, ont affirmé que la fréquentation de l'école peut produire *des maladies des organes respiratoires* et spécialement la *phthisie.* La preuve de cette assertion est très difficile à fournir, et ces auteurs ne l'ont pas donnée. La statistique seule pourrait être décisive, mais elle n'est pas assez avancée pour cela.

Les chiffres de Kotelmann ne permettent pas de conclure que la fréquence de cette maladie soit particulièrement grande chez les écoliers ; par contre Hofmann (1) a signalé qu'à Wurzbourg, sur les décès d'écoliers âgés de 6 à 14 ans, 46,3 0/0 étaient imputables à la tuberculose, et aux maladies constitutionnelles qui s'y rattachent.

Du reste il n'est pas invraisemblable *à priori,* qu'il y ait corrélation entre les maladies des organes respiratoires, y compris la tuberculose et l'école. L'air de l'école est impur, très fortement mélangé, surtout de matières organiques et de parcelles de poussière ; à la longue, la respiration de cet air devient funeste aux organes respiratoires et provoque sou-

(1) *Verhandlungen der phys. med. Gesellschaft zu Wurzburg.* 1881.

38

vent, dans d'autres conditions, des maladies analogues. Il y a toujours un certain nombre de sujets qui, soit par conséquences héréditaires, soit par suite de maladies antérieures, ont moins de force de résistance dans les organes respiratoires. On ne peut nier que ces enfants, sous l'influence du mauvais air de l'école, ne soient plus exposés que d'autres aux affections des bronches et des poumons.

7° *Goître scolaire.* — Guillaume est le seul savant qui ait parlé du *goître scolaire.* Il a constaté que parmi ses 731 écoliers, il n'y en avait pas moins de 414 qui avaient le goître, et il admet que cette maladie provient de la position assise des enfants, car elle diminuait sensiblement pendant les vacances. Dans d'autres endroits cependant, on n'a pas remarqué de fréquence particulière du goître chez les écoliers.

8° *Maladies contagieuses.* — J'ai déjà dit ailleurs que l'école est souvent cause de transmission et de propagation des maladies contagieuses. Il ne s'agit pas seulement des exanthèmes aigus, de la coqueluche, de la diphthérie et de la parotidite, mais aussi des maladies contagieuses de la peau, telles que le *favus,* le *scabies,* l'*herpès circinnatus* et l'*herpès tonsurans,* enfin aussi l'*ophthalmie granuleuse* (1). La transmission a lieu en général, et spécialement dans les affections externes que je viens d'énumérer en dernier lieu, par le contact avec les camarades ; en ce qui concerne les affections internes, il arrive que des enfants bien portants, venant d'une maison infectée, apportent la maladie à l'école.

Il peut arriver également que des écoliers atteints de fièvre typhoïde ou de cholérine sont allés aux cabinets de l'école lors du début de cette maladie, les ont infectés et ont communiqué ainsi la maladie à leurs camarades.

(1) Guentz parle aussi de la syphilis parmi les écoliers, *Wiener med. Blatt.,* 1879, 52.

Il est absolument nécessaire de prendre des mesures énergiques contre ces dangers. L'exposé suivant apprendra comment cette protection doit s'opérer : Il paraît nécessaire de préposer des personnes à la surveillance active des écoliers et des règlements suivis à l'école. C'est là une exigence qui s'impose, étant donnés le nombre et la gravité des dangers qui menacent la santé des élèves. On devrait réunir en commission un médecin, un pédagogue et un architecte qui auraient le droit et le devoir de faire des inspections régulières à l'improviste ; lorsque les circonstances ne permettent pas de former une commission semblable, la tâche devrait incomber à un médecin.

Pour l'Autriche, le règlement du 9 juin 1873 prescrit de former auprès de chaque directeur d'école de district une commission spéciale permanente d'hygiène scolaire, dont un médecin devrait toujours faire partie à titre de membre ordinaire. Celui-ci donnerait son avis dans les questions sanitaires, il indiquerait le moyen de remédier aux conditions défectueuses, il ferait des inspections et celles-ci feraient l'objet d'un rapport. A Washington, depuis 1855, un médecin accompagne le « *Commitee of trustees* » dans chacune des inspections qu'il opère et donne son avis sur la salubrité des locaux.

Le service de surveillance est encore mieux organisé à Bruxelles (1) et à Anvers. Dans chacune de ces villes, il y a huit médecins chargés de ce service ; ils doivent trois fois par mois opérer des inspections des écoles et des écoliers et pour chacun de ces derniers, remplir un bulletin spécial. A Anvers, l'état de santé de tous les externes est établi deux fois par semaine par un médecin des pauvres qui doit veiller particulièrement aux maladies contagieuses.

(1) D'après le mémoire de DU MESNIL dans : *Gesundheit*, 1880, n° 17.

Dans le département de la Seine, la surveillance des écoliers a été établie par arrêté préfectoral du 13 juin 1879. Les inspecteurs médicaux doivent toujours être nommés pour trois ans ; ils sont chargés d'inspecter deux fois par mois les écoles et les asiles qui leur sont assignés, et de faire un rapport sur la salubrité des locaux, sur la disposition du mobilier scolaire ainsi que sur la santé des écoliers.

En ce qui concerne l'Allemagne, il n'existe nulle part aucun service de surveillance organisé de cette façon. En Saxe, les médecins d'arrondissement ont été invités à inspecter de temps en temps les écoles, ils doivent aussi donner leur avis sur tous les plans de constructions scolaires ; dans le grand-duché de Hesse, les commissions des écoles d'arrondissement sont chargées de demander l'avis des médecins sanitaires sur tous les nouveaux projets de construction de maisons d'école ; de même en Alsace et dans le duché de Bade, on donne aux médecins officiels le droit de contrôler les plans des nouveaux bâtiments d'école, mais il est évident que ces dispositions seules ne peuvent suffire et qu'il n'y a d'efficace qu'une inspection fréquente des écoles et des écoliers.

Pour que la santé de ceux-ci soit convenablement préservée, il faut avant tout que le bâtiment de l'école soit salubre (1), c'est-à-dire qu'il doit être construit sur un sol perméable, aussi exempt que possible de mélanges organiques, loin d'eaux croupissantes, ou de cimetières, ou d'hôpitaux, un peu élevé s'il est possible, toujours isolé, et la façade principale vers le sud. Le matériel de construction doit être suffisamment poreux pour être pénétrable à l'air, et doit être assez solidement établi.

_____

(1) Voir Varrentrapp, *Deutsche Vierteljahrsschrift für œffentliche Gesundheit.* 1869, p. 465. — Reclam, ibid. 1870, p. 25. — Erismann, ibid. 1876, p. 642. — Zwez, *Das Schulhaus,* 1870.

Il va de soi qu'il ne faut pas habiter une construction neuve avant qu'elle ne soit *séchée* complétement, les raisons pour lesquelles ou construit des sous-sols dans les maisons particulières exigent qu'on en construise aussi dans les maisons d'école. Les salles de classe deviennent plus sèches et l'air du sol n'y arrive au moins pas directement.

La maison d'école (1) ne doit avoir de locaux que pour l'enseignement ou pour le logement des instituteurs. La porte de la maison, le seuil et les escaliers doivent être suffisamment larges, 1m. 50 à 2 mètres pour que les enfants puissent sortir de l'école en bon ordre.

Les escaliers ne doivent pas être en bois, mais en pierre, pour être à l'abri des incendies ; les marches doivent être proportionnées à la taille des enfants, elles doivent avoir au maximum 15 centimètres d'emmarchement, et 3 à 4 décimètres de giron.

Les *corridors* doivent être larges, clairs et aérés et recevoir directement la lumière. Ils doivent être faciles à aérer. Il est bon d'y adapter des *fontaines* aux endroits convenables. Dans les corridors et non dans les salles d'école, doivent se trouver les porte-manteaux, dans le cas où il n'y a pas de vestiaire spécial.

Devant l'entrée des maisons d'école, des escaliers et des classes, on doit trouver des grillages ou des paillassons.

*La salle de classe.* — Dans les grandes maisons d'école, les salles des classes pour les petits enfants doivent se trouver au rez-de-chaussée pour éviter qu'il y ait à gravir des escaliers. Les locaux pour les garçons et pour les filles doivent être munis de portes spéciales et d'entrées particulières. La grandeur de la classe dépend essentiellement du nombre des écoliers à recevoir. L'espace réservé à chaque écolier est en

_____

(1) Le Dr HAHN, conseiller d'école à Dresde, a publié des plans d'écoles modèles.

moyenne, 0.6 mètre carré (banc, table et dossier compris) ;
pour le pupitre du maître, le poële, les passages, il faut calculer 0,6 mètre carré par enfant, en totalité 1,2 mètre carré.
Comme la hauteur de la chambre doit être d'environ 4 mètres
et de 4,5 mètres tout au plus, l'espace cubique de chaque
écolier doit être de 4,8 à 5,4 mètres cubes. Cette mesure est
bien inférieure à celle exigée plus haut par individu (hygiène
du logement) ; mais si l'on voulait exiger pour les écoles ce
qui a été demandé là, l'enseignement deviendrait à peu près
impossible.

Il n'y a du reste actuellement qu'un très petit nombre d'é-
coles qui donnent ces mesures ; ainsi :

Les nouvelles écoles d'Hambourg ne donnent que 0 m. q. 90 de superficie et 3 m. c. 36 de capacité.

Les nouvelles écoles de Dinsbourg ne donnent que 0 m. q. 76 de superficie et 3 m. c. 04 de capacité.

Plusieurs écoles communales de Berlin ne donnent que 0 m. q. 91 de
superficie et 3 m. c. 44 de capacité.

Le docteur Hesse (1) dans ses inspections a même trouvé des
écoles qui ne donnaient à l'enfant que 2 et même 1,1 mètre
cube.

Les lois scolaires sont loin d'exiger dans leur ensemble
les mesures précédentes ; ainsi la loi saxonne n'exige que
2,5 mètres cubes, mais la loi autrichienne 3,8 à 4,5 mètres
cubes, et le règlement de Bâle 4,2 à 4,67 mètres cubes.

La *longueur* de la chambre d'école ne doit pas être prise ar-
bitrairement. Elle doit être juste assez longue pour que même
les élèves assis au dernier banc puissent voir nettement et
sans effort ce qui est écrit au tableau. Cela n'est possible qu'à
une distance de 10 mètres, pourvu que les chiffres et les
lettres aient une hauteur de 3 centimètres 1/2.

La *largeur* de la salle de classe doit être telle que même

(1) *Jahresbericht des Landes Med. Colleg. in Sachsen pro 1878.*

les élèves les plus éloignés de la fenêtre reçoivent encore assez
de lumière. Nous savons par expérience que cela n'est possible que lorsque la largeur ne dépasse pas 7 mètres, même
quand les fenêtres montent aussi haut et descendent aussi
bas que possible.

La forme la plus convenable pour une salle d'école est donc
un rectangle dont le côté long comporte au maximum 10 mètres, dont le petit côté est de 7 mètres, la superficie étant
donc de 70 mètres carrés et le volume, selon la hauteur, de
280 à 315 mètres cubes. Il ne doit guère y avoir plus de
60 élèves dans un tel local : un nombre plus élevé est absolument inadmissible, parce qu'il faudrait des dimensions
plus grandes et qu'alors le maître ne serait plus en état de
dominer sa classe.

Pour les maisons d'école qui n'ont qu'une classe, le système
Ferrand est certainement le meilleur : c'est la forme polygo-
nale, murs creux, plafond creux, constructions en fer et en
briques. Il a l'avantage d'une grande solidité, il permet de
bien éclairer et bien aérer, il facilite le chauffage. La forme
plaît à l'œil, elle permet d'étaler des cartes murales, des dessins, et facilite la surveillance (1).

La salle d'école doit recevoir une quantité suffisante de
lumière tempérée. Il faut d'abord que le bâtiment tout entier
soit isolé, qu'il ne soit pas à l'ombre d'autres maisons ou
d'arbres ; il faut en outre que les ouvertures soient aussi hautes, aussi nombreuses et aussi larges que possible. A cet
effet, les piliers intermédiaires doivent être aussi peu nombreux et aussi peu épais que le permet la solidité du bâtiment ;
les fenêtres doivent monter jusque près du plafond et descendre jusqu'à la hauteur des tables (0 m. 8) ; la superficie
totale des fenêtres doit égaler au moins un sixième de la super-

(1) Voir COHN, *Die Schulhygiene auf der Pariser Weltausstellung*, 1878, p. 6.

ficie totale du plancher (ordonnance autrichienne et ordonnance saxonne). Cohn exige même pour chaque pied carré de plancher 30 pouces carrés de verre, et Ferrand veut que la grandeur des fenêtres soit au moins le tiers de la superficie de la chambre. Plus il y a de lumière, moins il y aura de myopes.

La lumière doit venir *du côté gauche*, car elle ne produit ainsi aucune ombre gênante. La lumière venant de devant est favorable au premier banc, c'est vrai, mais elle aveugle les élèves et en outre elle empêche de voir les tableaux qui peuvent être placés près du maître ; la lumière venant de derrière aveugle le maître et celle qui vient de droite fait de l'ombre à tous ceux qui écrivent.

La lumière venant *des deux côtés* est très agréable et bienfaisante. En outre les fenêtres opposées permettent de mieux *aérer*. Mais les écoles présentant cette disposition sont encore rares, je l'ai rencontrée à Zurich et dans les écoles rurales de la Suisse. Le système Ferrand assure 60 mètres carrés de verre pour 55 mètres carrés de plancher et ce qui est très bon, une lumière d'une égale intensité venant de droite et de gauche.

Quelques auteurs, Javal, Gross se sont prononcés pour la lumière venant d'en haut et en ont vanté les grands avantages. Ces avantages sont incontestables ; mais l'exécution pratique peut rencontrer beaucoup de difficultés.

Pour protéger les yeux contre la lumière directe, il faut des *stores* ; les meilleurs sont en toile écrue et glissent le long de fils de fer. Les jalousies sont très commodes, car elles permettent facilement d'ouvrir les fenêtres, mais elles font trop de bruit lorsqu'il y a du vent. Les persiennes aussi se prêtent facilement à l'ouverture des fenêtres, mais elles laissent passer à travers leurs fentes des filets de lumière qui peuvent occasionner pour les yeux de fâcheux effets de contraste.

En ce qui concerne *l'éclairage artificiel* de l'école, cet éclairage doit fournir à chaque élève une lumière suffisante et autant que possible *uniforme*. La flamme ne doit pas vaciller, ni émettre aucun rayonnement qui puisse nuire à la vue; enfin les produits de la combustion ne doivent pas rendre l'air trop impur. D'après tout ce que nous savons jusqu'à présent, l'éclairage au gaz est celui qui paraît le mieux satisfaire à ces conditions, lorsque les becs sont placés à une hauteur convenable au-dessus des têtes et qu'ils sont pourvus d'abat-jour en tôle, noirs extérieurement et couverts d'un enduit clair à l'intérieur, lorsqu'en outre, ils sont munis de verres. Sans les verres, la lumière vacille. Il serait fort pratique aussi de se servir de la flamme du gaz pour la ventilation.

Pour 7 enfants, il faut au moins 1 bec de gaz. Pour qu'il vienne beaucoup de lumière de gauche, il faut placer aussi plusieurs becs sur le mur de gauche.

Après le gaz, il faut recommander l'huile. Ce liquide dans de bonnes lampes ne laisse pas de produits de combustion fâcheux. On peut aussi se servir de pétrole.

Zoch (1) a dit qu'à égale intensité de lumière, le pétrole produit plus d'acide carbonique que l'huile et le gaz ; d'après les constatations d'Erismann (2), cette assertion n'est pas exacte ; cependant il faut tenir compte des dangers d'incendie qu'il présente.

Chaque salle d'école doit avoir une *ventilation artificielle*. Les enfants en âge d'aller à l'école ont besoin, comme on l'a vu, d'un espace de 12 à 20 mètres cubes, si l'on veut que l'air reste salubre, mais à l'école on leur alloue tout au plus 5 mètres cubes, souvent rien que 2,5 mètres cubes et même moins.

(1) Zoch, *Zeitschrift für Biologie*, 1867, III, p. 117.
(2) Erismann, *Zeitschrift für Biologie*, 1876, XII, p. 315.

Il arrive donc fatalement que l'air ne tarde pas à s'altérer.

Admettons que pour une salle de classe, présentant les dimensions indiquées plus haut (10 mètres de long, 7 mètres de large, 4 mètres de hauteur), il y ait 60 écoliers de 8 à 10 ans environ, ceux-ci rejettent par heure 1260 grammes d'acide carbonique, ou, comme 2 grammes d'acide carbonique font un litre, ils exhalent 630 litres de ce gaz. Puisque la salle contient 280 mètres cubes, elle contiendrait 112 litres d'acide carbonique si elle était remplie d'air atmosphérique pur, et au bout d'une heure de classe, elle en contiendrait $630 + 112 = 742$ litres, c'est-à-dire plus du sextuple de la quantité normale s'il n'arrivait pas d'air nouveau et si l'air impur n'avait pas d'issue. En outre, l'air expiré contient de la vapeur d'eau ainsi que des combinaisons volatiles. L'air de la classe est de plus souillé par les émanations de la peau qui contiennent également de l'acide carbonique, de l'eau et des acides organiques volatils, ainsi que de faibles quantités d'ammoniaque.

L'ensemble de la perspiration insensible d'un enfant de 9 ans, en 1 heure, est de 24 grammes ;

L'ensemble de la perspiration insensible d'un enfant de 11 ans, en 1 heure, est de 27 grammes ;

L'ensemble de la perspiration de 60 écoliers, en 1 heure, est donc de 1,500 grammes.

En analysant l'air dans les salles d'école, on constate en effet des impuretés considérables ; ainsi Pettenkofer a trouvé qu'au bout de 2 heures une salle d'école de 10,000 pieds cubes, où il y avait 70 écoliers de 9 à 10 ans, contenait pour 10,000 volumes, 72 volumes d'acide carbonique, et que 5 salles d'école non aérées contenaient pour 10,000 volumes, 23 à 49 d'acide carbonique. Baring a trouvé dans les classes du gymnase de Celle, pour 10,000 volumes, 20 à 50 d'acide carbonique ; dans les classes des écoles primaires de Celle,

90 d'acide carbonique et même dans une classe primaire 120
parties d'acide carbonique ; Roscoe a constaté dans une
salle d'école anglaise pour 10,000 volumes, 23 à 31 parties
d'acide carbonique.

D'après les recherches de Breiting (1), la teneur en acide
carbonique était :

| | |
|---|---|
| Avant le commencement de la leçon . . . . . . . | 2,21 0/00 |
| Avant le premier repos . . . . . . . . . . . . . | 6,87 » |
| Après le premier repos. . . . . . . . . . . . . | 6,23 » |
| Le matin, à la fin de la leçon . . . . . . . . . | 8,11 » |
| L'après-midi avant le commencement de la leçon. | 5,52 » |
| L'après-midi à la fin de la leçon . . . . . . . . | 9,36 » |
| L'après-midi dans la salle vide. . . . . . . . . | 5,72 » |

On voit d'après ces chiffres, jusqu'à quel degré et avec
quelle rapidité la quantité d'acide carbonique augmente pendant la classe.

En ce qui concerne la teneur de l'air de la classe en *humidité*, je me bornerai à reproduire les valeurs trouvées par
Schottky (2) en humidité. Tant que nous ne saurons pas exactement dans quelles limites le degré d'humidité est favorable
à notre santé, il sera inutile d'entrer dans les détails. Schottky
a trouvé :

Pour le chauffage au moyen de l'air chaud, 55 à 78,5 degrés d'humidité
relative ;
Pour le chauffage au moyen de l'air dans une chambre vide, 46 à 67,6
degrés d'humidité relative ;
Pour le chauffage au moyen d'un poêle à régulateur, 59 à 68,4 degrés
d'humidité relative ;
Pour le chauffage à l'eau chaude, 63 à 70,75 degrés d'humidité relative ;
Pour le chauffage au moyen d'un poêle de faïence, 61,7 à 69,0 degrés
d'humidité relative.

(1) *Breiting*, dans la *Deutsche Vierteljahrsschrift, für œffentliche Gesundheitspflege*, 1870, p. 1.
(2) Schottky, *Zeitschrift für Biologie*, 1879, p. 551.

### Dosage de l'acide carbonique.

*Méthode de Pettenkofer.* — Absorption de l'acide carbonique d'une quantité mesurée d'air par une solution de baryte caustique, et dosage par l'acide oxalique de la baryte caustique qui ne s'est pas combinée avec l'acide carbonique. On prend un flacon de 5 litres en verre d'un blanc pur, ce flacon étant parfaitement sec à l'intérieur ; au moyen d'un soufflet on le remplit de l'air provenant de la salle de classe, on verse rapidement la solution de baryte, 100 centimètres cubes environ, on ferme l'orifice au moyen d'un bouchon de caoutchouc, on remue à plusieurs reprises, on laisse reposer 20 minutes, on enlève le bouchon, et on titre avec la solution d'acide oxalique en se servant d'un indicateur : on préfèrera le papier de curcuma à l'acide rosolique.

Solution de baryte employée, 7,0 grammes pour 1000,0 gr. d'eau.
Solution d'acide oxalique employée, 2,8636 gr. pour 1000,0 gr. d'eau.
Le flacon contenait 5000 cm. cubes ;
On y a versé 100 cm. cubes de solution de baryte caustique, ce qui correspond à 0,098 gr. de $CO^2$ ;
Il a fallu ensuite 00 cm. cubes de solution d'acide oxalique, ce qui correspond à 0,060 de $CO^2$ ;
Par conséquent 0,038 gr. d'acide oxalique, se sont combinés avec la baryte caustique.
Or, 0,001 de $CO^2 = 0,5$ cm. cubes de $CO^2$ ;
Par conséquent, le flacon de 5000 cm. cubes contenait 19 cm. cubes de $CO^2$ ;
L'air de la salle contenait donc, pour 1000 cm. cubes, 38 cm cubes de $CO^2$ , c'est-à-dire 0,38 0/00.

Il faut enfin tenir compte de la pression et de la température au moment de l'opération, pour réduire ce nombre à ce qu'il serait avec une pression et une température normales : ce qui se fait avec la formule :

$$X \text{ (volume cherché)} = \frac{V \times B}{760. \ (1 + 0,0367 \times T)}$$

dans laquelle V indique le volume connu, B la hauteur barométrique, T la température.

Hesse [1] a simplifié le procédé ; il prend un verre de 100 centimètres cubes, il emploie une solution de 0,5727 d'acide oxalique par litre et une solution de baryte, dont 1 cm. cube neutralise 0,2 grammes de cet acide oxalique, et il ajoute préalablement l'indicateur (acide rosolique) à la solution de baryte. Il ferme le flacon, après l'avoir rempli d'air au moyen d'un double capuchon en caoutchouc, et il pratique dans le capuchon inférieur une fente, destinée à recevoir la fente de la pipette. Cette dernière est très utile. Pour opérer un dosage très exact, il suffit d'employer le procédé d'Angus Smith, la méthode minimétrique, qui a été excellemment modifiée par Lunge.

*Méthode de Lunge.* — On ferme au moyen d'un bouchon de caoutchouc à 2 tubulures un flacon de 50 centimètres cubes ; à travers ce bouchon passent deux tubes de verre, dont l'un descend presque jusqu'au fond du flacon, tandis que l'autre recourbé en R dépasse un peu le bouchon latéralement. Le bout extérieur du second tube de verre porte un tube de caoutchouc de 25 centimètres de long, sur lequel on pratique une incision longitudinale nette près du flacon.

Pour se servir de l'appareil, on y verse 7 centimètres cubes d'eau de baryte (6 grammes p. 0/00) bien claire ; on introduit une seringue de caoutchouc dans le bout extérieur du tube de caoutchouc et l'on comprime la seringue. L'air s'échappe par la fente longitudinale. Si maintenant on abandonne la

[1] Hesse, *Zeitschrift für Biologie*, XIII, p. 394; XIV, p. 29.

seringue à elle-même, elle absorbe l'air non par la fente qui se ferme comme une soupape, mais par le premier tube qui descend jusqu'au fond du flacon et dont le bout se trouve dans l'eau de baryte. Après avoir ainsi opéré, on agite, on examine s'il se produit un trouble notable, on renouvelle l'opération s'il le faut, jusqu'à ce qu'à travers le liquide on ne puisse plus reconnaître une croix foncée qu'on a tracée sur une bande de papier qu'on a ensuite appliquée au flacon.

| 4 fois le remplissage de la seringue équivalent à une teneur en acide carbonique de . . . . . . . . . . . . . . . . . | | | 2,20 0/00 |
|---|---|---|---|
| 5 fois | — | — | — 1,76 » |
| 6 » | — | — | — 1,48 » |
| 7 » | — | — | — 1,26 » |
| 8 » | — | — | — 1,10 » |
| 9 » | — | — | — 0,98 » |
| 10 » | — | — | — 0,88 » |
| 11 » | — | — | — 0,80 » |
| 12 » | — | — | — 0,74 » |
| 13 » | — | — | — 0,68 » |
| 14 » | — | — | — 0,63 » |
| 15 » | — | — | — 0,58 » |
| 16 » | — | — | — 0,54 » |
| 17 » | — | — | — 0,51 » |

On admet en opérant ainsi que chaque remplissage de la seringue correspond à peu près à 25 centimètres cubes d'air.

Une autre méthode de dosage de l'acide carbonique est celle de Regnault qui sert en même temps au dosage de l'eau. On trouvera les détails dans les traités de physique.

### Dosage des substances organiques.

Pour opérer ce dosage, on se sert d'une solution de permanganate de potasse ou d'une solution alcaline d'argent. On prend un flacon propre de 5 litres, on le remplit de l'air à analyser, puis on y fait couler 100 centimètres cubes d'une de ces solutions fortement étendues dont on connaît le titre;

on ferme aussitôt, on agite vivement, on laisse reposer et l'on détermine, d'après les règles de l'analyse de l'eau, le degré de réduction qui s'est opéré dans le liquide.

### Détermination de l'humidité.

On procède :

1° Au moyen de l'hygromètre à cheveu, tel que celui de Saussure, de Klinkerfues, de Koppe, ou au moyen de l'hygromètre à paille de Wolpert.

2° Au moyen de l'hygromètre à condensation (de Daniell).

3° Au moyen du psychromètre (d'August).

4° Au moyen de l'atmomètre (de Prestel, de Pliche).

5° Au moyen d'agents chimiques qui absorbent l'eau (ordinairement la chaux).

Le meilleur appareil pour l'analyse de l'air d'une salle de classe est, le psychromètre d'August, celui qui du reste fonctionne avec le plus de précision, et pour l'emploi duquel on se sert d'un tableau *ad hoc*. Dans les observations, il faut, avant de faire la lecture, agiter l'instrument afin de produire le mouvement d'air nécessaire. Il est bien plus simple de se servir de l'hygromètre de Klinkerfues, mais celui-ci donne des résultats bien moins dignes de confiance.

Je n'ai pas besoin d'entrer dans plus de détails sur les *dangers* de l'air impur d'une salle d'école. Le séjour dans ce local trouble les opérations chimiques de la respiration, et par suite entrave la formation du sang ainsi que la nutrition ; il peut même, s'il se prolonge, ou si les impuretés sont considérables, produire des phénomènes toxiques déterminés par l'action des combinaisons organiques volatiles ou par celle de l'acide carbonique. Car il résulte des célèbres expériences de Gavarret et de Hammond, que ce dernier n'est pas seul l'agent toxique ; elles ont prouvé qu'un air vicié produit des effets toxiques même après l'élimination de l'acide carbonique. La pâleur, la mollesse, et la langueur des écoliers, et aussi leurs maux de tête, ne sont produits dans beaucoup de cas, que par un long séjour dans un air vicié.

### Nécessité de l'aération.

Dans ce qui précède, on a vu la quantité d'air qui est nécessaire par heure aux enfants. Il ne s'agit plus que de savoir si pour les écoles, nous devons nous en tenir à la règle qui a été admise pour les habitations privées, si nous devons admettre qu'une teneur de 0,7 0/00 en acide carbonique, soit la plus forte qu'on puisse admettre. Nous devrons, en toutes circonstances, viser à ce résultat, car il ne faut pas oublier que l'écolier en classe respire un peu moins profondément. Néanmoins on a considéré que cette limite peut être rarement atteinte dans les écoles. Selon Pettenkofer, on doit considérer comme limite une teneur de 1 0/00 en acide carbonique, selon Poumet et Grassi une teneur de 2 0/00, selon Leblanc une teneur de 5 0/00. Admettons la règle de Pettenkofer, nous trouvons alors (formule de Schultze et de Maercker), pour 60 écoliers âgés de 12 ans la valeur suivante :

$$y = \frac{0,015}{0,0010 - 0,0005} \times 60 = 1800 \text{ mètres cubes.}$$

Si la capacité de la salle de classe est de 300 mètres cubes, il faut que l'air soit renouvelé 6 fois par heure. Ce renouvellement n'est pas possible sans courant d'air. Si l'on veut renouveler l'air, sans que cet inconvénient se produise, le renouvellement ne devra pas être produit plus de 3 fois par heure. Dans ce cas, on ne donnerait à l'enfant que 15 mètres cubes. Nous arrivons ainsi à un cercle vicieux, mais toujours à la nécessité d'opérer l'aération aussi abondamment qu'il est possible, et d'augmenter autant que possible le cube d'air par écolier.

La ventilation *naturelle* nous est d'un puissant secours ; elle appelle de grandes quantités d'air pur, surtout lorsque la différence de température est considérable, et elle élimine des quantités égales d'air vicié. Ainsi Pettenkofer a trouvé, dans sa chambre de 75 mètres cubes, pendant une heure, pour une différence de température de :

| | | | | |
|---|---|---|---|---|
| 20° C. | un renouvellement d'air naturel de | 95 mètres cubes | | |
| 19° C. | » | » | » » | 75 » » |
| 4° C. | » | » | » » | 22 » » |
| 4° C. | et une fenêtre étant ouverte » | » | 42 | » » |

Il va de soi que cette ventilation naturelle ne suffit pas pour les écoles ; nous devons recourir à d'autres moyens.

Le procédé le plus simple consiste à mettre des carreaux de ventilation dans les fenêtres et à les ouvrir toutes les fois que le temps le permet. Les plus pratiques sont ceux qui tournent autour d'un axe horizontal et que l'on peut manœuvrer de l'intérieur de la classe en leur donnant une inclinaison telle que l'air provenant de l'extérieur prenne la direction du plafond (1). Grâce à cette disposition, les élèves assis au voisinage des fenêtres ne sont pas incommodés comme quand on ouvre des carreaux mobiles autour d'un axe vertical. Les soupapes de Sherringham ont également paru très utiles pour les écoles.

Guillaume a conseillé de pratiquer tant dans le voisinage du plafond qu'au plafond même, comme dans le plancher, des ouvertures qu'on recouvrirait d'une gaze fine ; par ces dispositions, en effet, le renouvellement de l'air est notablement facilité.

---

1) Une disposition bien préférable consiste dans l'emploi des carreaux perforés, dont l'invention est due à M. Léon Appert, maître verrier. La ventilation est ainsi régulière et permanente, tandis que l'éclairage reste excellent.

Dans beaucoup d'écoles de l'Amérique du Nord, on a
adopté « des ventilating shafts » c'est-à-dire des conduits par
lesquels l'air entre et sort. Worthen a proposé de faire entrer,
entre les poutres et le plancher, par des tubes de plomb de
3/4 de pouce, l'air extérieur dans une caisse basse, qui se
trouverait fixée à la partie supérieure de la table de l'écolier,
et qui présenterait vis-à-vis de la bouche de l'enfant assis,
une ouverture fermée par une toile de fil de fer, et d'adapter
dans la muraille à quelques pieds au-dessus de la tête des
enfants, des ouvertures de sorties donnant issue à l'air impur.
Dans nombre de villes anglaises, on a adopté le système de
Pott : au-dessus de la salle court le long du mur extérieur, une
corniche creuse en métal avec une cavité supérieure et inférieure. La cavité supérieure qui est percée de trous du côté
de la salle de classe est reliée à la cheminée et entraîne l'air
vicié ; l'air pur du dehors pénètre dans la cavité inférieure
et se répand dans la salle par un grand nombre de petites ouvertures. C'est donc là déjà une méthode de ventilation
qui cherche à utiliser une source de chaleur. On atteint bien
mieux ce but au moyen des appareils de chauffage. Nous allons voir comment.

Les ventilateurs mécaniques peuvent aussi être employés
dans les grandes écoles (1). Ainsi la Real-schule et l'école
industrielle de Hambourg sont aérées par des forces mécaniques. Une machine à vapeur installée dans la cave met en
mouvement deux ventilateurs qui prennent de l'air frais
à un canal d'air, courant sous le sol de la cave et qui
le chassent en partie à travers les grands réservoirs du
chauffage de l'air, en partie directement, dans des canaux
verticaux. Les courants froids et chauds dans ces canaux

(1) La ventilation mécanique est appliquée en grand dans les nouveaux bâtiments
de l'École centrale des Arts et Manufactures, à Paris.

peuvent être réglés dans les salles d'école au moyen de soupapes; ces canaux débouchent cependant dans des ouvertures communes, de sorte que l'air froid et l'air chaud peuvent se mélanger. Le même appareil sert pour la ventilation en été, avec cette différence que l'air ne passe pas par les chambres chauffées et que l'on peut au besoin le refroidir au moyen d'appareils d'arrosage.

Pour la plupart des écoles, on s'efforcera d'aérer en été, en ouvrant les fenêtres ou les carreaux de ventilation, en hiver, au moyen de poêles. Mais quelle que soit la méthode employée et en quelque saison que l'on se trouve, il est absolument nécessaire, pendant le temps consacré au repos, d'ouvrir les portes et les fenêtres, car c'est la méthode qui agit le plus facilement et qui procure l'air le plus sain.

*Le chauffage des écoles* (1) était encore antihygiénique il y a une dizaine d'années, car, en général, non seulement les salles étaient chauffées de l'extérieur, le plus souvent du corridor, de telle sorte que les poêles ne pouvaient pas produire de ventilation, mais en outre on se servait de poêles de fonte. Il est certain maintenant que ces derniers ne répondent pas aux exigences de l'hygiène, qu'ils sont plutôt nuisibles. Je n'entrerai pas ici dans les détails de l'histoire de cet important chapitre, cela m'entraînerait beaucoup trop loin, mais d'après Sainte-Claire Deville, Troost, Thénard, Coulié, Wolffhügel, et quelques autres savants, voici ce qui peut être considéré comme acquis :

1° La fonte chauffée au rouge peut décomposer l'acide carbonique ; en absorbant de l'oxygène, elle produit de l'oxyde de carbone.

---

(1) MULLER, *Luftheizung und Kohlenoxydvergiftung in Archiv. der Pharmacie*, VIII, 4. — HELLER, *Eulenberg's Vierteljahrsschrift*, 31, 1, p. 160. — WOLFFHUGEL, *Zeitschrift für Biologie*, XIV, p. 506. — FORSTER et VOIT, *ibid.*, XIII, p. 1. — HORNEMANN, *Hygienische Abhandlungen*, 1880.

2° Lorsque le fer est chauffé au rouge, il se produit de l'oxyde de carbone, par la réaction de l'oxygène sur le carbone de la fonte.

3° Lorsque la fonte est chauffée au rouge, il se produit de l'oxyde de carbone avec des produits de combustion particuliers, par l'effet de la combustion des poussières atmosphériques sur la surface rouge de la fonte.

Si ceci est exact, les poëles de fonte, puisqu'ils se trouvent dans des espaces clos, présentent certains dangers quand ils sont au rouge. Il est donc évident qu'ils doivent être *bannis*, particulièrement des salles de classe dans lesquelles l'air est par lui-même moins bon, et où la poussière de l'air étant plus abondante peut par sa combustion entraîner plus d'inconvénients.

On ne peut prévenir ces inconvénients, qu'en empêchant le métal de s'échauffer trop fortement, par exemple en garnissant le poële avec des pierres.

*L'oxyde de carbone est-il dangereux en toutes proportions ?* Vogel et Wolffhügel croient qu'il est inoffensif quand sa proportion est inférieure à 2,5 0/00 ; mais selon Fodor, il est dangereux même à la proportion de 1,5 0/00 ; il l'est encore dans la proportion de 0,5 0/00, lorsque son action est prolongée ; Hempel est arrivé au même résultat et Gruber croit que la limite de la nocuité se trouve à 0,5 0/00, peut-être à 0,2 0/00. Une teneur de 0,5 0/00 en oxyde de carbone produit sur moi personnellement des effets toxiques incontestables (chaleur des joues, maux de tête, malaise, vertige).

### Dosage de l'oxyde de carbone.

1° *Essai spectroscopique du sang.* — Vogel a pu, au moyen du spectroscope, déterminer 2,5 0/00 d'oxyde de carbone ; en l'absence de l'oxygène, il a reconnu jusqu'à 1 0/00 d'oxyde de carbone. Hempel dit avoir déterminé de la même manière 0,5 0/00, en se servant d'animaux vivants.

2º *Essai au chlorure de palladium.* — On peut se servir de la solution ou du papier réactif. Dans ce dernier cas, on met le papier humecté, sur le fil de platine, dans un flacon de 10 litres, plein de l'air à essayer, et on bouche ce flacon. Il se produit une coloration gris-noire au bout de 12 à 24 heures quand l'air contient 0,15 0/00 d'oxyde de carbone; au bout de quelques minutes quand il en contient 1,5 0/00. Mais l'ammoniaque et l'hydrogène sulfuré peuvent donner la même coloration. La méthode perfectionnée de Fodor tient compte de ces derniers gaz. Voir in *Deutsche Vierteljahrsschrift für œffentliche Gesundheitspflege,* XII, 393.

On peut chauffer convenablement les salles d'école au moyen de poëles à double enveloppe. On sait comment ils sont disposés. L'air pur et froid venant de l'extérieur afflue par un canal au périmètre inférieur d'un espace intermédiaire qui entoure l'appareil de chauffage; il s'y échauffe, monte et s'échappe de la périphérie de cet espace qui forme manteau, pour entrer dans la chambre. Parmi ces poëles on distingue ceux de Péclet, Leras, Genest et Herrscher frères, Chilson, Mott, Meidinger, Meissner, Wolpert.

Ces poëles doivent être garnis de matière réfractaire, et on doit pouvoir régler l'ouverture des tuyaux au moyen de tiroirs. Il paraît nécessaire également que l'air qui entre dans la salle d'école puisse absorber de la vapeur d'eau; il suffit pour cela d'adapter au poële un récipient plat rempli d'eau. Il faut aussi prendre des mesures pour l'évacuation de l'air impur.

Pour les grands bâtiments scolaires on a adopté assez généralement, depuis quelque temps, le système de chauffage *central* (calorifère), surtout au moyen de l'air. A cet effet on dispose dans le sous-sol un poële de fonte ou de faïence et on l'entoure d'une double enveloppe. De cette enveloppe partent des conduits qui se rendent aux diverses salles. Il communique lui-même par un canal spécial avec l'air extérieur. Aussitôt qu'on chauffe le poële, cet air afflue vers le man-

teau et il s'élève de celui-ci dans les canaux verticaux pour
aller, par des ouvertures à registres, se répandre dans la
salle de classe. Des tuyaux spéciaux conduisent au dehors
l'air vicié.

Ce système a eu beaucoup de peine à se propager. On lui
a reproché de trop *dessécher* l'air et de mélanger à cet air
très souvent des matières répandant une mauvaise odeur ;
on a même dit qu'il introduisait dans les salles de l'oxyde de
carbone (Kaiser et Vollert). Ces deux objections étaient fondées ; mais on a appris à éviter ces inconvénients ; on rend l'air
humide en disposant des réservoirs d'eau sur son parcours ;
on prévient la formation des mauvaises odeurs en nettoyant
avec soin tous les canaux, on empêche la formation de produits de combustion nuisibles en construisant les calorifères
d'après des plans perfectionnés.

Depuis ces perfectionnements, on s'est engoué du système
de chauffage central par l'air. Il a été adopté dans tous les nouveaux bâtiments scolaires de Hambourg, à l'exception d'une
très petite école, ainsi que dans tous les établissements scolaires qui ont été construits à Berlin depuis 1872. On l'a également adopté dans la grande école primaire de la Johan-
nisstrasse à Stuttgart, dans toute une série d'écoles de
Dresde, de Chemnitz, de Leipzig, de Duisburg et d'autres
villes. Je puis en dire autant de Rostock, où l'on a construit
une nouvelle école, dans laquelle on a installé ce mode de
chauffage.

En Saxe et en Bavière, on préfère le système Kelling, qui
permet, dans une certaine mesure, de séparer la ventilation
et le chauffage.

Dans tout système de chauffage de l'air, il est nécessaire
que ;

1° L'air affluant passe dans un appareil qui *arrête la poussière* ;

2° Que le calorifère soit *garni de terre réfractaire et bien étanché* ;

3° Que l'air ne soit jamais chauffé au-delà de 50° à 60° C., et qu'il puisse être mélangé d'air froid ;

4° Que l'air ait le *degré d'humidité* voulu ;

5° Que l'entrée de l'air soit répartie sur *plusieurs orifices* ;

6° Que l'air vicié puisse être évacué par des issues spéciales.

*Le chauffage à l'eau* se rencontre à la *Johannisschule* de Hambourg, à l'école primaire de Nordhaus, dans 21 écoles communales, dans 3 gymnases, dans une Realschule, dans une école industrielle et dans 2 écoles de filles de Berlin. Au collège de Terreaux et à Neufchâtel, il n'a pas donné de bons résultats ; la température n'était pas uniforme, et quand le froid était rigoureux, elle était trop basse.

On a employé aussi le *chauffage au moyen de la vapeur*, par exemple à l'école primaire de Winterthur. On en est très satisfait. A l'école Wallach, à Washington, un système de ce genre, mais un peu modifié, n'a pas suffi pour donner une chaleur convenable.

Les discussions sur la valeur hygiénique des divers systèmes de chauffage, ne sont pas encore closes. J'éviterai donc d'entrer dans des détails à ce sujet ; je me borne à renvoyer aux mémoires originaux (1).

La température, pendant la saison chaude, ne doit pas être inférieure à 16°, ni supérieure à 19° C.

(1) SCHOTTKY, *Zeitschrift für Biologie*, 1879, 1. — FORSTER. et VOIT, *ibid.*, 1877, 1 et 305. *Bericht über die Untersuchungen der Heizungs et Ventilationsanlagen in den stædtischen Schulgebæuden Berlins*, 1879.— WOLPERT. *Theorie und Praxis der Ventilation und Heizung*, 1879. — JACOBSTHAL, *Niderrhein. Correspondenzbl. für œffentliche Gesundh.* VII, 163,

Il doit y avoir, dans chaque classe, au moins un *thermo-mètre* (pas au voisinage du poële) pour permettre de constater la température de la chambre. Dans chaque salle de classe de l'Amérique du Nord, il y a deux thermomètres; ils sont suspendus à des hauteurs différentes et contre des murs opposés.

Les murs doivent être peints à la colle, avec une couleur grise ou bleuâtre, non toxique. Les couleurs foncées absorbent trop de lumière, et la couleur à l'huile ne convient pas, parce qu'elle diminue la perméabilité du mur pour l'air.

Le plancher doit être en *bois aussi dur que possible,* afin de céder moins de parcelles de sa substance; il doit être passé à l'huile; la matière la meilleure et la plus économique pour cet usage est l'*huile de lin chaude*. Le plancher ainsi enduit est plus facile à nettoyer, il se fendille moins et dure plus longtemps. Guillaume a recommandé un enduit spécial qui arrête l'humidité, facilite la propreté, étouffe le bruit, tient chaud en hiver et frais en été.

En ce qui concerne les *bancs d'école*, on est arrivé à être parfaitement d'accord sur les principes d'après lesquels ils doivent être construits. Autrefois, personne ne s'occupait de cette question; aujourd'hui tout le monde en reconnaît l'importance.

Un banc d'école bien conditionné doit, dans toutes ses parties, être approprié aux dimensions du corps de l'enfant; il doit donc être toujours construit d'après des mesures fixes. Or la longueur du mollet des écoliers, depuis la plante du pied jusqu'au genou est de 29 à 49 centimètres; selon l'âge et la grandeur du sujet, elle est à peu près 2/7 ou 28 1/2 0/0 de la longueur totale de l'enfant. La hauteur du banc, c'est-à-dire la distance du siège à l'appui des pieds, doit être égale à cette mesure; quand elle est plus grande, l'enfant ne peut pas appuyer ses pieds.

La hauteur verticale, entre la face postérieure de la table et le siège, appelée *différence*, doit être assez grande pour que l'avant-bras, plié au coude, et placé un peu en avant, repose commodément sans que les épaules de ce côté aient besoin d'être élevées. Cette différence doit être égale aussi à la distance entre le coude du bras tombant librement et le siège du banc, plus environ 1,5 centimètre ; ce supplément est nécessaire parce que le bras qui s'avance pour écrire est un peu plus haut que le coude (en montant depuis le siège). La distance susdite, plus 1,5 centimètre, est égale approximativement au 1/7ᵉ de la longueur du corps. Une différence plus considérable force l'enfant à élever et à avancer l'épaule droite, ce qui l'expose au danger de prendre une attitude scoliotique.

L'étendue entre le bord postérieur de la table et le bord antérieur du siège, ou la *distance*, devrait être égale à *zéro*, ou même être *négative* ; car, si cette distance est positive, l'enfant tendra à se pencher en avant, à trop approcher la tête de son cahier ou de son livre et s'exposera à contracter la myopie ; de plus le tronc tout entier se courbera en avant, par suite la poitrine et le bas ventre se rapprocheront, les excursions du diaphragme seront entravées, la respiration et la circulation seront troublées.

On est cependant obligé de maintenir un écartement entre la table et le banc afin que les enfants arrivent à leur place et en sortent plus facilement. Pour s'assurer cet avantage, on peut du reste rendre cette distance variable, en disposant la plaque de la table de façon qu'on puisse la retirer, ou en faisant le siège de telle façon qu'on puisse l'écarter de la table. Les pédagogues sont opposés à ce système, parce que les élèves peuvent facilement en abuser pour troubler la classe.

Tout banc d'école *doit avoir un dossier*, parce qu'il n'y a pas d'enfant qui soit capable de rester assis, le dos droit, pendant une heure et davantage, sans que son dos soit *appuyé*. Parmi les différentes attitudes du corps, il n'y en a qu'une dans laquelle on puisse persister longtemps, c'est celle pour laquelle la plus grande partie de la charge tombe un peu en arrière de la tubérosité ischiatique, dans un plan passant par cette tubérosité et par la pointe du coccyx. Même dans cette attitude, il faut un effort musculaire pour maintenir le buste droit ; mais les muscles se fatiguent au bout d'un certain temps et dès lors fonctionnent incomplétement.

Quand il en est ainsi, le tronc de la personne assise s'incline en avant et se courbe, comme un ressort fixé par en bas, chargé par en haut. Le dos doit donc être soutenu, le banc scolaire doit avoir un dossier. La meilleure forme pour celui-ci est celle qui soutient la région des reins, lorsque le corps a l'attitude indiquée plus haut comme étant la meilleure.

La partie caractéristique de la colonne vertébrale est la courbure lombaire, convexe en avant. Plus elle est complétement développée, plus le tronc est droit et se présente bien. Développer cette courbure autant que possible, c'est le moyen le plus certain de prévenir la scoliose. C'est pourquoi le dossier doit contribuer à développer la courbure en question. Quand le dossier est vertical, le corps glisse en avant, et par suite la colonne vertébrale prend, dans sa partie inférieure, une courbure contraire à la direction normale. Le dossier ne satisfait à sa destination que s'il permet au corps de s'appuyer en arrière, au-dessus d'un point saillant situé dans la région lombaire (H. Meyer [1]).

(1) H. Meyer, *in Virchow's Archiv*, 1867, 1. — Fahrner, *loc. cit.* — Frey, *loc. cit.* — Hermann, *in Monatsblatt für œffentliche Gesundheit*, 1879, 8. — Schildbach, *Die Schulbankfrage*, 1872. — Nikati, *Recherches d'hygiène scolaire*, 1879.

Pour ces motifs, le *dossier en croix* doit être signalé comme étant le meilleur au point de vue théorique ; c'est une planche fixe, horizontale, large de 6 à 8 centimètres, arrondie aux bords, et dont l'arête supérieure, presque au même niveau que le bord postérieur de la table, pénètre dans la cavité de la courbure lombaire ; ce dossier offre un appui aux coudes, ce qui est très important ; il permet ainsi de fixer les épaules et de soulager la partie dorsale de la colonne vertébrale ; enfin il soutient d'une façon permanente la partie la plus faible de la colonne vertébrale, pendant qu'on écrit, si toutefois on s'en sert convenablement.

D'après ce qui précède, le dossier ne doit jamais être tout à fait vertical. Frey, qui n'est pas partisan du dossier en croix ordinaire, demande un dossier en croix et vertical.

En Saxe, on a également adopté une combinaison de ces deux genres de dossier, avec une inclinaison de 1/12, beaucoup de pédagogues ayant déclaré que le dossier en croix n'empêche pas la fatigue.

Le siège doit être assez large pour que les fesses, les 4/5 de la cuisse puissent y reposer, tandis que le dos touche le dossier, c'est-à-dire qu'il doit avoir de 23 à 38 centimètres de largeur. Quand il est plus large, on perd en écrivant l'avantage de se servir du dossier ; quand il est plus étroit l'enfant ne peut être assis commodément et tranquillement.

Il paraît utile que le siège soit légèrement *évidé*, parce que cette forme empêche le corps de glisser en avant. On obtient le même effet en inclinant un peu le siège d'avant en arrière ; grâce à cette disposition l'enfant est maintenu à sa place. Un siège fait de plusieurs planches étroites n'est pas pratique, parce que l'enfant ne tarde pas à s'y trouver gêné. En tous cas, il faut que le bord antérieur du siège soit *arrondi*,

La *table* doit être assez large pour qu'on puisse poser dessus un grand cahier et qu'il reste encore la place de l'encrier ; elle doit donc avoir à peu près 40 centimètres de largeur. Sa partie antérieure doit être horizontale ; sa plus grande partie postérieure doit être inclinée de telle sorte que le bord postérieur se trouve à 5 où 6 centimètres plus bas que le bord antérieur. La planche pour placer les livres doit être adaptée au-dessous de la table.

Le banc doit toujours être accompagné d'un *appui* pour les pieds, car l'enfant ne peut rester assis tranquillement que si ses pieds sont bien posés. J'ai déjà indiqué plus haut quelle doit être la distance entre cette planche et le siège. Elle doit être assez large pour que le pied y repose tout entier, du talon à l'orteil ; il est commode qu'elle puisse se replier, se hausser et s'abaisser.

Il faut assigner à chaque écolier au moins 50 à 60 centimètres de la longueur du banc ; autrement il serait gêné en écrivant.

Les sièges doivent avoir les dimensions voulues pour chaque classe ; voici, par exemple, les dimensions adoptées dans le royaume de Saxe :

| Classes | Espace occupé par le banc | Hauteur du banc | Largeur du banc | Différence | Distance | Distance quand le siège est mobile | Hauteur du dossier | Hauteur du dossier en croix |
|---|---|---|---|---|---|---|---|---|
| | cent. | cent. | cent. | cent. | cent. | cent. | cent. | |
| Première... | 56 | 33 | 23 | 17,5 | 0 | — 3 et + 8 | 30 | 17 |
| Deuxième.. | 56 | 36 | 25 | 20,0 | 0 | — 3 et + 9 | 32 | 18 |
| Troisième.. | 56 | 39 | 27 | 20,5 | 0 | — 3 et + 11 | 33 | 19 |
| Quatrième.. | 56 | 42 | 29 | 25,0 | 0 | — 3 et + 12 | 35 | 21 |
| Cinquième . | 56 | 45 | 31 | 26,0 | 0 | — 3 et + 14 | 37 | 23 |
| Sixième.... | 56 | 48 | 33 | 27,5 | 0 | — 3 et + 15 | 39 | 25 |

Les écoles élémentaires badoises ont quatre grandeurs pour les diverses catégories d'âges ; à Berlin on a adopté pour les écoles communales trois modèles (pour les classes

inférieures, les classes moyennes et les classes supérieures).
Voici les dimensions de ces trois modèles :

|  | CLASSES INF<sup>es</sup> | CLASSES MOY<sup>es</sup> | CLASSES SUP<sup>es</sup> |
|---|---|---|---|
| Hauteur du banc | 13 pouces | 15 pouces | 17 pouces |
| —	de la table | 21	» | 24	» | 27	» |
| Distance | + 2	» | + 3	» | + 3,5	» |
| Largeur de la table | 12	» | 12	» | 11,5	» |
| —	du siège | 8,5	» | 9,5	» | 10	» |

Voici les mesures de Fahrner pour les bancs :

| Classe | Écoliers | Longueur cent. | N° | Différ. cent. | Dist. cent. | Haut. cent. | Larg. du siège cent. | Haut. du doss. cent. | Écart. entre l'appui et le bord de la table |
|---|---|---|---|---|---|---|---|---|---|
| 1e et 2e | Petits | 109,8 | I | 18,0 | 0 | 28,5 | 16,5 | 16,5 | 19,5 |
|  | Grands | 117,6 | II | 19,5 | 0 | 31,5 | 18,0 | 18,0 | 21,0 |
| 3e » 4e | Petits | 117,3 | II | 21,0 | 0 | 34,5 | 19,5 | 19,5 | 22,5 |
|  | Grands | 126,3 | III | 21,0 | 0 | 34,5 | 19,5 | 19,5 | 22,5 |
| 5e » 6e | Petits | 126,6 | III | 21,0 | 0 | 34,5 | 19,5 | 19,5 | 22,5 |
|  | Grands | 135,9 | IV | 22,5 | 0 | 37,5 | 21,0 | 21,0 | 24,0 |
| 7e » 8e | Petits | 144,7 | IV | 22,5 | 0 | 37,5 | 21,0 | 21,0 | 24,0 |
|  | Grands | 145,8 | V | 24,0 | 0 | 40,5 | 22,5 | 22,5 | 25,5 |
| 9e » 10e | Petits | 146,4 | VI | 24,0 | 0 | 40,5 | 22,5 | 22,5 | 25,5 |
|  | Grands | 158,4 | VII | 25,5 | 0 | 43,5 | 24,0 | 24,0 | 27,0 |

Les anciens sièges étaient tous à un grand nombre de places ; maintenant les sièges se font à quatre places, à deux places et même à une seule place. Les meilleurs sont ceux à deux places, car ils permettent d'adopter une distance *négative fixe* (1), puisque les écoliers, malgré cette distance négative peuvent facilement arriver à leur place, et quand on les appelle, sortir facilement de leur banc, ce qui est extraordinairement difficile avec les sièges à beaucoup de places et à distance négative. En outre le maître peut facilement s'approcher de chaque élève. Les bancs à une seule place n'offrent pas de supériorité particulière sur les bancs à deux places, car sur les bancs à deux places aucun des deux élèves ne gêne l'autre.

(1) Voir plus haut.

Les sièges modernes sont construits essentiellement d'après les principes précédents, qui satisfont l'hygiène ; il y a cependant quelques différences de détail ; ce sont celles-ci qui produisent la diversité des formes. Nous distinguons :

1° Les sièges à *distance fixe* et 2° les sièges à *distance mobile*.

Parmi les sièges à distance fixe, nous avons :

*a*. — Les sièges à *petite distance positive*, employés dans les écoles communales de Berlin, dans les écoles élémentaires badoises et wurtembergeoises, et dans le Palatinat ;

*b*. — Les sièges à *distance négative*, comme dans le système Buchner N° A, dans le système Lickroth ; comme le banc de Hermann et de Parow, le banc de Buhl-Linsmayer, le banc à entailles latérales de Lœffler ;

*c*. — Les sièges à *distance nulle*, tels que le banc de Fahrner et le banc d'école primaire de Leffel, qui ont des entailles permettant aux élèves de se tenir debout entre deux places l'une à côté de l'autre.

Parmi les bancs à *distance mobile*, nous avons :

*a*. — Les bancs à *siège mobile*, tels que le banc de Kaiser et le banc pliant de Gœrtz, le banc d'Ostrowo, le banc de Dewis et Dutrieux (Exposition de 1878, à Paris), le banc scolaire de Guischard à *sièges oscillants*, séparés par des montants, et permettant de rendre à volonté, la distance, positive, pour que l'élève se tienne debout, négative, pour qu'il puisse s'asseoir convenablement.

*b*. — Les bancs à *tablette mobile*, tels que le banc de Kunze, fig. 3 (pour écrire on tire la tablette à soi), le banc de Cohn (la tablette se replie par le milieu) ; tels encore que de nombreux modèles de l'exposition de Paris, par exemple, les bancs de Tellier, de Rudisch, de Wackenroder et de Hoff-

mann, et enfin le banc de Kreyenberg d'Iserlohn; ce banc
possède un dossier formé de deux barres de bois.

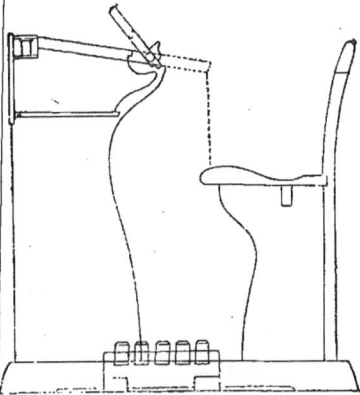

Fig. 2. — Banc scolaire de Wolff et Weiss
de Zurich.

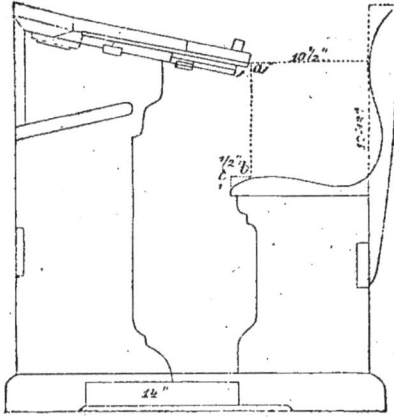

Fig. 3. — Banc de Kunze.

*c.* — Bancs à *tablette et à siège mobile*, comme le banc de
Spohr et Kræmer.

Il y a, en outre, des bancs construits d'après un système
mixte, et d'autres qui sont munis de dispositions spéciales
dont je n'ai pas encore parlé. Je mentionnerai, par exemple,
le nouveau banc scolaire de Zurich, construit par Wolff et
Weiss (fig. 2), disposé de telle sorte qu'on peut le transformer partiellement en pupitre pour la lecture; le banc pupitre ardoisé d'Oeteghem, qui a en guise de table, une plaque
d'ardoise mate, le *banc* (bureau) à *pupitre brisé* de Claparède,
avec lequel on peut faire un pupitre à lecture comme dans le
banc de Zurich, et les modèles pouvant s'adapter à toutes les
tailles d'écoliers, de Lecœur, Bapterosses et de van Haver-
maet.

Les bancs les plus répandus en Allemagne sont le banc de
Fahrner, le banc de Kunze, le banc d'Ostrowo et le banc de

Lœffler. Ce dernier est répandu surtout en Saxe, ainsi qu'en
Alsace.

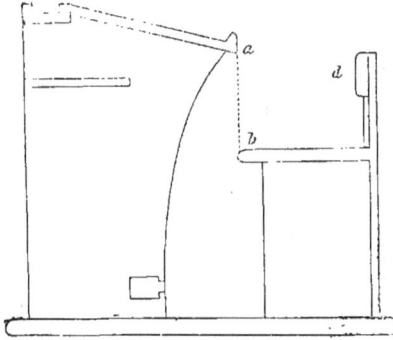

Fig. 4. — Banc de Fahrner.

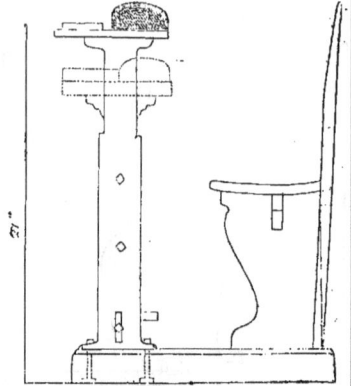

Fig. 5. — Table de travail pour filles,
de Fray.

Les tables de travail pour filles doivent toujours être disposées de telle sorte que les écolières, étant assises, se tiennent comme il faut ; ces tables doivent avoir un dossier convenable et un siège doucement évidé. Les filles ne doivent pas
exécuter de travaux manuels, étant assises sur des bancs
sans dossier, parce qu'elles arriveraient à pencher leur buste
en avant. La table de Frey est très commode : le siège est
légèrement évidé, le dossier monte haut, la table de travail
peut s'élever et s'abaisser (fig. 5).

Les *tableaux* doivent être pleins, et d'un noir mat ; ce n'est
qu'à ces conditions que les lettres et les chiffres s'y marque-
ront bien et que l'œil ne sera pas incommodé. Pour pouvoir
placer ces tableaux convenablement, il est bon d'avoir des
*chevalets* ; il est avantageux surtout d'engager les tableaux
dans des coulisses et de les relier à un système de contre-
poids qui permette de les faire monter et descendre facile-

ment. Sur les modèles et les tableaux, les tracés doivent être grands, nets, faciles à saisir.

Les livres d'école doivent être en papier solide, suffisamment blanc ; il importe que l'impression soit nette, les caractères suffisamment grands (règlement autrichien). D'après Cohn (1) les lettres doivent avoir au moins 1/5 de millimètre de hauteur et 1/4 de millimètre d'épaisseur ; il faut que la largeur de l'approche soit au moins égale à l'intervalle qu'il y a entre les deux jambages d'un n gothique de 1,5 millimètre de hauteur et 1/4 de millimètre d'épaisseur, que l'interligne soit de 3 millimètres, en tout cas de 2,5 millimètres au moins.

Blasius (2) est du même avis, il désire en outre que l'on emploie autant que possible le caractère romain, du papier d'épaisseur uniforme et de l'encre uniformément noire. Javal critique la longueur des lignes, et il affirme que pour le milieu d'une ligne trop longue, le cristallin doit se courber plus que pour les bouts. Cohn et Blasius veulent également raccourcir la ligne et la réduire à 1 décimètre au maximum.

Il faut, pour les raisons précédemment indiquées, ne se servir d'ardoises qu'aussi peu que possible. Le papier des cahiers sera solide, plein, bien collé, suffisamment blanc ; l'encre devra être noire.

Les grandes écoles doivent avoir des salles de dessin, indépendamment des salles de classe. La meilleure disposition est celle qui fait arriver la lumière par en haut. En Italie j'ai rencontré souvent ce système, et j'ai constaté qu'il est très pratique.

Les *lieux d'aisances* ne doivent jamais se trouver dans le bâtiment scolaire lui-même ; mais ils doivent être isolés ou

(1) COHN, *Deutsche Rundschau*, 1880, 25, p. 423 et suivantes.
(2) BLASIUS, *Deutsche Vierteljahrsschrift für œffentliche Gesundh.* 1881, XIII, 3, p. 433.

40

n'être reliés au bâtiment scolaire que par un couloir. Cet
éloignement est nécessaire pour que les gaz des cabinets ne
viennent pas empester l'air des corridors et des classes. Il
faut des fermetures hermétiques soit à la terre, soit à l'eau,
ces dernières connues sous le nom de waterclosets. Les premières (1) ont extraordinairement bien fonctionné dans les
écoles primaires de Lancaster, de Dorchester et d'autres
petites villes. Elles ont le grand avantage d'être complètement inodores, et celui de n'exiger que peu de frais d'installation et de réparation. Elles doivent être vivement recom-
mandées pour les écoles rurales, car il est facile de se
procurer la matière (terre de jardin desséchée à chaud) et
les autres systèmes, quelque bons qu'ils soient, ne sont
guère applicables.

On a été très satisfait des waterclosets dans les nouvelles
écoles des villes suisses, telles que Genève et Neufchâtel;
mais l'installation de ce système coûte cher, et, à la campagne,
quand il se dérange, on n'a pas toujours des ouvriers sachant
faire les réparations qu'il exige assez souvent.

Si l'on ne pouvait installer ni l'un ni l'autre de ces systèmes, il faudrait recourir au système des tinettes ou des cuves.
Nous trouvons les tinettes dans les écoles d'Heidelberg ainsi
que de Weimar, et d'après les rapports publiés jusqu'à présent, on en est très satisfait. Quand on est obligé de conserver
l'ancien système des fosses, celles-ci doivent être bien cimen-
tées ; il faut les vider aussi souvent que possible.

Quand l'école a des filles et des garçons, il faut des cabinets séparés, avec des entrées séparées. On compte un cabinet par 25 enfants. Le siège doit se trouver à une hauteur de

---

(1) Pour ce qui concerne leur installation, voir les manuels d'hygiène, par exemple celui de WILSON, celui de ROTH, et l'ouvrage de LEX (*Militærgesundheitspflege*);
voir l'excellente description qui se trouve dans l'ouvrage *Rural school architecture,*
Washington, 1880.

30 à 45 centimètres ; la cloison de séparation entre les cabinets doit aller jusqu'au plafond. Le sol sera en asphalte ou en ciment pour pouvoir être nettoyé facilement. Il est absolument nécessaire que les cabinets soient *bien aérés* ; le corridor d'accès doit donc avoir deux fenêtres opposées ; quant au cabinet lui-même, s'il ne peut être aéré au moyen de fenêtres, on y fera aboutir un tuyau dans lequel on déterminera un appel d'air permanent, soit au moyen d'un aspirateur, soit plutôt au moyen d'une *flamme*.

Les *urinoirs* seront indépendants des cabinets ; leurs rigoles et leurs parois de fond seront en ardoise ou en ciment ; ils devront être arrosés au moyen d'eau coulant constamment, si c'est possible.

Toute école enfin doit pouvoir être approvisionnée d'eau potable, soit que cette eau arrive par une conduite, soit qu'on la prenne dans un puits, lequel doit être loin des fosses d'aisances. Il doit y avoir une place de jeu, à proximité de l'école.

C'est aux autorités secondées par le service de santé qu'il incombe de s'occuper de l'installation et de l'entretien de toutes les dépendances de l'école. Quant aux maîtres, ils doivent veiller à ce que l'on en use d'une façon conforme à l'intérêt de la santé de leurs élèves. Ainsi les maîtres eux-mêmes doivent prendre régulièrement la température des classes ; ils doivent tenir la main à ce que les fenêtres et les portes soient ouvertes pendant les récréations, à ce que pendant les classes, l'aération soit produite par les autres moyens dont on dispose, à ce que les salles soient tenues proprement.

Mais ils doivent surtout veiller à ce que les écoliers se tiennent bien, car il n'existe pas de banc construit de façon à *forcer* l'écolier à se tenir droit pour écrire ; le banc le mieux fait ne peut pas l'empêcher de prendre une attitude vicieuse. C'est donc au maître qu'il appartient d'intervenir. Certes, si les bancs étaient mauvais, il lui serait difficile d'obtenir des élèves une-attitude droite ; mais, avec des bancs bien faits, il peut obtenir ce résultat, parce que ces bancs sont adaptés à la conformation du corps.

Un autre genre de surveillance, très important également, c'est la surveillance que le maître doit exercer sur le genre d'impression des livres employés par les écoliers ; le maître doit rejeter tous les livres dont l'impression ne convient pas.

### Nombre d'heures de classe. — Devoirs à la maison. Plans d'études (1).

En Allemagne, le nombre des heures de classe par semaine est, en moyenne, de 20 à 22 pour la classe inférieure de l'école primaire ; sur ce nombre il y a 16 heures réparties sur quatre jours de la semaine, 6 à 8 heures pour les deux autres jours. Dans les classes supérieures de l'école primaire et dans les gymnases, le nombre d'heures est de 30 à 32 par semaine, et il y en a de 22 à 24 réparties sur quatre jours de la semaine.

Les médecins ont déclaré que ce nombre d'heures était *trop élevé* et ils ont demandé qu'il fût diminué. Il est incontestable qu'un total de 20 à 22 heures par semaine, est exagéré pour des enfants de six ans, d'autant plus que c'est subitement qu'ils sont soumis à cette contrainte. Il serait dans l'intérêt de la santé de ces élèves, de les soulager partiellement.

Quant aux élèves des classes supérieures, ils ont aussi un nombre d'heures très élevé ; néanmoins c'est précisément

(1) Voir le *Bericht über die Versammlung des Deutschen Vereins für œffentliche Gesundheitspflege zu Dresden,* à Dresde, 1878.

en se plaçant au point de vue de l'hygiène qu'on évitera de
plaider en faveur d'une diminution du nombre d'heures de
classe, car dans beaucoup d'endroits, le temps qui serait enlevé à l'école serait repris par l'atelier, et l'on ne peut guère
permettre le travail d'atelier à des enfants de six à sept ans.
Je partage complétement, à cet égard, les opinions que nous
avons entendu développer par Alexi, à la réunion de la Société allemande d'hygiène publique.

Pour ce qui concerne les écoles supérieures, les gymnases
et les Realschule, on peut incontestablement recommander
de diminuer le nombre des heures de classe dans les cas où
cette diminution peut se concilier avec le but de ces écoles.
En effet, c'est précisément dans les écoles supérieures que
la quantité de devoirs à faire à la maison est plus considérable, et les élèves passent plusieurs années dans ces mêmes
écoles. Or les pédagogues eux-mêmes nous disent que l'on
peut satisfaire aux programmes en diminuant le nombre des
heures de classe. Par conséquent, si ce résultat est possible,
il faut ne rien épargner pour l'atteindre. Mais la question ne
serait pas encore assez étudiée pour être résolue ; c'est pourquoi je me bornerai à revendiquer, au nom de l'hygiène, le
soulagement des écoliers.

Il en est de même pour ce qui concerne la quantité des
*devoirs à faire à la maison*. Elle est trop considérable, cela
est bien certain, et tous les élèves, à part quelques-uns qui
sont doués d'aptitudes exceptionnelles, ont grand peine à supporter le fardeau. N'est-il pas exagéré que les élèves de gymnase, de neuf à dix ans, bien doués, aient à travailler chez
eux, deux heures entières par jour, et ceux de quatorze ans
trois heures ?

Ces enfants n'ont plus assez de temps pour se récréer,
pour jouer, pour prendre leurs ébats ; ils finissent du reste

par en perdre l'envie, tant ils sont surmenés et accablés. Ce que demande l'hygiène, c'est que l'on fixe pour les diverses classes un temps de travail et non une sorte de pensum, et qu'on détermine ce laps de temps, non d'après les élèves les plus brillants, mais d'après ceux de *capacités moyennes;* c'est qu'une conférence de professeurs établisse un plan de travail, et que les professeurs veillent à ce que ce plan soit suivi rigoureusement.

Les élèves des classes élémentaires du degré supérieur, ne doivent pas avoir à faire plus d'une heure et demie de devoirs à la maison par jour : les élèves des classes du degré moyen ne doivent pas avoir plus d'une heure de devoirs. Dans les classes inférieures des écoles supérieures, l'enfant ne doit pas travailler chez lui plus d'une demi-heure ou d'une heure et demie au maximum ; dans les classes moyennes de ces mêmes écoles, son travail à la maison ne doit pas dépasser une heure ou deux heures ; dans les classes supérieures, il ne doit pas dépasser deux ou trois heures et demie. Le dimanche, pas de devoirs à la maison (thèses II et III des rapporteurs du congrès de la Société allemande d'hygiène publique, à Dresde, 1878).

En ce qui concerne *la répartition des matières d'enseignement* pour les diverses heures de la journée, les matières techniques obligatoires, sauf l'écriture, doivent être étudiées dans l'après midi, et les matières scientifiques obligatoires, dans la matinée. Cette distribution est nécessaire pour obtenir plus d'attention et de vigueur intellectuelle, car, quand un élève a travaillé quatre heures le matin, il ne peut pas, dans l'après-midi, déployer toute son élasticité intellectuelle. Il paraît tout aussi nécessaire de faire *alterner* les matières qui exigent une grande contention d'esprit avec celles qui n'en demandent qu'une moins considérable, par exemple le latin avec l'histoire, le grec avec la géographie, etc...

Est-il opportun de placer dans la matinée l'enseignement tout entier, du moins celui des gymnases? On ne le sait pas encore. Actuellement la plupart des pédagogues et beaucoup de médecins se prononcent contre ce changement ; les médecins estiment que cinq heures d'enseignement le matin seraient funestes. Dans un rapport qui a suivi le congrès de Dresde de la Société allemande d'hygiène publique, on recommandait la suppression de l'enseignement dans l'après-midi pour les grandes villes, sous le prétexte que l'on ferait disparaître ainsi l'obligation de faire deux fois le chemin de l'école. A donner franchement mon avis, il me semble que ce motif est *bien mal choisi*, car ces allées et venues sont très profitables aux écoliers. La proposition du Dr Koch (1) au contraire mérite d'être retenue : c'est de *supprimer l'enseignement de l'après-midi* et de le remplacer par des promenades avec le professeur, par des jeux scolaires et des excursions botaniques. Dans ces excursions, en effet, l'enfant apprend beaucoup, et, ce qui est par dessus tout important, il apprend à *observer*, il fortifie sa santé physique et se rafraîchit l'esprit.

Pourvu que l'élève soit obligé de prendre part à ces excursions et à ces promenades, on peut sans hésitation permettre les cinq heures d'enseignement de la matinée, car alors on est certain que l'enfant ne perdra pas son après-midi à lire ou à ne rien faire. (Selon Koch, on a essayé les jeux scolaires, sans succès, dans une école de Brunswick. On se propose me dit-on, de les essayer à Rostock).

Il me semble désirable d'étendre jusqu'à dix minutes les petites récréations entre les heures de classe ; on peut mieux aérer l'école, les élèves peuvent prendre leurs ébats

---

(1) *Monatsblatt für œffentliche Gesundheitspflege*, 1880, n° 1.

librement et se reposer l'esprit, ce qui n'est guère possible quand la récréation ne dure que cinq minutes. Certainement la perte de cinq minutes sera bien compensée par ce
que les élèves gagneront en vigueur et en élasticité intellectuelles. Il ne faut pas pour cela raccourcir la grande récréation de vingt minutes dans la matinée, car cette récréation,
indépendamment de ce qu'elle permet aux élèves de prendre
leurs ébats, leur donne le temps de déjeuner.

Lorsque la chaleur est *trop forte*, l'enseignement ne peut être
fructueux, car cette chaleur affaiblit le corps et l'esprit. Quand,
à dix heures du matin le thermomètre marque 25° C. à l'ombre, il faut donner congé pour l'après-midi.

Les *vacances scolaires* en Allemagne comprennent de 10 à
11 semaines par an. Au point de vue hygiénique, ce laps de
temps paraît suffisant pour que l'enfant puisse se reposer.

L'hygiène doit s'occuper aussi de la *méthode d'enseignement*, car cette méthode influe à un haut degré sur le développement physique et sur la santé intellectuelle. Il ne peut
être indifférent que l'on demande aux forces intellectuelles
de l'enfance, des efforts en rapport ou non avec leur âge ;
il ne peut être indifférent que, pour atteindre le même but,
les enfants marchent tranquillement ou soient sans cesse
surmenés et aiguillonnés. Les pédagogues objecteront toujours, il est vrai, que dans ce domaine les hygiénistes sont
incompétents. Mais cette objection ne doit pas empêcher
ceux-ci d'examiner sérieusement la question et de s'exprimer librement sur les points qu'ils considèrent comme essentiels.

Tout le monde (et ce ne sont pas seulement les hygiénistes), demande à l'école de développer harmoniquement les
forces et les facultés intellectuelles et physiques de l'enfant.
Ce but ne peut être atteint complétement et sans inconvé-

nient pour l'individu dans sa période de croissance, que si les professeurs tiennent compte des lois du développement normal, et basent sur ces lois leur méthode d'enseignement. Ils doivent se souvenir sans cesse qu'il y a des relations constantes et intimes entre le corps et l'esprit, qu'il faut que le corps soit bien portant pour que l'esprit le soit également, et qu'il ne s'agit pas seulement de développer quelques facultés isolées, mais qu'il faut les développer toutes, surtout les sens, la volonté et la sensibilité.

Nombre de professeurs ne considèrent l'école que comme un établissement qui sert à donner aux élèves une somme de connaissances aussi grande que possible. L'école cependant doit aussi, comme je l'ai déjà dit, habituer les enfants à *penser par eux-mêmes*, elle doit développer le cœur et le caractère, ainsi que les forces physiques ; elle doit être à la fois un établissement *d'instruction* et *d'éducation*. Ce n'est qu'ainsi qu'elle peut atteindre son but, qu'elle peut y conduire la jeunesse, qu'elle peut lui assurer le maximum de santé et de vigueur physiques et intellectuelles.

De ces considérations dérivent les exigences suivantes de l'hygiène :

1° Les forces intellectuelles doivent être exercées en raison des diverses catégories d'âges ; dans les classes inférieures, il faut exercer la *mémoire*, mais sans rien donner à apprendre par cœur mécaniquement ; dans les classes moyennes, il faut exercer l'élève uniformément à *se souvenir* et à *penser* ; dans les classes supérieures, il faut l'exercer surtout à *penser* ; mais dans toutes les classes il faut l'habituer à *voir* ; les exercices d'enseignement par les yeux devront naturellement être appropriés à l'âge.

2° Il faut élaborer un plan d'études d'après les facultés des élèves de *capacité moyenne* et ne pas s'écarter de ce plan.

Pas de surmenage, de stimulation exagérée, de surcharge de travail. Il faut défendre nettement d'imposer ce qu'on appelle des travaux facultatifs.

3° Toutes les matières de l'enseignement qui ne sont pas absolument indispensables pour le but auquel vise l'école, doivent être formellement désignées comme matières *non obligatoires*.

4° L'école doit exercer systématiquement *les sens ;* elle doit les exercer d'une façon complète par l'enseignement, par les yeux, par des démonstrations dans des excursions, quelquefois par des jeux scolaires.

5° L'école doit admettre dans son plan d'étude, parmi les matières obligatoires, la *gymnastique*, et non à titre secondaire, mais à titre principal, et il faut lui consacrer une heure par jour.

Il n'est pas nécessaire de justifier ces exigences, du moins pour les médecins et les hygiénistes. J'y renonce donc, et je me bornerai à dire quelques mots d'un genre d'écoles qu'on appelle en Angleterre *écoles de demi-temps*, parce qu'elles nous indiquent dans quel sens doivent être dirigés les efforts pour aboutir à réformer la méthode de l'enseignement (1).

Les écoles de demi-temps anglaises ont été fondées pour les enfants occupés dans les fabriques. Ces derniers doivent passer 15 heures par semaine à l'école ; ils y vont soit dans la matinée, soit seulement dans l'après-midi ou pendant toute une semaine dans la matinée ou dans l'après-midi ; ou bien encore ils vont tour à tour un jour entier à l'école, l'autre jour au travail. Comme le samedi est toujours jour de congé, il n'y a que trois heures d'enseignement par jour.

---

(1) Voir le mémoire de Sattler, *Die Nothwendigkeit der kœrperlichen Aus-bildung der Jugend,* dans le programme de l'école principale de Brême pour 1865. Voir aussi Colsmann, *loc. cit.,* p. 150.

Les résultats obtenus dans ces écoles sont très remarquables. On a constaté en effet que les élèves qui recoivent l'instruction apprennent tout autant que les élèves qui passent tout leur temps dans les écoles. Il est surtout un fait qui a été constaté par presque tous les professeurs : c'est que les élèves des écoles de demi-temps sont plus éveillés, ont la pensée plus nette, et comprennent plus rapidement que les autres. Comment expliquer cela ?

Le travail industriel n'est cependant pas éducateur par lui-même et n'éveille pas l'esprit. On comprend bien cependant pourquoi les enfants des fabriques réussissent à l'école malgré le petit nombre d'heures qu'ils y passent. Une première considération, c'est que toute alternance est bienfaisante et stimule l'esprit ; mais ce qui me paraît incomparablement plus important, c'est que les enfants dans les fabriques sont obligés d'apprendre davantage à se servir de leurs *sens*.

L'homme ne sait que par les sens ce qu'il sait et il ne s'approprie pas ce que les sens ne lui transmettent pas. C'est par leur intermédiaire qu'il forme son esprit et ses diverses facultés, et plus il développe ses sens, plus il aiguise son pouvoir d'observation, plus il devient capable de comprendre, de comparer, de juger. Or, l'enfant de fabrique est obligé d'exercer activement ses yeux et son toucher ainsi que son attention tout entière pour apprendre à connaître exactement les objets de son travail. Il devient ainsi plus riche d'expérience et son jugement mûrit. C'est la fabrique qui lui a donné l'enseignement par les yeux, si salutaire et si éducateur.

Une dernière considération, c'est que l'enfant occupé dans la fabrique est mieux accoutumé à être à son affaire et à observer une discipline rigoureuse.

Je ne prétends point conclure de là qu'il soit bon d'envoyer

les enfants dans des fabriques, car celles-ci comportent beaucoup de dangers pour la santé ; je veux simplement dire
qu'il est très utile, qu'il est même nécessaire, dans l'intérêt
du développement général de l'intelligence des écoliers, d'aiguiser chez ces enfants le pouvoir d'observation, d'exercer
leurs sens. En suivant cette méthode, non seulement on re-
posera l'esprit, mais aussi on le soumettra à une sorte d'apprentissage, le meilleur que l'on puisse trouver.

Si à l'école on exerce les sens par la vue de dessins, de
squelettes, de préparations, il faut les exercer aussi en
dehors de l'école, dans les jardins scolaires, qui sont absolument indispensables, dans les bois et dans les campagnes,
par des conversations sérieuses et des promenades sous la
conduite de professeurs ou d'écoliers plus âgés à qui on
puisse accorder toute confiance. Je ne prétends pas qu'il n'y ait
de réforme nécessaire que dans ce sens, je me suis simplement proposé d'appeler encore une fois l'attention sur l'importance qu'il y a à exercer les sens pour développer la santé
intellectuelle.

### Gymnastique de la jeunesse scolaire.

Nous savons que les exercices corporels sont une *récréation*
pour toutes les personnes qui sont restées assises pendant
un certain temps et se sont livrées à des efforts intellectuels;
nous savons en outre qu'en excitant l'activité musculaire, ils
favorisent la circulation du sang et de la nutrition, et qu'ils
donnent ainsi à l'organisme une plus grande force de résistance.

Nous savons aussi qu'ils ont une grande influence sur la
croissance et la tenue. En outre j'ai déjà dit aussi que la gymnastique est un excellent moyen d'éducation morale, qu'elle

forme le caractère, qu'elle rend l'homme courageux, qu'elle
lui apprend à se dominer, et, s'il y a lieu, à agir rapidement.
Voilà pourquoi les exercices corporels doivent être admis
dans le plan d'études des écoles ; voilà pourquoi ils doivent
être *obligatoires* pour les garçons et pour les filles, au moins
après la neuvième année révolue.

L'enseignement de la gymnastique doit être pratiqué d'une
façon *rationnelle*, car lorsqu'il est effectué sans système, non
seulement il n'est pas utile, mais même il devient dangereux.
Il n'y a qu'un moyen d'être certain que l'enseignement sera
donné convenablement, et cette garantie, c'est de ne prendre
que des professeurs ayant été formés avec soin à la gymnastique ; c'est aussi de faire opérer de temps en temps des inspections par les médecins.

Il faut pour l'enseignement de la gymnastique une place
découverte pour les jours où le temps le permet et un hangar couvert. La place doit être très spacieuse, le sol couvert
de gravier ; elle doit être en partie plantée d'arbres pour
que ceux-ci donnent de l'ombre en été. Il est très pratique
que cette place se trouve à proximité du bâtiment scolaire, car il est plus facile alors de faire pratiquer les exercices corporels en les alternant avec l'autre enseignement. Il faut
que la place ait au moins deux mètres carrés pour chaque
élève.

Quant au hangar, il est bon aussi qu'il se trouve à proximité du bâtiment scolaire.

Pour une école de six classes de 50 écoliers, le hangar ne
doit pas avoir moins de 200 mètres carrés de superficie pour
servir aux exercices libres et aux petites manœuvres de discipline. Or, le rapport le plus favorable entre la largeur et la
longueur de ce hangar étant de 1 à 2, ce hangar aurait 20 mètres de long et 10 mètres de largeur.

Quant à la hauteur, il est à désirer qu'elle soit au moins de 8 mètres. Le toit doit être soutenu avec aussi peu de colonnes que possible. Il importe que le local lui-même soit bien éclairé, facile à chauffer et à aérer. Le plancher doit être en bois dans sa plus grande partie; sur une petite étendue il doit être recouvert de tan.

Malheureusement, l'enseignement de la gymnastique n'est pas encore obligatoire partout en Allemagne; il ne l'est même pas encore dans tous les gymnases (il ne l'est pas par exemple à Rostock); il l'est donc encore moins dans toutes les écoles élémentaires, dans toutes les écoles secondaires, et dans les pensionnats de demoiselles. Mais il y a toute une série de villes qui ont rendu obligatoire, pour tous les écoliers qui ont atteint un certain âge et qui n'ont aucune dispense médicale, la participation à des exercices de gymnastique. Telles sont les villes de Berlin, Leipzig, Francfort-sur-le-Mein. Il y a même quelques autres villes qui ont rendu la gymnastique obligatoire pour les filles. A Francfort-sur-le-Mein en 1879, il y a eu 6425 garçons qui ont eu 318 heures de gymnastique par semaine, et 4419 filles qui ont eu 190 heures de gymnastique également par semaine; 186 garçons et 1071 filles n'ont pas pris part à ces exercices. L'enseignement de la gymnastique est de plein droit dans cette ville et il a les mêmes privilèges que les autres parties de l'enseignement. Les heures de gymnastique (deux chaque semaine par classe) sont intercalées entre les autres heures ou s'y rattachent. On ne donne de dispenses que sur présentation d'attestations de médecins.

En dehors de l'Allemagne, l'enseignement de la gymnastique n'est obligatoire qu'en Suède, en Danemark et dans les écoles primaires de Belgique. Pour ce qui concerne la Suède, il existe à Stockholm un *institut central* pour former des professeurs, il est divisé en trois sections dans lesquelles les futurs maîtres suivent les divers cours théoriques et pratiques.

La première section forme des médecins qui se proposent de propager la gymnastique hygiénique ; la seconde forme des maîtres de gymnastique pour les écoles ; la troisième en forme pour l'armée. L'ordonnance du 19 janvier 1863 dispose que l'enseignement de la gymnastique dans les classes inférieures doit être de trois heures par semaine et de six heures dans toutes les autres classes. Au commencement de chaque période scolaire, un médecin vient vérifier si l'état de santé des élèves leur permet de prendre part à la gymnastique. Pendant la période scolaire, les directeurs doivent indiquer au médecin quels sont les élèves qui, à leur avis, se trouvent hors d'état de suivre les exercices de gymnastique.

En Danemark, l'enseignement de la gymnastique est obligatoire déjà depuis 1814 ; on le donne trois fois par semaine dans toutes les écoles normales, une fois théoriquement et deux fois pratiquement.

Dans les écoles anglaises, l'enseignement de la gymnastique n'est pas obligatoire à proprement dire. Par contre, du moins dans les écoles supérieures, les jeux scolaires sont cultivés d'une façon très remarquable, de telle sorte qu'ils remplacent presque la gymnastique systématique. Le jeu de la balle, le cricket, le mail, les quilles, le canotage et la natation, comptent au nombre des occupations régulières de la jeunesse et lui donnent cette souplesse corporelle et intellectuelle dont on regrette l'absence en Allemagne. Wisé, dans ses lettres sur l'éducation anglaise a décrit ce côté si intéressant de l'éducation des jeunes Anglais.

### Punitions scolaires.

Ce qui est vrai des punitions des enfants en général s'applique aux punitions scolaires, c'est-à-dire qu'elles ne doivent jamais *nuire à la santé*. Le châtiment corporel ne doit jamais être excessif, il ne doit pas toucher les parties nobles ; on ne doit pas condamner les enfants à rester assis au point de les priver de la somme de mouvements qui leur sont nécessaires ; quant aux pensums, ils ne doivent pas non plus les priver par trop des récréations indispensables. Voici comment s'exprime à ce sujet la loi Wurtembergeoise (§ 38).

« Pour corriger les élèves, on ne doit se servir que d'une baguette mince de dix centimètres de long et ne frapper que sur la face palmaire de la main ; le nombre des coups ne doit pas dépasser 2 pour les petits enfants et 4 pour les grands ; tout autre châtiment corporel est interdit.

La retenue est admissible comme punition, mais elle doit être surveillée et pour les jeunes enfants elle ne doit pas dépasser 1/2 heure ; 1 heure pour les autres.

Les pensums ne doivent jamais enlever aux écoliers le temps nécessaire pour la récréation ».

---

Je n'ai plus grand'chose à dire sur la prophylaxie des *maladies contagieuses* par l'école, car j'ai déjà traité ce sujet plus haut. Il faut avant tout tenir éloignés de l'école, dès le début de la maladie et pendant un laps de temps suffisant, les enfants malades, selon la nature de la maladie. Il faut même écarter de l'école les enfants bien portants dans les familles desquels règnent des maladies contagieuses. On n'y peut parvenir qu'au moyen de lois rigoureuses et en les exécutant fermement, et avec l'aide des maîtres, ceux-ci devant connaître les prodromes de ces maladies.

Il faudrait que des règles précises prescrivissent la durée pendant laquelle les enfants doivent être tenus éloignés. On trouverait des indications utiles à cet égard dans la loi hollandaise sur les épidémies, que j'ai déjà mentionnée, et dans un décret de la Basse-Autriche du 20 janvier 1880 relatif à la manière de prévenir la propagation des maladies contagieuses dans les écoles, dans les établissements d'instruction et d'éducation. (Cette loi se trouve dans la *Deutsche Vierteljahrsschrift für œffentliche Gesundh*. XIII, 2, 326). Il est évident qu'elle n'est pas exécutable sans l'obligation de la déclaration ; l'exécution devra être confiée à l'autorité sanitaire locale ou à la commission sanitaire scolaire locale.

Les lois qui ont été édictées jusqu'à présent en Allemagne pour prévenir les maladies contagieuses ne traitent presque pas, on l'a déjà montré, le point qui vient d'être indiqué, ou en tous cas, ne le touchent que d'une façon insuffisante. Généralement elles n'expliquent que les conditions dans lesquelles doit être opérée la fermeture de l'école lorsque surviennent des maladies contagieuses, mais l'hygiène exige que le pouvoir législatif intervienne énergiquement pour remédier au mal.

Néanmoins on ne protégera efficacement la santé des écoliers que si les parents coopèrent à cette protection. Nous avons vu en effet que l'école n'est pas seule coupable lorsque les enfants deviennent *myopes* ou *scoliotiques,* lorsqu'ils perdent leur élasticité corporelle ou leur fraîcheur intellectuelle. Il n'en faut pas moins dire et répéter aux parents que les mesures d'hygiène publique en faveur des écoliers ne rendent pas superflue l'hygiène privée et la surveillance qu'ils ont à exercer.

41

Mais que peuvent et que doivent faire les parents à cet égard ?

1°. — En ce qui concerne l'hygiène intellectuelle, ils doivent agir d'après les principes qui ont été précédemment indiqués, afin de ne pas entraver l'école, mais de la seconder. Il est nécessaire avant tout qu'ils renoncent à toute vanité personnelle, qu'ils n'envoient pas l'enfant *prématurément* à l'école, qu'ils ne surexcitent pas son amour-propre, qu'ils ne surmènent pas l'enfant, mais aussi qu'ils le tiennent loin de toutes les distractions qui rendent difficile ou impossible une sérieuse activité de l'esprit.

2°. — Ils doivent veiller attentivement à l'hygiène corporelle. Attendu que l'enfant passe de longues heures dans un local étroit et dans un air plus ou moins vicié, ils empêcheront cet enfant de flâner à la maison et l'enverront se promener en plein air, quand il fera beau. En outre, ils l'empêcheront de lire des livres mal imprimés, de lire et de travailler au crépuscule et sur des meubles mal appropriés à cet usage. Ils surveilleront la tenue, ils interdiront le travail de midi, ils ne permettront pas à l'enfant de *manger à la hâte*.

Il est très utile aussi, avant que l'enfant n'entre à l'école et à des intervalles réguliers, pendant tout le temps qu'il continue à y aller, de faire examiner par un médecin l'état de santé de cet enfant et surtout l'état de sa vue.

### Établissements d'éducation (1).

La vie commune des enfants dans les établissements publics ou privés, où manque totalement la surveillance des parents, exige impérieusement certaines mesures et certaines installations protectrices de la santé.

L'hygiène exige d'abord que l'établissement lui-même où sont placés les enfants ne laisse rien à désirer en général et dans ses détails au point de vue de la *salubrité*. Tout ce qui a été dit sur la situation, sur le sous-sol, sur le mode de construction de l'école, s'applique aussi à l'établissement d'éducation ; c'est-à-dire qu'il doit être isolé, qu'il ne doit pas être dans le voisinage de marais ni de cimetières, qu'il doit être sur un terrain élevé, sec, pur, et construit en matériaux solides et bons au point de vue hygiénique.

Il est nécessaire qu'il y ait des cours, des places de jeux, des jardins ou des bois à proximité. Tout établissement un peu important doit être composé de plusieurs bâtiments dont chacun ait sa destination particulière. Quand on a des garçons et des filles dans un même établissement, ces enfants doivent être dans des divisions complétement séparées.

Dans le bâtiment principal, doivent se trouver les salles d'étude, les dortoirs, le réfectoire et les locaux accessoires.

*Salles d'étude.* — Ces locaux qui sont en même temps des lieux d'habitation et de travail doivent se trouver

---

(1) COURTEILLE, *Hygiène des Collèges*, 1827. — VERNOIS, *Annales d'hygiène publique*, octobre 1868.— ROTH et LEX, *Militærgesundheitspflege*, article *Cadettenhæuser*. — WOLFFHUGEL, *Baier, ærztl. Intelligenzblatt*, XXII, 33.

au rez-de-chaussée ou au premier étage, vers le sud, le sud-est ou le sud-ouest, et si la chose est possible, donner sur un corridor, et n'être réunis que par ce corridor sans communiquer directement entre eux.

Des raisons de santé et de discipline exigent que le nombre des écoliers ne soit pas trop élevé. Selon Roth et Lex (1) les chambres d'habitation dans les maisons de cadets ne doivent recevoir que 7 élèves au plus. La maison de cadets de Lichterfelde assigne généralement une chambre à six élèves ; mais le nouvel établissement de Züllichau (2) donne une chambre à 8 ou 9 élèves ; quant au gymnase nouveau de Joachimsthal à Berlin, il a jusqu'à 11 élèves par chambre ; et des institutions plus anciennes en ont même davantage. On ne devrait pas dépasser le chiffre 7.

Je n'ai pas besoin de donner des détails sur le cube d'air et sur l'aération nécessaire à chaque écolier ; je me bornerai à rappeler ce que j'ai dit plus haut. On se rappelle que le volume d'air a été calculé à :

12 mètres cubes pour les enfants de 8 ans
20     »     »     »     12 »

D'après la formule connue il faut environ 25 mètres cubes d'air pour les enfants de 14 à 16 ans.

Le volume d'air pour les élèves des institutions ne doit jamais être inférieur à ce chiffre ; il leur faut au contraire une mesure plus considérable, parce que les chambres en question sont aussi des chambres de travail et qu'à ce titre, elles doivent être grandes pour être claires. Roth et Lex (3) établissent que le volume d'air pour les cadets doit être de 20 mètres cubes ; la maison des cadets de Lichterfelde donne même 25 mètres cubes ; le nouvel établissement de Züllichau

(1) Roth et Lex, *Militærgesundheitspflege*, II, 1. p. 164.
(2) *Jahresbericht über das Pædagogium und Waisenhaus zu Züllichau*, 1881.
(3) Roth et Lex, *loc. cit.* II, p. 165.

au contraire ne donne que 17 mètres cubes ; la plupart des orphelinats donnent encore moins.

Admettons que 20 mètres cubes soit la mesure moyenne, que chaque chambre ait 7 élèves, et que la hauteur nette de cette chambre soit de 4 mètres ; il faudrait alors que la longueur fût de 7 mètres, la largeur de 5 mètres, pour fournir le volume d'air nécessaire.

*L'aération* doit être aussi abondante que possible. Pour la saison chaude on renforcera l'aération naturelle, en ouvrant avec soin les portes et les fenêtres. Pendant les époques de transition, il est utile d'ouvrir des vitres mobiles autour d'un axe horizontal. En hiver, les poëles augmenteront l'aération naturelle. D'autres mesures ne paraissent nécessaires que lorsque les chambres ont des revêtements d'une épaisseur excessive.

Le meilleur mode de *chauffage* consiste à se servir de poëles à ventilation, qui soient munis de portes fermant hermétiquement. Pour éviter que l'on ne détériore ces poëles et pour ne pas exposer le chauffage à des perturbations désagréables, on fait disposer les portes de ces poëles de telle façon qu'elles ne puissent être ouvertes ou fermées qu'au moyen de clefs spéciales. Un chauffage central combiné avec des appareils de ventilation conviendrait pour de grands établissements. La température des salles pendant l'hiver doit être de 15° R.

*L'éclairage* doit être aussi abondant que possible, la salle doit donc avoir beaucoup de fenêtres munies de grands carreaux. Selon Roth et Lex, le minimum pour chaque écolier doit être un mètre carré de surface de fenêtre. La chambre (pour 7 à 8 élèves) aurait donc 7 à 8 mètres carrés de surface de verre, c'est-à-dire un cinquième de la surface du plancher. (L'ordonnance bavaroise exige en fait de verre un sixième de la surface du plancher).

Pour *l'éclairage artificiel*, ce qui convient en première ligne, c'est l'emploi de l'huile dans de bonnes lampes suspendues, en seconde ligne, l'emploi du gaz, mais il ne faut pas se servir du pétrole, ce liquide pouvant occasionner des incendies. Il faut compter une lampe par élève. (Ordonnance bavaroise de 1874 sur les établissements d'éducation).

*Mobilier scolaire.* — Il faut surtout de bons pupitres de travail, plus des commodes, des planches pour les livres, des chaises. Pour les pupitres, on se guidera sur les principes déjà donnés à propos des bancs, mais chaque pupitre doit former un meuble à part et être disposé de telle façon que l'élève puisse travailler tour à tour debout ou assis et qu'on puisse changer la hauteur du siège et de la table suivant la taille de l'élève. (Ordonnance bavaroise sur les établissements d'éducation.)

Il ne convient pas d'employer des tables communes ainsi qu'on le fait si fréquemment. Avec une table commune les élèves se font de l'ombre les uns aux autres et se gênent en travaillant. Il va de soi que la chambre doit être tenue *propre* et que l'ordre doit être rigoureux.

*Dortoirs.* — Les dortoirs comme les salles d'étude et d'habitation doivent être au rez-de-chaussée ou au premier étage, jamais dans les combles ou dans les sous-sols ; ils ne doivent pas être exposés au nord et doivent être séparés autant que possible des locaux décrits en premier lieu.

Il est très désirable qu'ils soient placés de telle sorte qu'on puisse pratiquer des fenêtres aux deux côtés opposés. Le cube d'air pour chaque lit ne doit pas être inférieur à celui qui a été indiqué pour chaque élève dans sa chambre de travail, c'est-à-dire, 20 mètres cubes. L'ordonnance bavaroise exige 6 mètres carrés de surface et 20 mètres cubes de volume au minimum ; elle ajoute qu'il doit rester une distance de 1, 50 centim. entre les divers lits ainsi que dans l'espace du milieu.

La *ventilation des dortoirs* doit être aussi complète que possible. La meilleure manière de l'obtenir est de tenir les fenêtres (opposées) ouvertes toute la journée, et d'ouvrir pendant la nuit des bouches de ventilation spéciales, afin de chasser le mauvais air. Pour aspirer cet air vicié, il est avantageux de se servir de petites flammes de gaz.

Chaque dortoir doit pouvoir être *chauffé* et *éclairé* convenablement. Pour ce dernier usage, on peut se servir du gaz ; mais il faut que la flamme, du côté de la salle, traverse un verre dépoli pour que l'éclairage ne soit pas trop cru.

Le dortoir doit être surveillé, tant pour des raisons d'ordre qu'à cause des mœurs. Le surveillant peut dormir dans la salle commune ou dans une chambre séparée mais contiguë, de laquelle on puisse voir les élèves.

Les *lits* doivent être de grandeur variable suivant la taille des écoliers. Il est bon qu'ils soient en fer, qu'ils aient un matelas en crin, ou en varech, un traversin également en crin, une couverture en laine. A côté de chaque lit, il doit y avoir un petit banc ou une chaise.

*Réfectoire.* — Le réfectoire doit être assez grand pour tous les élèves. Il faut surtout qu'il soit bien spacieux et qu'on puisse bien l'aérer. Il sera bien placé dans un rez-de-chaussée frais et en communication directe avec la cuisine.

*Locaux pour la toilette.* — Ce n'est que dans les petits établissements qu'il peut être permis aux élèves de se laver dans les dortoirs ; dans les grands établissements, il faut des locaux spéciaux. Ceux-ci doivent être installés près du dortoir ; le sol doit être en ciment ou en asphalte. Dans les salles de toilette bien aménagées, les appareils se trouvent au milieu de la salle, afin que les enfants puissent y avoir accès des deux

côtés, et que l'eau ne puisse pas rejaillir sur les murs. Il doit
y avoir une table en matière imperméable et dans cette table
doivent être fixées des cuvettes en bon état, se vidant auto-
matiquement ou mobiles, pour que l'eau sale puisse en toutes
circonstances être enlevée facilement. Au-dessus de chaque
table de toilette, doit se trouver un robinet d'eau, un support
pour les serviettes et les casiers nécessaires pour le peigne,
le savon et les brosses. Le sol doit être en pente pour que l'eau
répandue se rende d'elle-même dans une rigole ou dans un
tuyau.

*Salle de bains.* — Tout établissement d'éducation doit avoir
une salle de bains. Celle-ci sera, s'il se peut, installée dans
le sous-sol ; elle aura une baignoire et un appareil à douches.
Il n'est pas moins nécessaire que les élèves puissent prendre
des bains de rivière pendant l'été.

*Cabinets et latrines.* — Mêmes observations que celles déjà
faites à propos des écoles. Nombre d'institutions récentes
possèdent des cabinets d'après le système des tinettes adopté
à Heidelberg ; telles sont l'institution de Züllichau et le gymnase de Joachimsthal.

La cuisine, le local pour laver la vaisselle, le local servant
d'office, le garde-manger, et la buanderie doivent être dans
le sous-sol et l'aération en doit être aménagée de telle sorte
que les émanations n'incommodent pas les étages supérieurs.
Les eaux de cuisine et de buanderie doivent être recueillies
par des tuyaux qui les conduisent, soit dans des rigoles, soit
dans des prés à distance convenable.

*Approvisionnement d'eau.* — Il faut avoir de l'eau très
pure et en quantité abondante ; cette eau devra être fréquemment analysée, pour qu'il soit possible de juger si elle
ne cesse pas de répondre à tous les desiderata qu'on est en

droit de formuler, surtout au point de vue de l'hygiène des élèves.

*Enlèvement des ordures.* — Observer les principes généraux ; c'est-à-dire faire porter les détritus de tous genres hors de l'établissement, le plus tôt et le plus loin possible.

*Salles de classe.* — Elles doivent se trouver dans un bâtiment spécial réservé à l'enseignement et être disposées du reste conformément aux règles générales.

*Infirmerie.* — Elle est indispensable. En principe, faire transporter sans retard, à l'hôpital voisin, les élèves atteints de maladies graves, et principalement de maladies contagieuses. Il n'en faut pas moins, cela va sans dire, soigner ces malades en attendant qu'on puisse les transporter. Quant aux élèves qui ne sont que légèrement malades, c'est toujours *dans l'établissement* même qu'il faut les soigner.

L'infirmerie, grande ou petite, doit être complétement séparée des autres locaux de l'établissement ; on l'installera, s'il est possible, dans une baraque spéciale ou du moins dans une partie spéciale d'un autre bâtiment ne servant pas pour les logements des enfants. (Dans le gymnase de Joachimsthal, par exemple, on a réservé pour l'infirmerie le premier étage d'une maison habitée par le trésorier et par l'économe). L'infirmerie, du reste, doit être organisée d'après les principes de l'hygiène des hôpitaux.

Quelque petite qu'elle soit, elle doit avoir deux chambres, dont l'une pour les maladies suspectes ou contagieuses, une tisanerie, une salle de bains, une chambre pour le gardien ou la gardienne, une petite pharmacie.

Les grandes infirmeries ont un nombre plus considérable de chambres de malades, une chambre de convalescents et un cabinet de consultation pour le médecin.

### Genre de vie des élèves.

Il est indispensable que les élèves suivent d'une façon très stricte *un règlement*, que pour se lever et se coucher, ainsi que pour prendre leurs repas, ils aient des heures déterminées, etc. Cette distribution rigoureuse du temps est indispensable au maintien de la discipline et à la conservation de la santé, toujours un peu plus menacée dans des établissements fermés qu'en dehors de ces établissements.

Le *régime alimentaire* a une importance capitale, d'autant plus que la plupart des élèves ont de 12 à 15 ans et qu'à cet âge l'insuffisance de l'alimentation est particulièrement nuisible. La nourriture doit être simple, bien préparée et surtout suffisamment abondante.

De même, pour les soins de la peau, pour la durée du sommeil, il n'y a pas d'autres principes à suivre que ceux indiqués précédemment. Seulement il faut les suivre très rigoureusement.

Les *exercices corporels* sont plus particulièrement nécessaires encore pour les élèves d'institutions que pour les enfants en général, car ces élèves ne peuvent pas jouer aussi librement, et de plus, ils sont exposés à tous les inconvénients qu'entraîne pour la santé la vie en commun d'un grand nombre de personnes ; les exercices corporels offrent le moyen de compenser une grande partie de ces inconvénients. On se conforme à ce principe dans les établissements d'éducation militaire et on obtient de bien meilleurs résultats que dans les autres établissements.

Les exercices corporels sont la gymnastique méthodique, la natation, la danse ; pour les élèves plus âgés, c'est aussi l'escrime. On installera donc des places et des hangars pour la gymnastique, des bassins de natation ; on organisera l'enseignement de la danse et de l'escrime.

Mais qu'on n'aille pas commettre la grande faute de défendre les jeux ou de les empêcher ; il faut, au contraire, les favoriser et donner des places de jeu aux enfants. Les jeux sont un besoin vital pour les enfants ; ils leur procurent une foule d'émotions joyeuses, et celles-ci leur font défaut dans les institutions bien plus que dans la famille. Il faut cultiver surtout les jeux de la balle, les jeux de quille et le billard.

### Classes et études.

Je renvoie à ce que j'ai dit en parlant des écoles, et je me borne à ajouter les excellentes dispositions de l'ordonnance bavaroise si souvent mentionnée. En voici le texte :

« Dans ces institutions, on ne doit pas consacrer à l'enseignement un temps plus long que celui qui est prescrit pour les établissements officiels analogues. Dans toutes les institutions, la classe ne doit pas être suivie immédiatement par l'étude ; il faut laisser entre elles au moins une demi-heure de récréation, si l'on ne peut pas intercaler de la gymnastique, de la natation ou une promenade. L'étude ne doit pas suivre immédiatement le repas de midi ni celui du soir ; elle doit en être séparée au moins par une demi-heure de récréation.

« Il ne faut donner régulièrement à l'étude que le temps strictement nécessaire pour les devoirs à la maison, pour la préparation à l'enseignement des classes et pour les répétitions. Il ne faut pas empêcher les élèves d'étudier isolément, ni entraver le zèle individuel ; cependant les directeurs doivent veiller à ce que cette application au travail ne ralentisse pas le développement corporel. »

### Mesures hygiéniques spéciales.

La vie en commun d'un grand nombre d'enfants, et l'intimité qui en résulte, favorisent la prédominance de mauvaises habitudes parmi eux et surtout celle de la masturbation, dont les fâcheuses conséquences ont été décrites plus haut. Pour prévenir la propagation de ce vice, il faut exercer sur les enfants un contrôle rigoureux.

On doit prescrire que les chambres soient soumises à des inspections fréquentes et inattendues ; il faut veiller surtout sur les élèves dont la mine est suspecte et qui restent longtemps aux cabinets ; tous les enfants sans exception doivent être tenus d'avoir, pendant le sommeil, les mains sur leur couverture.

Pour prévenir les maladies, autant que possible on placera l'établissement sous la surveillance hygiénique d'un médecin, dont les fonctions consisteront, non seulement à examiner si les locaux, l'eau, la nourriture, sont salubres, mais encore à contrôler à des intervalles fréquents et réguliers l'état de santé des élèves. Il est très important surtout de peser les élèves et de mesurer leur force musculaire au dynamomètre ; on calculera, d'après les chiffres que l'on aura obtenus, la ration qui doit être donnée à chaque élève. On devrait enregistrer dans un livre spécial le résultat de ces recherches et de ces observations.

Tout cas de maladie doit être déclaré immédiatement au médecin, c'est à ce dernier de décider sans retard si le malade peut ou non rester chez lui, si l'on peut ou non le recevoir à l'infirmerie. On peut de cette manière prévenir nombre d'épidémies. Si néanmoins il s'en produisait, si la *diphthérie*, la *méningite cérébro-spinale*, *l'ophthalmie granuleuse* venaient à régner dans l'établissement, il faudrait laisser au médecin le soin de décider s'il doit, ou non, être fermé pendant quelque temps.

La prudence commande, même quand il n'y a pas d'épidémies, de faire désinfecter à fond tout l'établissement à intervalles réguliers, de le faire aérer, nettoyer, blanchir, etc. Les époques les plus commodes pour l'exécution de ces travaux sont les vacances de Pâques et les vacances d'automne.

## Le jardin d'enfants (1).

Dans beaucoup de localités d'Allemagne et d'autres pays, on a fondé, à l'exemple de Frœbel, des établissements que l'on nomme *jardins d'enfants* : on y surveille temporairement les enfants et on y fait leur éducation méthodiquement. La disposition et le système de ces jardins d'enfants intéressent aussi l'hygiène, et cela à un haut degré ; il est donc utile d'en parler en détail.

Les jardins d'enfants sont des institutions privées ; ils ont un directeur, généralement une directrice ; l'un ou l'autre est assisté d'une ou de plusieurs gardiennes d'enfants, selon les besoins.

On y reçoit, moyennant une rétribution, des enfants depuis trois ans jusqu'à six ans révolus ; on les accepte pour certaines heures de la journée et on ne s'occupe pas de les nourrir. Ces établissements, à certains égards, ressemblent aux *asiles*, où l'on reçoit également les enfants de cet âge, sans les nourrir, mais ils s'en distinguent en ce qu'on y fait,

(1) *Frœbel's gesammelte pædagogische Schriften*, de 1862 à 1874. — BUHLMANN, *Fr. Frœbel und der Kindergarten*, 1871. — GOLDAMMER, *Der Kindergarten*, de 1873 à 1881. — GEORGENS. *Mutter-und Kindergartenbuch*, années I et II.

non seulement l'éducation physique des enfants, mais encore et surtout leur éducation psychique.

Toutefois, il y a beaucoup d'établissements intermédiaires et beaucoup de prétendus jardins d'enfants qui ne sont en réalité que des asiles.

Un véritable jardin d'enfants comprend une maison et un jardin. La maison doit être, avant tout, *salubre* à tous les points de vue ; elle doit être située de telle façon que l'air et la lumière y entrent en abondance. Les tout jeunes enfants ont besoin d'air et de lumière bien plus que les enfants plus âgés et que les adultes.

Il suffit que la maison soit à un étage seulement ; quand elle a plusieurs étages, les locaux destinés à recevoir les enfants ne doivent se trouver qu'au rez-de-chaussée, pour éviter aux petits enfants la difficulté qu'ils éprouveraient à gravir un escalier.

Il est nécessaire que cette maison ait : un vestibule, un vestiaire, une ou plusieurs salles où les enfants puissent s'occuper, une salle de jeu, une chambre pour les lavages, des cabinets séparés pour les garçons et pour les filles, des chambres pour le personnel enseignant ou de surveillance.

Il serait superflu de donner des détails sur ces divers locaux ; je me bornerai à dire que les salles où l'on occupe les enfants et les salles de jeu doivent être exposées au soleil, et qu'elles doivent être assez spacieuses, surtout les salles de jeu. Comme il faut, pour un écolier 4,5 à 5,7 mètres cubes d'air, le volume d'air nécessaire pour un enfant n'ayant pas encore l'âge d'aller à l'école ne doit pas être inférieur à 3,5 mètres cubes. Ce nombre étant admis pour les salles de travail, il faut le doubler au moins pour les salles de jeu, car sans cela les enfants ne peuvent pas prendre leurs ébats.

Pour ce qui concerne le *chauffage* et l'*aération* de ces locaux, je renvoie aux chapitres spéciaux. Il n'y a guère lieu de traiter de l'éclairage artificiel ; l'éclairage naturel doit être aussi abondant que possible, mais la lumière sera tempérée par des rideaux.

Le sol doit être imperméable, mais sans être trop glissant ; il est avantageux de le recouvrir de plaques *de liège* ; elles ne répandent pas de poussière, mais elles amortissent le bruit et tiennent chaud. Les murs doivent être d'une couleur douce aux yeux, par conséquent bleue ou verte, jamais d'un blanc clair.

Pour ce qui concerne *le mobilier* des salles, il comprend des bancs à bords arrondis, de larges tables également à bords arrondis, des armoires à casiers numérotés contenant les objets destinés à occuper les yeux ou l'attention des enfants.

Le jardin doit fournir aux petits enfants l'occasion de prendre leurs ébats et de jouer en liberté, mais il doit aussi réjouir la vue. Il ne doit pas être situé dans un terrain humide, les chemins seront bien secs, couverts de fin gravier, et ombragés ; on doit y trouver des bancs de repos, des pelouses, une ou plusieurs montagnes de sable pour jouer et des parterres garnis de fleurs (Voir fig. 6, p. 657).

Il est très utile aussi qu'il y ait dans le jardin, pour l'été, des hangars avec plancher, et qu'on donne aux enfants un peu grands de petites parcelles de terrain à travailler.

Le jardin doit être ouvert aux petits enfants, tous les jours à l'exception du dimanche, deux heures dans la matinée et deux heures dans l'après-midi.

*Système d'éducation.* — Le jardin d'enfants a pour mission de préparer à l'enseignement élémentaire les enfants qui n'ont pas encore l'âge d'aller à l'école, en exerçant régulièrement leur corps et leurs sens, et en développant naturellement leurs facultés intellectuelles. Les moyens par lesquels il cherche à accomplir cette tâche sont : des occupations qui développent le penchant à l'activité créatrice et formatrice, les jeux de mouvement, accompagnés ou non de chant, la vue d'objets et d'images, la conversation sur ces objets et sur ces images, ainsi que sur des récits et des poésies. On y ajoute enfin de petits travaux de jardinage.

Tout enseignement scientifique est rigoureusement proscrit ; on ne doit tendre à former l'esprit que par les jeux ou par des occupations qui ressemblent à des jeux.

Tout jardin d'enfants bien ordonné a deux sections : l'une pour les enfants de trois et de quatre ans, l'autre pour les enfants de cinq et de six ans. Dans la première, on n'exerce les enfants qu'à *voir* et à *comparer* ; ils regardent des images, ils jouent à la balle, ils chantent, ils courent les uns après les autres, ils s'occupent à leur guise avec des jeux de construction, avec des planchettes colorées, etc.

Dans la seconde division, les enfants commencent à *perforer, coller, découper des figures*, à faire des travaux de *tressage* et de *pliage*, à *peindre*, à faire des travaux en terre molle, à découper du bois ; ils doivent donc apprendre à analyser et à composer, s'exercer à produire des assemblages et des reliefs plastiques.

Pour les jeux en commun, on réunit les deux divisions dans la salle de jeu ou dans le jardin ; en outre, les enfants plus âgés peuvent, dans ce dernier, travailler aux plates-bandes de fleurs qui leur sont réservées.

Il va de soi que l'on ne se borne pas à former les sens et l'intelligence, mais que l'on développe aussi la sensibilité et le caractère des petits enfants. C'est du moins ce que l'on doit faire dans un jardin d'enfants.

Le système que je viens d'exposer brièvement n'est pas suivi partout à la lettre. Frœbel tenait à ce que l'enfant fût libre de choisir ce qui lui convenait et de le manipuler à sa guise, d'autres pédagogues ont adopté un système contraire, d'autres enfin des systèmes intermédiaires. Il me semble que, de ces diverses manières de faire, la meilleure est celle de Frœbel.

### Utilité du jardin d'enfants.

On a élevé contre les jardins d'enfants certaines objections auxquelles on ne peut méconnaître une certaine justesse, même dans le cas malheureusement assez rare où les locaux sont parfaitement salubres. D'abord l'enfant n'est pas constitué pour être soumis à une contrainte, quelque légère qu'elle soit. Une autre objection très grave, c'est que le jardin propage très souvent les *maladies contagieuses* et qu'il en sera toujours ainsi, en dépit de toutes les précautions qu'on pourra prendre.

Quant à savoir si le système est bon en lui-même, c'est là une question que je ne veux pas discuter. Il y a des pédagogues expérimentés qui ne marchandent pas les éloges ; il y en a d'autres qui affirment que, sous son influence, les enfants deviennent pour longtemps incapables de tout travail intellectuel réglé, de toute occupation sérieuse, parce qu'ils sont habitués à *prendre tout en jeu et en amusement*. Je ne décide pas, car je suis incompétent pour apprécier ; mais, s'il m'est permis de donner mon avis, je dirai qu'il y a dans ce système une idée excellente, qui est de laisser l'enfant exercer ses sens et ses facultés d'observation, de l'habituer à l'ordre, à l'exactitude, à la propreté.

42

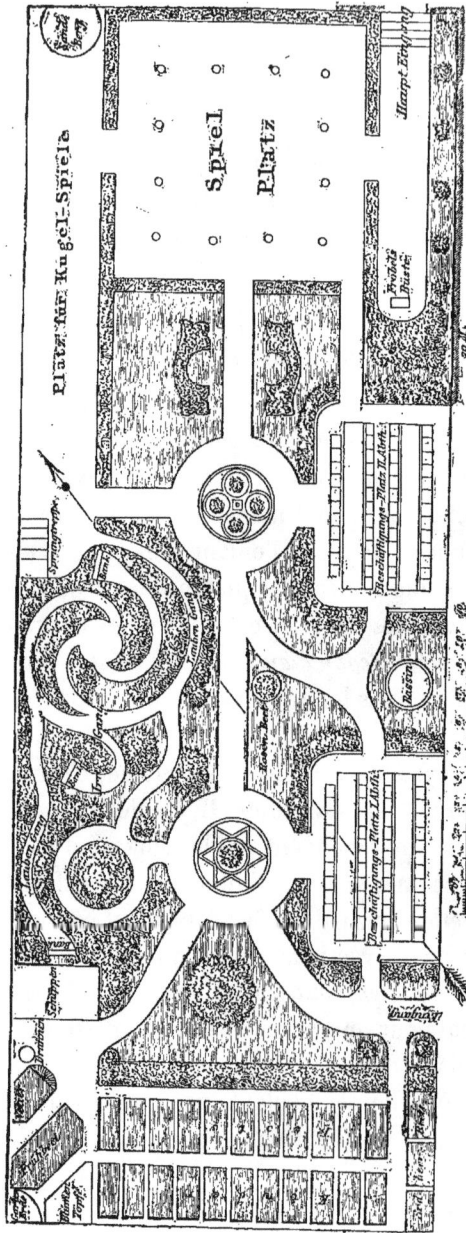

Fig. 6. Jardin d'enfants selon Georgens (jeux et travaux des enfants).

Platz für Kugel-Spiele............. = Emplacement pour jeux de boule.
Spiel Platz....................... = Place de jeu.
Erdbeerbeete..................... = Courbes de fraises.
Kinderbeete...................... = Plate-bande pour les enfants.
Beschæftigungs-Platz, I Abtheilung = Emplacement pour le travail 1re division.
                II                 —                   —         2e —
Rosen Beet....................... = Plate-bande de rosiers.
Bassin........................... = Bassin.
Frœbel's Büste................... = Buste de Frœbel.
Haupt-Eingang.................... = Entrée principale.

Gartenerde... = Terreau.
Blumentœpfe. = Pots de fleurs.
Frühbeet.... = Serres.
Brunnen..... = Fontaine.
Schuppen.... = Hangar.
Bank........ = Banc.
Lauben Gang. = Allée sous feuillage.
Irrgang..... = Labyrinthe.
Sprungtreppe = Escalier pour sauter.
Eingang..... = Entrée.

*Mesures hygiéniques particulières.*

Il est absolument nécessaire de faire surveiller les jardins d'enfants, au point de vue sanitaire, par des commissions d'hygiène ou des médecins-inspecteurs, selon l'organisation locale.

Ce contrôle doit avoir lieu même avant l'ouverture des jardins d'enfants ; il doit de plus s'exercer ensuite à des intervalles réguliers. Il n'y a pas, en Allemagne, de prescriptions légales à cet égard.

En outre, il ne faut pas admettre les enfants avant un certain âge, trois ans révolus ; il ne faut pas admettre d'enfants qui ne soient pas propres de corps et d'habillement. On n'y recevra aucun enfant sans certificat de médecin constatant qu'il n'a aucune maladie contagieuse et qu'il a été vacciné.

Enfin le directeur doit être astreint à veiller aux maladies contagieuses et à écarter immédiatement tout enfant atteint d'une maladie de ce genre.

### Hygiène des enfants occupés dans les fabriques et les ateliers, ainsi que dans l'agriculture.

Dès le siècle dernier, quelques personnes isolées avaient reconnu la nécessité de protéger la santé des enfants occupés dans les fabriques et dans les ateliers. Je me bornerai à rappeler la loi sur les fabriques promulguée par l'empereur Joseph II, loi que j'ai déjà mentionnée dans l'introduction historique. Toutefois, avant le siècle actuel, on ne connaissait guère exactement les dangers qui menacent la vie et la santé de ces enfants ; Robert Peel est le premier qui ait fait faire des recherches sur ce sujet.

L'Angleterre, avec son importante industrie, fournissait des matériaux considérables ; c'est le premier pays qui ait publié des résultats de constatations officielles sur la santé de ces enfants. En 1815, la commission d'enquête instituée par le Parlement découvrit de graves abus. Elle constata que près de la moitié des enfants occupés dans les fabriques et dans les mines de charbons étaient atteints d'affections de la poitrine ou au moins de faiblesse de la poitrine, et que la plupart des autres étaient *très chétifs*. Dans beaucoup d'endroits, les enfants étaient astreints à un travail de quatorze heures par jour dans un air malsain ; en outre la vie de famille était funeste à ces enfants, tant au point de vue physique qu'au point de vue moral.

Le rapport de la commission des fabriques de 1833 à 1834 ne fournit pas de meilleures constatations ; il prouva que les jeunes ouvriers des fabriques étaient atteints, en proportion excessivement élevée, de faiblesse générale, d'affections constitutionnelles, de maladies pulmonaires, de déviations de la colonne vertébrale et de déformations des membres. *La mortalité*, parmi les enfants des fabriques, était relativement très considérable. Rien d'étonnant à cela, car, bien que les lois de 1819 et de 1825 sur les fabriques eussent un peu réduit la durée du travail des enfants, dans quelques métiers, il n'en était pas moins habituel de voir des enfants de 6 à 7 ans travailler aux machines pendant 12 heures par jour, et des enfants plus âgés passer toute la nuit dans des conditions très malsaines.

Des mesures énergiques ne furent prises que quand on eut rassemblé à nouveau un grand nombre de documents qui révélaient des faits désolants. La loi de 1833, qui fut le commencement proprement dit de la législation anglaise sur les fabriques, diminua beaucoup le travail de jour des enfants, défendit de faire travailler la nuit les enfants au-dessous de neuf ans, et ordonna de faire aller à l'école, pour un certain nombre d'heures par semaine, tous les enfants au-dessous de 14 ans qui étaient occupés dans des fabriques.

Des rapports ultérieurs confirmèrent à nouveau les graves conséquences du travail des enfants, mais en même temps ils constatèrent une amélioration lente il est vrai, que l'on peut attribuer aux amendements successifs apportés à la loi sur les fabriques. Ces nouveaux rapports provenaient d'une commission spéciale du travail des enfants, qui, à plusieurs reprises, surtout en 1865, présenta au Parlement des communications étendues, ainsi que du *Privy Council*. D'après les intéressantes constatations de Roberts (1), un enfant en fabrique, âgé de 9 ans, pèse plus que ne pesait en 1835 un enfant en fabrique âgé de 10 ans. D'après lui, les enfants employés dans les fabriques sont assez bien développés, sans être cependant aussi vigoureux que les enfants de paysans. Ils ont

(1) *Lancet*, 1875, II, p. 274.

souvent le *genu valgum*, le *pes valgus*, et vieillissent rapidement, mais la scrofule et le rachitisme ne sont plus aussi
fréquents. La *nourriture* est devenue meilleure; elle consiste
en café, en lait, en pain, en pommes de terre et en bœuf.

Dans d'autres pays, on a fait des recherches semblables
qui ont donné les mêmes résultats. Ainsi, en 1843, en Belgique, une commission fut chargée par ordonnance royale,
de faire des investigations sur ce sujet. En France, ce fut
Sismondi qui le premier appela l'attention sur le travail des
enfants; plus tard la Société industrielle de Mulhouse s'occupa de ce sujet; enfin, l'Académie des sciences morales et
politiques décida de faire étudier la situation de l'ensemble
de la classe ouvrière. Elle en chargea Villermé et Benoiston
de Châteaunau, qui livrèrent leur rapport en 1839. Ce rapport
constatait que les enfants étaient parfois astreints à un travail de 13 à 14 heures à partir de leur 6e année, mais plus
souvent à partir de la 8e à la 9e année; que ce travail avait
lieu dans des conditions très malsaines et que ces enfants se
trouvaient dans un état de santé déplorable. La loi de 1841
ne remédia pas beaucoup à cet état de choses; c'est ce que
révéla sous l'Empire une nouvelle enquête. On déclarait impropres au service militaire, pour défauts corporels ou taille
trop petite, 50 0/0 des conscrits dans les districts de fabriques, 25 à 30 0/0 seulement dans les districts agricoles. Ces
constatations montrent bien l'influence déprimante du travail des fabriques.

En Allemagne, c'est en Saxe que fut dressée la première
statistique sociale; elle fut opérée par les soins de la Société
industrielle de ce royaume. Sept années plus tard, dans ce
même pays, une commission spéciale fit un rapport sur les
métiers et les ouvriers. En 1874, une enquête eut lieu en
Bavière; en 1875, il y en eut une en Prusse et une autre dans

tout le royaume. Depuis lors, les inspecteurs de fabriques, dans leurs rapports annuels, ont fait de précieuses communications sur les jeunes ouvriers. Je reviendrai plus loin sur ces rapports.

### Principales maladies des enfants employés dans les fabriques.

1° *Faiblesse physique générale.* — Elle est incontestablement le résultat d'efforts prématurés et persistants chez les enfants. Pour profiter au corps, au lieu de lui nuire, il faut que l'activité musculaire, comme nous l'avons déjà vu, soit proportionnée aux forces physiques de l'individu et alterne avec le repos à intervalles réguliers. A ce propos, je rappellerai que, chez les enfants de 8 à 9 et 10 ans, la force de traction correspondant à 1 kilogramme du poids du corps est 70 à 75 0/0 de la force de traction par kilogramme chez l'adulte, que l'augmentation du périmètre des muscles ne commence à se produire qu'à partir de la 13e année et qu'à l'âge de 14 ans, la puissance relative des muscles atteint 14 0/0 de la force musculaire de l'adulte.

Il faut donc éviter de demander de grands efforts aux enfants avant qu'ils n'aient 12 ans révolus. D'autre part, je rappellerai que le système musculaire de l'enfant, étant moins résistant, se fatigue facilement, que par suite tout effort persistant de ce système amène plus facilement l'action délétère des produits connus sous le nom de matières fatigantes. On sait, en outre, d'après ce que j'ai déjà exposé, que le besoin de sommeil est plus grand chez les enfants et qu'en ne lui donnant pas satisfaction, on compromet tout l'organisme. C'est ce qui explique comment le travail de nuit est si funeste aux enfants et détermine la pâleur, l'anémie, la perte de la vigueur.

Une autre cause de faiblesse générale est *l'insuffisance de l'alimentation*. Nous le savons en effet : l'homme qui travaille consomme plus que l'homme qui se repose ; quand l'alimentation est insuffisante, le travail musculaire s'effectue aux dépens de la masse du corps ; nous savons en outre que pendant la jeunesse, surtout à l'âge de douze ans et au delà, l'organisme a besoin, pour se former, d'une plus grande quantité de matières nutritives. Nous voyons par là combien est grand, à cet âge, le danger des efforts corporels excessifs sans une nourriture suffisante.

Ce qui contribue en outre à l'insuffisance du développement corporel, c'est le séjour des enfants dans des ateliers *étroits*, *malpropres*, ainsi que dans des logements insalubres ; c'est en outre l'usage prématuré des spiritueux, du tabac et la débauche.

Une autre considération, c'est que très fréquemment les enfants occupés dans les fabriques sont issus de parents en état de *misère physiologique*, de pères ivrognes, de mères épuisées par le travail, que, par suite, ils sont débiles dès leur naissance. Ajoutez à cela que, pendant toute leur tendre enfance, ils n'ont pas reçu les soins nécessaires.

2° *Maladies constitutionnelles ; scrofule*. — Presque tous les rapports nous montrent la prédominance de ces maladies chez les enfants occupés dans les fabriques. Le travail lui-même n'en est qu'en partie la cause. La scrofule ainsi que la tuberculose peuvent se produire lorsque le travail a lieu dans des locaux insalubres, c'est-à-dire humides, mal aérés et poussiéreux. Mais ce qui y contribue aussi, c'est l'insalubrité des logements, l'insuffisance de l'alimentation et la prédisposition héréditaire.

3° *Affections des organes respiratoires.* — Dans nombre de cas, elles sont produites par le séjour des enfants dans des endroits poussiéreux. C'est ce que l'on observe, par exemple, dans l'industrie textile, ainsi que dans les travaux de polissage et d'aiguisage. Ces affections surviennent d'autant plus certainement que les enfants sont soumis plus tôt à ces divers travaux. Dans d'autres cas, ces affections sont déterminées par la respiration d'un air trop chaud ou de gaz délétères, tels que le chlore, l'acide sulfureux ; mais il est incontestable que souvent aussi, elles ont pour cause une prédisposition héréditaire et de mauvaises conditions de logement.

4° *Maladies du squelette.* — Les anciens rapports anglais ont démontré d'une façon très précise la fréquence de la déviation de la colonne vertébrale et des membres, le *genu valgum* et le *pes valgus*, chez les enfants occupés dans les fabriques ; les rapports récents en fournissent de nouvelles preuves. La cause de ces maladies peut consister dans la permanence d'une mauvaise attitude, dans la prolongation de la position assise, le tronc étant incliné en avant, dans l'usage prédominant de l'un des bras, ou dans la station debout prolongée. Ce qui, dans la jeunesse, influe principalement sur les enfants occupés dans les mines, c'est la faible hauteur des galeries. Mais, très fréquemment aussi, l'état pathologique du squelette chez les enfants qui travaillent dans les fabriques est un résidu du rachitisme, maladie si commune dans la descendance de la population industrielle. J'en ai déjà exposé les raisons.

5° *Intoxications.* — Elles peuvent provenir de la respiration de gaz toxiques, par exemple, de vapeurs de phosphore (nécrose par le phosphore), de vapeurs de mercure, de la respiration de poussières délétères, telles que poussières arsenicales ou plombifères, enfin de l'absorption de substances toxiques par la peau.

6° *Blessures.* — Les blessures peuvent avoir une cause *mécanique, chimique* ou *physique.* Elles sont extraordinairement communes chez les enfants ou chez les jeunes ouvriers des fabriques. Bien qu'il n'y ait en moyenne que quatre enfants pour cent ouvriers de fabrique, on trouve habituellement sur 100 blessés, dix enfants et quarante individus de 14 à 16 ans (Hirt). Sur 100 personnes blessées par des machines, il y a 14 enfants et 46 jeunes gens ; ces deux classes sont donc représentées dans une proportion étonnante dans cette catégorie de blessures. Sur 100 enfants blessés dans les fabriques, il y en a 70 qui l'ont été par des machines, et 30 qui l'ont été autrement ; et, parmi les jeunes gens blessés par les machines, les filles sont en grande majorité.

Puisque de tels dangers menacent la jeunesse des ateliers, des fabriques et des mines, il paraît indispensable de prendre pour eux de grandes précautions d'hygiène, d'autant plus qu'il est certain que la plupart des états morbides qui se produisent dans cette catégorie, laissent des vestiges permanents, et peuvent se transmettre à la génération suivante.

On pourrait objecter, qu'il n'y a pas assez d'enfants occupés dans l'industrie, pour qu'il y ait lieu de s'occuper d'eux spécialement.

Je réponds par les chiffres suivants : la statistique présentée en 1870 au Parlement anglais révéla qu'en 1868, le nombre des individus employés dans les ateliers et dans les fabriques se répartissait de la manière suivante :

41.434 garçons  
43.899 filles  } au-dessous de 13 ans,

ainsi que 73.998 individus mâles entre 13 et 18 ans, et 475.016 personnes de sexe féminin entre 13 et 18 ans, occupés pour la plupart dans l'industrie du coton et de la laine. En 1875, on comptait 118.000 enfants au-dessous de 13 ans, occupés dans les fabriques et les ateliers.

D'après les statistiques faites en Allemagne, le nombre des enfants ou des jeunes gens au-dessous de 16 ans, qui travaillaient en 1875 dans les établissements industriels et dans les fabriques, était de 80.000 sur 880.500 ouvriers de fabriques, et ils se répartissaient approximativement de la manière suivante :

|  |  |  |
|---|---|---|
| en Prusse, | — | 47.500 |
| » Saxe, | — | 17.000 |
| » Bavière, | — | 5.600 |
| » Wurtemberg, | — | 3.000 |

La plupart de ces individus étaient occupés dans les mines et les usines métallurgiques, dans les fabriques de tabac et de cigares. Sur ces 80.000 individus, il y avait environ 20.000 enfants de 12 à 14 ans, et environ 60.000 jeunes gens de 14 à 16 ans.

En 1879, d'après les rapports des inspecteurs de fabriques, il y avait dans toute l'Allemagne, 100.000 enfants et jeunes gens jusqu'à 16 ans, occupés dans les établissements industriels et dans les fabriques :

|  |  |
|---|---|
| Pour la Prusse seule. . . . . . . . . . . . . . . | 54.668 |
| la Province du Rhin fournissait la majorité, soit | 16.159 |
| ensuite la Westphalie. . . . . . . . . . . . . . | 9.073 |

Sur ces 54.668 individus,
il y avait 6.212 enfants, dont 2.225 filles ; ainsi :
11 à 12 0/0 des jeunes ouvriers de fabriques étaient des enfants, et environ 4 0/0 de ces jeunes ouvriers étaient des enfants du sexe féminin.

En Saxe, le nombre des jeunes ouvriers de fabriques dans divers districts, par exemple, dans celui de Zwickau, était encore plus considérable (13 0/0).

En Wurtemberg, il y avait 4.334 jeunes ouvriers de fabriques, et parmi ceux-ci, seulement 284 enfants.

Dans le Duché de Bade, on comptait 6.887 jeunes ouvriers de fabriques, et parmi ceux-ci, seulement 1450 enfants.

En général, les inspecteurs de fabriques constatèrent une diminution des enfants occupés, et une augmentation des jeunes gens, heureuse conséquence de la loi de 1878, à la suite de laquelle beaucoup de patrons, à cause de ce contrôle, renoncèrent à employer des enfants.

En 1880, douze cent quatre-vingts fabriques suédoises (1) qui occupaient 24.284 ouvriers, faisaient travailler 4.963 enfants et jeunes gens.

(1) Hornemann, *Hygienische Abhandlungen*, 1881.

11 de ces fabriques occupaient 2587 ouvriers, et parmi
ceux-ci, 219 enfants de 12 à 15 ans.

En 1880, il y avait dans 45 fabriques danoises (1) 4.297
ouvriers, parmi lesquels on comptait 886 enfants âgés de
moins de 14 ans.

On voit que le nombre des enfants travaillant dans les
fabriques est encore très considérable, et que par conséquent,
il est nécessaire de prendre des mesures protectrices.

### Protection des enfants occupés dans l'industrie (2).

Il est évident que toutes les mesures protectrices prises en
faveur des ouvriers des fabriques en général, profiteront aux
enfants et aux jeunes gens qui se trouvent parmi eux. Parmi
ces mesures, je compte la surveillance générale des fabriques,
les conditions de salubrité qui y ont été inaugurées, l'installation de logements ouvriers, etc. Cependant je me dispenserai d'énumérer ici en détail ces mesures générales. Je n'ai
à énumérer et à traiter que ce qui est spécialement nécessaire
pour la protection des enfants occupés dans l'industrie.

1° Ce qui importe avant tout, c'est que le travail des enfants
soit soumis à un contrôle permanent. C'est ce qui est effectué
en Angleterre par les (40) inspecteurs de fabriques ; ceux-ci
n'ont pas à s'occuper des ateliers, du moins en vertu de leurs
fonctions, mais ils sont chargés de surveiller l'exécution des
lois spéciales sur les fabriques, surtout des prescriptions
concernant le travail des femmes et des enfants.

---

(1) HORNEMANN, *Hygienische Abhandlungen*, 1881.
(2) LEWY, *Die Arbeitszeit in Fabriken. Vortrag gehalten im Verein Wiener
Aerzte*, 1875. *Verhandlungen des Deutschen Vereins für œffentliche Gesundheitspflege in : Deutsche Vierteljahrsschrift für œffentliche Gesundheit*, VII. — HIRT,
*Arbeiterschutz*, 1879. — EULENBERG, *Gewerbehygiene* 1876. — JAY. *Du travail des
enfants* etc. 1879.

En France, ce même devoir incombe aux 15 inspecteurs nommés en vertu de la loi du 10 mai 1874, ainsi qu'aux commissions départementales spéciales, qui doivent compter parmi leurs membres un inspecteur d'écoles et qui peuvent s'adjoindre un médecin, toutes les fois qu'elles jugent cette adjonction nécessaire.

En Autriche, les inspecteurs des fabriques sont également chargés de surveiller le travail des enfants. Il en est de même en Allemagne, car la loi d'empire du 17 juillet 1878 prescrit formellement que les gouvernements de districts doivent nommer des inspecteurs chargés spécialement de veiller à l'exécution des paragraphes 135 à 139 a, concernant l'emploi des enfants et des jeunes gens dans les fabriques.

2º Il est nécessaire, en outre, qu'avant l'entrée d'un enfant dans une fabrique, l'aptitude physique de cet enfant soit contrôlée par un médecin. Très souvent des individus jeunes ne sont pas assez vigoureux pour pouvoir, sans danger pour leur santé, se soumettre au travail, même quand ils ont atteint l'âge auquel, d'après le texte de la loi, ils ont le droit d'entrer dans une fabrique. C'est précisément dans les populations industrielles que l'on rencontre des enfants qui, soit par suite de mauvaise nourriture et d'une hygiène défectueuse, ainsi que par suite d'habitation dans des logements malsains, n'ont pas pris le développement, n'ont pas acquis les forces qui correspondent à leur âge. C'est précisément pour ces enfants qu'un travail trop assidu sera funeste. Presque toujours les parents et les tuteurs ne s'aperçoivent pas de l'insuffisance de développement de l'enfant et le contraignent à se livrer au travail de fabrique.

Voilà pourquoi nous demandons cet examen médical de tous les enfants qui veulent entrer dans les fabriques, et le renvoi de tous ceux qui ne sont pas suffisamment développés. Le règlement sur les mines, en vigueur dès 1875 dans les villes minières hongroises, contenait une prescription de ce genre. Tous les enfants atteints de *chlorose*, d'*anémie*, de *faiblesse générale*, surtout ceux qui ont la cage thoracique trop étroite et qui sont atteints de bronchite chronique, doivent, sans exception, être privés de l'autorisation.

En Danemark, depuis 1873, tous les enfants et jeunes gens, qui demandent l'autorisation d'entrer dans une fabrique sont examinés par un médecin qui doit donner une attestation dans laquelle il se prononce sur l'état de santé de l'individu qui fait la demande, et déclare si le développement physique correspond à son âge.

En Angleterre, le *certifying factory surgeon* est simplement chargé de vérifier si l'âge apparent de l'enfant correspond à l'âge indiqué par le patron.

3° *Certaines industries doivent être absolument interdites aux enfants.* — Ce sont celles qui entravent notoirement le développement corporel et celles qui sont particulièrement nuisibles et dangereuses quand on les pratique dans la jeunesse. De ce nombre sont les exploitations souterraines, les industries qui exigent l'emploi de la meule, les verreries, le dévidage des cocons, le triage des chiffons dans les fabriques de papier, les travaux avec le mercure, le plomb et l'arsenic, les laminoirs et les forges, les tuileries, les fabriques d'allumettes et d'explosifs.

Il serait très désirable, en outre, que le public fût renseigné sur les *dangers* de certaines professions, afin que les parents puissent faire un choix convenable pour leurs enfants. Des intéressantes statistiques de Popper (1), il résulte que le plus grand nombre des décès, dans le jeune âge, se rencontre chez les cordonniers, puis chez les orfèvres, les coiffeurs, les

(1) POPPER, *in Eulenberg's Vierteljahrsschrift*, 1879, p. 98 et suivantes.

imprimeurs et les lithographes, les sommeliers, les tourneurs, les serruriers, les relieurs, et que le plus petit nombre des décès, à ce même âge, s'observe chez les jardiniers, les agriculteurs, les forestiers, puis chez les meuniers, les charretiers, les charpentiers, les tonneliers, les bouchers, les brasseurs, les vernisseurs, les maçons.

Les parents intelligents feront leur profit de renseignements de ce genre ; ils écarteront les enfants qui ne seront pas bien vigoureux, des professions dangereuses pour la jeunesse.

4° Il faudrait édicter des prescriptions sur l'âge auquel les enfants peuvent commencer à se livrer au travail industriel, sur la durée du travail et sur les intervalles de repos. Après ce que j'ai déjà dit, ceci n'a plus besoin d'être justifié.

Pour fixer l'âge *minimum* auquel il serait permis de se livrer au travail industriel, il faudrait n'avoir égard qu'à la santé et à l'aptitude que les enfants peuvent acquérir plus tard.

Mais la santé de ceux-ci ne peut guère s'épanouir quand le travail se pratique avant l'époque de la puberté, et quand les enfants pour travailler, sont assis, ce qui a lieu si souvent. A cette époque de croissance plus rapide, de plus rapide augmentation de la périphérie thoracique, et de développement des organes sexuels, l'organisme exige beaucoup de liberté dans les mouvements, il ne supporte pas l'inévitable contrainte qu'entraîne la position assise, pour la circulation et la profondeur de la respiration. Il faudrait prescrire de ne pas admettre les enfants, surtout les filles, dans les fabriques, avant la 14ᵉ année révolue. Par l'effet de cette interdiction, ces mêmes individus, seraient aptes à rendre plus de services dans l'avenir.

On dit, il est vrai, que l'industrie, ou plutôt la concurrence dans l'industrie exige l'emploi du travail des enfants. Mais les exigences de l'industrie ne doivent venir qu'en seconde ligne; elles doivent céder le pas aux exigences de l'hygiène; elles doivent s'effacer devant l'intérêt et l'avenir de l'enfant. Lorsqu'il s'est agi de limiter le travail des adultes, on a dit également : l'industrie ne pourra pas s'en accommoder. Elle s'est parfaitement pliée à ces restrictions ; et il en sera de même, lorsque le travail dans les fabriques sera définitivement interdit, comme il l'est en Suisse, aux enfants au-dessous de 14 ans.

*Combien de temps par jour* les enfants doivent-ils travailler ? Cela dépend de leur âge. Les individus âgés de 14 ans peuvent évidemment travailler plus longtemps que ceux de 12 ans. Le plus que l'on puisse demander à des enfants de 13 à 14 ans, c'est six heures de travail. Ce nombre d'heures ne pourra même pas être exigé des enfants dans les pays où la fréquentation de l'école est obligatoire. Il faut donc aussi tenir grand compte de ce point. Il est impossible à des enfants de rester 3 à 4 heures assis à l'école, de donner au moins une demi-heure à des travaux domestiques et d'accomplir ensuite 6 heures de travail industriel. Mais il est malheureusement hors de doute qu'on le leur demande et qu'ils le font.

L'inspecteur des fabriques du duché de Bade rapporte qu'en 1879, les enfants de 7 à 8 ans donnaient à l'industrie domestique, tout le temps qu'ils avaient de disponible ; celui du district d'Arnsberg rapporte que les enfants allaient à l'école de 7 heures à 10 heures du matin, de 2 heures à 4 heures de l'après-midi et qu'en outre, à part un repos de midi à 1 heure, ils étaient constamment occupés dans l'industrie jusqu'à 7 heures du soir, c'est-à-dire qu'ils avaient 5 heures d'école et 6 heures de travail.

Récemment encore, à la Société d'hygiène publique de

Rostock, on parlait d'enfants qui portent des journaux ou des pains de 6 heures à 8 heures, qui souvent arrivent à l'école tout trempés et gelés, y restent de 8 heures à midi, puis de 2 heures à 4 heures, et qui travaillent à midi, une heure, puis de 4 heures à 7 heures et 1/2 dans quelque métier, de sorte qu'il ne leur reste pas un instant de repos durant toute la journée.

Les observations de ce genre conduisent, pour leur part, à faire interdire toute occupation industrielle avant la 14e année révolue, c'est-à-dire tant que les enfants n'ont pas dépassé l'âge auquel l'école cesse d'être obligatoire. Il y aura lieu de tenir compte spécialement de l'industrie domestique. Si on autorise des enfants à s'y livrer avant la fin de leur 14e année, il faudra en tout cas établir qu'une heure de temps passé à l'école équivaut à une heure de travail industriel ; pour les enfants de 13 à 14 ans, ne permettre que trois heures de travail pour trois heures d'école, pour quatre heures d'école deux heures de travail seulement.

Comme c'est surtout aux enfants que la persistance du travail est funeste, il faut, si ce travail dépasse trois heures, l'*interrompre* par des intervalles de repos. Il faut mesurer la durée de ces repos d'après la nature et la durée du travail ; elle doit être assez grande, au moins, pour que les enfants puissent prendre tranquillement un rafraîchissement ou un repas.

Il ne faut jamais astreindre les enfants au travail de nuit (voir plus haut) ; il ne faut pas leur enlever leur liberté du dimanche et des jours fériés, car ils ont grand besoin de se reposer complétement et de se récréer par le jeu.

43

## Lois protectrices de l'enfance.

Il n'y a qu'un seul pays qui défende rigoureusement tout travail de fabrique aux enfants au-dessous de 14 ans : c'est la Suisse. La loi qui a été promulguée dans ce pays en 1877, ne permet que huit heures de travail par jour, aux enfants même de 14 à 16 ans ; de plus, si ces enfants étudient, l'enseignement doit leur être donné avant le travail à la fabrique. Le tout ne doit pas comporter plus de onze heures. Le *travail du dimanche* et le *travail de nuit* sont absolument défendus aux jeunes gens de moins de 18 ans.

En Angleterre, on a réuni, ce qui était du reste à prévoir, les nombreuses lois qui avaient été promulguées pour la protection des enfants, depuis le *Moral and Health Act*, de Peel, de 1802. Voici ce qui est exigé maintenant :

Il est interdit de faire travailler dans les fabriques les enfants de moins de 10 ans ; les enfants de plus de 10 ans jusqu'à 18 ans ne doivent travailler qu'un nombre déterminé d'heures par jour : 6 heures jusqu'à la 14e année. Les enfants ne doivent pas être employés dans certaines industries ; il n'est permis de les employer dans certaines autres qu'à partir de 11 ou 12 ans. Les intervalles *consacrés au repos* sont rigoureusement déterminés ; il n'est pas permis de faire travailler *de nuit* les jeunes gens au-dessous de 18 ans.

Tous les enfants au-dessous de 14 ans sont obligés d'aller à l'école ; ils doivent assister à 15 heures de classe par semaine. Comme il y a congé complet le dimanche et le samedi, ces heures doivent être réparties sur 5 jours de la semaine (Voir plus haut *École de demi-temps*).

Tous les vendredis, le patron de la fabrique envoie au maître d'école le registre des enfants qui doivent aller à l'école ; le maître fait ses observations et, le lundi, il renvoie le registre. Le patron doit alors vérifier si tous les enfants sont allés régulièrement à l'école ; l'inspecteur des fabriques doit procéder à une vérification analogue.

Il est évident que cette prescription sur *l'obligation d'aller à l'école* vise à des résultats sanitaires. Elle a pour objet d'empêcher l'abus du travail des enfants dans les fabriques. En outre les enfants étant obligés d'être propres pour aller à l'école, il en résulte pour eux un grand avantage, car ils sont souvent employés à des travaux très sales.

En France, il existe une loi sur le travail dans les fabriques. Elle date du 10 mai 1875.

Voici ce qu'elle prescrit :

Les enfants avant leur 12e année révolue, ne doivent généralement pas être employés dans les fabriques, ateliers et chantiers ; on ne pourra que par exception employer les enfants, après leur dixième année révolue, dans des branches d'industrie peu malsaines.

(Malheureusement le décret qui énumérait ces branches d'industrie y a compris des industries notoirement très malsaines, telles que le dévidage des cocons, le travail dans les filatures de soie, les impressions sur toile, les filatures de chanvre et de laine, les fabriques de papier, les corderies, l'industrie textile, les verreries).

Au sujet du temps de travail, la loi établit que les enfants au-dessous de quinze ans, occupés dans les fabriques, ne doivent pas travailler plus de six heures, s'ils ne peuvent fournir un certificat attestant qu'ils ont suivi l'école primaire conformément aux règlements.

Le *travail de nuit* est interdit pour tous les enfants et jeunes gens au-dessous de 16 ans ; cependant il était permis d'occuper les enfants de 12 à 16 ans, 6 fois sur 14 jours (pendant 10 heures à cette époque) dans les fabriques de papier, les sucreries, les verreries, les établissements métallurgiques.

En Autriche, l'ordonnance sur les métiers, de 1859, contenait les prescriptions suivantes :

Les enfants au-dessous de 10 ans ne doivent aucunement être employés au travail dans de grandes entreprises ; les enfants de 10 à 12 ans ne peuvent l'être qu'en présentant une permission délivrée par le chef de la commune, à la demande du père ou du tuteur ; ils ne peuvent l'être du reste que quand le travail n'est pas nuisible à leur santé et n'entrave pas leur développement corporel. Cette permission ne doit pas être délivrée, si l'on ne peut pas concilier la fréquentation d'une école ordinaire avec le travail de fabrique, ou si le patron n'a pas pris pour l'enseignement des mesures qui paraissent suffisantes à l'autorité scolaire.

Le *temps de travail* comporte :

Pour tous les enfants au-dessous de     14 ans, 10 heures au plus,
—           —              14 à 16 ans, 12     —        —

y compris un intervalle convenable pour le repos.

Le *travail de nuit* (de 9 heures du soir à 5 heures du matin) est interdit pour les personnes au-dessous de 16 ans, à moins que, dans des circonstances spéciales, l'autorité n'ait accordé une dispense pour quelque temps.

La *fréquentation de l'école* par les enfants travaillant dans les fabriques est réglée par la loi scolaire, laquelle dispose que :

« Tout enfant, depuis sa 6ᵉ année révolue, jusqu'à sa 14ᵉ année révolue, est obligé d'aller à l'école et les parents, ainsi que les tuteurs et les propriétaires de fabriques et de métiers sont responsables de la régularité de la fréquentation de l'école par les enfants. Dans les écoles de fabrique, l'enseignement doit durer au moins 12 heures par semaine et ce nombre d'heures doit être réparti, autant que possible, sur tous les jours de la semaine. »

En Hollande, la loi sur les fabriques du 19 septembre 1874, statue que les enfants au-dessous de 12 ans ne doivent pas être pris en service ou occupés à un travail, soit domestique, soit personnel, soit dans les champs.

Il n'y a aucune indication au sujet du temps du travail ; le *travail de nuit* n'est pas défendu.

En Suède, la loi du 18 juin 1864 défend de faire travailler dans les fabriques les enfants avant leur 12ᵉ année accomplie ; en outre, elle défend le travail de nuit pour toutes les personnes au-dessous de 18 ans.

Les patrons sont chargés de faire le nécessaire pour ce qui concerne l'enseignement scolaire. Il n'y a pas de dispositions relatives à la durée du travail.

En Norwège et en Danemark, il n'y a de prescriptions relatives au travail des enfants que pour certaines branches d'industries malsaines.

Pour l'Espagne, la loi du 24 juillet 1873 prescrit que les garçons au-dessous de 13 ans et les filles au-dessous de 14 ans ne doivent travailler que 5 heures par jour ; les garçons de 13 à 15 ans et les filles de 14 à 17, 8 heures par jour seulement.

La Russie, l'Italie et le Portugal n'ont encore aucune disposition sur le travail des enfants dans les fabriques.

La législation du Massachusetts s'est occupée des enfants employés dans les fabriques, les chantiers et les établissements de commerce.

Les enfants au-dessous de 10 ans ne doivent pas du tout y travailler ; les enfants de 10 à 14 ans ne sont autorisés à y travailler que si, au cours de l'année précédente, ils ont régulièrement fréquenté l'école pendant 20 semaines et que, s'ils continuent à la fréquenter tout en travaillant dans les établissements ci-dessus dénommés. Le temps de travail a été fixé à 10 heures par jour pour toutes les personnes au-dessous de 18 ans.

En Pensylvanie, il est absolument interdit aux enfants de moins de 16 ans, de travailler dans les manufactures de coton, de laine, de soie et de chanvre ; les personnes de moins de 25 ans ne sont autorisées à y travailler que 60 heures par semaine.

Pour l'Allemagne, on a le règlement sur les métiers, de 1869. Voici les prescriptions édictées par ce règlement et par la loi du 17 juillet 1878 qui le corrige.

« Les enfants au-dessous de 12 ans ne doivent pas être autorisés à travailler dans les fabriques. Il n'est permis de les y recevoir avant leur 14e année, que s'ils ont au moins trois heures d'enseignement, chaque jour de la semaine (en somme, par conséquent 18 heures par semaine). Le travail des enfants ne doit jamais dépasser 6 heures par jour.

Les jeunes gens au-dessous de 16 ans ne doivent pas être occupés plus de 10 heures.

Le *travail de nuit* (de 8 h. 1/2 du soir à 5 h. 1/2 du matin) est interdit.

Des *intervalles de repos*, dont la durée sera exactement fixée, doivent être accordés par les patrons.

Celui qui veut occuper de jeunes ouvriers dans une fabrique, doit en faire la déclaration aux autorités de la police locale ; il doit en outre tenir une liste de ces ouvriers et la déposer dans le local de travail ; il doit la présenter, à la demande de la police et de l'autorité scolaire. Il ne doit pas faire travailler des jeunes gens, sans avoir reçu du père ou du tuteur un livret de travail, remis par la direction de la police et contenant des rubriques à remplir relatives à la nationalité de l'ouvrier et à celle de son père, aux détails scolaires, et aux observations des inspecteurs, etc. »

Il manque en Allemagne, une législation sur les *ateliers*. Il est à peine besoin de dire que les ouvriers, surtout ceux qui

sont jeunes, sont exposés à maints dangers résultant du métier
lui-même. Ces dangers consistent en partie dans l'insalubrité
et dans la durée du travail. Il est notoire aussi que, dans
beaucoup d'exploitations, notamment dans ce qu'on appelle
l'industrie domestique, on fait travailler les enfants trop tôt.
Il faudrait avoir égard à tout cela.

En France, la loi de 1874 s'occupe de certains métiers.

Il en est de même dans le règlement de l'État de Massachusetts.

L'Angleterre possède toute une série de prescriptions sur
le travail dans les chantiers. Il n'est pas permis d'y faire travailler les enfants de moins de 8 ans ; il n'est pas permis d'y
faire travailler plus de 6 heures 1/2 par jour les enfants de
moins de 13 ans, plus de 12 heures les jeunes gens au-dessous de 18 ans ; il n'est pas permis de faire travailler de nuit
ces diverses personnes ; il doit leur être accordé 1 heure 1/2
pour le repos et les repas.

Le même pays possède une loi sur l'emploi des enfants aux
travaux agricoles ; c'est le *Agricultural children act* de 1873.
Cette loi défend d'occuper à des travaux agricoles les enfants
âgés de moins de 8 ans ; elle ne permet de faire travailler les
enfants au-dessous de 14 ans, que quand il est démontré qu'ils
ont déjà fait un nombre déterminé d'heures de classe.

Autant que je sache, on manque absolument de prescriptions sur le travail agricole des enfants, dans les autres pays.

L'Italie possède, depuis le 13 décembre 1873, une loi très
remarquable pour protéger les enfants, en interdisant qu'on
ne les emploie dans des métiers ambulants. L'extension extraordinaire qu'a prise dans ce pays, à la campagne, le métier
d'artistes errants, et le fait de l'emploi de ces enfants, en nombre très considérable, au delà des frontières du pays, ont fait
paraître très désirable l'édiction de dispositions législatives,

d'autant plus que l'on avait de nombreux renseignements authentiques sur la misère de ces enfants, sur le manque de surveillance au point de vue physique et au point de vue moral. Puissent d'autres pays prendre cette loi pour modèle ; car, bien que ces abus ne soient pas aussi développés ailleurs, il n'en est pas moins certain que partout, notamment dans les grandes villes, il y a des enfants exploités d'une façon honteuse par des acrobates, des danseurs de corde, des joueurs d'orgue de Barbarie, des mendiants, etc. Voici les prescriptions de cette loi italienne.

« Il est interdit de laisser employer les enfants et les jeunes gens de moins de 18 ans, dans les professions ambulantes, notamment par les danseurs de corde, les magiciens, les dompteurs de bêtes féroces, les musiciens, les chanteurs de rue et les mendiants. Quand la ruse ou la violence a été employée pour accaparer ces individus, la peine doit être élevée et en outre la loi doit s'étendre à la protection des individus jusqu'à 21 ans.

Les parents et les tuteurs qui livrent ces enfants, tombent également sous le coup de la loi, de même que ceux qui les emploient à des professions industrielles. La peine (prison et amende) est élevée quand, par suite de mauvais traitements, les personnes dûment employées ont éprouvé des dommages dans leur santé, ou quand elles ont été abandonnées secrètement, ou quand « c'est à l'étranger qu'elles ont été employées contrairement à la loi ».

Il n'y a pas, à ma connaissance, de loi semblable dans aucun autre pays. Cependant une ordonnance de police de la ville de Berlin, édictée en 1876, n'est pas sans une certaine analogie avec cette loi. Voici les prescriptions de cette ordonnance.

§ 1. Il est interdit aux enfants de moins de 14 ans d'offrir et de vendre des marchandises, de faire de la musique et de donner des représentations de poses plastiques dans des débits de boissons, des restaurants, des débits de confiserie.

§ 2. L'autorisation de faire de la musique et de donner des représentations de poses plastiques dans les locaux mentionnés au paragraphe 1er peut exceptionnellement être accordée pour les enfants au-dessous de 14 ans.

§ 3. Les restaurateurs et débitants qui, sans l'autorisation réservée au paragraphe 2, toléreront chez eux que des enfants se livrent aux exercices mentionnés, seront punis d'une amende pouvant s'élever jusqu'à 30 marcs ou d'un emprisonnement dont la durée pourra être de 15 jours.

### Autres mesures protectrices.

Il ne suffit pas que les prescriptions légales en faveur des enfants soient strictement exécutées ; il faut en outre que les enfants soient soumis à des inspections médicales régulières. Ces inspections sont absolument nécessaires pour que l'on puisse constater si le travail ne produit pas d'effets nuisibles et pour que l'on puisse, dans ce cas, y remédier sûrement et en temps utile. Actuellement, ces inspections ne sont obligatoires qu'en Russie. Dans ce pays, d'après l'ordonnance de 1872, tous les patrons qui occupent plus de 20 ouvriers sont tenus d'avoir un médecin attaché à leur établissement ; ce médecin doit, au moins une fois par mois, examiner tous les ouvriers, depuis les enfants jusqu'aux plus âgés, et noter le résultat de ses observations.

En outre, étant donnée l'inexpérience des enfants, il est nécessaire de les instruire sur ce qu'ils ont à faire pour se protéger, notamment pour éviter les accidents qui pourraient être produits par les machines. La fréquence de ces accidents, révélée par la statistique, fait un devoir d'insister, tant par des explications orales que par distribution d'imprimés renfermant les conseils nécessaires, sur toutes les précautions à prendre, entre autres celles que rendent indispensables les vêtements des filles.

Inutile de faire observer que l'institution d'ordonnances sur les fabriques serait favorable surtout aux enfants et aux jeunes gens.

Pour tout ce qui concerne les autres mesures protectrices, je renvoie à « l'hygiène des métiers ».

### Sur les mesures à prendre pour sauvegarder la santé des enfants de parents pauvres.

Il serait superflu d'insister à nouveau sur l'extrême nécessité de mesures hygiéniques en faveur des enfants appartenant aux classes indigentes. Nous avons déjà vu, en effet, que la *mortalité* des enfants de parents pauvres, et surtout des enfants d'ouvriers des villes, est bien plus élevée que celle des enfants appartenant aux classes aisées, et que nombre de maladies, principalement de maladies épidémiques et constitutionnelles, se produisent surtout parmi la progéniture des classes inférieures. Nous savons, en outre, que celles-ci sont hors d'état de s'aider elles-mêmes et que de plus, leur apathie et leur indifférence les empêchent même de chercher à améliorer leur sort.

C'est pourquoi l'humanité exige que l'on s'occupe d'elles et surtout de leurs enfants exposés à tant de dangers. L'intérêt général, la santé publique, l'exigent également ; car l'État et la commune perdent, lorsque les enfants des classes laborieuses manquent de vigueur, ce qui se produit par suite des conditions antihygiéniques de leur existence. En outre les maladies contagieuses, trouvant toujours dans ces mêmes classes un nouvel aliment, compromettent également la santé des autres. Il est donc de l'intérêt général de veiller à l'hygiène de l'enfance et de la jeunesse chez les indigents.

On ne peut exercer une contrainte directe que sur les individus qui ont recours à l'assistance publique. Nous ne pouvons commander à la classe ouvrière de renoncer à son apathie, de se mieux nourrir, de choisir de meilleurs logements, de mieux soigner ses enfants. On peut cependant faire beaucoup.

Je rappellerai brièvement que presque toutes les mesures protectrices dont il a été question plus haut, profitent en première ligne aux classes inférieures, car ce sont elles les plus menacées ; quant aux gens aisés, ils savent se protéger eux-mêmes à maints égards. Par conséquent plus les mesures générales sont exercées efficacement, plus on sauvegarde les enfants des indigents.

### Protection indirecte des enfants par la protection des mères.

J'ai déjà fait remarquer, à plusieurs reprises que souvent les enfants des indigents naissent dans un état de débilité produit par la misère que la mère a subie *pendant la grossesse* ; durant la première année de la vie, leur existence est très menacée, car la mère, obligée de gagner sa vie, ne peut pas leur donner tous les soins convenables. Par conséquent les enfants profiteront de ce qu'on fera pour améliorer la condition des mères.

Les lois sur le travail des femmes ont déjà rendu de grands services en ce sens, en limitant ce travail, en l'interdisant complétement pendant les dernières semaines de la grossesse et les premières semaines après l'accouchement. En Suisse, il n'est plus permis de faire travailler les femmes la nuit, les dimanches et les jours fériés ; quand elles ont un intérieur, elles doivent sortir une demi-heure avant midi. *Avant* et *après* l'accouchement, elles doivent rester au moins six semaines sans travailler à la fabrique.

La loi prussienne de 1865 sur les mines interdit aux femmes tout travail souterrain. Dans quelques fabriques de produits chimiques de la Silésie, il est de règle que les femmes cessent de travailler deux mois entiers avant l'accouchement; dans le cercle d'Iserlohn, le travail des femmes ne commence qu'à 9 heures du matin. Il est évident que ces dispositions sont favorables aux enfants.

Les sociétés spéciales peuvent faire et ont déjà fait beaucoup de bien.

Les associations maternelles qui sont des sociétés de secours mutuels donnent sous ce rapport d'excellents résultats. Dans de nombreuses villes de France, ainsi qu'en Alsace, par exemple à Mulhouse, nous trouvons une *Association des femmes* ou *des mères de famille en couches*. L'association de Mulhouse, après avoir longtemps exercé une activité bienfaisante, a adopté, il y a quelques années, de nouveaux statuts contenant les dispositions suivantes :

1° Toute ouvrière a droit à des secours pendant les six premières semaines qui suivent l'accouchement, quand elle a travaillé six semaines chez le même patron, en versant tous les 15 jours, 15 centimes à la caisse de l'association.

2° Les secours sont de 18 francs, tous les 15 jours.

Ce qui montre le bien qu'a produit cette institution, c'est que la mortalité des enfants d'ouvriers, au-dessous d'un an, à Mulhouse, laquelle autrefois était de 40 0/0 n'est plus maintenant que de 24 0/0.

Dans le canton de Glarus, il y a également des caisses ouvrières qui fournissent des secours aux femmes en couches, pendant six semaines.

La *Société de charité maternelle*, qui a été fondée en France en 1788, et qui a institué un comité dans chaque arrondissement, obtient des résultats grandioses. Elle soutient les femmes en couches, quand elles sont indigentes, qu'elles soient du reste mariées ou non. Une société parisienne spéciale, *pour la propagation de l'allaitement mater-nel*, fournit aux mères indigentes qui nourrissent elles-mêmes, des secours en argent et en nature.

Il existe, dans d'autres pays, des sociétés analogues, mais généralement elles ne sont complétement organisées que dans les grandes villes. La société berlinoise pour soigner et sou-tenir les femmes en couches indigentes (*Berliner Verein zur Verpflegung und Unterstützung armer Wœchnerinnen*) fonc-tionne déjà depuis 1836. En 1878, elle comptait 878 mem-bres, elle possédait près de 60.000 marcs et encaissait, tous les ans, près de 17.000 marcs. Les grandes villes de l'An-gleterre et de l'Amérique du Nord possèdent beaucoup de sociétés de ce genre. J'ai trouvé à Milan une autre institution digne d'être imitée. On y a fondé en 1868 la *Instituzione del baliatico* ou *dell' allattamento gratuito*, qui recueille les en-fants des mères visiblement incapables, pour des raisons physiques, d'allaiter elles-mêmes, et qui les confie à l'*Ospizio provinciale*.

Je n'ai de renseignements à ce sujet que pour 1872 ; en cette année, on a admis 376 de ces enfants ; il en est mort 147, c'est-à-dire 38 0/0.

### Sociétés protectrices de l'enfance.

Les sociétés protectrices de l'enfance se proposent sur-tout de protéger directement les enfants des classes infé-rieures. Il est vrai qu'en certains endroits, elles s'occupent surtout des enfants nés hors mariage ; mais la sollicitude de la plupart de ces sociétés s'étend en général aux enfants de la population peu aisée. C'est ce que nous constatons, par exemple, à Berlin. La société protectrice de l'enfance (*Kin-derschutzverein*) de cette ville confie les enfants qu'elle recueille à des nourrices qu'elle a choisies et qu'elle surveille avec soin (1). Les parents dont elle admet les enfants doivent payer une redevance ; mais, quand les parents, sans qu'il y ait de leur faute, ne gagnent plus leur vie, elle accorde des délais ou même la remise de la somme à payer.

Lorsque des mères malheureuses ou des parents dans le même cas désirent conserver leur enfant à la maison, ils reçoivent un secours en argent ou en nature ; ils doivent alors se soumettre au contrôle de la Société. Celle-ci, en tout cas, fournit en temps utile l'assistance médicale et les médicaments qui peuvent être nécessaires.

Les femmes qui désirent se charger de ces enfants doivent se présenter au président et faire connaître exactement leur situation personnelle. La Société contrôle leurs assertions par des enquêtes. Quand les mères adoptives remplissent bien leurs devoirs, il peut leur être accordé une prime. Le contrôle est exercé par des mères honoraires (*Ehrenmutter*) et par des médecins. En 1878, la société a fait élever 182 enfants, en 1879, elle en a fait élever 150. La mortalité de ces enfants a constamment diminué, de 20 0/0 qu'elle était primitivement, elle est descendue à 16 0/0.

Dans les villes de l'Angleterre et de l'Amérique du Nord, il existe des sociétés dénommées, *Childrens friend societies* et *Childrens aid societies*, qui ont pour objet la protection des enfants nécessiteux ; l'Italie a les *Congregazioni di carita* qui visent au même but ; la France possède la *Société protectrice de l'enfance* et ses nombreuses subdivisions. Cette société qui a été très active depuis une dizaine d'années, cherche à éclairer les parents, elle leur distribue des conseils sur les soins à donner aux enfants, elle secourt les mères qui

_____

(1) D'après STOLPS *Ortsgesetze*. T. VII.

allaitent, elle donne des primes aux bonnes nourrices, elle surveille les nourrissons.

### Asile pour les enfants des indigents.

On est allé plus loin, et l'on a fondé des établissements particuliers pour les enfants que leurs mères ne peuvent pas soigner. Nous avons vu, en effet, que la cause unique de la mort d'un grand nombre d'enfants de la classe ouvrière, c'est que leurs mères, forcées de gagner leur vie au dehors, ne peuvent pas leur donner les soins nécessaires. N'est-il pas utile que d'autres personnes sachant soigner les enfants, veillent sur ces petits délaissés? Est-il une œuvre plus bienfaisante que celle qui s'accomplit dans les crèches et les asiles.

#### a. Crèches.

Les établissements où l'on garde les nourrissons sont généralement connus sous le nom de crèches. J'en ai déjà dit l'histoire. Les crèches ont été fondées tantôt par des particuculiers, tantôt par des sociétés. En Belgique et en France, ces sociétés sont en rapport les unes avec les autres et publient un *Bulletin des crèches*, qui s'efforce de faire de la propagande pour ces établissements et de provoquer des réformes.

En Angleterre, la première crèche a été fondée par Mrs Hilton ; ces établissements y sont très rares ; on a fait récemment une proposition très digne d'être prise en considération, c'est de les établir, dans les grandes villes et dans les centres industrielles, d'après le *cooperative system* ou *self supporting system*.

Les crèches reçoivent généralement des enfants depuis quelques semaines jusqu'à 2 ans. On les surveille et on les soigne dans des locaux organisés spécialement à cet effet. Ces locaux comprennent ou doivent comprendre :

Un dortoir,
Une chambre d'habillage,
Une salle de jeu, dans laquelle on fait manger les enfants,
Une cuisine, pour pouvoir préparer la nourriture,
Un local frais, sec, aéré servant de garde-manger,
Une chambre pour les gardiennes.
Un jardin attenant à l'établissement.

Le dortoir doit satisfaire pleinement aux exigences de l'hygiène ; il doit assurer à chaque enfant au moins 8 mètres cubes d'air et contenir, pour chacun d'eux, un berceau fixe, en osier, organisé comme je l'ai dit précédemment. La chambre d'habillage doit avoir des conduites, très bien disposées, d'eau froide et d'eau chaude ; le sol du réfectoire sera recouvert de plaques de liège ; il y a quelquefois aussi, dans ce réfectoire, un chemin bordé de grilles, appelé *pouponnière*.

Les enfants sont soignés par des gardiennes bien au courant de ce qu'elles ont à faire, mais ils ne restent à la crèche que pendant la journée. La mère doit apporter son enfant le matin et le reprendre le soir. En général, on lui impose aussi l'obligation de faire une visite, à midi, et de donner le sein à son enfant quand elle le nourrit encore. Dans l'intervalle, on alimente l'enfant et on le tient propre en se conformant à certaines règles.

En Allemagne, il n'existe pas de prescriptions légales relativement à l'établissement de ces crèches ; je ne sache pas qu'elles soient soumises à un contrôle de police sanitaire.

Pour ce qui concerne la France, le décret impérial du 21 mars 1853 a formulé des prescriptions au sujet de l'installation de ces crèches. Le local ne peut pas être ouvert avant d'avoir été déclaré *salubre* par le préfet. Il doit avoir des cours couvertes ; dans les salles, le volume d'air par enfant doit être au

moins de 8 mètres cubes ; ces salles doivent être munies
de fenêtres à châssis mobiles ; une berceuse n'aura pas à
s'occuper de plus de *six nourrissons*, une gardienne ne devra
pas avoir à veiller sur plus de *douze enfants* ; il doit y avoir
une visite quotidienne de médecin.

Ne devrait-on pas, en Allemagne, édicter des prescriptions
de ce genre ? Ce qui paraît incontestablement nécessaire, en
tout cas, c'est que la salubrité de ces locaux soit vérifiée par
un homme compétent, avant l'ouverture de l'établissement ;
c'est que la directrice prouve qu'elle connaît les règles des
soins à donner aux enfants ; c'est que l'on fasse des inspections médicales régulières et qu'il y ait un règlement pour la
maison. Je sais parfaitement que, dans la plupart des établissements allemands, on satisfait à ces deux dernières conditions ; mais il n'en est pas moins désirable qu'elles soient
imposées par la loi.

La plupart des crèches, pour ne pas dire la totalité, ne
reçoivent que des enfants de personnes mariées ; c'est ce qui
a lieu du moins en Allemagne ; on craindrait, en admettant
les enfants naturels, de transformer la crèche en une sorte de
maison d'enfants trouvés, et de faciliter ainsi l'immoralité.
On pense aussi que les mères mariées pourraient être blessées de se trouver en contact avec les autres.

Certainement, l'institution des crèches doit toujours viser
à entretenir la vie de famille ; les crèches ne doivent servir
qu'aux familles hors d'état de donner les soins nécessaires.
Cependant on va un peu loin en excluant catégoriquement
tous les enfants de parents non mariés. Il y a en effet, beaucoup de mères qui les soigneraient attentivement si elles le
pouvaient. Quelques crèches prennent des enfants de personnes non mariées : par exemple la crèche fondée à Fürth en
1856 et une des quatre crèches de Munich.

Nous avons aussi des crèches dans lesquelles il y a un *service de nuit*, c'est-à-dire dans lesquelles on n'exige pas que les enfants soient repris le soir. C'est ce qui a lieu par exemple dans l'établissement de Fürth, cité plus haut, lequel du reste, par cette disposition de son règlement, est presque un *orphelinat*.

Nous pouvons être satisfaits, à tous égards, des résultats obtenus par les crèches que l'on trouve dans la plupart des grandes villes des pays civilisés.

La maison de garde des nourrissons de Schwerin (1), fondée en 1875, a reçu depuis cette époque jusqu'à 1880 inclusivement, 128 enfants qui y ont passé 11093 jours. Il n'y a eu que très peu de cas de maladies, et il n'est mort que deux enfants, lesquels avaient été préalablement portés à l'hôpital des enfants.

Dans les crèches de Milan, dont la première a été fondée en 1850, on a reçu 8472 enfants, dont 5334 déjà sevrés, jusqu'au 30 décembre 1877. La mortalité parmi les enfants sevrés a été de 17 0/0 ; parmi les autres, elle a été de 18 0/0.

Dans cette ville, chaque crèche a une directrice à laquelle sont adjointes plusieurs dames. Un médecin visite tout enfant dont on demande l'admission et en contrôle l'état de santé. Les mères des enfants non sevrés sont astreintes à venir au moins deux fois par jour à l'établissement pour leur donner le sein. A toutes les mères, on donne des instructions sur la manière de nourrir, de soigner et de vêtir les enfants (2).

Du reste, il ne sera guère possible de démontrer par des chiffres l'utilité directe des crèches, tant que l'on ne possédera pas une statistique exacte de la morbidité. Ce n'est que par la statistique, en effet, que l'on pourra juger jusqu'à quel

(1) Voir Mettenheimer, *loc. cit.*
(2) *Sanitary Record*, 15 juillet 1879.

44

point s'étend l'influence préservatrice de ces établissements. Quant à leur utilité indirecte, j'ai déjà montré ailleurs qu'elle est considérable, par les résultats des renseignements qu'ils donnent aux mères.

### b. Asiles.

Les asiles reçoivent des enfants qui ont dépassé au moins deux ans, mais qui n'ont pas encore atteint l'âge d'aller à l'école. Moyennant une rétribution fixe payée par les parents, les enfants sont abrités, surveillés, occupés et même nourris dans beaucoup d'établissements. Leur but est le même que celui des crèches : c'est de décharger des soins, de la surveillance et de l'éducation des enfants les mères qui ne peuvent pas s'en charger. Il est donc évident que les asiles profitent surtout aux enfants des classes les moins aisées.

Les conditions hygiéniques nécessaires sont à peu près les mêmes que pour les jardins d'enfants (voir plus haut). Il est nécessaire surtout que les locaux soient salubres, qu'ils ne soient pas occupés par un trop grand nombre d'enfants, qu'il y ait des jardins secs, ombreux, et que les enfants soient tenus très proprement. Il est indubitable qu'à cet égard, les asiles laissent bien plus à désirer que les crèches. Il paraît donc indispensable que la législation intervienne.

En France, un décret impérial de 1853 exige que les locaux soient secs, bien aérés, bien éclairés, que chaque enfant ait au moins 2 mètres cubes d'air, que les lieux d'aisances soient bien aérés, qu'il y ait une place convenable pour jouer et que des visites hebdomadaires soient faites par un médecin.

En Autriche, le décret ministériel du 22 juin 1872, a décidé que l'autorisation des autorités scolaires était nécessaire pour la création d'asiles, et qu'il appartenait à ces autorités de fixer les conditions à remplir. A elles aussi incombe la surveillance ; elles doivent veiller à ce que l'installation soit faite conformément aux exigences sanitaires actuelles, et à ce que tout enseignement scolaire proprement dit soit rigoureusement exclu.

Le nombre des asiles est devenu *excessivement considérable* ; il y en a actuellement dans toutes les villes de quelque importance et même dans beaucoup de petites localités. A Berlin, il n'y en a pas moins de 50 ; on les trouve surtout dans les quartiers pauvres. Dans cette ville, il existe une société spéciale pour le développement des asiles ; cette société en entretient (en 1878) dix-huit, avec 10 maîtres, 8 maîtresses et 1832 enfants, pour lesquels on a payé 7429 marcs.

La société Gossner entretient, dans cette même ville, 7 établissements avec 7 maîtres et 467 enfants. Il existe, en outre, dans cette capitale, une école Oberlin qui a 105 enfants.

Il y a, par exemple à Passau, des asiles où les enfants sont nourris. Voici, d'après le règlement qui a été publié le 3 mai, les heures auxquelles les enfants y sont reçus : du 1er avril au 30 septembre, de 5 h. 1/2 du matin à 7 heures du soir ; le reste de l'année, de 7 heures du matin à 6 heures du soir. Les dimanches et jours fériés l'asile est fermé.

Chaque enfant (de 2 à 6 ans) doit être vacciné, être en bonne santé et savoir assez marcher pour que des soins spéciaux ne soient pas nécessaires pour lui. En outre, chaque enfant doit être lavé et peigné proprement et être amené à l'école en vêtements propres.

Quand les parents le demandent, les enfants sont nourris moyennant 3 *kreuzer* par jour. La nourriture se compose :

A midi, de soupe et de pain, ou de farine ou de laitage ;

Dans l'après-midi, d'un morceau de pain et de fruits.

On paie, pour la surveillance et la garde de chaque enfant,

1 kreuzer par jour, plus 1 kreuzer pour le goûter, si l'enfant ne l'apporte pas avec lui.

Les établissements français sont organisés en grande partie sur les principes des asiles d'enfants dans les pays du culte catholique romain ; ils sont dirigés par des sœurs, et on s'y borne à soigner les enfants sans les instruire. Il est incontestable que, malgré les prescriptions du décret précité, les locaux ne sont aucunement en rapport avec leur destination; le décret n'a, pour ainsi dire, jamais été mis à exécution. C'est du reste l'opinion qui a été émise par le Congrès d'éducation qui a siégé à Paris en 1878. Du reste, on trouve actuellement, rien que dans le département de la Seine, 41 de ces établissements ; il y en a 103 dans les autres parties du pays.

L'Italie aussi est très riche en asiles. Quand on a dressé la statistique des *Opere pie*, en 1861, la Lombardie avait 28 de ces établissements, l'Émilie en avait 14, le Piémont 78. Ils sont, autant que je sache, organisés d'après les principes catholiques , et ils diffèrent par là des *scuole delle maestre* d'autrefois, avec lesquels ils ont du reste tant d'analogie.

Les asiles belges sont parfaitement organisés. Ils ont souvent une section servant de crèche. Dans cette dernière on admet les nourrissons à partir de leur deuxième semaine de vie, dans l'autre, les enfants depuis leur deuxième jusqu'à leur huitième année. C'est ce qui a lieu, par exemple, à la *crèche école gardienne* du faubourg St-Josse-ten-Noode, de Bruxelles. Cet établissement modèle a été fondé en 1847; sa destination est de soigner et d'instruire les enfants de la classe ouvrière, depuis leur naissance jusqu'à leur entrée à l'école primaire. Il est dirigé par un conseil d'administration et un comité de dames. L'établissement est entretenu au moyen des revenus de ses fonds, au moyen de donations, de

legs, d'une subvention de la commune et des redevances
payées par les parents.

Gratuité absolue est accordée exclusivement aux orphelins indigents et aux enfants de parents pauvres, ainsi qu'aux
enfants de veuves et de veufs sans gain assuré. Pour les enfants d'ouvriers, sans travail régulier, la redevance hebdomadaire est de 36 centimes si les enfants sont à la crèche,
et de 6 centimes, s'ils sont à l'asile. Pour les enfants d'ouvriers qui ont une occupation fixe, la redevance hebdomadaire est de 72 centimes (crèche) ou de 12 centimes (asile).
Moyennant cette petite contribution les enfants sont soignés,
surveillés, élevés ou instruits, soit dans l'une, soit dans l'autre des deux sections.

En ce qui concerne les nourrissons, il est grandement désirable que leurs mères les allaitent matin et soir. Quand cela
n'a pas lieu, on les nourrit, d'après les prescriptions du
médecin, avec du lait et du mucilage d'orge. Aux enfants de
plus de sept mois, on donne une fois par jour du bouillon au
lieu de lait. Aux enfants déjà sevrés on donne de la soupe au
lait et du bouillon avec des pommes de terre, des carottes et
d'autres légumes.

On a excellemment pourvu à l'aération, à la propreté, à la
température ; quant aux soins donnés aux enfants, ils sont
inspirés par des principes irréprochables.

L'asile ne donne aucune *nourriture* aux enfants, sauf à
midi une grande assiette de bonne soupe. Quant à leur pain
ou à leur tartine au beurre, ils doivent l'apporter avec eux
dans un petit panier. Pour l'éducation et l'enseignement, ils
sont répartis en trois divisions, dans lesquelles on se conforme à la méthode de Frœbel. Les enfants qui se font remarquer par leur ordre et leur propreté reçoivent des récompenses.

Le *personnel* de l'établissement se compose d'une présidente et de gardiennes ou d'institutrices. C'est donc plutôt un jardin d'enfants qu'un asile.

Les autres établissements pour les enfants à Bruxelles ont une organisation analogue, et tous sans exception sont très fréquentés.

La réunion de la crèche et de l'asile est réalisée aussi dans le *familistère* de Godin Lemaire à Lille. Cet établissement se compose de deux grands bâtiments renfermant une place à toiture de verre. Cette place est entourée d'un corridor qui donne accès aux divers logements. Elle a une superficie de 900 mètres carrés et elle est aérée par plusieurs entrées ouvertes. Dans cet espace, se trouve un *pouponnat* et un *bambinat* pour les enfants de familles d'ouvriers. Dans le *pouponnat*, les nourrissons jusqu'à l'âge de 24 mois, qui ne sont pas soignés par leur propre mère, sont soignés et surveillés par une personne spécialement chargée de ces fonctions. Le *bambinat* reçoit les enfants de 2 ans à 5 ans ; on les y habitue à l'ordre et à la propreté, comme dans un asile.

L'*Asilo del Principe* de Madrid a une organisation spéciale. Il a été fondé pour les nourrissons et les enfants plus âgés (jusqu'à 5 ans) des blanchisseuses de Madrid. La section destinée aux nourrissons contient des chambres spacieuses, aérées, avec de petits lits de fer ; l'autre, destinée aux enfants plus grands, a des salles avec des bancs et des tables. Les soins sont donnés par des sœurs de l'ordre de Saint Vincent de Paul ; la surveillance hygiénique est confiée à un médecin (1).

Nous avons maintenant donné assez de détails sur ces établissements que notre siècle philanthropique a fondés en faveur des enfants des classes ouvrières, si gravement menacés dans leur santé et dans leur existence même. Puisse le

(1) *Il siglo medico*, 21 janvier 1872.

nombre des fondations de ce genre s'augmenter de plus en plus !

Les enfants profitent indirectement de la construction d'habitations ouvrières salubres, de l'installation de restaurants et de cuisines populaires. Ces sujets seront traités en détail, à propos de l'hygiène publique des adultes.

J'étudierai plus loin l'assistance des enfants indigents dans les cas de maladie, l'organisation des secours médicaux, des policliniques et des dispensaires, ainsi que des hôpitaux.

### De l'assistance des enfants pauvres.

Si la santé des enfants appartenant aux classes indigentes est menacée de graves dangers, il en est de même à bien plus forte raison en ce qui concerne les enfants des personnes dans un dénûment absolu, des personnes obligées d'invoquer l'assistance publique. L'assistance de ces enfants prend une forme spéciale, car elle peut intervenir directement. Examinons la situation de ces enfants avant d'étudier ce que l'on fait en leur faveur.

L'immense majorité de nos hospices à la campagne et dans les petites villes est dans un état déplorable. Les locaux sont excessivement sales, l'air y est lourd et humide, la lumière y est parcimonieusement distribuée ; ils sont combles généralement, et il n'est même question d'aucune espèce de surveillance. En outre, la nourriture est absolument insuffisante. Il n'est pas surprenant que dans de telles conditions, les enfants deviennent pâles, scrofuleux, rachitiques, et qu'un grand nombre d'entre eux succombe à des maladies infectieuses.

On en peut dire autant de la plupart des maisons de refuge anglaises, connues sous le nom de *Workhouses*. Ce sont, comme je l'ai déjà fait observer, des établissements presque tous construits depuis longtemps, sans aucun souci de l'hygiène ; tous les pauvres, vieillards et enfants, hommes et femmes, malades et gens valides, même les fous et les idiots, y sont entassés dans des locaux contigus les uns aux autres. Presque tous les rapports constatent que l'état sanitaire, surtout chez les enfants, est déplorable. Une enquête effectuée en

1876 par une commission spéciale dans les écoles des workhouses de Londres, révéla que 15 0/0 seulement des enfants étaient exempts de toute affection des yeux. Sur 8798 enfants examinés par Edward Nettleship, il y en avait 12 0/0 atteints de conjonctivite, 30 0/0 présentaient des granulations ; 9 0/0 avaient des troubles de la cornée. On attribua ces maladies à l'entassement des individus dans des locaux trop étroits, au manque de propreté et d'aération, à l'absence de lumière.

D'autres rapports témoignent d'une extraordinaire fréquence du rachitisme et de la tuberculose parmi ces enfants pauvres. La coqueluche, la diphthérie, la fièvre scarlatine et la rougeole font également parmi eux un nombre de victimes relativement très considérable. Il y a bien une infirmerie dans ces maisons, mais il n'est pas possible d'isoler suffisamment les malades.

Dans d'autres pays, la situation n'est guère meilleure ; souvent même elle est pire. Les hospices ne sont pas seulement des foyers de misère matérielle ; ce sont aussi des foyers de misère physiologique. Il faut donc les assainir à tous égards ; il faut que tous leurs hôtes soient soumis à une surveillance régulière ; il faut sévir sans ménagements contre tous ceux qui n'observent pas les règles de l'ordre et de la propreté. Mais cela ne sera possible que si l'on supprime tous les petits établissements de ce genre pour les remplacer par des maisons salubres, ressortissant des districts ou des arrondissements. Ce n'est en effet que dans de grands établissements qu'il sera possible d'exercer, par l'intermédiaire d'employés spéciaux, un contrôle efficace, et de séparer les enfants des adultes. C'est ce qui a lieu maintenant dans les hôpitaux de la plupart des grandes villes, ainsi que dans les hospices de district de quelques États d'Allemagne.

Il serait nécessaire de placer les enfants dans des établisse-

ments de ce genre, bien salubres et bien aérés. D'autre part,
les orphelinats aussi devraient être réorganisés. La plupart
des orphelinats actuels datent d'un temps assez lointain,
où l'on ne tenait pas compte de l'hygiène ; on ne peut plus
aujourd'hui les assainir suffisamment. Leur installation défectueuse expose leurs hôtes à de nombreux dangers. Je sais
bien que quelques-uns d'entre eux font glorieusement exception ; mais on se plaint de ce que, dans la plupart, les enfants
deviennent pâles, malingres, scrofuleux, et de ce que, quand
ils entrent dans l'adolescence, ils soient moins capables de
résistance que les autres enfants. En outre, la vie en commun par elle-même, le manque de surveillance sur les individus, le manque de vie familiale, entraînent d'autres inconvénients, non seulement au point de vue de la santé, mais
encore au point de vue des mœurs.

Pour ces motifs, depuis quelque temps, on prend de plus
en plus souvent le parti de placer dans des familles, les
enfants pauvres, orphelins, surtout les filles. Nous avons
vu que déjà vers la fin du siècle dernier, quelques directions
d'orphelinats procédaient ainsi, mais il a fallu du temps
pour faire reconnaître généralement l'utilité du nouveau
système. Il est adopté maintenant par un grand nombre de
villes d'Allemagne ; il commence à être admis en Angleterre et en France. La santé ne prospère, la moralité n'est
observée, que quand il y a une surveillance régulière exercée par des employés spécialement préposés à cet emploi ;
et jamais il ne suffit de placer les enfants dans des familles sans exercer un contrôle sur ce qui peut s'y passer.

Le système dont je viens de parler est organisé au point de
pouvoir être pris comme modèle, dans le Grand-duché de
Bade. Depuis près de 15 ans, dans ce pays, les administrations
de cercles se sont occupées activement de l'assistance des pau-

vres et surtout des enfants pauvres. Il suffit, pour s'en assurer, de jeter un coup d'œil sur la *Zeitschrift für badische Ver-
waltung*. Presque tous les cercles du pays ont adopté le
système de placer les enfants dans des familles et ont accordé, à cet effet, des sommes considérables. Le cercle de
Mosbach a commencé. Dès 1868, il décida de confier les
enfants pauvres à des parents adoptifs et de ne les mettre dans
des établissements fermés que quand, pour une raison quelconque, la vie de famille ne pourrait pas être procurée à ces
enfants ou serait inefficace. Il institua un règlement spécial
sur les devoirs des parents adoptifs vis-à-vis des enfants qui
leur sont confiés. La surveillance générale devait incomber
au commissaire du pays, aux pasteurs et aux députés du
cercle ; la surveillance spéciale, aux conseils de district ; ceux-
ci étaient chargés de se renseigner sur l'état de santé des
enfants, leur habillement, leur nourriture et leur conduite
morale. Dès cette année-là (1868) l'administration du cercle
plaça 392 enfants pauvres dans des familles ; d'après le
premier rapport déjà les résultats furent très satisfaisants.
Depuis lors ce système a été conservé et il a été adopté dans
d'autres cercles, avec de petites modifications. En 1877, il y
avait, dans 7 cercles, 4203 enfants, la plupart confiés à des
étrangers ; les frais s'élevèrent en totalité à 138492 marcs, ou
à 32, 26 marcs par tête et par an.

Le cercle de Constance possède à Hegne un orphelinat relié
à une école modèle d'agriculture. Dans cet établissement aussi,
on a eu soin d'assurer aux enfants une sorte de vie de famille.
Par 12 ou 15 ils forment des groupes sous la présidence d'un
professeur ; ils restent à Hegne jusqu'à leur 16e année ; ils
travaillent principalement dans les champs ou au jardin ; à
leur sortie, ils sont placés par un comité du cercle chez des
paysans ou même chez des ouvriers. On est très content éga-

lement des résultats de cette organisation. On peut donc
l'offrir en modèle aux villes ou aux cercles où l'on ne trouverait pas un nombre suffisant de familles adoptives.

Nous trouvons dans la ville de Carlsruhe une excellente
méthode d'assistance des enfants pauvres. L'assistance des
pauvres y est pratiquée d'après le principe d'Elberfeld, et ce
système y a été appliqué même aux enfants. On place les orphelins chez des parents adoptifs, convenablement choisis ; on
laisse les demi-orphelins à leurs mères. Les uns et les autres
sont également surveillés par les membres de la Société d'assistance et par des dames de la Société des femmes badoises
(*Badicher Frauenverein*) qui agissent de concert avec l'administration locale de l'assistance des pauvres. Chaque dame
n'a qu'un petit nombre d'enfants à visiter, mais elle doit les
visiter au moins tous les 15 jours. A chaque visite elle doit
inscrire sur une carte ce qu'elle a vu ; dans les cas urgents,
elle doit envoyer cette carte immédiatement à l'administrateur de la Société des femmes ; ordinairement, au contraire,
ces cartes sont rassemblées toutes les 4 ou 6 semaines. Si
les parents adoptifs sont négligents, l'autorité locale peut
décider que l'enfant sera placé ailleurs. Quand la personne
qui se montre négligente est une mère à qui on a laissé son
enfant, la même autorité peut cesser de lui accorder des
secours.

Les comptes rendus de la Société dont je viens de parler
montrent quels résultats on peut obtenir ainsi avec l'aide
des femmes. Ainsi en 1875, il n'est mort qu'un seul enfant
sur 122 confiés à des familles ; 8 de ces enfants étaient très
bien soignés ; 86 de très bien à bien, 32 de bien à moyennement, et 3 de moyennement à mal.

A Berlin aussi, on a adopté le système de confier les enfants
pauvres à des familles ; on l'a adopté du moins pour la

plupart d'entre eux. On choisit de préférence des villages paroissiaux situés à proximité et on confie la surveillance des enfants à une personne connue comme honorable et digne de confiance ; en outre, on fait exercer une inspection médicale constante sur les enfants de moins de 6 ans.

Ce n'est pas encore tout : il y a tous les ans, une inspection médicale supérieure pour une partie des enfants. En 1878, les enfants assistés, au nombre de 1704, étaient répartis dans 331 localités ; en cette même année, l'inspection supérieure s'est étendue à 55 localités et 632 enfants. Sur ceux-ci, il y en avait 543 qui étaient bien tenus, 20 assez bien, 59 d'une façon défectueuse et 10 mal. Mais à Berlin même, un certain nombre d'enfants étaient confiés à des familles ; il y avait en totalité 1366 enfants assistés. Ceux-ci étaient inspectés par 157 conseils d'orphelins, composés de 675 hommes et 353 femmes. Voici un petit résumé des résultats du travail de ces personnes pendant l'année en question :

3571 rapports envoyés ;
3114 annonçant que les enfants étaient bien soignés,
373 annonçant que les enfants étaient parfaitement soignés,
71 annonçant que les enfants étaient passablement soignés,
13 annonçant que les enfants étaient mal soignés.

Enfin une petite partie des enfants pauvres de Berlin est soignée dans l'établissement de Rummelsburg.

A Hambourg également, on confie à des parents adoptifs les enfants de parents absolument pauvres ou ceux que leurs parents négligent physiquement ou moralement, ainsi que les enfants nés hors mariage, quand leur père les abandonne ; ces parents adoptifs sont choisis principalement dans les districts de la campagne, et un agent spécial est chargé des intérêts de l'Administration des pauvres (Armenverwaltung). En 1875 il y avait en tout 891 enfants qu'élevaient ainsi des

parents adoptifs, et sur ce nombre, 621 enfants étaient à la
campagne. Il mourut en cette même année 59 enfants, dont
39 dans leur première année, 12 depuis leur seconde jusqu'à
leur cinquième année inclusivement, et 8 plus âgés que 5 ans.
Quant aux orphelins de Hambourg, ils sont recueillis dans le
grand orphelinat de Barmbeck.

A Cologne, on a décidé de confier dorénavant les orphelins à des parents adoptifs, et à Leipzig, l'autorité locale
a fait connaître les conditions auxquelles elle veut confier à
des étrangers les enfants pauvres.

A Rostock, ce système existe déjà depuis longtemps. Il n'y
existe ni orphelinat, ni maison de refuge, et les enfants
sont confiés par l'Assistance des pauvres à des familles de
la ville ou de la campagne. Mais il n'y a pas de surveillance
régulière et ainsi s'explique que l'état de santé des enfants,
surtout de ceux dans leurs deux premières années de vie, ne
soit pas parfait.

En Angleterre, on a reconnu combien était fâcheuse la
situation des enfants dans les *workhouses* et il a été permis
de les confier à des familles. C'est ce que l'on appelle le *boarding-
out system*, et la loi qui a autorisé ce système est le *boarding-
out Act* de 1862. La surveillance est exercée par l'Assistance
des pauvres, avec adjonction de pasteurs et de dames. En
outre, les enfants sont inspectés régulièrement par les *dispen-
sary medical officers* qui doivent consigner leurs observations
dans un livre spécial. Les frais d'entretien sont, paraît-il,
moindres que dans le workhouse. Ce dernier demande, par
année, une somme de 9 livres sterling par enfant. On
donne :

Pour un enfant *boarded-out* au-dessous de 2 ans une somme de 8 livres sterling, 0 shelling ;

Pour un enfant *boarded-out* de 2 à 5 ans une somme de 6 livres sterling, 14 shellings ;

Pour un enfant *boarded-out* de 5 ans à 13 ans une somme de 7 livres sterling, 7 shellings.

Un fait d'expérience qui paraît très digne de remarque, c'est que la plupart des enfants *boarded-out* finissent par devenir réellement les enfants adoptifs des familles auxquelles on les a confiés.

L'Assistance publique de Paris (1) place les enfants dont elle prend la charge chez des campagnards, mais seulement jusqu'à la fin de leur 12ᵉ année. Cette administration ne s'occupe plus des enfants qui ont dépassé cet âge ; il reste pour eux les orphelinats ; ceux-ci sont dûs à la bienfaisance privée et sont dirigés par des sœurs de charité. En 1877, il y avait 68 de ces établissements, rien que dans la ville de Paris, et en outre on en comptait 31 dans le département de la Seine.

En Italie, on envoie la plupart des enfants pauvres et des orphelins, garçons et filles, dans les *Albergi dei poveri* (auberges des pauvres) ou dans les asiles d'enfants (2), qui sont en grand nombre. On ne confie à des familles que les enfants trouvés.

Un chapitre très important de l'assistance des enfants pauvres, est celui de l'*alimentation*. L'organisme infantile exige une nourriture suffisante ; quand il ne la reçoit pas, quand la quantité et la qualité ne sont pas appropriées à ses besoins, son développement est entravé, et souvent l'organisme éprouve des dommages dont la trace subsiste durant toute la vie. Pour éviter ce danger qui menace dans leur santé et dans leur vigueur les enfants pauvres, qui pour l'avenir ne peuvent compter que sur leurs propres forces, nous de-

---

(1) Voir D'HAUSSONVILLE, L'enfance à Paris, *Revue des Deux-Mondes*, 1876-1877.

(2) UFFELMANN, *Die œffentliche Gesundheitspflege in Italien. Deutsche Vierteljahrsschrift für œffentliche Gesundheitspflege*, 1879.

vons veiller à ce que ces enfants soient convenablement
nourris.

On ne peut pas indiquer de règle précise pour les enfants
confiés à des familles ; tout ce que l'on peut demander, c'est
que la nourriture soit bien préparée et suffisante. Des visites fréquentes et inattendues peuvent faire découvrir les
abus. Mais le critérium le plus sûr sera l'aspect des enfants
eux-mêmes.

Pour ce qui concerne les enfants placés dans des établissements publics, maisons de pauvres et orphelinats, je puis
me rapporter à ce qu'il y a d'essentiel dans le chapitre de
l'hygiène privée, qui traite de la nourriture des enfants de
6 ans à 15 ans.

On trouvera dans ce chapitre les renseignements relatifs à la
nourriture que l'on donne dans l'orphelinat de Munich ; la
théorie et l'expérience ont fait reconnaître qu'elle est parfaitement convenable ; aussi a-t-elle été adoptée par d'autres
établissements. J'ajoute ce qui suit :

Nourriture à l'orphelinat de Munich :

|                | PAR SEMAINE | PAR JOUR |                        |
|----------------|-------------|----------|------------------------|
| Viande         | 685 gr. 0   | 97 gr. 8 | (répartis du reste sur 5 |
| Pain           | 1701 » 0    | 243 » 0  | jours et non sur 7)    |
| Pommes de terre| 1132 » 0    | 162 » 0  |                        |
| Légumes        | 676 » 0     | 97 » 0   |                        |
| Lait           | 1799 » 0    | 257 » 0  |                        |

soit par jour 79,0 d'albumine, 37,0 de graisse, 247,0 d'hydrates de carbone.

Dans un orphelinat de Berlin, selon Meinert (1) :

|                 | PAR SEMAINE | PAR JOUR |
|-----------------|-------------|----------|
| Viande          | 240 gr. 0   | 34 gr. 3 |
| Pain            | 1995 » 0    | 285 » 0  |
| Pommes de terre | 2240 » 0    | 320 » 0  |
| Légumes verts   | 1918 » 0    | 274 » 0  |

(1) MEINERT, *Armen-und Volksernæhrung*, 1880, t. II, p. 165.

|  | ALBUMINE | GRAISSE | HYDR. DE CARB. |
|---|---|---|---|
| Soit par jour . . . . . . . . . . . . | 38,0 | 6,5 | 245,0 |
| en outre, pour d'autres aliments (légumineuses, riz, beurre, etc.). . | 38,0 | 11,5 | 200,0 |
| Par conséquent en totalité | 76,0 | 18,0 | 445,0 |

ou bien, moins de graisse et bien plus d'hydrates de carbone qu'à Munich

Dans les orphelinats belges on donne :

> · 400 gr. 0 de pain blanc     par tête et par jour
> 600 » 0 de pommes de terre
> 25 » 0 de beurre
> 40 centilitres de bière.

En outre, on donne aux enfants, tous les matins, 1/2 litre de lait étendu d'eau ; tous les soirs, de la soupe au lait ou du bouillon au riz et quatre fois par semaine, 150 gr. de viande. Selon Meinert, la ration quotidienne renferme au moins :

77 gr. 0 d'albumine, 49,0 de graisse et 330,0 d'hydrates de carbone

Dans les *Albergi dei poveri* d'Italie, on donne généralement aux enfants pauvres de 8 à 14 ans, les 3/4 de la portion des adultes ; voici la composition de cette dernière, à l'*Albergo dei poveri* de Gênes :

Quotidiennement 318 gr. 0 de pain blanc,
> 40 » 0 de viande ; les dimanches et les jours fériés
> 300 » 0 de macaroni,          [110 gr. 0
> 110 » 0 de riz,
> 30 » 0 de haricots ou pois,
> 13 » 0 de sel,
> 13 » 0 de fromage,
> 14 centimètres cubes d'huile.

La proportion des substances nutritives pour ces enfants est bien plus faible qu'en Belgique, mais elle est suffisante pour la jeunesse italienne accoutumée de bonne heure à moins de nourriture.

Pour les orphelinats d'Allemagne, on fera bien de s'en tenir à la règle trouvée par Voit. Il est important de ne pas

oublier que ces enfants, se trouvant pour la plupart dans de
mauvaises conditions d'alimentation lorsqu'ils entrent dans
ces établissements, sont souvent prédisposés à la scrofule ;
qu'il faut donc éviter une erreur que l'on commet souvent dans
ce genre d'établissements et qui, funeste aux enfants en général,
l'est particulièrement à ceux dont il s'agit : elle consiste à leur
donner trop de nourriture végétale, de pommes de terre et de
pain grossier. On devrait donner environ 200 à 300 grammes
de lait par jour, du fromage et une certaine quantité de viande
au moins quatre fois par semaine. Il serait pratique de remplacer une partie de l'albumine nécessaire, sous forme de
légumineuses, une partie de la proportion ordinaire de pommes de terre par du riz, le pain grossier par du pain qui contienne moins de son et qui par conséquent profite mieux.
Il résulte assez clairement de ce que nous avons vu plus haut,
qu'on ne peut pas complétement supprimer la graisse (beurre
ou saindoux) de l'alimentation des enfants pauvres.

Voici, d'après ces considérations et cette règle, la ration
quotidienne que l'on pourrait adopter pour les enfants pauvres dans les établissements où on les élève :

|  |  | ALBUMINE | GRAISSE | HYDR. DE CARB. |
|---|---|---|---|---|
| 250 gr. de lait. . . . . . . . . . | | 11,0 | 9,5 | 9,25 |
| 120 » de viande . . . . . . . . | | 24,0 | 1,0 | 0,00 |
| 275 » de pain . . . . . . . . . . | | 17,8 | 1,0 | 137,00 |
| 125 » de riz . . . . . . . . . . | | 9,2 | 0,0 | 90,00 |
| 25 » de graisse fondue . . . . | | 0,0 | 24,0 | 0,00 |
| 200 » de soupe à la farine de pois | | 15,0 | 6,0 | 33,00 |
| (65 gr. de farine avec graisse fondue) | | | | |
| TOTAL | | 77,0 | 41,5 | 269,25 |

A l'âge de 6 à 15 ans, on ne peut se dispenser de varier
l'alimentation. C'est pourquoi j'ajoute une nouvelle ration
quotidienne :

|  |  | ALBUMINE | GRAISSE | HYDR. DE CARB. |
|---|---|---|---|---|
| 300 gr. | de lait . . . . . . . . . . | 13,2 | 11,4 | 11,0 |
| 100 » | de viande . . . . . . . . . | 20,0 | 1,0 | 0,0 |
| 250 » | de pommes de terre . . . | 5,0 | 0,0 | 50,0 |
| 275 » | de pain . . . . . . . . . . | 17,8 | 1,0 | 137,0 |
| 100 » | de farine pour soupe . . . | 11,0 | 1,0 | 68,0 |
| 20 » | de graisse fondue . . . . | 0,0 | 19,0 | 0,0 |
| 25 » | de fromage (maigre) . . . | 11,0 | 1,8 | 0,0 |
|  | TOTAL | 78,0 | 41,2 | 266,0 |

Il ne suffit pas d'assurer l'alimentation aux enfants pauvres;
il faut leur assurer aussi la propreté de la peau. Pour qu'elle
soit possible, il faut ouvrir partout des bains gratuits, car en
beaucoup de localités, les pauvres ne peuvent pas se baigner
faute de bains où ils puissent entrer sans payer. La propreté
du corps est cependant plus nécessaire pour eux que pour les
gens aisés, car ils habitent dans des logements moins propres et ils sont moins proprement vêtus.

Quant au reste, je renvoie aux divers chapitres de l'hygiène
privée ; pour ce qui concerne l'assistance des enfants logés
dans les hospices, et dans les orphelinats, on se reportera à
ce que j'ai dit, à propos des établissements d'éducation, sur
l'ordre du jour, le sommeil, la gymnastique, la séparation
des sexes, etc.

### L'Assistance des enfants abandonnés, des enfants trouvés, et des enfants en nourrice.

L'assistance des enfants abandonnés et des enfants trouvés, en Allemagne, se confond avec l'assistance des enfants pauvres. L'administration chargée des pauvres d'une localité est également chargée de s'occuper des enfants trouvés et des enfants abandonnés ; elle se conforme aux principes que j'ai déjà exposés.

Dans d'autres pays, on suit un autre système pour sauver ces enfants et pour les élever. On les recueille dans des établissements spéciaux dits maisons d'enfants trouvés, et on les y élève, ou bien ces établissements les confient, soit seuls, soit en colonies, aux soins d'étrangers. Nous aurons donc à nous occuper spécialement des enfants abandonnés et trouvés, d'autant plus que la manière dont on les place et dont on les élève intéresse l'hygiène à un haut degré. Je consacrerai donc un chapitre spécial aux enfants confiés à des étrangers.

### L'assistance des enfants trouvés.

J'ai montré dans l'introduction historique, que les premiers établissements d'enfants trouvés ont été créés par l'initiative de l'église, qu'ils se sont ensuite propagés dans la plupart des pays civilisés, mais qu'en Allemagne ils ont disparu peu à peu après la réforme. Nous avons vu aussi que, depuis le milieu du siècle dernier, il se préparait en ce qui concerne l'assistance des enfants trouvés, une réforme extraordinairement importante au point de vue sanitaire, et que cette réforme, après de longs délais, a enfin commencé à faire son chemin depuis quelques dizaines d'années. Je veux parler du système qui consiste à confier les enfants trouvés à des familles qui les élèvent. Presque en même temps s'accomplissait une autre réforme: l'assainissement des établissements d'enfants trouvés et la suppression des tours.

Les pays dans lesquels il existe encore des établissements d'enfants trouvés sont l'Italie, la France, l'Espagne, le Portugal, la Grèce, la Russie et l'Amérique du Nord. C'est en Italie qu'ils sont le plus répandus et que leur caractère spécial est le plus nettement accusé. Rome possède une grande maison d'enfants trouvés, sous forme d'annexe au célèbre hôpital *San Spirito* ; Naples a l'*Ospizio dei trovatelli* ; Milan, l'*Ospizio degli esposti*; Turin, l'*Ospizio dell' infanzia abandonnata* ; Florence, l'*Ospizio degli innocenti* ; Bologne, la *Caso degli esposti*, etc. Dans presque toutes les villes importantes nous rencontrons ces établissements ; rien que dans le Piémont, la Ligurie, la Lombardie, l'Émilie et la Sardaigne, il y en a plus de 50. La meilleure manière d'arriver à connaître ce qui concerne les enfants trouvés, est donc d'étudier ce qui existe en Italie.

Les enfants ne sont plus reçus au moyen de la *Ruota*, c'est-à-dire du *tour* qui se trouvait autrefois disposé dans le mur de l'établissement. Il y a, dans la maison même, un bureau, *Uffizio di consegna e di registrazione*, où il faut faire inscrire les enfants. Avant de les recevoir on exige certaines formalités, prescrites par le code civil. En effet, la personne qui trouve un enfant doit en faire la déclaration à l'employé de l'état civil de sa commune, et indiquer exactement toutes les circonstances dans lesquelles l'enfant a été trouvé.

On consigne dans un acte spécial l'âge probable, le sexe de l'enfant et le nom qu'on lui a donné d'office. En remettant l'enfant, on doit présenter un extrait du registre de l'état civil. Mais quand l'enfant a été admis d'urgence, sans que l'on eût cette attestation à sa disposition, la direction de l'établissement doit aussitôt faire connaître à l'employé de l'état civil, le jour et l'heure auxquels l'enfant a été reçu, le sexe, l'âge probable, le nom qui a été donné, le numéro du registre.

On prépare à chaque enfant recueilli, une marque qu'on lui passe autour du cou, et que l'on fixe au moyen d'un plomb ; elle porte l'indication du numéro, de l'année et de l'établissement.

C'est du reste une erreur de croire que l'on n'admet dans les établissements de ce genre , que les enfants trouvés proprement dits. On y reçoit même, dans certaines conditions, des enfants légitimes. Ainsi l'*Ospizio degli esposti* de Milan reçoit :

1º Des enfants d'origine inconnue ; des *trovatelli* proprement dits ;

2º Des enfants nés hors mariage, non reconnus par le père ou abandonnés ; les *abandonnati* ;

3º Des enfants nés en mariage, mais qui ont perdu leur père et leur mère, et ceux dont le père et la mère, ou l'un seulement des deux, sont en prison ;

4º Les enfants nés en mariage, de mères qui sont mortes à la maison d'accouchement ou qui, après y avoir accouché, n'ont pas de lait, ou les enfants légitimes qui ont été envoyés d'hôpitaux de province, avec une attestation d'après laquelle la mère est incapable de les nourrir, et enfin les enfants légitimes, dont les mères apportent un certificat délivré par une *Congregazione di carita*, et établissant leur pauvreté ainsi que leur incapacité de nourrir.

Beaucoup de personnes croient à tort que l'on reçoit exclusivement les enfants qui n'ont que quelques semaines ou qui en tout cas, n'ont pas dépassé leur première année. Le règlement de la maison des enfants trouvés de Milan, que je viens de citer, dispose que les enfants, au moment de leur admission, ne doivent pas avoir plus de sept ans.

Les enfants, dans leur première année, ne sont gardés que quelques jours dans l'établissement, et pendant ce temps ils sont confiés à des nourrices, si toutefois on en a de disponibles. On utilise à cet effet, en premier lieu, les femmes non mariées qui ont accouché dans l'établissement, et les nourrices qui se présentent à la direction.

On n'a recours à l'*alimentation artificielle* que quand on manque de nourrices ; du reste, on ne suit pas, dans tous les établissements, une même méthode.

On emmène les enfants hors de l'établissement aussitôt que possible pour les faire élever par des nourrices, à la campagne autant que possible. Ainsi, j'ai vu moi-même en Italie, que l'on renvoyait des enfants n'ayant pas même une semaine. On ne conservait que ceux qui étaient débiles et ceux qui étaient soupçonnés ou atteints de syphilis.

On choisit avec grand soin les nourrices qui doivent prendre l'enfant chez elles, et on leur demande si elles sont disposées à conserver l'enfant, même après le sevrage; on les y encourage fortement, car il est de règle que l'enfant reste à la campagne jusqu'à un certain âge. Ainsi l'orphelinat de Milan ne reprend les enfants qu'à partir de leur 15e année révolue.

Pendant ce long laps de temps, les enfants restent constamment soumis à un contrôle que l'établissement fait exercer par des employés spéciaux. Les nourrices et les personnes qui élèvent les enfants reçoivent un livret, *libretto di scorto*, qui leur indique leurs devoirs, et dans lequel on consigne le signalement de l'enfant, et tous les détails intéressants à son sujet. Ce livret doit être remis immédiatement à l'autorité locale. Celle-ci de son côté doit veiller sur l'enfant. En cas de maladie de l'enfant, la personne qui nourrit ou qui élève l'enfant, doit demander le médecin de la commune, ou s'adresser à l'établissement même.

Lorsqu'un enfant meurt, l'autorité locale doit en faire part aussitôt à l'établissement en lui envoyant le livret, l'objet distinctif que l'enfant portait au cou, et l'acte de décès. Mais lorsque la personne qui nourrit ou qui élève l'enfant meurt ou tombe dans la misère, ou lorsqu'on observe de l'immoralité dans la famille, ou lorsque les enfants commencent soit à mendier, soit à vagabonder, l'établissement peut les faire revenir, dès qu'elle le juge convenable.

Il y a beaucoup de maisons qui donnent des *primes* aux personnes qui soignent et qui élèvent bien les enfants.

Le système suivi dans les établissements autrichiens, qui sont des établissements officiels, est de tous points semblable maintenant au système suivi dans les établissements italiens. Ils reçoivent moyennant l'accomplissement de certaines formalités, des enfants trouvés, des enfants de mères accouchées dans la maison et y faisant fonction de nourrices pendant un certain temps, ainsi que les enfants de mères complétement dépourvues de ressources. Ces établissements eux aussi confient les enfants en bonne santé, aussi rapidement que possible, à des nourrices ou à des familles habitant la campagne et les y laissent jusqu'à un certain âge (10 ans pour les enfants trouvés de Vienne). Seulement le contrôle est organisé un peu autrement qu'en Italie. D'après les lois autrichiennes, en effet, la surveillance des enfants trouvés et le soin d'annoncer tous les faits graves qu'ils peuvent avoir constatés incombe aux pasteurs et aux médecins d'arrondissement. En outre, dans la Bohême et dans la Basse-Autriche, un homme honorable, habitant la localité est investi, par la représentation communale, des fonctions de père des enfants trouvés ; il est chargé d'une surveillance générale et en conséquence il doit faire de fréquentes tournées chez les femmes auxquelles on a confié des enfants ; il doit veiller à ce que les enfants soient dans de bonnes conditions de propreté et d'hygiène, convenablement nourris et habillés, à ce qu'ils soient astreints à aller à l'école, à ce que l'on s'occupe de leurs mœurs et à ce que dans les cas de maladie, on leur fasse donner les secours médicaux. Il doit envoyer, par l'intermédiaire du curé, un rapport sur ce qu'il a constaté.

Lorsque, dans ces visites, il constate des négligences graves, il doit les annoncer sans retard à la direction de l'orphelinat. L'orphelinat, lorsqu'il cesse de s'occuper directement de l'enfant, lui fait toujours donner un tuteur.

On doit au D' Fridinger, directeur de la maison d'accouchements et des enfants trouvés de Vienne, de grands perfectionnements dans le système suivi en Autriche à l'égard des enfants trouvés. Il avait reconnu que, même en contrôlant rigoureusement les femmes qui se chargeaient d'élever des enfants et en punissant sévèrement leur négligence, on n'arrivait pas à assurer efficacement la protection de la santé des enfants, et que le seul moyen d'y parvenir était de s'adresser à l'intérêt de ces femmes. Il s'employa donc à faire établir des fonds de secours, au moyen desquels on donnerait des primes aux femmes qui se seraient distinguées par la conscience avec laquelle elles auraient soigné les enfants confiés à leurs soins. Ce fonds, vers le commencement de 1879, dépassait 100.000 florins ; en 1878 il avait servi à donner des primes à 83 femmes et à 222 nourrices. C'est là incontestablement un bon moyen. Le paiement de la somme allouée aux personnes qui s'occupent des enfants et l'attribution de primes stimulent le zèle bien plus que toutes les mesures de surveillance.

La meilleure manière de faire connaître le système français, sera de décrire l'organisation de l'assistance des enfants trouvés, à Paris. Dans cette ville également, il n'y a plus de tour ; celui-ci a été remplacé par le bureau d'admission. Générale-

ment ce sont les mères elles-mêmes qui amènent leur enfant
né hors mariage. On les interroge sur leur situation personnelle, leur résidence, le nom du père de l'enfant et la raison
pour laquelle elles veulent le laisser à la maison des enfants
trouvés. On leur dit toujours que, dans le cas où elles se
décideraient à conserver l'enfant avec elles, l'Assistance publique pourrait leur donner un secours. Si cet avis reste sans
effet, on accepte l'enfant.

Dans d'autres cas, ce n'est pas la mère qui apporte l'enfant,
c'est un parent, c'est un ami, ou même la police. L'interro-
gatoire est alors le même, seulement il est fait avec plus de
soin. La maison des enfants trouvés de Paris reçoit aussi des
enfants légitimes, mais seulement quand la mère est une
pauvre veuve ou quand elle a été abandonnée par son mari.
En 1875, par exemple, on a reçu 84 de ces enfants.

Du bureau d'admission, l'enfant est porté par une servante
dans la salle commune qu'on appelle la crèche ou la couche.
C'est là qu'on lui attribue un numéro et qu'on lui donne une
nourrice ou une gardienne. A Paris également, le principe
est de porter le nourrisson à la campagne aussitôt que possible, en sorte que l'établissement ne peut être considéré que
comme un lieu de passage. La surveillance des enfants au
dehors incombe à un inspecteur et en outre à un médecin
qui doit visiter au moins une fois par mois, les enfants dans
leur première année.

A partir de leur douzième année, les enfants entrent dans
la catégorie des élèves hors pension. On ne paie plus de pension pour eux, mais ils n'en restent pas moins jusqu'à leur
majorité, sous le contrôle de la direction de l'établissement.
On admet que le travail des enfants à cet âge rapporte aux
parents adoptifs une somme égale aux frais d'entretien.

Ce qui est très remarquable aussi et ce qui est intéressant

à comparer avec ce que l'on fait en Allemagne à l'égard des mères non mariées, ce sont les mesures qui ont été prises par l'Assistance publique de Paris pour obtenir que les mères ne livrent pas leurs enfants à la maison des enfants trouvés, mais les conservent avec elles. On a commencé par créer *les secours aux filles-mères* ; ces secours consistent en sommes d'argent accordées, soit une fois, soit mensuellement à des filles-mères qui nourrissent elles-mêmes. Un autre secours, c'est le *bon de nourrice* qui est accordé pour dix mois aux mères qui ne nourrissent pas elles-mêmes, mais qui mettent leur enfant en nourrice ; ces bons de secours s'élèvent en totalité à 215 francs. La troisième forme, c'est le *secours d'orphelin*, accordé à des familles qui reçoivent immédiatement un enfant naturel et qui s'engagent à l'élever jusqu'à ce qu'il soit grand. On a dépensé pour cet usage la somme de 68.446 francs en 1875.

Ce système des secours, qui a été adopté dans une grande partie de la France et qui, en 1875, a servi pour 7.900 enfants, a donné d'excellents résultats ; car, depuis qu'il existe, on constate une constante diminution des abandons, et non-seulement dans le rayon de l'Assistance publique de Paris, mais dans toute la France. En outre, les enfants secourus présentent une bien moins grande mortalité que les enfants trouvés élevés à l'établissement même ou à la campagne par ses soins. Si l'on ne considère que les enfants de la première année, la proportion des décès parmi les enfants secourus est de 29 0/0, parmi les autres elle est de 57 à 75 0/0.

Enfin, pour ce qui concerne les établissements d'enfants trouvés, on ne peut nier que dans ces derniers temps leur salubrité ait augmenté à maints égards. Je puis en effet dire de la plupart des établissements italiens qu'ils ne m'ont pas paru insalubres. Il est vrai qu'ils datent presque tous de loin, mais on a beaucoup fait pour les assainir.

Ils sont disposés comme les anciens hôpitaux et comme les anciens établissements hospitaliers pour les pauvres, c'est-à-dire que ce sont de grands bâtiments dépendant les uns des autres, et entourant une ou plusieurs cours. Nous y trouvons des locaux pour l'administration, pour la direction, pour le bureau de réception, des salles pour l'examen des nourrices, des salles où séjournent les enfants, une division d'hôpital et une division pour les syphilitiques, une autre pour les enfants atteints de maladies d'yeux, de plaies, de plus une cuisine, des cabinets d'aisances, etc. Ces établissements qui, comme ceux de Rome, reprennent les enfants dès la septième année, ont aussi des locaux scolaires. Je n'ai pas trouvé généralement que ces locaux répondissent aux exigences de l'hygiène. J'ai constaté du reste de la propreté, une bonne ventilation et nulle part de l'encombrement.

On donne beaucoup de soins à *l'alimentation des nourrices* de ces établissements. A Rome, on leur donne le matin du café avec du lait et du pain de froment, à midi une soupe épaisse, de la viande, du pain, des légumes, du vin, le tout à discrétion, le soir des œufs ou du rôti, ou du jambon avec du pain et du vin. Elles se réservent un reste de chaque repas, de sorte que généralement elles mangent six fois par jour.

Dans la plupart de ces établissements, on donne aux nourrissons nourris artificiellement, du lait de vache convenablement dilué et de la farine de Nestle. L'*Ospizio degli innocenti* de Florence est le seul établissement où j'aie vu donner de la bouillie.

Les résultats de toutes les réformes dont je parle ici sont incontestablement excellents. La mortalité totale des enfants trouvés, jusqu'à la fin de leur première année, en Italie, est maintenant d'environ 35 0/0, tandis qu'auparavant elle était supérieure à 70 0/0. Et même, l'établissement de Milan n'a perdu en 1876 que 24 0/0 de nourrissons, en 1877 il n'en a perdu que 21 0/0, l'établissement de Turin n'en a perdu que 22,5 0/0 en 1876. A Vienne, la mortalité des nourrissons, qui était encore de 76 0/0 en 1866, n'était plus que de 46 0/0 en 1878.

D'après les renseignements que l'on reçoit de l'Amérique du Nord, les résultats obtenus par les établissements d'enfants trouvés de ce pays continuent d'être déplorables. Cependant, on a considérablement assaini ces établissements. Ainsi il paraît que dans le *Tewksbury almshouse* (1) du Massachusetts, la section des enfants trouvés contient des locaux spacieux, bien aérés, que les enfants y sont nourris avec du lait de vaches choisies avec soin, jamais avec de la bouillie. En dépit de ces conditions favorables, la mortalité est excessive. De 1868 à 1873,

on a reçu 153 enfants, on en a bientôt renvoyé 12;
il en est mort 131, avant la fin de leur première année;
il n'y en a donc que 10 qui aient atteint leur deuxième année.

La plupart sont morts de diarrhée et d'éclampsie.

Dans les établissements d'enfants trouvés de New-York, la mortalité est également élevée. Elle s'expliquerait par la non-adoption du système de confier les enfants à des personnes en dehors de l'établissement. Dans les pays d'Amérique où ce système a été adopté, la mortalité des enfants trouvés est plus faible. Dans le *Foundlings City Temporary Home* de Boston (2), par exemple, on a reçu de 1868 à 1873 :

167 enfants trouvés ; il n'en est mort que 24. Mais sur les 167, il y en a 64 qui, aussitôt après leur réception, ont été confiés à de bonnes familles *for adoption*, et 6 qui ont été rendus à leurs mères.

(1) X. *Annual Report of the state board of charities of Massachusetts*, 1873.
(2) Même source.

Il y a aussi un système qui consiste à réunir les enfants
trouvés et à en former des colonies. On place un certain nombre de ces enfants dans un même village, en les confiant à
des artisans ou à des paysans ; on en donne un ou deux à la
même personne. Celle-ci reçoit une certaine indemnité pour
les soins qu'elle donne à ces enfants.

Ce système, que l'on rencontre en Russie, a pour objet
d'éloigner les enfants de ces établissements dangereux pour
eux, de leur donner une famille, de les élever en commun avec
d'autres enfants, mais sous surveillance, et d'en faire des
artisans ou des agriculteurs. — Les établissements agricoles
français ont été fondés par l'initiative de Brumauld ; il y en
avait 18 en 1860 , ils n'ont pas duré ; Brumauld lui-même
en avait constaté l'insuccès et avait conseillé de les abandonner. — Les colonies russes du district de Saratow donnent
cependant, paraît-il, des résultats satisfaisants. Elles se com-
posent de plusieurs villages, dont chacun contient environ
25 fermes, chacune avec 2 maisons d'habitation. Lorsque
les enfants trouvés ont été élevés et sont devenus grands, on
les établit dans les villages.

### L'Assistance des enfants en nourrice (1).

Les mères des enfants confiés à des personnes étrangères,
moyennant rétribution, sont généralement sans fortune et ne
sont pas mariées ; ce sont des servantes, des ouvrières de
fabriques, des couturières, des modistes. Il arrive rarement,
du moins en Allemagne, qu'un enfant né en mariage soit
confié à des étrangers ; quand cela a lieu, c'est pour des

---

(1) Voir GŒTTISHEIM, *Deutsche Vierteljahrsschrift für œffentliche Gesundheit*, 1879. — SILBERSCHLAG, *ibid*., 1879, 1881. — Verhandlungen des Deutschen
ærztlichen Vereins zu Eisenach, 1878, *Aerztliches Vereinsblatt*. — SOLTMANN,
*Breslauer ærztliche Zeitschrift*, 14 juin 1879.

raisons professionnelles, surtout quand l'un des deux époux est mort.

En France principalement, dans une moindre mesure en Italie et en Belgique, on a contracté la déplorable habitude de confier les enfants aussitôt après leur naissance à des nourrices qui les emportent à la campagne ; ensuite on ne s'occupe plus de la nourrice que pour lui envoyer sa rétribution mensuelle. D'après les renseignements fournis par Husson, on envoie, tous les ans, rien que de Paris 18000 enfants en nourrice ; d'après Bergeron 20000 ; selon Vacher, leur nombre s'élèverait jusqu'à 26000 ou 27000 ; cela constitue près de 50 0/0 de tous les enfants nés dans le cours d'une année.

J'ai déjà signalé, dans un précédent chapitre, et je démontrerai avec plus de détails ici, que tous les enfants, légitimes ou naturels, confiés à des étrangers, présentent une mortalité et une morbidité *extraordinaires*. Selon Villermé, (*Société de médecine de Strasbourg*, 6 février 1868), il est mort 87 0/0 des enfants en nourrice dans leur première année, tandis qu'il n'est mort que 21 0/0 des enfants nourris par leur mère. Presque toujours la mort était causée par une mauvaise alimentation, les enfants mouraient dans le marasme, l'atrophie, les convulsions, quelquefois la mort était produite par les mauvais traitements.

Krieger (1) a soulevé, il y a quelques années, la question des enfants en nourrice, de Strasbourg, et il a constaté les mêmes résultats déplorables. Selon lui, il y a là des femmes, qui conservent à peine un enfant assisté sur 8 à 10 qu'on leur confie. Un médecin communal de Strasbourg a rapporté que, sur 44 enfants assistés de son district, confiés à des femmes

---

(1) KRIEGER, *Verhandlungen der Kreisgesundheitsræthe im Unter-Elsass,* 1874-1878. Voir p. 66 et suivantes.

étrangères, il en était mort 23, c'est-à-dire plus de 50 0/0,
dans leur première année. La plupart des enfants mouraient
dans le premier tiers du mois où l'on cessait de payer leur
entretien. Beaucoup de ces malheureux étaient scrofuleux,
rachitiques, faibles et anémiques.

A Breslau (1), une commission d'inspection médicale constata qu'en
1875, sur 276 enfants assistés confiés à des étrangères, il y en avait 72
atteints de maladies constitutionnelles, de scrofulose, de rachitisme, de
tuberculose, d'anémie, de syphilis, et qu'en 1876, on a trouvé les mêmes
maladies chez 134 enfants pour 247.

A Rostock, du 1er juillet 1864, au 1er juillet 1878,
    Il y a eu   1293 enfants (de 0 à 7 ans), confiés à des étrangers.
    Sur ce nombre   355 avaient moins d'un an.

De ces enfants âgés de 0 à 1 an, il en est mort, en totalité 122, c'est-à-
dire 35 0/0, ou à peu près deux fois autant qu'il meurt d'autres enfants à
Rostock. En outre il faut rappeler que la plupart de ces enfants n'ont
été mis en nourrice qu'à l'âge de 6 semaines environ. La mortalité des
enfants dans leur deuxième année, n'est que d'environ 6 0/0 ; sur 175
en effet, il en est mort 11.

A Munich (2), de 1853 à 1868,
le nombre des enfants naturels, de 0 à 14 ans, assistés, a été de   30007;
sur ceux-ci le nombre d'enfants confiés à des étrangers a été  de    9837;
le nombre d'enfants soignés par les parents eux-mêmes a été de   20130;
le nombre de décès parmi les enfants confiés à des étrangers a été de   3653;
—     —          —          à leurs propres parents
                                        a été de   12699.

Cette dernière statistique présente, il est vrai, bien des lacunes ; la plus grave, c'est qu'elle ne permet pas de reconnaître le nombre des enfants naturels morts à l'âge des nourrissons. Elle n'en présente pas moins un grand intérêt, car
elle montre que les enfants naturels, restant chez leur mère,
ne sont pas plus en sûreté que les enfants confiés à des
étrangers. Une circonstance dont il y a lieu de tenir grand
compte à cet égard, c'est qu'à Munich, on exerce un contrôle

(1) Soltmann, loc. cit.
(2) Je dois cette statistique à l'obligeance de M. le Dr Ehrhardt, bourgmestre de
Munich.

rigoureux sur ces derniers. — L'autre statistique à ma disposition donne les résultats suivants :

En 1876, le nombre total des enfants assistés à Munich a été de 458 ; il y en avait :

| | | | | | | | |
|---|---|---|---|---|---|---|---|
| 331 | âgés de 0 an à 1 an , et sur ce nombre il en est mort | 103 = 31 | 0/0 |
| 227 | — | 1 an à 2 ans , | — | — | 49 = 21 | 1/2 0/0 |
| 87 | — | 2 ans à 3 ans , | — | — | 4 = 4 | 1/2 0/0 |
| 66 | — | 3 — 4 — , | -- | — | 2 = 3 | » |
| 35 | — | 4 — 5 — , | — | — | 1 = 3 | » |
| 34 | — | 5 — 6 — , | — | — | 0 = 0 | » |
| 28 | — | 6 — 7 — , | — | — | 0 = 0 | » |
| 29 | — | 7 — 8 — , | — | — | 0 = 0 | » |
| 32 | — | 8 — 9 — , | — | — | 0 = 0 | » |

La plupart de ces enfants avaient été mis en nourrice entre leur 9e et leur 18e jour de vie.

En 1880, le nombre des enfants assistés de 0 à 8 ans a été, en moyenne mensuelle, de . . . . . . . . . . . . . . . . . . . . . . . 654
En 1880, le nombre des enfants de 0 à 1 an a été, en tout de . 479
Le nombre de décès d'enfants assistés, de 0 an à 8 ans, a été de . 321
       —              —              — , de 0 an à 1 an , a été de . 182

C'est pendant les mois de juillet et d'août, qu'a régné la mortalité la plus considérable ; elle s'est élevée à 58+50 = 108, et elle a atteint le double de la hauteur de la mortalité moyenne. Mais ce qui est très remarquable, c'est que, sur ces 108 enfants assistés, il n'y a eu que 38 nourrissons, tandis qu'il y a eu 28 enfants de 1 an à 2 ans, et 27 enfants de 2 ans à 3 ans. Ce résultat prouve également que la surveillance des enfants en nourrice est exercée très rigoureusement dans cette ville.

Gœttisheim (1), il y a quelque temps, a publié des résultats déplorables au sujet des enfants assistés de la ville de Bâle. Il relate qu'en quatre mois une femme a vu mourir cinq

_____

(1) Gœttisheim, *Deutsche Vierteljahrsschrift für œffentliche Gesundheitspflege* 1879, p. 408.

enfants qui lui étaient confiés ; que, pour ne pas attirer l'attention, elle a à chaque décès appelé un autre médecin et qu'elle a
remis les petits cadavres aux mères, afin d'éviter que les con-
vois partissent de chez elle. L'instruction qui fut ouverte
à la suite d'une dénonciation établit que cette femme mal-
traitait les enfants qui lui étaient confiés, à tel point que
ceux-ci criaient toute la journée.

Le rapport sur les enfants en nourrice de l'arrondissement
de Cologne est très instructif (1). En 1880, cette ville a confié
à des étrangères, en tout, 153 enfants naturels, dans leur première année. Le rapport fait observer expressément que les
enfants étaient élevés par ces femmes, isolément, plutôt par
pitié que par amour du gain. Néanmoins, ils ne se développaient que très mal ; la mortalité était de 50 0/0.

Le rapporteur ajoute que la cause de ce dépérissement
se trouve dans l'emploi de mauvais succédanés du lait de
femme.

J'ai déjà insisté à plusieurs reprises sur l'énorme mortalité
des enfants en nourrice en France. Selon Bergeron, sur
20,000 nourrissons, envoyés tous les ans en nourrice de Paris
à la campagne, il en mourait 15,000 avant la fin de leur première année ; Brochard trouve que la mortalité des enfants
de la première année confiés à des nourrices est de 70 0/0 ;
Chevalier pense que cette proportion est en de ça de la vérité.
Broca a trouvé, à vrai dire, une mortalité inférieure ; il dit
que la mortalité est de 48 0/0, mais il n'a considéré que les
enfants confiés à des nourrices par l'intermédiaire des petits
bureaux. En tout cas, la mortalité de ces malheureux est
excessive.

Quelles en sont les causes ?

(1) SCHWARTZ, *Generalbericht über das œffentliche Gesundheitswesen des Regie-*
*rungsbezirks Kœln pro* 1880.

Le principal motif est indubitablement le manque de soins
attentifs, et ce défaut de soins est imputable à l'ignorance des
nourrices, à ce qu'elles se chargent d'un trop grand nombre
d'enfants, mais surtout à ce qu'elles ne s'intéressent pas à ces
enfants. La mortalité a été moindre partout où l'on a contrôlé
rigoureusement la manière dont les enfants étaient soignés,
partout où l'on a exclu les nourrices impropres à bien remplir
leurs fonctions, où l'on a donné des instructions à celles que
l'on admettait, où l'on a diminué le nombre des enfants confiés
à une seule femme, où l'on a puni toutes les négligences. Aussi
à Munich, la mortalité est moindre chez les enfants naturels
confiés à des étrangères et surveillés avec soin, que chez les
enfants naturels laissés à leurs mères mais non surveillés.
De 1853 à 1868, il est mort, dans cette ville, 63 enfants de
cette dernière catégorie pour 100, tandis qu'il ne mourait
que 37 enfants pour 100 de la première. A Dresde aussi, où
l'on exerce un contrôle très intelligent, la mortalité est faible.

De 1878 à 1879, il y avait là 538 enfants chez des étrangères, il n'en est mort que 38.

Je viens de faire observer que le défaut de soins provient
surtout du défaut d'intérêt à l'égard des enfants. On ne peut
mettre en doute l'exactitude de cette hypothèse. Une nourrice ne prend des enfants à élever que parce qu'elle espère en
retirer un petit bénéfice. Si celui-ci est faible ou illusoire,
elle cesse de s'intéresser à la prospérité de l'enfant. Or, le prix
qu'on paie à la nourrice, pour la plupart des enfants, ne permet
presque pas de donner à ces enfants les soins convenables.
La nourrice cependant veut économiser un peu, et par suite,
elle ne donne pas à l'enfant ce qui lui est nécessaire.

D'autre part, il n'arrive que trop souvent que la somme
sur laquelle elle compte ne lui soit pas remise, parce que les

parents ne sont pas en mesure de faire face à leurs obligations ; la nourrice alors se désintéresse complétement de l'enfant, et par suite elle le néglige tout à fait, si elle ne va même pas jusqu'à des actions criminelles.

Les sommes payées pour les mois de nourrice sont en vérité très faibles. Cela n'a pas lieu de surprendre, si l'on réfléchit que la plupart des mères qui mettent leurs enfants en nourrice appartiennent à la classe dénuée de fortune. Il n'est donc point rare que l'on ne paie que 5 et même 4 marcs par mois pour les soins à donner à un enfant dans sa première année, ainsi que je l'ai constaté plusieurs fois. On lit dans le *Ziehkinderjournal für Sachsen* qu'il y a des endroits où l'on paie encore moins. J'emprunte à Gœttisheim les renseignements suivants :

Voici ce que l'on payait pour les nourrissons à Bâle :
        au minimum . . . 2 francs par semaine,
        au maximum . . . 6    —          —
        en moyenne. . . . 4    —          —
Dans le district de Cologne, on paie ordinairement 10 marcs par mois, 15 marcs au plus.
A Rostock, d'après les recherches que j'ai faites, on paie :
        au minimum . . . 8 marcs par mois,
        au maximum . . . 15   —          —
        en moyenne. . . . 10  —          —
Voici ce que la ville de Rostock paie, pour les enfants qu'elle fait élever par des étrangères :
        pendant la 1re année de vie . . . . 10 marcs par mois,
          —      2e     —      . . . . 7     —          —
          —      3e     —      . . . . 5 marcs 1/3   —
        pendant les années suivantes. . . 4    —    2/3   —

L'alimentation d'un enfant au moyen de lait de vache (la nourriture la plus économique pour cet usage) coûte pendant la première année de l'enfant, comme je l'ai déjà indiqué, 115 marcs, le prix du lait de vache étant estimé à raison de 14 *pfennige* par litre, c'est-à-dire ce que coûte le meilleur lait de vache, pris à la Société laitière de Rostock. Si nous comptons le litre à 12 pfennige (c'est le prix chez les laitiers et les petits éleveurs de cette ville), l'alimentation par an coûte 103 marcs, somme dans laquelle sont comprises aussi les dépenses de sucre, d'esprit de vin pour chauffer la nourriture, de biberons, de bouts en caoutchouc. Pour le blanchissage, il faut mettre au moins 12 marcs. Par conséquent les frais pour élever un enfant monteraient, sans les vêtements, à 115 marcs, soit 9 marcs 58 par mois, si l'on dépensait ce qu'il faut. Dans les grandes villes, où le lait est plus cher qu'ici, le prix sera notablement plus élevé ; à la campagne, au contraire, il sera un peu plus bas.

D'après les chiffres que je viens de citer, on voit que dans les villes, les nourrices, avec des mois de 10 marcs, ne peuvent se payer de leurs peines qu'en retranchant de la nourriture à l'enfant ou en lui donnant une nourriture de qualité inférieure. Pour justifier mes chiffres, je ferai remarquer encore une fois qu'ils sont empruntés, non à des spéculations théoriques, mais à une comptabilité tenue avec soin.

J'ai dit, en outre, que l'insuffisance de soins est quelquefois imputable à *l'ignorance* des nourrices. Cette assertion, non plus, ne peut être contestée. Ces femmes appartiennent aux classes inférieures ; elles sont souvent imbues des préjugés les plus absurdes ; quelquefois elles ne connaissent pas mieux que d'autres femmes de leur classe les soins à donner aux enfants, elles les connaissent même moins bien ; c'est là une observation que l'on peut faire tous les jours et qui a été faite par des personnes très différentes.

Il n'en est pas moins vrai que, souvent, si les enfants son mal soignés, c'est parce que la nourrice en prend un trop grand nombre. Le rapport de Gœttisheim, par exemple, nous apprend que certaines femmes élèvent à la fois cinq et même six enfants ; j'ai moi-même connu une nourrice qui avait rarement moins de six enfants confiés à ses soins. Ce nombre est bien trop élevé ; il est permis de dire qu'une nourrice ne peut pas nourrir convenablement plus de deux ou trois enfants.

Souvent l'insuffisance de soins provient d'un accord tacite entre la mère de l'enfant et la nourrice. La mère est fatiguée de son enfant, et elle est heureuse de trouver une personne qui l'en débarrasse. Du reste, il ne lui est pas difficile de trouver son affaire, car une nourrice qui perd régulièrement ses nourrissons est bientôt connue et prônée. Celle-ci tue les enfants lentement, secrètement, et il serait bien difficile de fournir la preuve directe de ces assassinats intimes.

*L'insalubrité des logements* est aussi une cause très fréquente de dépérissement et de mort des enfants en nourrice. Je me borne à renvoyer aux faits énoncés dans le rapport de Gœttisheim, que j'ai déjà cité plusieurs fois. Il y est question de logis entourés de tas de fumier des deux côtés, et dont la chambre à coucher était une sorte de fosse sombre et humide ; d'autres logis humides, en contre-bas du sol ; d'une vieille hutte, sombre, délabrée, dont le sol était au-dessous du niveau de la rue, dont les chambres étaient humides, etc. Le même rapport parle des lits sales, misérables, dans lesquels vivaient les enfants, de malpropreté dans toute la maison, et même d'une chambre où vivaient ensemble les nourrissons et les poules. « La misère et la malpropreté règnent ici en commun ». Il va de soi que, dans de pareilles conditions, les enfants ne peuvent pas prospérer.

Fréquemment les enfants meurent parce qu'on n'appelle pas le médecin *en temps utile*. Ils sont souvent malades parce qu'ils n'ont pas la nourriture naturelle et qu'ils sont mal soignés ;

mais souvent la femme qui s'est chargée d'eux n'a pas le
moyen de payer des visites de médecin et des médicaments ;
de plus, comme ces enfants sont mal soignés, elle préfère
même ne pas appeler le médecin. Aussi arrive-t-il fréquemment que le médecin ne voit l'enfant que quand celui-ci est
à l'agonie ou est déjà mort. — Le rapport de Bâle fournit
également un triste exemple de ce fait. On lit qu'en mai 1870
deux cas de variole sur quatre se produisirent chez des enfants
en nourrice sans qu'on fît même appeler un médecin, et que,
dans la même maison, un enfant de six mois souffrait depuis
dix semaines d'un violent catarrhe des bronches avec accès de
suffocation. Le rapport de Soltmann (*über die Invigilation
der Breslauer Haltekinder*), constate, d'autre part, que nombre d'enfants étaient déjà mourants quand on les apportait à
la policlinique et que même quelques-uns d'entre eux y sont
morts avant d'avoir été examinés.

Enfin je ne puis négliger de mentionner que, dans un
assez grand nombre de cas, le dépérissement et même la
mort des enfants confiés à des étrangers ont été causés par
de *mauvais traitements*. Les manuels de médecine légale
fournissent les preuves de cette corrélation.

De cet exposé des causes résulte tout naturellement la
marche à suivre pour améliorer la situation. Il faut surtout
un contrôle rigoureux et permanent, exercé par des personnes compétentes et spécialement désignées à cet effet ; puis
il faut réglementer le prix des mois de nourrice, stimuler
l'intérêt en accordant des *primes* aux femmes qui auront bien
soigné les enfants, distribuer aux personnes qui se chargent
d'élever les enfants une notice sur la manière de remplir ces
fonctions, veiller à ce que les secours médicaux soient donnés gratuitement, en temps utile (1).

(1) Silberschlag a pensé que le seul moyen de faire disparaître ce qu'on a appelé

Il ne sera possible d'exercer un contrôle médical efficace qu'en s'appuyant sur des prescriptions légales bien conçues. Voyons celles qui ont été édictées jusqu'à présent.

La loi anglaise de 1872, *Infant life protection act*, a été la première. Voici ce qu'elle prescrit :

« Il n'est pas permis de garder et nourrir, moyennant salaire, un enfant ou deux jumeaux, plus longtemps qu'une journée, sans se faire inscrire et sans faire inscrire son domicile par l'autorité locale. Celle-ci est tenue d'opérer gratuitement. Mais l'autorité n'enregistre pas la maison avant de s'être assurée de la salubrité de celle-ci, et on n'enregistre pas la personne avant qu'elle n'ait prouvé, par des témoignages, qu'elle a une bonne conduite et qu'elle est suffisamment habile à soigner les enfants.

« La nourrice doit inscrire dans un registre qu'on lui présente, la date à laquelle elle a reçu l'enfant, le nom, l'âge, le sexe de celui-ci, le nom et l'adresse de la personne de qui elle a reçu l'enfant, de même qu'elle inscrira plus tard la date à laquelle on le reprendra, le nom de la personne qui l'emportera. Chaque inscription n'a lieu que pour un an, mais elle peut être annulée plus tôt, quand il a été prouvé que le logement est devenu malsain, ou qu'il y a eu de la négligence à l'égard de l'enfant. Si l'enfant vient à mourir, le décès doit être déclaré dans les vingt-quatre heures à l'inspecteur des morts, à moins que l'on ait l'attestation d'un médecin spécial avec indication de la cause du décès. Toute infraction à cette loi est punie d'amende ou de prison. »

Cette loi contient beaucoup de bonnes choses, par exemple, l'obligation de faire enregistrer le logement et la nourrice, d'avoir un logement salubre, de déclarer les décès dans les

---

*les faiseuses d'anges*, consistait dans une assistance accordée attentivement et consciencieusement aux mères pauvres ; que ce moyen était de veiller à ce que les mères d'enfants naturels, tant qu'elles conserveraient ces enfants près d'elles, reçussent les moyens de leur fournir le strict nécessaire, et à ce que les personnes qui reçoivent des enfants à élever reçussent également des secours leur permettant de fournir à ces enfants le strict nécessaire (SILBERSCHLAG, *in Deutsche Vierteljahrsschrift für œffentliche Gesundheitspflege*, XIII, 2. p. 206). On ne peut pas ne pas être franchement de l'avis de l'auteur, en ce qui concerne l'importance d'une pareille intervention de l'Administration des pauvres. Il faut bien dire cependant que l'adoption de ces mesures ne suffirait pas pour faire disparaître les dangers qui menacent la santé et la vie des enfants en nourrice. L'explication, que j'ai donnée plus haut des causes de ces dangers, nous l'apprend très nettement et me dispense de pousser plus loin cette réfutation.

24 heures, de ne nourrir qu'un enfant ou deux au plus ; mais elle a aussi deux grands défauts ; c'est de ne protéger que les enfants de moins d'un an et de ne charger personne officiellement du contrôle.

En France la loi en vigueur actuellement est celle du 23 décembre 1874, sur la protection des enfants. Voici ses dispositions essentielles.

Pour tous les enfants de moins de deux ans, confiés à des étrangers moyennant salaire, les préfets doivent exercer un contrôle par l'intermédiaire de commissions locales. Celles-ci doivent répartir la surveillance parmi leurs membres, au nombre desquels doivent figurer, indépendamment du maire de la commune, un curé et deux femmes mariées. En outre, des médecins inspecteurs spéciaux doivent surveiller les enfants en nourrice ; ils doivent les visiter dans les huit premiers jours après leur mise en nourrice ; plus tard, ils doivent les visiter au moins une fois par mois ; chaque fois, ils doivent consigner leurs observations sur un livret. D'autre part, ils doivent avertir le maire ou le préfet aussi souvent qu'ils le jugent nécessaire ; ils doivent adresser tous les ans, un rapport général ; ils doivent soigner les enfants dans les cas de maladie, et dans les cas de décès, indiquer la cause de la mort.

Quiconque veut mettre un enfant en nourrice, doit en faire la déclaration au maire de sa localité. Mais quiconque veut prendre un enfant à nourrir, moyennant salaire, doit présenter une attestation dans laquelle le maire donne des renseignements satisfaisants sur les antécédents, le caractère, le logement. La personne doit aussi présenter un certificat de médecin, établissant qu'elle est exempte de maladie contagieuse, qu'elle est apte à nourrir, etc.

Aucune femme ne doit, sans permission du médecin inspecteur, allaiter plus de deux enfants, moyennant salaire ; aucune femme ne prendra en garde et en pension plus de deux enfants, moyennant salaire, à moins que ce ne soit avec l'autorisation du maire ou de la commission locale.

Nul ne peut tenir un bureau de nourrices, s'il n'en a obtenu l'autorisation. L'autorisation n'est accordée qu'aux personnes dont la conduite ne prête à aucune suspicion ; elle peut être retirée dans le cas où le bénéficiaire ne se conformerait pas aux prescriptions spéciales relatives aux bureaux de nourrices.

Une ordonnance de 1877 s'étend, dans le chapitre I, sur les détails relatifs aux obligations des commissions locales, des médecins inspecteurs, de l'inspection départementale, et, dans le chapitre II, sur la mise des enfants en nourrice, sur les devoirs des nourrices, et spécialement des bureaux de nourrices ; dans le chapitre III, elle donne des prescriptions sur les registres à tenir.

Cette loi a sur la loi anglaise l'avantage de s'étendre aux enfants dans leur seconde année, et celui de contenir des dispositions très précises sur le mode de contrôle et sur les personnes tenues d'exercer ce contrôle.

Il y a aussi progrès en ce que la loi française ordonne la coopération des femmes dans la surveillance. On ne peut méconnaître du reste qu'il y ait beaucoup de points faibles dans ces prescriptions. D'ailleurs, toutes les mesures sont extraordinairement lentes et compliquées, car, par exemple, le médecin ne peut intervenir que dans le cas de maladies contagieuses soit de la nourrice, soit de l'enfant. Autrement, il est obligé de faire un rapport au maire qui, de son côté, doit adresser un rapport au préfet. D'autre part, une visite de médecin par mois ne paraît pas suffisante.

En Allemagne, il n'y a pas encore de loi générale sur la protection des enfants, c'est-à-dire de loi applicable à tout l'Empire. Par contre, le grand-duché de Hesse a publié en 1878 une loi qui contient les dispositions suivantes :

Lorsqu'un enfant, avant sa 6e année révolue, doit être confié, en dehors du logement de ses parents, à des étrangers, moyennant salaire, autrement que par la voie de l'Assistance publique, du vivant des parents légitimes, ou du vivant de la mère non mariée, il faut à cet effet demander l'autorisation à la police du lieu de résidence des parents.

Pour décider si cette autorisation doit être ou non accordée, il faut examiner si la situation personnelle et le caractère des personnes auxquelles on veut confier l'enfant, permettent de présumer que celui-ci sera convenablement soigné. L'autorisation peut être retirée, lorsqu'ensuite elles ne justifient pas cet espoir. Dans ce cas, l'enfant doit être repris immédiatement.

Quand, contrairement à ces prescriptions, un enfant a été confié à des étrangers ou ne leur pas été repris, les parents ou les intermédiaires

sont frappés d'une amende de 20 à 150 marcs. Du reste, la police locale est
autorisée, dans ce cas, à faire rendre l'enfant à ses parents jusqu'à ce
qu'il ait été pourvu à son sort, ou à le faire remettre à d'autres personnes, aux frais de l'État.

Les personnes qui ont accepté un enfant étranger au-dessous de
six ans, moyennant rétribution, sont tenues de permettre à tout moment
à la police locale ou à ses délégués d'examiner la manière dont les
enfants sont soignés ; elles sont tenues également de donner tous les
renseignements qu'on leur demande. (Amende, dans les cas de refus, de
20 à 150 marcs.)

Dès qu'un enfant de moins de six ans a été placé dans une commune
étrangère, moyennant rétribution, les parents doivent en faire la déclaration personnellement ou par écrit, dans les 24 heures, à la police de
leur localité. Quiconque reçoit un enfant de moins de 6 ans, étranger à
la localité, doit dans le même délai et de la même manière faire la déclaration. On doit également déclarer quand, provisoirement ou définitivement, on cesse de l'avoir, et dans quel endroit il est transporté. (Les
infractions à cette loi sont punies d'une amende de 2 à 30 marcs.)

Indépendamment de cette loi, il a paru, le 1er juin 1880,
une instruction confiant la surveillance de l'exécution de
la loi aux autorités du cercle, avec adjonction de médecins
inspecteurs, et prescrivant en outre que l'inspection des
enfants incomberait à la police locale, secondée par les médecins de la commune et des pauvres, par les pasteurs et les
sociétés protectrices, s'il en existait.

La police locale doit veiller à ce que les enfants soient bien
soignés à tous égards, et à ce que, dans les cas de maladie,
ils soient visités par des médecins. Elle doit porter son attention sur l'état du logement, sur le mode d'alimentation,
sur le traitement et l'éducation ; elle doit informer le
médecin de la commune et des pauvres, de l'arrivée d'un
enfant, et le charger de veiller sur lui. Quant au médecin, il
doit, dans les 5 jours après cette déclaration, et plus tard,
tous les trois mois au moins, visiter l'enfant, et consigner
chaque fois sur une feuille *ad hoc* ce qu'il a constaté, la
manière dont l'enfant est soigné et l'état du logement. Les

médecins d'arrondissement sont obligés, de leur côté, de visiter les enfants de leur ressort au moins une fois par an, et de prendre connaissance alors de la feuille de surveillance. Lorsqu'un enfant meurt, la police locale est chargée de demander chaque fois un certificat de décès, lequel sera rédigé par le médecin de l'état civil

Cette loi, qui va beaucoup plus loin que les deux lois étrangères, car elle s'applique à tous les enfants de moins de 6 ans placés au dehors autrement que par l'Assistance publique, comble très heureusement une lacune qui se trouvait dans la législation allemande sur les métiers. Celle-ci, en effet, n'avait pas soumis à l'autorisation le métier d'éleveur d'enfants. Ce fut par l'ordonnance du 23 juillet 1879, qu'il fut déclaré pour la première fois que la liberté des métiers, établie par le § 6 de l'ordonnance spéciale, ne devait pas s'appliquer à l'industrie d'élever des enfants. La loi hessoise, qui était entrée en vigueur avant la promulgation de cette ordonnance, exige l'autorisation de la police locale pour chaque cas où un enfant est placé au dehors. Elle ne prescrit point que la personne doive demander l'autorisation. Mais, en réalité, on obtient le même effet, car la police locale, avant d'accorder cette autorisation, doit s'assurer si la personne qui reçoit l'enfant remplit les conditions voulues, et si le logement est salubre.

Quant à la prescription relative au contrôle, elle ne me paraît pas suffisante, une visite trimestrielle du médecin ne pouvant suffire.

Mais d'autres lois ou ordonnances de police exigent que l'autorisation soit demandée par les personnes qui veulent prendre des enfants étrangers en garde, moyennant rétribution.

Un décret ministériel pour le grand-duché de Saxe-Weimar, du 28 décembre 1879, prescrit que l'autorisation de la police est nécessaire à quiconque veut prendre en garde un enfant de moins de 7 ans, moyennant argent ou toute autre rétribution, à moins que la personne en question ne soit un parent, un tuteur préposé, ou qu'elle n'ait pris l'enfant par suite d'un contrat avec une Armenverband ou un directeur d'orphelinat. L'autorisation est révocable. La police locale doit contrôler la situation personnelle et le logement de la personne. Elle peut confier le contrôle à des médecins ou à des agents spéciaux. Le décès d'un enfant doit être notifié dans les 24 heures, et attesté par un certificat de médecin.

La loi de police correctionnelle bavaroise, au §73, punit d'une amende de 25 florins quiconque, sans autorisation de la police locale, prendra ou continuera de garder moyennant rétribution, des enfants de moins de 8 ans, ou bien après retrait de cette autorisation.

Une ordonnance de la Présidence de police de Berlin, du 2 décembre 1879, exige également l'autorisation pour les personnes qui acceptent un enfant de moins de 4 ans. L'autorisation est révocable, et ne peut être accordée qu'aux femmes que leur situation personnelle et leur logement rendent aptes à remplir ces fonctions.

Les ordonnances de police locale des villes saxonnes prescrivent également la nécessité de l'autorisation et en même temps un contrôle rigoureux. Ainsi le statut de Chemnitz, du 1er décembre 1875, établit ce qui suit:

« Ont besoin d'autorisation toutes les personnes qui veulent prendre chez elles, moyennant rétribution, des enfants qui ne leur sont pas parents. Cette autorisation est révocable et n'est accordée qu'aux personnes de bonne réputation, vivant dans des conditions régulières, et possédant un logement salubre.

« Le contrôle est exercé par la police et l'Assistance publique. Celle-ci est chargée de veiller à ce que les médecins des pauvres visitent les logements des femmes qui ont chez elles des enfants étrangers, et fassent leur rapport sur l'état de ces enfants. — On remet à ces femmes une instruction qui les éclaire sur leurs devoirs, et sur les soins qu'elles ont à donner. »

Telles sont les dispositions légales les plus importantes qui aient été prises jusqu'à présent sur la protection des enfants. Il est très regrettable que, comme je l'ai dit, l'Allemagne manque encore d'une loi générale de ce genre, applicable dans tout le pays. Il suffirait d'une puissante impulsion, pour que cette lacune fut comblée. Il y a assez de documents pour motiver une loi protectrice des enfants, et les principes de cette loi ne sont pas difficiles à esquisser. Cette loi devrait :

1º Déclarer que l'autorisation est nécessaire pour le métier d'élever des enfants ;

2º Exiger, pour l'accorder, la preuve de la salubrité du logement, de l'intégrité des mœurs, et de ces connaissances suffisantes en matière de soins à donner aux enfants (conformément à l'*Infant life Protection Act.*) ;

3º Ordonner un contrôle rigoureux exercé par des personnes compétentes ;

4º Exiger, sous des peines sévères, que dans les cas de maladie, le médecin soit appelé en temps utile, et qu'en cas de décès, on apporte le certificat du médecin.

Cette loi devrait s'appliquer à tous les enfants jusqu'à l'âge de 7 ans.

Ce qui est très important, c'est de surveiller la manière dont se comportent les femmes gardiennes et l'état de santé des enfants. Pour la plus grande partie de ces derniers, c'est-à-dire pour les enfants illégitimes, on pourrait confier la surveillance, principalement aux tuteurs et aux conseils de tutelle, c'est là ce que veut la loi générale, et, si elle était bien exécutée, les inconvénients déjà signalés seraient évités. Mais la plupart des tuteurs ne s'occupent guère de la

santé de leurs pupilles, du moins de ceux dont la naissance
est illégitime ; souvent aussi, ils ne sont pas capables d'apprécier la manière dont ceux-ci sont soignés. C'est pourquoi
la surveillance doit être confiée à des personnes désignées
officiellement , et aptes à cette fonction. Le mieux est de
choisir des médecins, et, en premier lieu, des médecins de la
commune ou des médecins des pauvres, et, au besoin, des
femmes appartenant à des sociétés protectrices de l'enfance.

En Bavière, les médecins ont depuis 1808, le droit et le
devoir de surveiller ; de même dans le Schleswig-Holstein,
ils l'exercent dans beaucoup d'endroits, à titre d'agents de
l'administration.

Il faut accorder à ces personnes chargées du contrôle, le
droit de pénétrer dans le logement de la femme qui se charge
d'élever les enfants, et d'examiner tout ce qui concerne les
soins donnés à ces enfants. Il sera nécessaire de leur recommander de faire des visites fréquentes, surtout des visites
inattendues, de noter, sur un tableau spécial, ce qu'elles ont
constaté, et, dans les cas urgents, de le déclarer immédiatement. Quand, dans la localité, il existe une association
de femmes, la police devra en rechercher la coopération ;
elle pourra publier une instruction pour les dames surveillantes, dans laquelle leur situation à l'égard des médecins
soit nettement déterminée. J'ai déjà dit, à propos de l'assistance des enfants pauvres de la ville de Carlsruhe, combien
est heureuse cette influence de la surveillance par des femmes. C'est pourquoi, je donnerai une courte notice sur la coopération des femmes à la surveillance des enfants dans le
royaume de Saxe.

En 1877, le ministère de Saxe avait prié le Président de
la Société d'Albert (*Albertverein*) d'autoriser les *sociétés*

*secondaires*, à prendre part à la surveillance des enfants, sur le désir des autorités locales. La société des femmes de l'Erzgebirge supérieur et celle du Voigtland, avaient déjà promis leur concours ; mais, comme l'Albertverein s'étendait sur tout le pays, le ministère désira aussi sa coopération. Presque toutes les sociétés secondaires accédèrent volontiers à cette demande, mais les autorités locales ne s'adressèrent pas à toutes. Aussi, l'Albertverein fut-il invité par le ministère à prendre en main la surveillance des enfants, même sans y être sollicité par les autorités locales. C'est ce qui a eu lieu d'une façon très complète à Chemnitz et à Freiberg. Pendant l'été de 1878, la direction de la police de Dresde demanda aussi pour cette ville et obtint la coopération des femmes faisant partie de l'Albertverein. Voici la disposition que l'on a trouvée ; elle mériterait d'être imitée partout.

La dame chargée de surveiller les enfants est accréditée au moyen d'une carte qui porte son nom, et qui mentionne que la dame est autorisée à entrer, à toute heure de la journée, dans le logement de l'éleveuse, à demander des renseignements sur les enfants, et à prendre les mesures nécessaires ; que d'autre part le refus de donner des renseignements, la non-observance des instructions données ou l'impolitesse, entraînerait le retrait des autorisations. Les observations faites sont consignées par la dame dans un journal, et ce dernier est envoyé tous les trimestres à la direction de l'Albertverein. Aux séances qui ont lieu chaque mois, on échange les informations, et l'on parle des irrégularités constatées. Dans les cas urgents, la femme surveillante doit s'adresser à l'inspecteur de police de son district, et, en cas de maladie, prévenir directement le médecin des pauvres, lequel est tenu de se rendre immédiatement à cette invitation.

Cette surveillance a été étendue, depuis 1880, aux enfants qui se trouvent dans les villages des environs de Dresde. Seulement ici, la surveillance est exercée, non seulement par des dames, mais encore par des ecclésiastiques.

On est, du reste, très satisfait de cette organisation. Il est rare que les personnes chargées des enfants se montrent rebelles ; loin de là, il arrive souvent qu'elles demandent des conseils aux dames surveillantes.

Il faut donc viser à ce que partout les enfants soient soumis à un contrôle attentif et permanent. Mais, en aucun cas, ce contrôle ne suffira par lui-même à assurer des soins convenables à ces enfants. Ce qui paraît nécessaire en outre, c'est de stimuler l'intérêt des femmes ou des familles en réglant la question de la rétribution. Cette rétribution doit être telle, que la femme puisse espérer obtenir un gain, sans relâcher les soins qu'elle peut donner à l'enfant. On pourrait y arriver en demandant davantage au père ou à celui qui le représente, ou au moyen d'une subvention communale. Il n'est pas possible d'indiquer une règle précise ; le tarif dépendra des circonstances locales et du prix moyen des vivres, mais en Allemagne, il ne devra pas descendre au-dessous de dix marcs par mois. Il devra cependant être d'autant plus élevé que l'enfant sera plus jeune ; il faudra aussi qu'il soit payé régulièrement ; pour les nourrissons, il sera bon de le payer à la fin de chaque semaine. Ce qui sera très efficace, ce sera de promettre des primes, ce système ayant déjà donné d'excellents résultats en ce qui concerne les enfants trouvés. On accordera ces suppléments, surtout aux femmes dont les enfants seront régulièrement trouvés bien soignés, et on attribuera une prime spéciale à celles qui auront conservé un enfant depuis ses premières semaines jusqu'au de là de sa première année.

47

Il est très utile également de distribuer aux gardiennes et aux nourrices une instruction relative aux soins à donner aux enfants, car nombre de ces femmes, comme je l'ai déjà dit, sont fort peu expertes dans ce genre de soins. De plus, on leur ôtera ainsi la possibilité de s'excuser sur leur ignorance dans certaines circonstances. Certaines ordonnances de police renferment des instructions de ce genre ; telles sont les ordonnances de Munich, de Chemnitz, de Dresde ; celle de Dresde est incontestablement la plus précise et la plus rationnelle.

Pour assurer à l'enfant les secours du médecin en temps utile, il faut prescrire nettement aux nourrices et éleveuses d'enfants de faire venir un médecin dans tous les cas de maladie, surtout quand les enfants ont des diarrhées et des vomissements ; toute négligence à cet égard doit être punie d'une amende, ainsi que de la perte de l'autorisation, mais, d'autre part, il faudra faire en sorte d'avoir un médecin disposé à donner ses soins gratuitement ; on pourra pour cela s'adresser au médecin des pauvres.

Quant à ce que l'on peut faire pour empêcher que des mères pauvres, mariées ou non, confient leurs enfants à des étrangères, je l'ai déjà exposé lorsqu'il a été question de l'Association des mères, des « secours temporaires », des sociétés pour les femmes pauvres, en couches. La question des mesures à prendre pour empêcher des parents aisés et mariés d'envoyer leurs enfants en nourrice, n'intéresse pas l'Allemagne, mais les pays où règne cette affreuse coutume. Je n'ai pas à entrer dans plus de détails à ce sujet que je ne l'ai fait à propos de la loi française.

Il ne me reste qu'un point à mentionner. Il serait heureux que, partout où le régime des enfants en nourrice laisse à désirer, la presse politique en signalât impitoyablement toutes les lacunes, dénonçât toutes les négligences coupables, tous les abus. Alors le public contribuerait lui-même à la surveillance et à la révocation des femmes indignes de remplir leurs fonctions.

Très souvent, on entend objecter que cette assistance des enfants en nourrice, est un encouragement à l'insouciance et à l'imprévoyance des parents. Cela n'est cependant exact que pour le cas où l'assistance ne s'exerce pas comme il faut. Le principe à suivre, c'est que la mère et surtout le père soient invités à contribuer aux frais de l'entretien de l'enfant ; que ce principe soit rigoureusement observé, on n'aura pas à craindre que l'assistance des enfants favorise l'immoralité. Mais abandonner ces petits malheureux à eux-mêmes, ce serait une négligence coupable de l'État, de la commune et de la société tout entière.

### Assistance des enfants abandonnés et des jeunes malfaiteurs (1).

Il n'y avait autrefois que l'Eglise qui s'était chargée d'assister les enfants abandonnés, les jeunes vauriens, les mendiants, les vagabonds, et les individus qui s'étaient rendus coupables d'une action que leur jeune âge ne permettait pas de punir conformément au code criminel. On avait créé, sous son inspiration, de nombreux établissements dans lesquels ces enfants, si on le jugeait nécessaire, étaient recueillis, soignés et élevés. On trouve encore aujourd'hui, dans beaucoup de pays catholiques, des établissements correctionnels de ce genre ; en Italie, les *pii istituti* ou *ospizi dei giovani discoli*

---

(1) *Blætter für Gefængnisskunde*, surtout années 1877, 1878. et suiv., — *Fliegende Blætter des Rauhen Hauses*. — BAER, *Die Gefængnisse*, etc. 1871. p. 341 à 352. — STARKE, *Das belgische Gefængnisswesen*, 1877.

sont très nombreux. Dans beaucoup de pays, après la fin du siècle dernier et en ce siècle même, la charité privée s'est intéressée à ces enfants et a fondé un grand nombre d'établissements dans lesquels on a procédé d'après des principes nouveaux pour obtenir l'amendement de ces enfants.

L'Église avait cherché à obtenir ce résultat par une éducation rigoureusement religieuse; dans les nouveaux établissements, on employa, concurremment avec ce moyen, l'enseignement et le travail. On espérait élever ainsi le caractère et les sentiments des enfants et leur faire aimer le travail, de telle sorte qu'à leur sortie de l'établissement, ils fussent pour la société des membres utiles et actifs. Cette pensée fit construire les écoles de réforme, les asiles de perfectionnement, les maisons de refuge, etc. qui ont donné de si bons résultats.

Un des premiers établissements de ce genre, est la Farm-School qui a été instituée en 1788, à Londres, et transportée en 1849 à Red Hill. Je nommerai encore, parmi le grand nombre d'établissements analogues, le *Rauhe Haus* près de Hambourg, Saint-Martin près de Boppard, la colonie pénitentiaire de Mettray, la *Kingswood reformatory School* de Bristol, les *Reformatories* de Hampstead, de Quath en Angleterre, la Reform-School de Westborough dans le Massachusetts, l'Industrial-School de Lancaster dans le Massachusetts. Rien qu'en Angleterre, il y a actuellement 70 *reform-schools* et 100 *industrial-schools*. L'Allemagne possède, en totalité, à peu près 350 établissements analogues, qui peuvent recevoir 10,000 enfants.

Ce n'est que depuis un laps de temps relativement très court que l'État a commencé à s'occuper de ces enfants. C'est de la Belgique que partit l'exemple. En 1848, tandis qu'on remaniait de fond en comble le régime de l'Assistance publique, on décida de fonder des maisons de travail correction-

nelles, spéciales pour les vagabonds et les mendiants au-
dessous de 18 ans, afin de les isoler de la société corruptrice
des adultes. Dès l'année suivante on exécuta cette résolution
et l'on organisa un établissement de ce genre à Ruysselede ;
bientôt après on en créa un autre à Beernem, et peu après celui de Wynghenen. L'Amérique du Nord suivit l'exemple. C'est
ainsi qu'en 1866 parut, dans l'État de Massachusetts, une loi,
*Act for the protection of neglected and destitute children*, disposant que des *guardians* seraient préposés à la surveillance
de tous les enfants mineurs que les parents ou les tuteurs
seraient incapables d'élever convenablement. Peu de temps
après, une autre loi, le *Truancy Act* obligea les comtés et
les villes à fonder des *truant schools* pour les *habitual truants
and children wandering in the streets and public places having
no lawful employment, not attending schools and growing
up in ignorance* (1).

L'État institua une *visiting agency*, chargée de placer et
de surveiller tous les enfants abandonnés effectivement ou
moralement, et fonda la *Reform School* de Westborough,
dont il a été question plus haut, pour les garçons moralement abandonnés, ainsi que la *Industrial School*, de Lancaster, pour les filles moralement abandonnées.

En Angleterre, le Parlement a adopté plusieurs lois relati
ves aux enfants moralement abandonnés. La loi (*act*) du 10
août 1866, décida qu'il y aurait des *Reform Schools* pour les
enfants âgés de moins de seize ans, qui auraient été condamnés
à la prison. D'après la loi de la même date, les *Industrial Schools*
étaient destinées aux enfants de moins de 14 ans, abandonnés
par leurs parents et pris en état de mendicité ou de vagabondage, ainsi que pour ceux de moins de 12 ans qui auraient
commis une action qualifiée crime. En outre, les établisse-

(1) X, *Annual Report of the state board of charities of Massachusetts.*

ments du même genre pouvaient se faire autoriser (*certify*) par le gouvernement ; dans ce cas, ils en recevaient une subvention et ils étaient soumis aux visites d'inspecteurs officiels.

En France, une loi de 1850 décida que les garçons acquittés, mais condamnés à être placés dans un établissement de correction, ainsi que ceux condamnés à un emprisonnement de plus de 6 mois, mais de moins deux ans, seraient envoyés dans les *colonies pénitentiaires agricoles* ; quant aux filles dans les mêmes conditions, elles devaient être envoyées dans des établissements qui seraient construits spécialement pour elles. Les établissements officiels, en France, sont moins nombreux que les établissements privés.

En Allemagne, la loi d'empire du 13 mars 1878, a ordonné que dorénavant les individus de moins de 12 ans, ne pouvant être punis comme coupables de crimes, pourraient être envoyés dans des établissements d'éducation et de correction, si les parents ou tuteurs attestaient que l'action punissable a été commise et donnaient leur autorisation à cet envoi en correction. En Allemagne aussi, il existe fort peu d'établissements officiels de ce genre.

Quant aux *jeunes malfaiteurs* qui ont été condamnés à l'emprisonnement comme ayant agi avec discernement, on les envoie dans les prisons ordinaires, mais généralement, on les place dans des divisions spéciales ; souvent aussi on les met dans des établissements pénitentiaires destinés exclusivement aux jeunes gens. Je reviendrai plus loin sur ce sujet ; je me bornerai à faire remarquer ici que, dans les divers pays, les principes selon lesquels on condamne et punit les jeunes malfaiteurs, présentent entre eux des différences considérables.

### Établissements pour les enfants moralement abandonnés.

Parmi les établissements destinés aux enfants moralement abandonnés et aux individus qui ne peuvent pas encore être condamnés à la prison, pour actions punissables, nous nous intéressons moins aux établissements ecclésiastiques, datant de plusieurs siècles, qu'aux établissements issus de la bienfaisance privée ou de l'initiative officielle.

J'ai fait connaître leur but plus haut ; ils ont pour objet l'amélioration des enfants par l'augmentation de leurs connaissances et par l'habitude de l'activité. Le moyen préféré est le travail agricole. « Améliorer l'homme par la terre » : tel est le principe suivi. Il y a de grandes étendues de terrain dans le voisinage de l'établissement ; c'est généralement à la bêche que les enfants les cultivent. Quant aux constructions, ce sont ou bien de grands bâtiments où les enfants sont comme entassés, ou bien des maisonnettes pour dix, quinze ou vingt enfants, espacées entre elles et constituant des colonies agricoles. En hiver, et dans les périodes où il n'y a pas de travail à faire dans les champs, on occupe les enfants à tresser des paillassons, des paniers, à faire des sabots, des souliers, etc. Il va de soi qu'en outre, on leur donne de l'instruction, qu'on les surveille rigoureusement, qu'ils doivent mener une vie parfaitement régulière.

Il y a un autre genre d'établissements d'amélioration. Je veux parler des *Industrial Schools*. Ici on préfère les travaux domestiques ; on exerce les garçons à la pratique des métiers, les filles à coudre, à tricoter, à laver, à nettoyer et à faire la cuisine.

Ce n'est pas tout ; il y a encore des école de marins, mais elles sont très peu nombreuses ; on les trouve à Wynghene, à Liverpool, dans le Massachusetts.

La plupart de ces établissements ne reçoivent que des garçons ou des filles ; dans quelques-uns on admet les deux sexes, mais alors naturellement dans des divisions séparées.

### Établissements officiels de Belgique. — Colonies agricoles de réforme (1).

Il y a trois établissements de ce genre en Belgique : l'un à Ruysselede pour les garçons, l'autre à Beernem pour les filles, le troisième à Wynghene pour les garçons qu'on prépare au service de la marine. Tous trois ne prennent que des mendiants et vagabonds de 7 à 18 ans.

Ruysselede, ancienne fabrique de sucre, a deux principaux groupes de bâtiments : l'école et la ferme. L'école renferme, indépendamment des locaux pour l'administration et du logement du directeur, un réfectoire pour 500 garçons, un dortoir de 60 lits, 4 dortoirs de 100 lits chacun, des salles à lavabos, des chambres pour les surveillants, 4 salles d'école, en outre, deux cuisines, la boulangerie, des magasins, des bains avec bassin de natation, une infirmerie. Dans un bâtiment annexe se trouvent les ateliers, la chapelle, un quartier de cellules de punition. La ferme a des logements pour les personnes employées dans l'exploitation agricole, des granges, des écuries, etc.

A côté de l'établissement se trouve une place pour jouer, une série de jardins et un terrain de 500 arpents de terre arable.

L'admission a lieu, soit sur l'ordre des autorités administratives, soit en vertu d'une condamnation judiciaire pour mendicité ou vagabondage, ou encore en vertu d'une décision

---

(1) Starke, *loc. cit.*, p. 223. — Oetker, *Belgische Studien*, 1876.

judiciaire d'après laquelle l'individu n'a pas été condamné, mais a été mis à la disposition du gouvernement.

Les élèves sont répartis militairement en huit divisions, qui ont leurs surveillants en chef, mais qui elles-mêmes sont scindées en deux sections, ayant chacune un chef.

Le matin un signal invite tout le monde à se lever; pour la prière, il y a un autre signal. On va ensuite se laver; de là on va s'habiller complétement, puis faire son lit. Ensuite chaque section se réunit dans la cour, et au commandement, elle se rend au réfectoire. C'est aussi au commandement que l'on se met au travail, que l'on va se coucher.

La nourriture est essentiellement celle des prisons. Le matin, du café à la chicorée et du pain de seigle non bluté; à midi, une soupe épaisse; le soir, de même, avec du pain. Quatre fois par semaine on donne de la viande, 13 kilos par 100 garçons. La soupe préparée avec cette quantité de viande contient, en outre de 25 kilos de pommes de terre, 5 kilos de légumes, 5 kilos de riz, 1,5 kilo de sel et un peu de poivre.

L'enseignement scolaire est donné pendant deux ou trois heures par jour, le reste du temps est consacré au travail dans les champs et dans les jardins : on enseigne en outre là menuiserie, la serrurerie, le métier de tailleur et celui de cordonnier.

La propreté du corps est assurée par des bains fréquents. Tous les jours, ont lieu des exercices de gymnastique et des jeux en liberté.

Lorsqu'un élève sort de l'établissement, la direction a soin de le placer dans une famille honorable.

A Wynghene, on reçoit environ 100 garçons, et ce sont ceux qui se sont bien comportés à Ruysselede. A Wynghene, il y a un trois-mâts fixé dans le sable; c'est sur ce bâtiment que les garçons apprennent pratiquement et théoriquement les règles essentielles du service de matelot.

Quand ils se conduisent mal, on les punit en les renvoyant à Ruysselede. La marine prend volontiers les garçons venant de Wynghene.

A Beernem, il y a place pour 300 filles ; elles sont surveillées par des sœurs de charité ; elles apprennent à coudre, à tisser, à tricoter, à raccommoder ; elles sont également exercées aux travaux de culture et de jardinage. Cet établissement est de beaucoup le mieux entretenu. Les jeunes filles qui en sortent trouvent à se placer comme servantes, bonnes d'enfant, cuisinières, femmes de chambre, etc.

D'après les rapports officiels, l'état sanitaire dans ces établissements est excellent. Parmi les enfants qui arrivent dans ces établissements, il y en a beaucoup qui ont des maladies constitutionnelles, surtout la *scrofulose* ; presque tous sont physiquement abandonnés. Mais leur état ne tarde pas à s'améliorer, sous l'influence de la propreté, des exercices de gymnastique, du travail en plein air, de la nourriture plus appropriée. La plupart à leur sortie ne laissent guère à désirer sous le rapport de la vigueur physique et de la vivacité intellectuelle. Ce résultat montre que l'hygiène publique doit porter un grand intérêt à la manière de placer les enfants abandonnés et à la façon dont ils sont traités.

### AUTRES ÉTABLISSEMENTS POUR ENFANTS ABANDONNÉS.

Les établissements officiels du Massachusetts, que j'ai mentionnés plus haut, ne sont pas beaucoup plus petits que les établissements belges ; ils ressemblent du reste beaucoup à ces derniers, sauf qu'ils reçoivent aussi de jeunes malfaiteurs. Le travail des enfants, pendant six heures par jour, consiste à travailler les champs dépendant de l'établissement, à tresser des chaises, à confectionner des chaussures. Quatre heures par jour sont consacrées à l'enseignement, une avant le déjeuner, trois dans l'après-midi. Le travail des filles à la *Industrial School* de Lancaster, consiste à tricoter, coudre, laver, nettoyer les chambres.

Le Massachusetts possède aussi, indépendamment de l'école d'amélioration pour les garçons, un navire-école organisé absolument comme celui de Belgique.

L'établissement non officiel de Mettray, dans l'arrondissement de Tours, fondé par Demetz en 1840, est situé sur un terrain de 600 acres. C'est une colonie pénitentiaire agricole, destinée aux jeunes malfaiteurs qu'on est obligé d'acquitter comme ayant agi sans discernement ; elle est organisée absolument à l'instar du *Rauhe Haus*.

Les 800 garçons que reçoit l'établissement correctionnel de Mettray, sont répartis en 40 familles à chacune desquelles est assignée une maison. Chaque famille a un chef, qui est chargé de la surveillance et auquel l'enfant doit une obéissance absolue. Du reste la discipline militaire est en vigueur comme dans les établissements qui n'ont pas cette division en familles.

Le travail est surtout agricole ; on leur abandonne une petite part de leur salaire, au moyen de laquelle ils peuvent acheter des aliments dans une cantine de l'établissement.

Il y a en France un grand nombre de colonies agricoles analogues à celle de Mettray. Les résultats qu'elles obtiennent sont très avantageux. Il n'y a jamais eu 10 0/0 de récidivistes parmi les élèves sortis de ces colonies pénitentiaires. Celles-ci, au point de vue sanitaire, sont supérieures aux autres établissements institués pour l'amélioration des enfants. Dans 51 établissements français, la mortalité, depuis 1855, n'a été que de 1,9 0/0, résultat important, car il y a un grand nombre d'enfants qui, lorsqu'ils arrivent à l'établissement, sont dans un état de délabrement physique très accusé.

Un point digne de remarque aussi, c'est qu'au bout d'un certain temps, les jeunes détenus peuvent être mis en liberté pourvu qu'ils se placent sous le contrôle d'une société pour le patronage des jeunes libérés et détenus. Dans ce cas, un membre d'une société de ce genre les place chez un artisan ou chez un paysan honorable ; mais si, dans cette place, ils se conduisent mal, on les renvoie à la colonie.

En 19 ans, la Société de Mettray a pris 1813 enfants sous sa protection.

Parmi les établissements anglais, Red Hill est organisé sur le modèle du Rauhe Haus ; 300 garçons environ y travaillent à la bêche un terrain de 300 acres. Ce n'est qu'au moment de quitter l'établissement qu'ils reçoivent la partie de leur salaire qui leur est réservée. Ce dernier principe est suivi également à la *Kingswood reformatory school*, dont les élèves se livrent principalement à un travail agricole.

L'établissement anglais de Quath, près de Bridgnorth est un de ceux qui reçoivent des garçons et des filles. Les enfants de l'un et de l'autre sexe sont complétement séparés. Les garçons apprennent à exécuter les travaux des champs ; les filles apprennent à coudre et à tricoter, à donner à manger aux vaches, à les traire, à travailler le chanvre, etc.

Pour ce qui concerne les établissements allemands, le premier et le plus remarquable est le *Rauhe Haus* près de Hambourg ; j'ai déjà donné assez de détails à son sujet pour qu'il ne soit pas nécessaire de le décrire ici en détail. Dans le grand nombre des autres établissements bien organisés, je me bornerai à mentionner celui de Saint-Martin à Boppard, qui reçoit des garçons et des filles, condamnés pour délits ou pour crimes à être internés dans une maison de correction (1).

Immédiatement après leur admission, les enfants sont examinés médicalement, baignés, habillés. Ils mangent et ils dorment en commun dans des divisions avec un surveillant ou une surveillante, dont le lit est entouré d'un paravent, percé d'une lucarne. Une lampe brûle toute la nuit dans le dortoir.

Les garçons sont astreints à faire de l'exercice une heure entière par jour, à se baigner tous les jours dans le Rhin ; le dimanche, ceux qui se sont bien conduits font une promenade avec le maître. Il y a des cabinets de bain particuliers, organisés pour la propreté du corps.

Les garçons travaillent à toutes sortes de métiers, en outre ils cultivent les champs et le jardin ; les filles cousent, tricotent, raccommodent, et se livrent à divers travaux de ménage. Quand les enfants, à leur sortie de l'établissement, n'ont plus de parents, on les place dans des familles honorables.

Emploi du temps à St-Martin :

En été  5 h. 1/2, se lever, s'habiller, se laver, aller chacun à son travail,
        7 h.      déjeuner, préparation à l'école,
        8 h.      prière, puis école jusqu'à 10 heures,
        10 h. 1/4 travail jusqu'à midi,
        midi      repas, puis jeu en liberté jusqu'à 1 heure,
        1 h.      travail jusqu'à 4 heures,
        4 h.      goûter, puis gymnastique ou jeu, quelquefois bain jusqu'à 5 heures,
        5 h.      école jusqu'à 7 heures,
        7 h.      repas, puis étude,
        9 h.      prière du soir, coucher.
En hiver 6 h.     lever, etc.
        7 h. 1/2  déjeuner, préparation à l'école,

(1) *Blætter für Gefængnisskunde*, 1878, XII, p. 82.

En hiver 8 h. prière domestique, puis école jusqu'à 10 heures; plus tard, comme en été.

Tous les samedis dans l'après-midi, grand nettoyage corporel et changement de linge.

Tous les dimanches, les élèves doivent assister deux fois au service divin et apprendre leurs leçons religieuses ; dans l'après-midi, ils vont, avec leurs maîtres, dans les bois et sur les montagnes.

*Punitions légères* : augmentation de travail, arrêts en chambre pendant la récréation.

*Punitions graves* : diminution de nourriture, prison avec isolement pendant la récréation, privation de visites et de la liberté d'écrire des lettres, enlèvement des économies, pour les garçons aussi, châtiment corporel.

### Emprisonnement des jeunes malfaiteurs.

Partout où l'on s'est occupé sérieusement de ce qu'il y avait à faire pour les jeunes individus condamnés à la prison, on a reconnu qu'à l'égard de ces enfants, de même qu'à l'égard des enfants moralement abandonnés, il fallait surtout agir pédagogiquement, c'est-à-dire, qu'il fallait, après les avoir séparés des condamnés adultes, les habituer à l'obéissance, à l'ordre, au travail, leur apprendre un métier ou l'agriculture ; qu'il fallait de plus, après leur libération, s'occuper de leur avenir. D'autre part, on a reconnu qu'il faut donner beaucoup de soins au développement corporel de ces individus, qui pour la plupart sont physiquement abandonnés lorsqu'ils entrent dans ces établissements. C'est d'après ces principes, que l'on a commencé une réforme et que l'on a réalisé des améliorations essentielles. Il est vrai que cette réforme n'est pas encore exécutée dans tous les pays.

Nous trouvons des établissements spéciaux pour les jeunes détenus, en Belgique (Namur, Saint-Hubert), en France (la petite Roquette), en Angleterre (Parkhurst), en Danemark (Vridsloeselille), en Italie (*Casa di custodia dei giovani*, à Turin), en Amérique (*house of refuges*, à Boston, Philadelphie, etc).

En Allemagne, on place généralement les jeunes détenus dans des sections spéciales des prisons ordinaires. Il n'y a pas encore de règle générale pour la manière de les traiter ; mais on trouve des dispositions précises dans un projet de loi de 1879 auquel j'emprunte ce qui suit :

« Les condamnés de moins de 18 ans peuvent être tenus en cellule pendant un laps de temps qui peut s'élever jusqu'à trois mois. Pour une plus longue durée, il faut l'autorisation des fonctionnaires chargés de l'inspection.

« Pour ce qui concerne les occupations à donner à ces condamnés, on aura égard avant tout aux besoins de leur éducation et à leur avenir.

« Aux condamnés de 18 ans, on enseignera les éléments de l'école primaire.

« Pendant toute la durée de l'emprisonnement cellulaire, ils devront être visités une fois par mois par un médecin.

« En tant que punitions spéciales, on admettra les punitions usitées à l'école primaire, plus des punitions spéciales à l'établissement, parmi lesquelles on peut mentionner la diminution de nourriture, la privation de lit, la privation de travail, l'obscurcissement de la cellule, les chaînes jusque pendant une durée de 4 semaines. »

L'emprisonnement cellulaire à temps est donc facultatif. En cela on s'est inspiré, sans doute, des considérations hygiéniques d'après lesquelles l'emprisonnement cellulaire des jeunes individus doit être plus ou moins autorisé.

D'après la loi belge, les abandonnés ne peuvent être isolés que pour un laps de temps très limité, jusqu'à 20 jours ; l'emprisonnement cellulaire pour les jeunes individus, doit être surtout une aggravation de peine disciplinaire.

En Danemarck, on avait commencé par isoler rigoureusement les jeunes condamnés ; en 1861, on abandonna ce système, ou plutôt, on le limita à la nuit ; mais récemment on l'a repris pour les individus de plus de 15 ans, dans les cas où leur développement corporel et intellectuel est suffisant pour leur âge.

Les *houses of refuge* d'Amérique ne séparent les jeunes condamnés que pendant la nuit ; mais ils doivent exécuter leur travail dans un silence absolu. A Parkhurst, au contraire, l'isolement dure quatre mois entiers.

Les opinions au sujet de l'influence sanitaire de l'isolement sur l'individu jeune ont beaucoup varié. Les rapports relatifs à la petite Roquette ont été très favorables ; Brunn au contraire (1) se fondant sur ses observations faites dans les établissements du Danemarck, dit catégoriquement que l'emprisonnement cellulaire est la ruine corporelle et intellectuelle des jeunes sujets. Il a compté 45,6 malades 0/0 parmi les individus de 15 à 20 ans ; 29, 1 0/0 parmi ceux de 50 ans et au delà ; chez 16 0/0 des enfants en cellule, il a constaté une diminution de poids, bien que ces enfants se trouvassent à l'âge de la croissance continue. « Plus l'individu est jeune, dit Brunn, plus il est soumis aux influences nuisibles de l'emprisonnement cellulaire. »

On peut citer d'autres opinions concordantes avec celle de Brunn : ainsi Streng et Witt, au Congrès qui a été tenu à Stuttgart par la société des employés de prisons allemandes,

(1) BRUNN, *Rapport officiel sur l'état des établissements pénitentiaires danois* (en langue danoise) de 1838 à 1873.

se sont prononcés énergiquement dans ce sens. Mais on a
exprimé aussi l'opinion contraire, celle qui nie toute influence
fâcheuse de cet emprisonnement sur la santé. Baer s'est rangé
de ce côté ; il a affirmé, d'après ses observations, que l'emprisonnement cellulaire n'exerce jamais une influence défavorable sur les condamnés des villes ; il n'en a que rarement
sur ceux de la campagne. Néanmoins, dans son ouvrage *Die
Gefængnisse, Strafanstalten und Strafsysteme*, il a condamné
la détention cellulaire prolongée pour les jeunes individus.

Si l'on étudie en détail les jugements des auteurs, on trouve
qu'ils ont vraisemblablement tous raison. Quelquefois la détention cellulaire a une influence fâcheuse ; d'autres fois elle
n'en a pas. Cela dépend de l'individu, de sa constitution, de
sa maturité corporelle et intellectuelle, mais aussi de la durée
de la détention et de la façon dont elle est pratiquée. En ce
qui concerne ce dernier point, on a fait en Danemark une
observation intéressante : c'est que les enfants détenus en
cellule ne diminuent point de poids, quand ils participent
avec les autres au travail, à l'école et aux promenades en
commun. Ceci s'explique facilement ; l'instinct social physiologique est si puissant chez l'enfant, qu'on peut en le refou-
lant, empêcher incontestablement le développement normal, et en le favorisant, compenser beaucoup d'influences
défavorables.

Du reste, pour les jeunes individus que l'on place dans les
établissements pénitentiaires, il faut considérer :

*a.* — Le volume d'air qui doit leur être alloué. Ce volume ne
doit pas être moindre que pour les adultes, car les individus
de 13 à 15 ans ont besoin d'autant d'air que les adultes.
Le projet de loi allemand cité plus haut prescrit, pour
chaque détenu sans exception, 22 mètres cubes (dans les

48

salles de travail fermées, 8 mètres cubes) et au moins un mètre carré de surface de fenêtre.

*b.* — Les soins de la peau. Les détenus doivent avoir le corps propre et pour cela prendre des bains. Le vêtement doit être propre et approprié à la température.

*c.* — La nourriture. En raison de l'âge qui, nous le savons, exige une ingestion abondante, même de matières albuminoïdes, il faut accorder aux individus de 12 à 18 ans, la ration de viande complète des adultes ; on ne peut réduire un peu que la ration d'hydrates de carbone, spécialement de pain et de pommes de terre.

*d.* — Le système musculaire à l'époque de la puberté, exige des exercices variés ; autrement le développement corporel tout entier est compromis. Il faut donc que les jeunes détenus fassent régulièrement de la gymnastique. C'est ce qui a lieu en Belgique, en Danemark et aussi, comme nous l'avons vu, à l'établissement correctionnel de Saint-Martin.

*e.* — Le pensum et la nature du travail. Le premier doit être proportionné à l'âge et aux forces. Le travail doit être surtout agricole, comme le prouvent les excellents résultats que donnent les colonies pénitentiaires où l'on se livre surtout à l'agriculture. (La prison belge de Saint-Hubert, pour les jeunes détenus a le caractère d'une colonie agricole.)

*f.* — La durée du sommeil. Elle doit être fixée d'après le besoin physiologique, c'est-à-dire à 8 ou 9 heures pour les individus de 12 à 14 ans. Il est impossible de traiter de la même manière, en ce qui concerne ce besoin, les jeunes gens et les adultes.

*g.* — Il faut entretenir la gaîté naturelle des enfants, d'une façon quelconque, peut-être au moyen de la gymnastique. Dans les prisons belges pour jeunes gens, l'enseignement de la musique et du chant, les promenades en plein air sont accordés à titre de récompense.

*h.* — L'emploi du temps doit comporter une alternance suffisante entre l'enseignement, le travail, la récréation. C'est ce qui est réglé d'une façon très pratique, dans les prisons belges. Voici l'emploi du temps à Namur :

| | Lever | Service divin | Repas | Promenade | École | Gymnastique | Travail | Repas | Récréation | Travail | Repas | Récréation | Travail | Enseignement | Repas | Prière du soir |
|---|---|---|---|---|---|---|---|---|---|---|---|---|---|---|---|---|
| Été | 5 1/2 | 6 | 7 | 7 1/4 | 8 1/4 | 10 1/4 | 11 | 12 | 12 1/2 | 1 1/4 | 4 | 4 1/4 | 4 3/4 | 6 1/4 | 7 | 8 |
| Hiver | 6 | 6 1/2 | 7 1/4 | 7 3/4 | 8 1/2 | 10 1/2 | 11 | 12 | 12 1/2 | 1 1/4 | 4 | 4 1/4 | 4 3/4 | 6 1/4 | 7 | 8 |

On attribue donc, dans cette prison :

5 h. 1/4 au travail,
2 » 3/4 à l'école,
1 » 1/4 à la récréation,
9 h. 1/2 à 10 »    au sommeil,
1 » 1/2 à la promenade et à la gymnastique.

### Assistance publique des enfants en voyage.

Il ne peut guère être question, jusqu'à présent, d'assistance publique pour les enfants en voyage ; elle paraît urgente cependant, car l'assistance privée ne peut pas être suffisamment efficace.

La mortalité des enfants, dans les voyages en mer, est relativement considérable. Senftleben a trouvé que les nourrissons surtout sont gravement menacés. De 1855 à 1867, d'après lui, il est né 630 enfants sur les navires d'émigrants pour la Nouvelle-Galles du Sud : sur ce nombre, il est mort 51 enfants ou 8 0/0, pendant ce voyage, qui n'est que de 100 jours. Sur les navires d'émigrants pour l'Australie du Sud, il est né, à la même époque, 441 enfants, sur lesquels il en est mort, pendant ce voyage de 90 jours, 54 ou 12 0/0.

Herwig aussi (1) mentionne les dangers auxquels les enfants sont exposés, et récemment les journaux ont relaté que le vapeur Vandalia, parti avec 300 enfants (dont 100 nourrissons) en avait déjà perdu 5 dans les 12 à 15 premiers jours. Les principales causes de mort indiquées sont le catarrhe intestinal et le catarrhe des bronches. Ce dernier a souvent pour cause l'aération défectueuse des cabines, le premier est déterminé par une nourriture mal appropriée. Herwig dit que le mal de mer fait tarir le lait chez beaucoup de femmes et que les nourrissons pâtissent en outre, parce que les femmes, quand elles ont le mal de mer, ne peuvent pas s'occuper d'eux.

Il paraît nécessaire, avant tout, de fixer exactement la

(1) Voir à la fin de ce chapitre.

quantité d'air à réserver pour chaque enfant. D'après la loi
de Hambourg, du 30 avril 1855, il n'y a pas lieu de tenir
compte des enfants de moins d'un an pour ce qui concerne
le volume du bâtiment, deux enfants de moins de dix ans
doivent être comptés pour un passager.

La loi de Brême, du 9 juillet 1866, contient la même règle.
D'après le *passengers act* anglais de 1855, de 1870, § 3, deux
enfants de moins de 12 ans doivent être comptés comme
équivalant à un passager. D'après la loi de New-York, de
1855, 1871, les nourrissons ne comptent pas pour ce qui
concerne le volume d'air; deux enfants de moins de 8 ans
comptent pour un adulte. Comme, d'après ce que j'ai déjà
dit, un enfant de 8 ans a besoin d'autant d'air que 2/5
d'adulte, la loi de New-York suffirait aux exigences, si le
cube d'air pour l'adulte était suffisant. Mais il n'en est pas
ainsi. D'après cette loi, il doit y avoir par adulte 96 pieds
cubes, dans l'entrepont 108 pieds cubes; il y aura donc par
enfant de moins de 8 ans, 48 à 54 pieds cubes.

D'après la loi de Hambourg, un adulte doit avoir 72 à
77 pieds cubes; ce qui donne pour un enfant de 1 à 10 ans 36
à 38 pieds cubes. Dans les écoles, 120 pieds cubes d'air passent pour insuffisants; dans les navires, il faudrait se contenter du tiers!

Un second point important, c'est l'*alimentation*. Il n'y a
pas un seul règlement de vaisseau qui s'occupe de l'alimentation des enfants. La loi de Hambourg se borne à dire (§ 9)
qu'au point de vue des vivres aussi, deux enfants de moins
de 10 ans équivalent à un adulte et que les enfants de moins
d'un an ne comptent pas. (Il y a un appendice, et celui-ci
prescrit que le navire doit emporter du vin rouge, du sucre,
du sago, du gruau d'avoine et de l'orge mondé pour les enfants et les malades.) La loi de Brême établit la même ration

pour tous les passagers de plus de 1 an. Elle néglige donc
la différence quantitative de fonctionnement des organes
digestifs. En tout cas, il faudrait ordonner d'emporter du
lait conservé de Nægeli, du mélange crémeux de Biedert, de
la farine de Nestle ou une farine lactée quelconque.

Il n'est pas moins important d'avoir, sur les navires de
passagers, la possibilité d'isoler rapidement les individus
atteints de maladies contagieuses, surtout les enfants. A cet
effet, il doit y avoir une infirmerie. C'est ce que prescrivent
en effet les lois de la plupart des nations maritimes, ainsi la
loi de Hambourg de 1855, la loi anglaise de 1855, la loi française de 1860.

Pour toutes les autres conditions qui peuvent influer sur
la santé des enfants voyageant sur mer, je renvoie à l'hygiène navale en général ; à elle d'examiner les quantités d'air
à fournir, les moyens de rafraîchir et de chauffer les navires,
ainsi que de les tenir propres, de faire valoir la nécessité de
la présence d'un médecin, de l'existence d'une pharmacie à
bord (1).

En faveur des enfants voyageant sur les chemins de fer,
on n'a fait rien de plus que ce qui existe déjà pour les
adultes. L'importante question de leur alimentation, et surtout de l'alimentation des enfants qu'on ne nourrit pas au
sein n'est pas encore résolue. Herwig fait remarquer que, si
ces enfants, et même les enfants plus âgés, sont déjà atteints
de catarrhe intestinal lorsqu'on les apporte sur les navires,
c'est parce qu'ils ont été mal nourris pendant le voyage
en chemins de fer. Ne serait-il pas possible de remédier à
cet état de choses par l'emploi du lait conservé de Nægeli ?

(1) FONSSAGRIVES, *Traité d'hygiène navale*, 1856. — LE ROY DE MÉRICOURT, *Progrès de l'hygiène navale*, 1876. — SENFTLEBEN, *Deutsche Vierteljahrsschrift für
œffentliche Gesundheit*, 1839, p. 305 et *Eulenberg's Vierteljahrsschrift*, XXV.
— HERWIG, *Eulenberg's Vierteljahrsschrift*, 1878, XXVIII, p. 85 et suivantes.

### Assistance publique des enfants malades
### Hygiène des hôpitaux (1).

Nous avons vu, dans l'introduction historique, combien on a tardé à reconnaître la nécessité d'une Assistance publique pour les enfants malades. On n'avait pas pleinement reconnu la spécificité des maladies du jeune âge ; on n'avait pas suffisamment apprécié la nécessité de les étudier et de les traiter à part. A notre époque heureusement, il ne subsiste plus le moindre doute sur la nécessité de cette assistance, et, comme je l'ai déjà montré brièvement plus haut, on a déjà fait beaucoup pour réparer le temps perdu.

La première chose à demander dans l'intérêt des enfants, c'est que le médecin sache de quoi ils souffrent. Il est donc nécessaire de fournir aux étudiants en médecine de nombreux moyens de se mettre au courant de cette spécialité. La médecine des enfants, doit être étudiée à part; elle doit être étudiée comme une des branches principales de la médecine, et non *accessoirement*. La grande importance de cette spécialisation n'est pas encore suffisamment comprise en Allemagne, car il n'y a que six grandes écoles allemandes, dans lesquelles on fait un cours spécial de médecine des enfants. Les cours eux-mêmes ne suffisent pas. Il faut fournir aux étudiants l'occasion de s'initier pratiquement à l'étude des maladies des enfants et instituer à cet effet, près des écoles supérieures, des cliniques et des policliniques. Ce n'est que par la réunion de tous ces moyens d'étude que les jeunes médecins pourront

(1) Bibliographie, voir p. 97.

avoir amassé, au moment de commencer leur carrière, une somme suffisante de connaissances théoriques et pratiques ; on conçoit combien il est préjudiciable aux enfants, que les médecins ne puissent acquérir ces connaissances que par l'observation des enfants de leur clientèle.

Un autre vœu se rattache au précédent : c'est celui de voir se former un grand nombre de gardiennes d'enfants malades. Les maladies des enfants sont si particulières et il est si nécessaire d'appliquer, au traitement des enfants, des moyens psychiques et diététiques spéciaux, que je ne puis renoncer à renouveler constamment l'expression de ce désir. Du reste, dans un certain nombre d'hôpitaux d'enfants, en Allemagne et hors d'Allemagne, on s'est mis à former des gardiennes d'enfants.

C'est surtout pour les enfants que la *promptitude* des secours médicaux est indispensable : je l'ai déjà dit en parlant de la mortalité infantile. C'est principalement au défaut de secours en temps utile, qu'il faut attribuer la grande mortalité des enfants des classes inférieures. Comme les personnes qui en font partie sont rarement en état de payer les médecins et les médicaments, il faut que l'Assistance publique intervienne. Il est vrai qu'elle ne remplacera pas la surveillance préventive, bien plus efficace, qui est exercée par les médecins des familles aisées. Il ne saurait être question de procurer aux familles pauvres ces soins prophylactiques, des considérations pécuniaires s'y opposent ; mais il faut au moins tâcher d'obtenir que les enfants des pauvres puissent être promptement soignés quand ils tombent malades.

Nous demandons d'abord l'institution d'un nombre suffisant de médecins des pauvres dans toutes les communes, même celles de la campagne. Inutile de prouver que certains pays laissent à désirer à cet égard. L'Italie a ses médecins communaux, les *medici condotti* (1) ; il doit y en avoir un ou plusieurs dans chaque commune ; ces médecins sont tenus de traiter gratuitement tous les pauvres. L'Angleterre, elle aussi, a des médecins communaux. L'Allemagne n'a pas encore d'institution de ce genre. Soigner *promptement* et *régulièrement* les malades pauvres, c'est le meilleur moyen de combattre les épidémies, car très souvent c'est parmi la population pauvre qu'elles débutent et toujours c'est dans cette population qu'elles se propagent.

N'est-il pas évident *à priori* que les vagabonds, enfants et grandes personne s, sont des propagateurs d'épidémie ? Il faudrait donc obliger les communes à instituer des médecins chargés de soigner gratuitement les pauvres. Faute de cette institution, il arrive que les pauvres ne sont soignés ni promptement ni régulièrement.

Il faut exiger, en outre, pour toutes les villes de quelque importance, l'institution de dispensaires pour le traitement des enfants non alités. Ces établissements sont déjà très répandus ; généralement ils sont rattachés à des hôpitaux, quelquefois ils sont indépendants. Le dispensaire doit avoir une salle d'attente, une ou plusieurs salles de consultation avec l'installation nécessaire pour les examens spéciaux (ophthalmologiques, laryngoscopiques, rhinoscopiques), une chambre d'isolement pour les cas suspects, une petite pharmacie domestique, des water-closets et une chambre de désinfection.

Voir le plan de l'ambulatorium de l'hôpital Saint-Vladimir à Moscou dans l'article de Rauchfuss du *Gerhardt's Handbuch der Kinderkrantheiten*, 1877, 1, p. 498.

Les villes ne peuvent se passer d'hôpitaux d'enfants. Il y

(1) UFFELMANN, *in Deutsche Vierteljahrsschrift für œffentliche Gesundheit*, 1880, p. 103.

a beaucoup de maladies d'enfants qui ne peuvent être trai-
tées avec succès chez des parents pauvres ; et les enfants
atteints de certaines maladies les répandent autour d'eux
lorsqu'ils restent dans ces familles pauvres. Mais les hôpitaux ordinaires ne sont pas disposés pour recevoir des
enfants malades. Ce fait est démontré depuis longtemps
par la déplorable histoire des hôpitaux ; il résulte de la
spécificité des maladies du jeune âge. Les divisions réservées aux enfants dans les hôpitaux ne satisfont pas à tous les
desiderata, à moins qu'elles ne soient complétement séparées et organisées d'une façon spéciale pour le traitement des
enfants. Dans ce cas, à la vérité, elles constituent déjà des
hôpitaux d'enfants.

L'État et la commune ont le devoir de veiller à ce qu'il y
ait des hôpitaux d'enfants, l'un, parce qu'il doit pourvoir à
l'institution d'établissements d'enseignement clinique, l'autre, parce qu'elle doit veiller à ce que les pauvres, par conséquent aussi les enfants pauvres, soient traités convenablement. Jusqu'à présent cependant l'État et la commune n'ont
presque rien fait à cet égard. C'est particulièrement en Angleterre que l'on aperçoit les tristes conséquences de cette situation ; dans ce pays, les pauvres n'ont pas le droit d'être
admis dans un autre hôpital que celui de la maison des pauvres et il y a très peu de communes qui se soient mises à instituer des hôpitaux d'enfants.

Tout ce qui a été fait jusqu'à présent est dû à la généreuse
initiative de particuliers, de sociétés et de confréries. De là
vient que la plupart des hôpitaux d'enfants ont eu de mo-
destes débuts, que nombre d'entre eux ont été installés
d'abord en manière d'essai dans des bâtiments loués, avant
que l'on pût procéder à la construction de bâtiments défini-
tifs. Il n'y a eu d'installations importantes faites dès le début

que quand les ressources nécessaires ont été fournies par des legs spéciaux et quand une administration municipale ou l'Assistance publique s'en sont mêlées.

### Principes de l'installation des hôpitaux d'enfants (1).

Il est impossible d'adopter, pour la construction et l'installation des hôpitaux d'enfants, les mêmes plans que pour les autres hôpitaux. La jeunesse, comme je l'ai déjà dit, exige des soins spéciaux ; ses maladies réclament un traitement particulier ; les conditions à remplir sont incomparablement plus compliquées et elles doivent être observées d'une façon bien plus rigoureuse. Une donnée d'une influence capitale, c'est l'âge à partir duquel on reçoit les enfants. Il y a des hôpitaux où l'on ne reçoit que les enfants de 5 à 15 ans ; il y en a d'autres où l'on ne refuse que les enfants de moins de deux ans et d'autres où l'on admet les enfants de tout âge. Il me paraît nécessaire, avant de construire un hôpital, d'être parfaitement fixé à cet égard, ou de le disposer de telle sorte qu'on puisse au besoin y recevoir des enfants de tout âge.

Si l'on se décide à admettre même les tout petits enfants, il faut prendre toutes les dispositions nécessaires pour les soins de leur peau et pour leur alimentation, ainsi que pour le logement des nourrices et au besoin des mères qui accompagnent ces enfants.

Il paraît nécessaire d'aménager, dans tout hôpital d'enfants, un bureau de réception, ainsi qu'une salle d'inspection pour les malades suspects ; il ne paraît pas moins nécessaire d'installer des locaux d'isolement pour les sujets

(1) Voir surtout RAUCHFUSS, in *Gerhardt's Handbuch der Kinderkrankheiten*, 1877 I, p. 479 et suivantes.

atteints de maladies contagieuses. Ce sont là des nécessités que nous n'avons plus besoin de justifier. Nous demandons en outre un local de désinfection où l'on puisse traiter les hardes et d'autres objets, les lits par exemple. Nous demandons une chambre de convalescents et, autour de l'hôpital, de vastes jardins ; ils sont nécessaires pour les enfants en voie de guérison et pour beaucoup d'enfants atteints de maladies chroniques. Il nous faut enfin une maison de morts.

Pour ce qui concerne les chambres de malades proprement dites, il faut veiller principalement à ce qu'elles reçoivent de l'air pur en abondance, et à ce qu'elles soient suffisamment éclairées ; l'organisme de l'enfant supporte bien plus difficilement que celui de l'adulte la privation d'air et de lumière. Il faut largement tenir compte de ce que l'enfant exhale relativement bien plus d'acide carbonique que l'adulte. Aussi les salles devront-elles contenir plus de mètres cubes par tête que celles des autres hôpitaux.

### Emplacement.

L'emplacement, comme celui de tout hôpital, doit être sain et dégagé ; il ne doit pas se trouver au voisinage de terrains marécageux, de cimetières, de places à fumier, etc. ; il ne doit pas non plus se trouver au milieu de la ville elle-même. Ce qu'il y a de mieux, c'est un sol sec, perméable, un peu élevé, dans l'enceinte de la ville.

### Dimensions de l'hôpital.

Rauchfuss fait observer avec raison qu'un hôpital d'enfants ne doit jamais avoir les dimensions des grands hôpitaux d'adultes. En raison de la rigoureuse individualisation qui doit être observée dans le traitement des malades, bien plus encore que dans le traitement des adultes, il vaut mieux ne bâtir que des hôpitaux petits ou moyens ; ces derniers doivent avoir tout au plus 200 à 250 lits. La plupart des hôpitaux d'enfants ne comportent que relativement peu d'étendue. Sur 46, que Rauchfuss a comptés, il y en a :

| | | | | | |
|---|---|---|---|---|---|
| 4 qui n'ont que | | 5 à | 10 | lits, |
| 14 | — | | 10 » | 25 | — |
| 10 | — | | 25 » | 60 | — |
| 6 | — | | 50 » | 75 | — |
| 6 | — | | 75 » | 100 | — |
| 2 | — | | 100 » | 125 | — |
| 1 qui n'a | que | 125 » | 150 | — |
| 2 qui n'ont que | 150 » | 200 | — |
| 1 qui n'a | que | 200 » | 280 | — |

Le même auteur propose que, dans les grandes villes, on organise 1 ou 2 grands hôpitaux d'enfants (de 200 à 250 lits), et 2 à 4 petits (de 10 à 25 lits). Ces derniers ne serviraient qu'à recevoir, en cas d'urgence, les malades difficilement transportables, et il faudrait rattacher un dispensaire à chacun de ces établissements. Les grands hôpitaux seraient installés en dehors des portes de la ville, au milieu des bois et des campagnes ; les petits, à l'intérieur de la ville.

### Style architectural.

Pour la construction des hôpitaux d'enfants, les architectes doivent s'inspirer du principe de décentralisation. Il faut éviter que beaucoup d'enfants malades soient rapprochés les uns des autres, car ce rapprochement favorise la contagion. C'est pourquoi le système des pavillons est préférable à celui des constructions unitaires, abstraction faite des tout petits hôpitaux. Les pavillons peuvent servir pour les diverses catégories de cas pathologiques : maladies internes, opérations chirurgicales, cas suspects, maladies contagieuses. Le système des pavillons existe, par exemple, au nouvel hôpital d'enfants, de Manchester, avec ses six pavillons à un étage, parfaitement isolés ; à l'hôpital d'enfants, de Lisbonne, et, du moins pour les choses essentielles, au grandiose hôpital Saint-Vladimir, de Moscou, qui possède des pavillons d'isolement à un ou à deux étages. L'hôpital d'enfants de Great Ormond Street, à Londres, est également, à vrai dire, un ensemble de pavillons, et un grand nombre des nouveaux hospices dépendant des bains d'eaux salines en Allemagne ont été construits dans le même style.

On trouve aussi de nombreux hôpitaux bien organisés, dans le style de la construction unitaire. Je compte dans ce nombre l'hôpital d'enfants du prince Pierre d'Oldenbourg, à Saint-Pétersbourg, mais surtout le nouvel hôpital d'enfants de Dresde, auquel du reste on se propose d'annexer deux pavillons.

Dans ce dernier hôpital il y a un sous-sol, un rez-de-chaussée, un premier et un deuxième étage. Mais il n'y a que le premier et le deuxième étage qui soient destinés à recevoir des malades.

Il existe enfin des hôpitaux de système mixte. Ceux-ci ont une construction principale, dans le style unitaire, et une série de pavillons qui se rattachent par des couloirs à cette construction principale ou qui sont isolés.

### Chambres de malades.

Dans les hôpitaux d'enfants, la nécessité de la décentralisation ne permet pas d'avoir de grandes salles renfermant beaucoup de lits ; elle exige au contraire un grand nombre

de chambres à un lit et de chambres à un petit nombre de
lits, surtout dans les hôpitaux qui reçoivent même des enfants en bas-âge, car ceux-ci sont bien plus gênants pour
leur entourage que les enfants plus grands. Pour la même
raison, Rauchfuss le fait remarquer très justement, les
chambres même de grandeur moyenne ne peuvent guère être
considérées comme pratiques. Il est certain que les soins
sont plus difficiles à donner dans une série de petites chambres, mais il est incontestable qu'ils peuvent être mieux
organisés que dans les grands locaux, et cette considération est la seule qui soit décisive. En conséquence, lorsqu'on aura une nouvelle installation à faire, il faudra se
décider, sans hésitation, dans le sens qui vient d'être indiqué.

Dans la plupart des nouveaux hôpitaux d'enfants, on ne
trouve plus de grandes salles. Le nombre moyen des lits par
chambre n'est que de 4 à 5. Le nouvel hôpital de Dresde,
contient, au premier étage destiné aux sujets dont la maladie n'est pas contagieuse, six chambres, dont deux à deux
lits chacune, une à quatre lits, deux à six lits et une à dix
lits. Le second étage, réservé aux sujets atteints de maladies
contagieuses, a en tout dix chambres de malades, qui ne
sont organisées que pour 36 lits.

D'autre part, nous trouvons de grandes salles à côté de
petites, dans le nouvel hôpital d'enfants de Manchester, où
elles ont 26 lits, et dans le nouvel hôpital d'enfants de Lisbonne où elles en ont 32, en outre dans la plupart des hospices maritimes italiens et des établissements d'eaux salines
allemands. Ainsi l'établissement thérapeutique d'enfants de
Rothenfeld a deux salles de 20 lits et une salle de 16 lits.

Quant au cube d'air afférent à chaque lit, il importe qu'il
soit très considérable, car il faut tenir compte non seule-

ment de ce que la quantité d'acide carbonique exhalée par les enfants est relativement élevée, mais aussi de ce que les enfants ont besoin d'un plus nombreux personnel de gardiennes que les grandes personnes. De plus il est notoire que l'organisme des enfants est incomparablement plus sensible à l'impureté de l'air. Il ne suffit donc pas de réduire en proportion de la taille de l'enfant le cube d'air calculé pour les adultes.

La nécessité de donner une plus forte proportion d'air a été universellement reconnue et c'est pourquoi on a estimé à 35 mètres cubes d'air environ le volume d'air pour chaque lit d'une chambre d'enfants malades. On admet que la surface d'un lit est au moins de 8 mq. 75 et que la hauteur de la chambre est de 4 m. à 4 m. 2.

Cette mesure, il est vrai, n'est pas atteinte partout. A l'hôpital d'enfants de Dresde, il y a largement 25 mètres cubes d'air par lit de malade ; à l'hôpital Leopoldstadt, à Vienne, il y a 27 mètres cubes par enfant ; à l'établissement thérapeutique de Rothenfeld, 22 mètres cubes environ ; à celui de Godesberg, à peu près autant. Le nouvel établissement thérapeutique pour enfants, de Sülze, ne fournira pas un bien plus grand volume d'air. Par contre, d'après Rauchfuss,

l'hôpital d'enfants de Lisbonne      fournit   68    m. cubes d'air,
—      Manchester     —    46    —
—      Moscou      —    40 à 44 m cubes d'air,
—      Saint-Pétersbourg —   45 à 65    —
(prince Pierre d'Oldenbourg)

Dans tous ces hôpitaux désignés en dernier lieu, la hauteur des salles est considérable : elle est de $4^m,8$ en moyenne et de $5^m,5$ au maximum. Ces proportions sont certainement convenables, mais il faut se souvenir qu'on ne doit jamais descendre au-dessous d'une certaine surface minima.

La hauteur de la chambre, quelle qu'elle soit, ne peut pas compenser une insuffisance de surface.

L'aération des salles d'enfants malades doit être excellente, et ce pour les raisons susdites. La meilleure manière de l'opérer, pendant la saison chaude, c'est d'ouvrir les fenêtres ainsi que les carreaux mobiles autour d'un axe horizontal, qu'on aura soin d'adapter à ces fenêtres ; pendant la saison froide, on utilise l'action ventilatrice des appareils de chauffage. Il va de soi que l'on peut et que souvent même on doit employer concurremment d'autres méthodes d'aération. Dans presque tous les établissements thérapeutiques d'eaux salines, on a adopté le système d'aération par les combles.

Dans certains hôpitaux, on a des carreaux d'aération dans les murs ; ces carreaux sont munis de soupapes qui permettent de régler l'admission de l'air.

On trouve, dans d'autres hôpitaux, des ventilateurs mécaniques qui, au moyen de tuyaux, amènent de l'air pur dans les chambres. On emploie en un mot, dans les hôpitaux d'enfants, les systèmes qui sont usités dans les hôpitaux d'adultes.

Il en est de même du chauffage. Il n'y a pas de raison pour adopter, dans les hôpitaux d'enfants, d'autres systèmes que dans les hôpitaux ordinaires.

La lumière naturelle doit, je l'ai déjà dit, arriver aussi abondamment que possible. Il est notoire que dans les locaux bien clairs, les enfants prospèrent mieux que dans les autres. Les enfants malades surtout, en éprouvent une influence favorable ; généralement ils désirent la lumière. Souvent les adultes, au contraire, ne peuvent pas la supporter. C'est pourquoi, dans la construction d'un hôpital d'enfants, il ne faut pas être parcimonieux de fenêtres.

Il faut en mettre autant que possible et d'aussi grandes que possible. On doit faire en sorte qu'il y ait, par lit, une

surface vitrée de 2 mètres carrés au moins. Il est très utile
que les fenêtres s'élèvent jusque près du plafond, mais ne
descendent pas trop bas, afin que l'on ne risque pas en les
ouvrant de blesser les enfants qui vont et viennent. Il faut,
autant que possible, que ces fenêtres soient pratiquées dans
deux murs opposés ; l'aération est alors plus facile.

Pour l'éclairage artificiel, on recommande l'emploi du gaz ;
il faut avoir soin de faire servir ces flammes à l'aération. On
y parvient au moyen des appareils dits « Sonnenbrenner »,
qui entraînent l'air vicié et les gaz de la combustion.

Les murs, comme dans les hôpitaux en général, doivent
être unis, faciles à laver. On peut, pour les rendre tels, les
enduire de ciment de Paris, c'est-à-dire d'une masse de plâtre durci au moyen de borax ; on peut aussi se servir de
stuc. Ça et là on voit aussi des carreaux émaillés, comme
dans l'hôpital d'enfants situé dans la *Great Ormond Street* à
Londres.

Pour le parquet, on prend des frises d'égale largeur en
bois dur ; on les assemble à rainures et à languettes.

*Ameublement des chambres de malades.* — Il doit y avoir des
lits de diverses grandeurs ; le nombre des numéros dépend
naturellement des limites d'âge entre lesquelles sont reçus
les enfants. On préfère généralement les lits de fer à roulettes.
Il est nécessaire que les côtés puissent se rabattre ou du
moins s'enlever facilement. Le lit doit avoir un matelas de
varech ou de crin, un oreiller de crin, enfin le linge nécessaire et le nombre voulu de couvertures de laine.

Les tables de malades ne doivent consister qu'en une étagère
à deux planches et sans tiroirs.

Il faut des lavabos dans chaque chambre. Le modèle adopté
à l'hôpital d'enfants de Dresde, est très commode : il comprend des conduites d'eau froide et d'eau chaude, un écou-

lement avec fermeture hydraulique, une cuvette fixe et une cuvette mobile.

Il ne faut pas oublier non plus qu'un thermomètre est indispensable dans toutes les chambres de malades.

### Locaux accessoires.

Il doit y avoir de petites chambres pour les femmes qui gardent les enfants ; ces chambres doivent être contiguës aux salles des malades, et il faut que des unes on puisse regarder dans les autres. Rauchfuss ne croit pas que ces chambres de gardiennes soient nécessaires ; il ne croit même pas qu'elles soient commodes, car elles prendraient trop d'espace, vu le grand nombre des petites salles de malades. Cette objection ne résiste pas à l'examen. Les hôpitaux d'enfants exigent de nombreuses personnes pour soigner les malades, et il faut bien que celles-ci aient de petits locaux où elles puissent se tenir en dehors des salles. Pour diminuer le nombre des chambres de gardiennes, il sera pratique de les disposer de telle sorte qu'il n'y en ait qu'une pour deux salles de malades. On fera bien de relier à ces petits locaux, les chambres où l'on prépare le thé, la nourriture des enfants, etc.: pour celles-ci naturellement on ménagera une aération à part.

Les cabinets d'aisance ne doivent jamais se trouver dans le voisinage immédiat des chambres de malades, mais plutôt dans des bâtiments secondaires, communiquant avec ces chambres par un couloir couvert, mais bien aéré. Le système des *water-closets* est un des plus appréciés ; on le trouve dans la plupart des établissements de ce genre, par exemple à l'hôpital de Dresde, à l'hôpital de Leopoldstadt, à l'hôpital de Bâle. Pour les petites chambres de malades, les systèmes à

fermeture au moyen de terre méritent d'être vivement recommandés : ils sont absolument inodores, ne s'endom-
magent pas facilement et peuvent être réparés à peu de
frais.

Pour les petits enfants, du reste, on ne peut éviter l'emploi des chaises percées. Celles que Rauchfuss a indiquées
me paraissent très pratiques. Le pot est en étain ou en porcelaine ; le rebord est concave, de manière que le couvercle
puisse plonger dans de l'eau, et que le vase soit hermétiquement fermé. Ce pot s'engage dans une rainure fixée sous le
siège d'un banc de bois ; on l'enlève tout fermé.

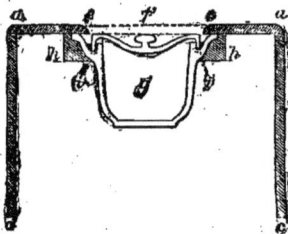

Fig. 7. — Chaise percée à fermeture hermétique, pour enfant.

Il va de soi que les hôpitaux d'enfants ne doivent pas plus
que les autres hôpitaux, être dépourvus de salles de bains.
On estime qu'il faut une salle de bains pour 20 enfants.
Pour les tout petits enfants et pour les sujets gravement
malades, on a des baignoires mobiles.

J'ai déjà dit plus haut que, dans tout hôpital d'enfants, il
faut une chambre d'observation pour les sujets suspects et
des locaux spéciaux pour les sujets atteints de maladies contagieuses. Si l'installation le permet, on réservera des chambres séparées, ou des pavillons, pour les enfants atteints de
diphthérie, de fièvre scarlatine, de rougeole, de coqueluche.

On suit de plus en plus ce principe. Ainsi, à l'hôpital d'enfants de Dresde, on a récemment divisé en trois sections l'étage affecté aux maladies contagieuses. Dès le corridor, ces sections sont séparées les unes des autres par des cloisons en verre et pourvues d'entrées séparées. Les malades atteints de fièvre scarlatine et de diphthérie se trouvent là dans des locaux séparés, qui ne doivent jamais être ouverts pour d'autres maladies. Dans l'hôpital susdit, chacune des sections que je viens d'indiquer, renferme son dépôt de linge sale. Le linge, les matelas et les lits ont des signes distinctifs afin qu'on ne courre pas le risque de les changer de section.

Tout hôpital d'enfants devra être pourvu d'une salle d'opération, à côté de laquelle se trouvera un cabinet pour les instruments.

Il sera bon de disposer les chambres de convalescents de manière à pouvoir les relier à des vérandas.

Le local pour l'admission des malades doit, autant que possible, être situé au rez-de-chaussée, être spacieux, suffisamment clair; dans son voisinage doit se trouver une chambre de nettoyage où, s'il le faut, on baignera les malades et où on les habillera proprement, avant de les admettre dans l'hôpital même.

La cuisine et la buanderie sont reléguées dans le sous-sol; il en est de même des locaux pour le combustible.

Les effets infectés ou suspects, surtout les vêtements, les lits et la literie sont placés dans le local à désinfection. Ce local est indispensable. Il peut être organisé exactement comme dans les hôpitaux d'adultes. (Voir à ce sujet la description des établissements anglais de désinfection, par Oppert, dans la *Deutsche Vierteljahrsschrift für œffentliche Gesundheitspflege*, t. V, p. 358, et celle d'autres établissements analogues par Roth et Lex dans le *Handbuch der Militærgesundheitspflege*, t. ll.)

Pour l'approvisionnement et la distribution de l'eau, ainsi que pour l'enlèvement des détritus, on procèdera d'après les principes en vigueur dans tous les hôpitaux.

Le jardin doit être sec; il doit contenir des parties ombreuses et un endroit organisé pour les exercices de gymnastique.

En ce qui concerne le régime diététique des enfants malades, il est plus difficile encore que pour les adultes malades d'établir des règles précises. Il faut individualiser avec le plus grand soin. Néanmoins, pour un hôpital, on ne peut guère se dispenser de suivre certaines formes d'alimentation. Les principes qui doivent servir de base sont essentiellement ceux de l'alimentation des enfants bien portants. On ne modifiera le régime qu'à l'égard des enfants dont le pouvoir digestif est affaibli ou supprimé pour une cause quelconque et de ceux qui ont besoin d'une nourriture particulièrement réconfortante. La nourriture qu'il faut préférer de beaucoup pour les enfants malades est encore le lait; on ne doit l'interdire que dans les maladies aigües des voies digestives.

On donnera concurremment de la soupe à la farine d'avoine, à la farine d'orge, du bouillon, du riz, du pain blanc, des biscuits, de la viande, des œufs et du vin. A l'aide des substances que je viens d'énumérer on peut parfaitement établir un régime alimentaire. Celui que l'on observe à l'hôpital d'enfants, dit Prince Pierre d'Oldenbourg, à Saint-Pétersbourg, est très convenable.

| | 1re forme | 2e forme | 3e forme pleine | 4e forme pleine | 3e forme légère | 4e forme légère |
|---|---|---|---|---|---|---|
| Lait...................... | 180,0 | 240,0 | 540.0 | 1440,0 | 720,0 | 720,0 |
| Pain blanc et biscuit.......... | 144,0 | 144,0 | 36,0 | 18,0 | 36,0 | 9,0 |
| Bouillon et soupe au gruau .... | 203,0 | 438,0 | 235,0 | — | 460,0 | — |
| Viande..................... | 173,0 | 115,0 | 58,0 | — | — | — |
| Soupe à l'avoine, soupe au riz et soupes analogues............ | 225,0 | 228,0 | 228,0 | — | — | — |
| Macaroni, mets sucrés........ | 140,0 | — | — | — | — | — |
| | 1065,0 | 1165,0 | 1097,0 | 1458,0 | 1216,0 | 729,0 |

Voici la quantité des matières nutritives que contiennent ces aliments :

| | 1re forme | 2e forme | 3e forme pleine | 4e forme pleine | 3e forme légère | 4e forme légère |
|---|---|---|---|---|---|---|
| Albumine.................... | 71,3 | 64,4 | 57,8 | 73,3 | 38,5 | 36,6 |
| Graisse..................... | 38,0 | 30,2 | 32,5 | 57,6 | 30,4 | 28,8 |
| Hydrate de carbone........... | 178,0 | 163,0 | 98,0 | 68,0 | 49,0 | 34,0 |

Pour les nourrissons malades, on suivra, pendant toute leur première année, le même régime que celui auquel ils étaient soumis auparavant, sauf pour ceux qui ont des troubles aigus de la digestion, pourvu aussi que cette nourriture ait été convenable et que ce ne soit pas elle qui ait causé la maladie.

Je répète, du reste encore une fois, que c'est précisément au sujet du régime diététique que la plus rigoureuse individualisation est nécessaire. Il faut donc donner au médecin traitant une liberté aussi grande que possible, en ce qui concerne la modification des règles existantes.

## Hôpitaux d'isolement.

Il n'existe pas encore, que je sache, d'hôpitaux exclusivement destinés aux enfants atteints de maladies infectieuses ; cependant, comme je l'ai déjà indiqué, on songe, en Angleterre, à construire des hôpitaux pour la fièvre scarlatine. Actuellement les hôpitaux dits *feverhospitals* reçoivent, avec les adultes atteints de maladies infectieuses, les enfants qui ont ou la fièvre scarlatine ou la variole. L'hôpital d'enfants Saint-Vladimir, de Moscou, que j'ai déjà cité plusieurs fois, est l'établissement le mieux organisé pour l'isolement des enfants atteints de maladies contagieuses.

Il renferme, indépendamment d'un dispensaire qui contient la station d'observation et d'un bâtiment principal destiné aux maladies non contagieuses :

Un pavillon d'isolement pour la rougeole,
　　　　«　　　　　　«　　　　la fièvre scarlatine,
　　　　«　　　　　　«　　　　la variole,
　　　　«　　　　　　«　　　　la diphthérie,
　　　　«　　　　　　«　　　　les cas mixtes d'exanthèmes aigus,
　　　　«　　　　　　«　　　　la syphilis.

L'hôpital tout entier comprend un terrain de 133,500 mètres carrés et il est situé en dehors de la ville, au milieu des bois et des prairies. Ce bâtiment principal est situé à 175 mètres des pavillons d'isolement et il en est séparé par un bosquet de bouleaux ; quant aux bâtiments d'isolement eux-mêmes, ils sont éloignés de 25 à 100 mètres les uns des autres.

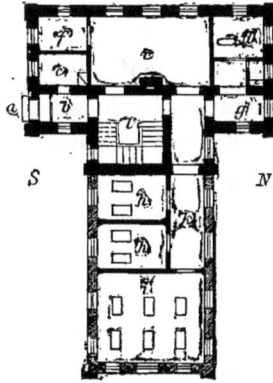

Figure 8. — Pavillon d'isolement pour la fièvre scarlatine
de l'hôpital de St-Wladimir de Moscou. (Rauchffuss).

La fig. 8 est le plan du pavillon d'isolement pour les malades atteints
de la fièvre scarlatine. La grande salle *i*, éclairée de trois côtés, renferme 6 lits; elle est destinée aux sujets dont la maladie est à son
début. Les deux petites chambres *h* sont réservées aux sujets dont la
maladie est plus avancée, *k* est le corridor. Dans le bâtiment secondaire, on trouve en *d* la chambre de bain, en *g* les water-closets, en *f*
une chambre de malades, en *c* la chambre où l'on prépare le thé, en *b*
une antichambre, en *a* une entrée donnant sur le jardin, en *l* un escalier
conduisant à l'étage supérieur du bâtiment secondaire dans lequel se
trouve une chambre *e* pour les malades dont la fièvre scarlatine se complique de diphthérie et de septicémie

## Établissements de convalescence et sanatoria. (1)

Depuis quelques dizaines d'années, il y a dans beaucoup
d'endroits, des établissements spéciaux pour les enfants
convalescents, et heureusement, on en fonde toujours de nouveaux, généralement sous la dénomination de sanatoria.
Souvent, indépendamment des convalescents, ils prennent
des enfants faibles, anémiques, et des enfants qui, après

(1) UFFELMANN. *Ueber Anstalten und Einrichtungen... in Deutsche Virtel-
jahrsschrift fur œffentliche Gesundh.* 1880.

une longue maladie se remettent trop lentement, ou d'autres qui sont congédiés d'un hôpital avant leur guérison définitive. Les moyens de traitement sont surtout l'air pur et abondant de la campagne et des bois, une nourriture succulente, choisie rationnellement, bien préparée, principalement du lait, et enfin les bains.

En Angleterre, les *reconvalescent homes* sont généralement institués pour les adultes et les enfants ; cependant il existe aussi des établissements de ce genre uniquement réservés aux enfants ; par exemple ceux de Croydon (Cottagehospital) et de Highgate, qui sont tous deux des succursales d'hôpitaux d'enfants de Londres. Le *Convalescent home* officiel d'Eastbourne, tout récemment construit reçoit, non pas exclusivement, mais principalement, des jeunes convalescents des hôpitaux de Londres.

La plus connue des maisons de convalescence françaises est celle de la Roche-Guyon, qui appartient à l'Assistance publique de Paris. Cette maison rurale possède 100 lits, dont 40 pour les enfants scrofuleux et 60 pour les enfants convalescents. A Paris même il existe 3 établissements de ce genre, un pour les garçons, rue de Sèvres, et deux pour les filles, l'un rue Dombasle, l'autre rue Notre-Dame-des-Champs.

Pour les enfants des hôpitaux de Saint-Pétersbourg, il y a une maison de convalescence à Oranienbaum.

En Allemagne, il existe des maisons de santé pour les enfants à Bad Elster, à Godesberg, à Augustusbad près de Radeberg, à Plœtzensee, à Nowawes près de Postdam, l'Élisabethenhaus à Marbourg.

La maison de santé de Godesberg près de Bonn, ouverte depuis 5 ans, est située à 10 minutes du Rhin environ, et se compose de deux bâtiments situés dans un jardin entouré de murs. Le bâtiment principal, celui qui est réservé aux enfants, est une construction massive, à deux étages, avec un sous-sol, où se trouvent la cuisine et la cave. Au rez-de-chaussée se trouvent à gauche près de l'entrée une salle de réception, à côté une chambre de provisions, à droite, un réfectoire communiquant par une porte avec une vaste salle de jeu située en arrière. Cette dernière communique de son côté, à gauche, avec un dortoir de 6 lits, de 25 mètres carrés de superficie, et en arrière avec une large véranda.

L'étage supérieur contient à gauche, une chambre de bains, à droite un dortoir, plus loin encore à droite un dortoir de 12 lits, auquel se rattache en arrière un autre dortoir, celui-ci de 18 lits. Il y a en outre, à l'étage supérieur, une chambre pour la directrice. Celle-ci prend avec elle, s'il est nécessaire, un ou plusieurs enfants ayant besoin de soins particuliers.

Tous les locaux du rez-de-chaussée et de l'étage supérieur ont 4 mètres de hauteur; dans les dortoirs le volume d'air par enfant est de 13,5 mètres cubes.

A 25 mètres environ de la maison de santé se trouve un pavillon d'isolement, destiné aux enfants chez lesquels se manifestent, à l'improviste, des maladies contagieuses. Elle a un sous-sol avec cuisine et un rez-de-chaussée à deux chambres de malades, l'une de 96, l'autre de 115 mètres cubes.

Cet établissement a des conduites d'eau; on fait couler de l'eau constamment pour enlever les sécrétions morbides et les conduire dans des puisards.

Sur le terrain de l'établissement se trouve une étable qui fournit une partie du lait qu'on donne aux enfants peu de temps après qu'il a été trait.

Les moyens de traitement sont ceux mentionnés plus haut.

Il y a une directrice à laquelle sont subordonnées des gardiennes et des domestiques ; deux médecins sont chargés de diriger le traitement des enfants.

La maison de santé dite *Bethlehemstift* (fondation Bethléem) d'Augustusbad est située au milieu des bois. Elle reçoit, pendant la saison chaude, des enfants malades, et elle les traite par l'emploi systématique du lait, par l'air des bois, par des bains salins et des bains ferrugineux, ainsi que par des enveloppements de tourbe. Le traitement est dirigé par deux médecins, le soin des enfants est confié à deux diaconesses.

Les résultats obtenus par cet établissement sont excellents. Ainsi :
Sur 175 enfants reçus,   80 ont été guéris (45 0/0),
                        91 ont eu de l'amélioration dans leur état,
                         4 n'ont pas eu d'amélioration.
La maison de convalescents d'Oranienbaum a reçu en quatre ans :
                        217 enfants.
Sur ce nombre, il y en a  96 qui ont été guéris (44 0/0),
                        95 dont l'état s'est amélioré,
                        20 dont l'état ne s'est pas amélioré,
                         5 dont l'état a empiré,
                         1 qui est mort.

Les sanatoria doivent être recommandés particulièrement pour les enfants qui ont un germe de tuberculose. L'expérience a montré que la manière la meilleure et la plus certaine de combattre cette maladie est le séjour dans un air pur et l'emploi systématique de bon lait ; dans l'enfance, ces mêmes moyens arrêtent souvent la maladie et la guérissent, même quand d'autres moyens ont été complétement inefficaces. On devrait donc s'efforcer de créer un grand nombre d'établissements de ce genre, car le nombre des enfants atteints de faiblesse générale ou de prédisposition à la phthisie n'est que trop considérable.

### Sanatoria-Écoles.

Les sanatoria-écoles sont des établissements dans lesquels les enfants faibles et maladifs sont hébergés, soignés et instruits. Nous verrons, dans ce genre, plusieurs hospices maritimes et plusieurs établissements pour enfants rachitiques ; nous ne tarderons pas à décrire les uns et les autres. Il existe encore d'autres sanatoria-écoles. Je citerai parmi ces maisons, celle qui se trouve à Davos et qui a été fondée par le directeur Perthes pour les enfants malades de la poitrine, et celle de Saint-Blasien (D$^r$ Fresenius) pour les enfants faibles de la poitrine ou en état de faiblesse générale. — On a fondé à Gœrbersdorf, en 1880, un établissement où l'on reçoit, où l'on soigne, où l'on surveille au point de vue médical, les jeunes filles et les jeunes garçons (ces derniers cependant de 6 à 11 ans seulement) ; en outre, on donne des leçons particulières et on apprend la gymnastique aux uns et aux autres. Il y a un pensionnat pour les jeunes filles chlorotiques aux bains de Dribourg (D$^r$ Riefenstahl). A Sanct Andreasberg dans le Harz, on a trouvé un système qui mérite d'être imité. Les maîtres reçoivent chez eux les enfants, garçons et filles, qui sont faibles de poitrine et qui ont besoin de l'air des montagnes pour se rétablir ; ces enfants sont surveillés, soignés et instruits.

Enfin, je ne dois pas oublier de mentionner que, sur le littoral de la Belgique, on a construit une école rurale pour les enfants pauvres et malades des écoles de Bruxelles. Elle est assez grande pour recevoir 400 élèves, avec les professeurs et les surveillants. On veut que du 1$^{er}$ mai au 1$^{er}$ octobre de cha-

que année 500 enfants y passent 4 semaines, 1.000 enfants
14 jours, 4.000 enfants 8 jours, pour respirer l'air pur, prendre des bains et en même temps recevoir l'instruction, non
dans le bâtiment même, mais au grand air, sur le bord de
la mer.

### Colonies de vacances.

C'est le nom qu'on donne aux groupes d'écoliers faibles,
ayant besoin de se rétablir, et appartenant aux classes peu
aisées, auxquels on fait passer les grandes vacances dans
des régions champêtres ou montagneuses. L'initiative de
ces petites migrations fut prise par le pasteur Bion, de
Zurich, en 1876. A cette époque, avec les fonds qui lui
avaient été confiés à cet effet, il envoya à la campagne 64
garçons et filles avec plusieurs maîtres et maîtresses. Le
résultat fut extraordinairement heureux. L'année suivante,
il accorda la même faveur à 94 écoliers. Plus tard, à Bâle,
et dans nombre de villes allemandes, d'abord à Hambourg,
puis à Francfort-sur-le-Mein, à Stuttgard, à Dresde, à Berlin, à Brême, à Leipzig, à Cologne, on institua des colonies
de vacances.

J'emprunte à un rapport officiel les renseignements suivants sur la façon dont l'idée des colonies de vacances a été
réalisée à Francfort-sur-le-Mein. Il se forma dans cette ville,
en 1878, un comité qui demanda des souscriptions pour
envoyer à la campagne, pendant les vacances, des écoliers
pauvres, ayant besoin de se rétablir. Pour le choix des enfants, on commença par demander à un certain nombre de
parents, s'ils seraient disposés éventuellement à permettre à
leurs enfants de faire partie de la colonie. En cas d'adhésion
les parents étaient priés de donner par écrit leur autorisa-

tion et de s'engager à équiper leurs enfants. Les professeurs furent ensuite chargés de donner leur avis sur la conduite des enfants qu'on se proposait d'emmener, et de déclarer surtout si ceux-ci ne pouvaient pas compromettre la moralité de leurs condisciples; les élèves qui devaient être du voyage étaient ensuite examinés et classés par deux médecins. Sur 173 garçons proposés pour le voyage, on choisit les 97 les plus faibles et les plus maladifs et on les plaça sous la direction de 8 professeurs. Six *colonies* partirent pour le Vogelsberg, deux pour l'Odenwald ; les localités et les maisons où on les envoyait avaient été préalablement inspectées avec soin et reconnues salubres. Les enfants y restèrent 24 jours. Ils n'avaient qu'à aller et venir au grand air, à jouer, à se promener. On s'était préoccupé, avant le départ, de leur assurer une nourriture bonne et abondante, et à cet effet, on avait pris les dispositions nécessaires avec les hôteliers.

On procéda de même dans les autres villes. A Hambourg seulement, une association de bienfaisance pour les écoles, association déjà existante, se mit à la tête de cette œuvre.

Il s'agit donc, non pas de procurer des distractions aux enfants, pendant leurs vacances, mais de les fortifier et de contrebalancer l'influence fâcheuse que la maison et l'école peuvent avoir eue pour leur santé. Inutile de démontrer que le séjour à la campagne et beaucoup d'exercices en liberté sont particulièrement propres à produire cet effet.

Les colonies de vacances ont donné d'excellents résultats. Sur 97 enfants du premier envoi effectué par le comité de Francfort-sur-le-Mein, il n'y en eut, pendant tout ce temps, que quelques-uns qui furent indisposés, et encore ne le furent-ils que très légèrement ; à la fin des vacances, ils avaient tous l'air bien plus frais et dispos qu'au moment du départ. Sur 92 enfants que l'on avait pesés, 82 augmentèrent de poids, quelques-uns même notablement, il y en eut qui augmentèrent de 5 livres ; il y en eut 8 dont le poids ne changea pas et 2 qui ne diminuèrent que d'une demi-livre chacun. Le résultat de 1879 fut aussi bon ; c'était le second envoi ; il comprenait 133 enfants, 85 garçons et 48 filles. Il y en eut 4 qui tombèrent malades. 127 de ces enfants furent pesés deux fois. La pesée effectuée avant le départ pour la campagne permit de constater que la plupart de ces enfants n'avaient pas atteint la moyenne du poids propre à leur âge ; ce qui prouvait bien qu'ils avaient besoin de se rétablir et de se fortifier. A la fin des vacances, à la campagne, on constata que 109 d'entre eux avaient augmenté de poids, que 9 avaient diminué, que les 9 autres n'avaient ni augmenté, ni diminué.

Les résultats obtenus, d'après les rapports officiels, par les colonies de vacances de Berlin, ne sont pas moins satisfaisants. Il est dit, dans le premier rapport, que tous les enfants ont augmenté de poids, surtout les filles qui ne se fatiguaient pas autant que les garçons.

En 1880, le comité de Cologne (1) envoya pour 25 jours, à Seligenthal, à Weingartsstrasse, à Merten, et à Niederottersbach, 60 écoliers et écolières qui avaient été choisis parmi les plus nécessiteux et les plus débiles. L'état de santé de ces enfants fut si bon qu'on n'eut pas besoin de recourir à l'assistance d'un médecin. Dans la division I des filles, l'augmentation de poids fut, en moyenne, de 4,11 livres, maximum 7 livres, minimum 1 livre ; dans la division II, elle fut en moyenne de 6,18 livres, maximum 10 livres, minimum 4 livres. Dans la division I des garçons, l'augmentation de poids ne fut pas moindre, 4,59 livres en moyenne, 7 livres au maximum, 3 livres au minimum. Dans la division II au contraire,

(1) *Niederr. Correspondenzbl. f. œffentl. Gesundh.*, 1880, IX, p. 145 et suiv.

elle ne fut que de 3,88 livres en moyenne, 5,9 livres au maximum, 1,5 livre au minimum.

Ce même comité s'exprime de la manière suivante sur quelques observations faites lors du premier essai :

1° Avant le départ, il faut veiller rigoureusement à ce que le corps et l'habillement soient convenables ; il faut surtout que les garçons aient les cheveux coupés court.

2° Il faut veiller surtout à ce que les enfants, pendant les journées fraîches, s'habillent un peu plus chaudement.

3° Il ne faut pas réunir plus de 18 à 20 garçons sous la direction d'un maître, mais on peut parfaitement confier 30 filles à une maîtresse.

### Hospices maritimes (1).

Les hospices maritimes sont presque exclusivement des établissements dus à la bienfaisance privée et destinés à recevoir surtout des enfants scrofuleux ; mais on y reçoit aussi des enfants d'un certain âge, rachitiques et atteints de faiblesse générale. Il y a de petits, de moyens et de grands établissements de ce genre. Les grands renferment des locaux où l'on passe la journée, des réfectoires, des dortoirs, des salles de jeu, des locaux pour la cuisine, la lessive, etc.; des locaux pour les enfants atteints de maladies aiguës. Dans quelques-uns de ces établissements, on trouve aussi des salles d'enseignement. Pour les petits hospices on se contente quelquefois d'une maison louée.

Presque tous les hospices maritimes ne sont ouverts qu'en été ; il n'y en a que quelques-uns qui ne ferment en aucune saison.

(1) Pour la bibliographie, voir UFFELMANN, *Deutsche Vierteljahrsschrift für œffentl. Gesundh.*, 1880, T. IV, p. 741 à 742.

50

Les moyens de traitement employés sont : une nourriture abondante et succulente, contenant beaucoup de substances animales, la respiration aussi soutenue que possible de l'air de la mer, les bains de mer, la gymnastique. Le traitement est dirigé par des médecins, les soins sont donnés par des gardiens et des gardiennes ou des sœurs de charité.

Dans quelques-uns de ces établissements on donne de l'instruction aux enfants, en tant que ceux-ci sont aptes à la recevoir. C'est ce qui a lieu, par exemple, à l'hospice maritime de Berck-sur-Mer, où on apprend des métiers aux garçons, et aux filles des travaux manuels.

Je n'ai guère besoin de m'étendre longuement sur la manière dont sont installés les hospices maritimes et sur la manière dont les enfants y sont soignés, car j'ai traité ce sujet ailleurs à plusieurs reprises (2). Néanmoins pour que l'on trouve dans ce livre une image approximative du genre de traitement suivi dans ces maisons, je reproduirai ici quelques renseignements que j'extrais de mon mémoire sur l'hospice maritime de Venise.

Cet établissement, construit sur le Lido, contient des locaux spéciaux pour l'administration, pour les employés, pour les bains, pour la préparation des médicaments, pour les enfants alités et des dortoirs pour les autres ; il contient aussi deux chambres où les enfants payants restent pendant la journée et un réfectoire. Il peut contenir 300 enfants.

On reçoit les enfants scrofuleux et rachitiques depuis leur 3ᵉ année accomplie ; généralement on n'admet pas les filles qui ont dépassé 12 ans et les garçons qui ont dépassé 15 ans.

La saison de traitement commence le 1ᵉʳ ou le 15 juin et dure jusqu'au milieu ou jusqu'à la fin de septembre. Pour la

(1) Uffelmann, *Deutsche Vierteljahrsschrift für œffentliche Gesundheit*, 1880 T. 4, p. 1. *Archiv. für Kinderheilkunde*, 1881, II.

plupart des enfants, la période de traitement dure 45 jours, de sorte qu'il n'y a qu'un renouvellement par an.

La plupart des malades prennent deux bains par jour, l'un le matin, l'autre vers la fin de l'après-midi ; ceux qui sont débiles n'en prennent qu'un ; ceux qui ont des affections de poitrine suspectes en prennent rarement ou n'en prennent pas du tout. Pour ces derniers, c'est surtout par le séjour prolongé à l'air de la mer que l'on cherche à améliorer leur état.

L'alimentation est très confortable et comprend :

Le matin, du café au lait avec du pain blanc,
Peu après le bain, des œufs à la coque avec du pain blanc,
A midi, de la soupe au bouillon, de la viande, du vin, du pain,
L'après-midi après le bain, des œufs à la coque avec du pain blanc,
Le soir, du rôti, du pain blanc, du vin.

On n'emploie les médicaments qu'exceptionnellement. Il y a maintenant un pavillon d'isolement où l'on place les enfants qui pendant leur séjour, viennent à être atteints de maladies contagieuses.

Prix de la pension pour les enfants nécessiteux, 100 lires pour 45 jours.
Prix de la pension pour les enfants pouvant payer, 160 lires pour 45 jours.

Dans les autres hospices maritimes d'Italie, l'installation et le traitement sont semblables. A Berck-sur-Mer les enfants restent en moyenne, non 1 mois 1/2, mais 9 mois entiers, jusqu'à ce que le médecin juge à propos de les congédier. On y a également pris des dispositions pour que les enfants puissent se baigner en hiver dans l'hospice même. A l'hospice de Scheveningen, les enfants peuvent également se baigner dans l'établissement. L'eau de mer arrive tous les jours, avec le flux, dans un grand bassin ; elle est refoulée, au moyen de pompes, dans l'établissement ; on la fait chauffer et on l'emploie telle quelle ou avec des eaux-mères de Kreuznach.

L'hospice maritime anglais de Margate, pour les adultes et les enfants, prend exclusivement des scrofuleux ; jamais il ne reçoit de phthisiques.

Les hospices maritimes d'enfants sont en général encore dans la période de fondation. Ceux de Norderney, de Fœhr, de Gross-Mæritz ne peuvent recevoir que quelques enfants. Apparemment cette situation changera très prochainement ; une société pour la fondation d'établissements thérapeutiques à l'usage des enfants, sur le littoral allemand, tend énergiquement à agrandir les établissements existants, à en fonder de nouveaux.

Les hospices maritimes américains ont un caractère spécial : la plupart d'entre eux reçoivent surtout les enfants souffrant de catarrhe intestinal et ceux qui sont atteints de faiblesse générale. Il est vraisemblable que c'est en raison de la grande violence des diarrhées d'été dans les grandes villes d'Amérique, que les sociétés de bienfaisance de ce pays, ont été amenées à prendre des mesures contre cette grave maladie.

Le *Beverly-farms sea hospital*, près de Boston, n'est ouvert que pendant les mois d'été ; les petits enfants y sont reçus et soignés avec leurs mères ; ils peuvent ainsi respirer abondamment l'air de la mer ; ils prennent des bains, si les médecins les jugent opportuns. On veille à ce qu'ils aient une bonne nourriture et surtout du bon lait de vache.

Il existe un établissement analogue à Cape May, un à Atlantic city, un à Rockaway. Il faut mentionner l'hospice maritime flottant de New-York. Je ne puis dire s'il fonctionne encore. Il a été installé, en 1875, dans un ancien vapeur ; il a reçu 600 enfants débiles avec les femmes qui les soignaient ; tous les matins il partait en mer avec eux le long de la côte, et il ne les ramenait que le soir.

Les résultats du traitement dans les hospices maritimes

sont extraordinairement favorables; la moitié environ des enfants qui y sont reçus guérit.

Le nombre des enfants soignés en 1876, 1877 et 1878, à l'hospice de Margate, a été de 883;
Le nombre de ceux qui ont guéri a été de 606;
Le nombre de ceux dont l'état ne s'est pas modifié, a été de 26;
Le nombre de ceux qui sont morts 15;
Les autres ont éprouvé de l'amélioration.
Pendant 5 ans, le nombre des enfants soignés à l'hospice maritime de Berck-sur-Mer a été de 380;
Le nombre de ceux qui ont guéri 234;
Le nombre de ceux qui ont éprouvé une amélioration notable, 93;
Le nombre de ceux qui n'ont pas éprouvé d'amélioration, 35;
Le nombre de ceux qui sont morts, 18.

La proportion des guérisons sur le nombre des cas traités dans les hospices maritimes italiens a été de 40 à 50 0/0 et au delà; dans les hospices de Rimini et de Sestri, 64 0/0, à l'hospice de Venise, 37 0/0, à celui de Cagliari, 54 0/0; à celui de Palerme, 52 0/0. L'hospice maritime de Scheveningen a eu jusqu'à présent 50 0/0 de guérisons environ.

C'est dans le cas de scrofule torpide que les améliorations ont été particulièrement brillantes; les résultats obtenus dans la scrofule éréthique ont été moins bons; les affections ophthalmiques scrofuleuses se sont guéries promptement, mais elles ont été sujettes à des récidives. Les affections ganglionnaires et des os se sont guéries lentement, mais elles ont rarement récidivé. Le traitement a été très défavorable aux scrofuleux atteints d'affections pulmonaires; dans tous les rapports on insiste sur ce point. Ce même traitement est-il favorable aux rachitiques? La question n'est pas encore résolue, car ces rapports ne signalent qu'un très petit nombre de guérisons; ils ne constatent guère que des améliorations.

Les enfants atteints de faiblesse générale ou souffrant de catarrhes intestinaux peuvent trouver la guérison dans les hospices maritimes : c'est ce que montrent les résultats obtenus dans les établissements de l'Amérique du Nord. Sur 133 malades admis à *Beverly farms sea-hospital*, il y en eut 93, soit 70 0/0, qui furent guéris complétement ; il n'en mourut que deux.

### Établissements pour le traitement des enfants dans les stations thermales.

Les établissements thérapeutiques d'enfants par les eaux salines froides ou thermales sont dus exclusivement à la bienfaisance privée, et c'est surtout par elle qu'ils sont entretenus. Ils présentent, comme les hospices maritimes, une grande différence de situation et de disposition intérieure ; quelques-uns sont petits, ne sont destinés à recevoir que quelques malades ; d'autres sont si vastes qu'ils peuvent recevoir de 60 à 80 ou 90 enfants.

Quand ils sont établis dans des bâtiments que l'on a fait construire exprès, ce sont généralement des baraques à charpentes de bois avec murs de briques, ou des baraques avec un bâtiment principal massif. La plupart de ces établissements installés spécialement pour cet usage ont de beaux jardins, des places de jeu ; quelques-uns ont aussi des parcelles de bois.

Un y reçoit outre les enfants scrofuleux, les enfants rachitiques et ceux qui sont en état de faiblesse générale ; quelquefois gratuitement, généralement moyennant une pension qui est, en moyenne, de 1 mark à 1 1/2 mark par jour.

La durée du traitement dans la plupart des établissements est de 3 à 4 mois ; ce n'est qu'à Lüneburg et à Hall (Haute-Autriche) qu'il dure toute l'année. Récemment quelques établissements à temps de traitement limité, tels que Salzuflen et Rothenfeld, ont décidé d'instituer aussi un traitement d'hiver pour les scrofuleux qui n'ont pas de domicile approprié au traitement, et ils ont réalisé ce projet.

Les périodes de traitement comprennent généralement de 4 à 6 semaines, de sorte que pendant la saison il peut y avoir deux à trois séries de malades. A Hall toutefois, la durée du séjour n'est pas fixée à priori.

Les moyens thérapeutiques sont : une nourriture bonne et abondante, beaucoup de mouvements en plein air, en tant que l'état des malades le permet, et l'usage des bains.

Les soins sont donnés par des gardiens et des gardiennes expérimentés ou par des sœurs de charité ; le traitement est dirigé par des médecins attachés à l'établissement.

Les résultats, tout en étant très satisfaisants, ne sont pas favorables à un degré aussi étonnant que ceux obtenus dans les hospices maritimes.

Par exemple, le nombre des enfants soignés de 1861 à 1876 à l'établissement de Iagstfeld a été de 2773 ;

Le nombre de ceux qui se sont complétement rétablis a été de 471 = 17 0/0 ;

Le nombre de ceux qui ont éprouvé de l'amélioration a été de 1779 = 64 0/0 ;

Le nombre de ceux qui n'ont pas éprouvé d'amélioration a été de 579 = 18 0/0 ;

Le nombre de ceux qui sont morts a été de 4 = 0,14 0/0.

La plupart des malades qui se sont rétablis étaient atteints d'adénites scrofuleuses et d'inflammations scrofuleuses des yeux, puis d'affections scrofuleuses des os et des articulations. Le résultat a été mauvais dans la carie de la colonne vertébrale et dans la scrofule compliquée de tuberculose. Il est rarement question de guérison du rachitisme.

Aux bains d'eaux mères de Hall, les résultats sont bien

plus favorables, parce que la période de traitement n'y est pas
limitée. Sur 327 enfants qui furent soignés pendant 2 ans, il
y en eut 130, c'est-à-dire environ 40 0/0, qui guérirent complétement. Ceci nous montre que la période de traitement
dans nos établissements doit être augmentée.

Il n'y a d'établissements thérapeutiques thermaux pour les
enfants qu'à Wildbad et à Baden près de Vienne. L'établissement de Wildbad ne reçoit pas seulement les malades atteints
de scrofule, mais encore ceux qui ont les maladies les plus
diverses ; il serait donc difficile de résumer brièvement les
résultats obtenus.

L'établissement de Baden (avec thermes sulfureux) ne reçoit
que des scrofuleux ; il indique de bons résultats.

En 1879, le nombre des enfants reçus a été de . . . . . . . 45
    —          —      guéris . —  . . . . . . 9 = 20 0/0
    —          —      dont l'état s'est amélioré . 29
    —          —      ne s'est pas amélioré . . . 7

Le traitement a été particulièrement favorable dans les
éruptions scrofuleuses et les tumeurs scrofuleuses de la
peau.

Le lecteur trouvera la description d'autres établissements
thérapeutiques pour bains d'eaux salines dans mon mémoire
sur ce sujet, publié par la *Deutsche Vierteljahrsschrift für
œffentliche Gesundheitspflege*, 1880, 4 b. : on trouvera également dans ce mémoire des indications plus détaillées sur le
nombre de ces établissements et les localités où ils se trouvent.

DESCRIPTION SOMMAIRE DE L'ÉTA-
BLISSEMENT THERMAL DE RO-
THENFELD.

L'établissement thérapeutique de
Rothenfeld a servi de modèle à la
plupart des autres; il a été fondé en
1873. Il comprend un bâtiment
massif et trois baraques. Le bâtiment massif a deux étages; il s'y
trouve une salle à jouer et à manger, une chambre de sœurs, un
bureau de comptabilité, des locaux
pour des travaux d'intérieur. Les
trois baraques sont en cloisonnage
et sont situées sur une seule ran-
gée ; elles sont reliées entre elles
et avec le bâtiment principal par
des hangars. Chaque baraque repose sur des piliers en maçonnerie, de
1 mètre à 1 m. 1/2 de haut. Celle du
milieu contient trois chambres d'enfants, une de deux lits, deux de 3
lits, une de 16 lits ; en outre une
chambre à 1 lit et deux chambres
de sœurs, ainsi qu'une lingerie
Les deux autres baraques contiennent chacune un dortoir à 20 lits,
une chambre de sœurs, des cabinets et une chambre d'ustensiles.
(On verra la disposition sur le plan).
Le dortoir a une superficie de 89 m.
carrés ; sa hauteur est de 4m5, de
sorte qu'il y a par lit 4mq. 5 et 20
mètres cubes. — La baraque du
milieu a 21 fenêtres ; chacune des
deux autres baraques en a 18. La
ventilation est renforcée par des
cheminées d'appel, munies de soupapes mobiles.

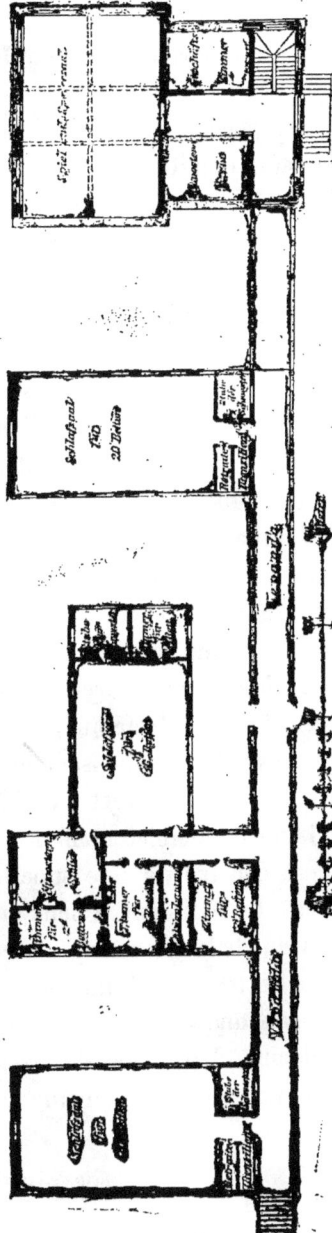

Figure 9. — Plan de l'établissement thérapeutique minéral de Rothenfeld.

### Établissements pour les enfants rachitiques.

La pensée qui a présidé à la fondation des établissements d'enfants rachitiques, c'est que ces enfants ont très souvent besoin de soins et d'un traitement particulier pour ne pas devenir, par impuissance et incapacité de gagner leur vie, un fardeau pour la société. La première impulsion a été donnée par le comte Ricardo de Nestri, qui, le 1er novembre 1872, ouvrit à Turin, l'*Instituto dei rachitici*.

Plus tard, deux établissements analogues furent créés l'un à Gênes, l'autre à Milan. On se propose d'en créer encore d'autres. Les enfants, dans ces établissements, sont logés, soignés, instruits et soumis à un traitement orthopédique, qui consiste surtout en exercices de gymnastique. Ces mêmes établissements reçoivent aussi du reste des enfants scrofuleux qui, après la fin de leur traitement dans un hospice maritime, ne seraient pas convenablement soignés au domicile de leurs parents. Tous ces établissements ont été créés et sont entretenus par la bienfaisance privée.

Un excellent établissement de ce genre est celui de Milan (1) qui a été ouvert en 1875. Il est situé près de la ville, mais il est complétement isolé; le terrain un peu élevé où il est construit a une superficie de près de 6.000 mètres carrés. Le bâtiment, à deux étages avec sous-sol, a la forme d'un quadrilatère allongé, avec un côté ouvert. Au premier étage se trouvent : une salle de consultation, une salle à manger, une salle pour convalescents, deux chambres pour médecins, deux salles de classe, une chambre pour le professeur, une pour les instruments et les bandages, un local pour

(1) G. GIACHI, *Il nuovo edificio dell'instituto dei rachitici in Milano 1884.*

les bains, des cabinets ; au second étage, trois salles de malades (de 6 lits) avec chambre de gardienne, cabinets, chambre du directeur. Des salles de malades, on arrive à une véranda qui a 34 mètres de long et 3 mètres de large. Dans le sous-sol se trouvent la cuisine, les appareils de chauffage, le bûcher. A côté de l'établissement se trouvent de beaux jardins organisés pour les exercices de gymnastique.

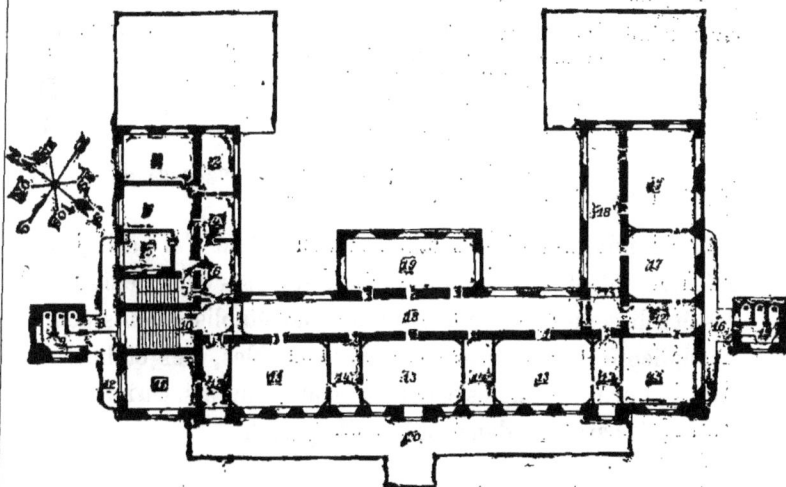

Fig. 10. — Plan de l'Institut pour rachitiques de Milan. (1er Étage) (G. Giachi.)

Fig. 10. — Dans ce plan, les chiffres 1 à 16 désignent les chambres du directeur ; 8 et 9, ainsi que 16 et 19, les lieux d'aisance ; 7 et 10 les escaliers ; 13, 13, 13, les chambres de malades, de 6 lits ; 14, 14, les chambres des gardiennes ; 17, 17, deux autres chambres de malades ; 15, désigne la buanderie ; 12, des corridors qui conduisent à une véranda 20 ; 19, une chambre de convalescents à laquelle conduit un corridor 18.

L'alimentation est surtout animale et consiste en lait, œufs, viande, soupe grasse, pain de froment, fruits ; elle ressemble à celle qu'on donne dans les hospices maritimes.

La direction de l'établissement est confiée à un médecin qui y est attaché ; c'était autrefois le savant Dr Gaetano Pini.

Le traitement consiste surtout dans la gymnastique. Les enfants ne participent à l'enseignement scolaire qu'après leur 6° année révolue, dans le cas où leur état de santé le permet.

Quant aux élèves d'un certain âge, on a l'intention de leur faire apprendre un art ou un métier aussitôt que les ressources de l'établissement le permettront. D'après les rapports annuels (1), le résultat thérapeutique est fort satisfaisant.

Pendant les deux premières années :

| | |
|---|---|
| Le nombre des enfants soignés | a été de 67 |
| — de ceux qui se sont complétement rétablis | — 5 |
| — — dont l'état s'est notablement amélioré | — 36 |
| — — — modérément — | — 14 |
| — — — ne s'est pas amélioré | — 4 |
| — — — parce qu'ils ne sont pas restés assez longtemps — | 7 |
| Le chiffre des décès s'est élevé à | 1 |

Indépendamment des établissements dont j'ai parlé jusqu'à présent, il y a encore des établissements orthopédiques, des établissements d'enfants idiots, des établissements pour les épileptiques, pour les enfants incurables, des établissements pour les aveugles et pour les sourds-muets. On ne pourrait les décrire que dans un travail spécial.

(1) G. PINI, *Rio instituto dei rachitici in Milano. Relazione sanitaria e amministrativa*, 1875.

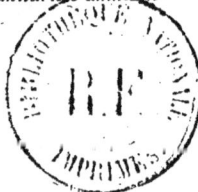

# TABLE ANALYTIQUE

---

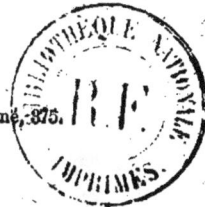

G. STEINHEIL, Éditeur, 2, rue Casimir-Delavigne, Paris.

## PUBLICATIONS RELATIVES A LA PATHOLOGIE
## ET A L'HYGIÈNE INFANTILES.

**AHLFELD.** — Contribution à l'étude des jumeaux. In-8. Prix.     2 fr.

**ARCHAMBAULT** et **DAMASCHINO.** — Recherches cliniques et anatomo-pathologiques sur un cas de paralysie spinale de l'enfance, Avec autopsie au vingt-sixième jour de la maladie. In-8. Prix . . . . 2 fr. 50

**AUBERT,** médecin-major de 1re classe. — **Hygiène et prophylaxie des maladies de l'intestin chez les enfants du premier âge.** Prix. 1 fr. 50

**AUBERT.** — **Etiologie et prophylaxie de la scrofule dans la première enfance.** Prix. . . . . . . . . . . . . . . . . . . . 1 fr.

**BACH.** — **De la sédentarité scolaire et du surmenage intellectuel.** Petit in-8 de 130 pages. Prix . . . . . . . . . . . . . . . . . 1 fr. 50

**BALZER** et **GRANDHOMME.** — Contribution à l'étude de la broncho-pneumonie syphilitique du fœtus et du nouveau-né. Prix.     0 fr. 75

**BARBIER.** — Notes sur les déterminations tardives de la rougeole sur le larynx. Prix. . . . . . . . . . . . . . . . . . . . 0 fr. 60

**BARBILLION.** — Emploi de la cocaïne dans la coqueluche. In-8. Prix.
                                                              0 fr. 75

**BARRAUD.** — Traitement du bec-de-lièvre congénital. Prix.     1 fr.

**BEAUREGARD (G.)** fils (du Havre) Étude sur la syphilis congénitale, de la dactylite syphilitique en particulier, avec 3 planches en lithographie. In-8. Prix . . . . . . . . . . . . . . . . . . . . . 2 fr.

**BESNIER (J.).** — De la revaccination des jeunes sujets. Prix.     1 fr.

**BESNIER.** — De la typhlite stercorale chez les jeunes sujets en particulier et de la péritonite qui l'accompagne. Prix. . . . 1 fr. 50

**BLACHE.** — Dilatation de l'estomac chez l'enfant. Prix. . . 0 fr. 60

**BOURDEL,** ancien interne des hôpitaux. — De la spléno-pneumonie, avec nombreux tracés de température. Prix. . . . . . . . . . . . . . 4 fr.

**BROCA.** — Note sur les anomalies dentaires accompagnant le bec-de-lièvre latéral de la lèvre supérieure, avec figures. Prix . . . 1 fr.

**BROCA.** — Le bec de lièvre complexe de la lèvre supérieure. In-8 raisin de 90 pages avec 29 figures. Prix. . . . . . . . . . . . . 2 fr. 50

**BROSSARD,** ancien interne des hôpitaux. — Forme héréditaire d'atrophie musculaire, avec figures. Prix. . . . . . . . . . . . . . . . 5 fr.

**BROUSSOLLE,** ancien interne des hôpitaux. — De la claudication chez les enfants. Prix. . . . . . . . . . . . . . . . . . . . . . . 3 fr.

**BROUSSOLLE.** — Végétations de l'ombilic chez les nouveau-nés. Prix. . . . . . . . . . . . . . . . . . . . . . . . . . . . 0 fr. 60

**COMBY,** méd. des hôp. — Rachitisme et syphilis. Prix. . . . . 1 fr. 50

**COMBY,** — Quelques particularités de la varicelle. Prix. . 0 fr. 75

**DELTHIL (E.).** — **D'un traitement spécifique de la diphthérie par la combustion d'un mélange d'essence de térébentine et de goudron de gaz.** Prix . . . . . . . . . . . . . . . . . . . . . . . . . . . . . . 0 fr. 75

**DESCROIZILLES.** — **Eruption confluente d'urticaire après ingestion de moules chez un jeune garçon.** In-8. Prix . . . . . . . . . 0 fr. 60

**DESCROIZILLES.** — **Note sur l'emploi de la terpine dans le traitement des maladies chroniques des organes respiratoires chez les jeunes sujets.** Prix . . . . . . . . . . . . . . . . . . . . . . 0 fr. 75

**D'HEILLY**, médecin de l'hôpital Trousseau. — **Du tabes dorsal spasmodique chez les enfants** . . . . . . . . . . . . . . . . . . . . 0 fr. 75

**DUFESTEL.** — **Des maladies simulées chez les enfants.** Prix.   3 fr. 50

**DUMAS**, professeur à la Faculté de Montpellier. — **Sur l'identité probable de l'œdème des nouveau-nés avec la plegmatia alba dolens.** Prix. 1 fr.

**FEULARD**, ancien interne des hôpitaux, chef de Clinique des Maladies de la peau. — **Teignes et teigneux.** Prix . . . . . . . . . . . . . . . . . 5 fr.

**FUCHS (E.)**, de Liège. — **Causes et prévention de la cécité.** Mémoire couronné par la *Society for prevention of Blindness*, de Londres, après un concours international. Traduction française par le Docteur **Fieuzal**, médecin en chef de l'Hospice des Quinze-Vingts. 1 vol. in-8, cartonné, avec planche lithographiée et coloriée. Prix . . . . . . . . . . . . . . . . . . . . 5 fr.

**GAUCHER**, médecin des hôpitaux. — **Sur une méthode de traitement de l'angine diphthéritique par l'ablation des fausses membranes et la cautérisation antiseptique de la muqueuse sous-jacente.** Prix 0 fr. 60

**GRANCHER**, professeur à la Faculté de médecine. — **Les adénopathies trachéo-bronchiques.** Leçons cliniques recueillies par le Dr **Paul Legendre**, chef de clinique adjoint. Prix . . . . . . . . . . . . . . . . 1 fr.

**GRANCHER**, professeur à la Faculté de médecine. — **Asystolie d'origine hépatique.** Leçon clinique recueillie par le Dr **Martin de Gimard.** Prix. . . . . . . . . . . . . . . . . . . . . . . . . . . . . . . 0 fr. 60

**HUCHARD**, médecin des hôpitaux. — **La pneumonie cérébrale des enfants.** Prix . . . . . . . . . . . . . . . . . . . . . . . . . . . 0 fr. 60

**JACQUET.** — **Des syphiloïdes post-érosives.** Etude de pathologie cutanée infantile. Prix . . . . . . . . . . . . . . . . . . . . . . . . . 1 fr. 50

**JACQUINOT.** — **Une épidémie de tétanos dans les salles de chirurgie de l'hôpital des Enfants Malades.** Prix . . . . . . . . . 0 fr. 60

**JOULIARD**, ancien interne des hôpitaux. — **Du traitement de l'ankylose complète du coude chez les enfants.** Prix . . . . . . . . . 0 fr. 60

**LANCRY**, ancien interne des hôpitaux. — **De la contagion de la diphthérie et de la prophylaxie des maladies contagieuses dans les hôpitaux d'enfants de Paris.** Prix. . . . . . . . . . . . . . . . . . . 5 fr.

**LANCRY.** — **Etiologie et prophylaxie de la scrofule dans la première enfance.** (Mémoire couronné par l'Académie de médecine). Prix . . . 4 fr.

**LAURE (Paul)**, professeur agrégé de la Faculté de Lyon. — **De l'antipyrine dans la thérapeutique infantile.** Prix . . . . . . . . . . 0 fr. 75

**LAURE et HONORAT.** — **Étude sur la cirrhose infantile.** Prix. 1 fr.

**LE GENDRE.** — **Traitements antiseptiques de la diphthérie.** Prix.     1 fr. 50

**LEGROUX et DUPRÉ.** — **Antipyrine et chorée.** Prix.     1 fr.

**LEGROUX.** — **Diphthérie et créosote.** Prix.     0 fr. 50

**MONCORVO.** — **De l'Éléphantiasis des Arabes chez les enfants.** Prix.     1 fr. 50

**MONTAGNE (A.),** ancien interne des hôpitaux du Havre. — **De l'alimentation envisagée au point de vue physiologique.** Avec un grand tableau en cinq couleurs donnant la composition physiologique d'un très grand nombre d'aliments. Prix.     4 fr.

**MONTEUUIS,** ex-interne des hôpitaux. — **Étude clinique de la fièvre et des antipyrétiques nouveaux dans les maladies des enfants,** avec tracés de température. Prix.     1 fr.

**OLLIVIER (A.)** professeur agrégé à la Faculté. — **De la propagation de la diphthérie à Paris et des mesures qu'il conviendrait de prendre pour l'enrayer.** In-8. Prix.     0 fr. 75

**OLLIVIER (A.).** — **Contagiosité et Contage des oreillons.** Avec une planche. Prix.     0 fr. 75

**OLLIVIER (A.),** professeur agrégé à la Faculté de médecine. — **Études d'hygiène publique.** 1re série avec une planche.     3 fr. 50

    2e série. Prix.     5 fr.

**OLLIVIER.** — **La rage chez les enfants.** Prix.     1 fr.

**PANNÉ.** — **De la trachéotomie dans le croup avec chloroforme et procédé lent.** Prix.     2 fr. 50

**RENAULT,** ancien interne des hôpitaux. — **De la rougeole consécutive à la diphthérie.** Prix.     4 fr.

**RENAULT.** — **Manuel de trachéotomie** (Préface du Dr **Jules Simon**), 2e édition. Prix cartonné.     1 fr. 50

**REVILLIOD (E.),** ancien interne des hôpitaux. — **Notes cliniques sur quelques maladies des enfants,** avec nombreux tracés de température. Prix.     5 fr.

**RICHARDIÈRE,** ancien interne des hôpitaux (médaille d'or). — **Des scléroses encéphaliques primitives chez les enfants.** Un vol. in-8, avec une planche lithographiée en couleur. Prix.     5 fr.

**RIOCREUX.** — **Syphilis. Hérédité paternelle.** Prix.     3 fr. 50

**RIVIÈRE,** chef de clinique à la Faculté de Bordeaux. — **Étude clinique sur l'ophtalmie purulente des nouveau-nés.** Prix.     2 fr.

**ROULLAND,** ancien interne des hôpitaux. — **Paralysies des nouveau-nés.** Prix.     4 fr.

**ROULLAND.** — **Des abcès multiples chez les nourrissons.** Prix. 1 fr.

**SANNÉ.** — **Symptômes de la pachyméningite hémorrhagique dans l'enfance.** In-8. Prix.     0 fr. 75

**SANNÉ.** — **De la Thrombose cardiaque de l'enfance.** Prix.     0 fr. 50

**SANNÉ.** — **De l'anévrysme de l'aorte et de l'athéromasie aortique dans l'enfance.** Prix.     0 fr. 60.

**SAYRE (L.-A.). Leçons cliniques de chirurgie orthopédique.** Traduites d'après la 2ᵉ édition américaine, par le Dʳ **Thorens**, ancien interne des hôpitaux. Préface par le Dʳ **Polaillon**, 274 figures, Prix. . . . . . . . .     10 fr.

**SÉJOURNET**, lauréat de l'Académie de médecine. — **Du rôle de la dentition dans la pathologie infantile.** Avec 5 tableaux statistiques. Mémoire couronné par l'Académie de médecine. Prix. . . . . . . . . . . . . .     2 fr.

**SÉJOURNET. — De l'athrepsie, causes, prophylaxie, traitement.** Prix. . . . . . . . . . . . . . . . . . . . . . . . . . . . . . . . .     0 fr. 60

**SEVESTRE**, médecin des hôpitaux. — **Durée de l'incubation et contagion de la rougeole.** Prix. . . . . . . . . . . . . . . . . . . . . . .     0 fr. 60.

**SIMON (Jules). — De la sclérose cérébrale chez les enfants.** In-8. Prix. . . . . . . . . . . . . . . . . . . . . . . . . . . . . . . . .     1 fr.

**SIMON. — Contribution à l'étude du diabète sucré chez les enfants.** Prix. . . . . . . . . . . . . . . . . . . . . . . . . . . . . . . . .     0 fr. 60

**STAPFER. — Application de la loi Roussel.** Prix . . . . . .     0 fr. 60

**ST-GERMAIN (de)**, chirurgien de l'hôpital des Enfants-Malades. — **Traité de chirurgie infantile.** Leçons cliniques professées à l'hôpital des Enfants-Malades. 1 fort volume in-8, avec 100 gravures sur bois intercalées dans le texte. Prix 15 fr.

**ST-GERMAIN (de) et VALUDE. Traité pratique des maladies des yeux chez les enfants.** Préface par le professeur **Panas.** 615 pages et 116 figures, avec un formulaire thérapeutique. Prix, cartonné. . . . . .     8 fr. 50

**ST-GERMAIN (de) et VALUDE. — Vade-mecum de l'ophtalmologiste.** Méthodes d'examen de l'œil. Formulaire thérapeutique. (Extrait du traité pratique des maladies des yeux chez les enfants). Prix. . . . . . . .     1 fr. 50.

**SAINT-GERMAIN (de)**, chirurgien de l'hôpital des Enfants-Malades. — **De la prophylaxie de la rage à propos de la rage chez les enfants.** Lettre à M. le Dʳ **A. Ollivier.** Prix. . . . . . . . . . . . . . . . . .     0 fr. 60

**ST-PHILIPPE. — Du vésicatoire chez les enfants.** Prix. . .     0 fr. 60

**SUCHARD**, médecin de l'hôpital de Lavey-les-Bains. — **Du traitement des tumeurs blanches par le pansement de Scott.** Prix. . . . . . .     1 fr.

**TARNIER, CHANTREUIL et BUDIN. — Allaitement et hygiène de la première enfance (couveuse et gavage).** 1 vol. in-18, 2ᵉ édition revue et augmentée, avec planches. Prix. . . . . . . . . . . . . . . .     3 fr. 50

**TARNIER, CHANTREUIL et BUDIN. — Couveuse et gavage.** Prix. . . . . . . . . . . . . . . . . . . . . . . . . . . . . . . . .     0 fr. 75

**VALUDE. — Note sur une forme d'ophtalmie des enfants scrofuleux simulant la conjonctive purulente.** Prix. . . . . . . . . . . .     1 fr. 50

**VALUDE. — Traitement de la cataracte chez les enfants.** Prix 0 fr. 60

**VOGEL**, professeur de clinique à l'Université de Dorpat. — **Traité élémentaire des maladies de l'enfance.** Ouvrage traduit de l'allemand, sur la 4ᵉ édition, par les Dʳˢ **Culmann** et **Sengel** (de Forbach). 1 vol. in-8, avec 6 planches contenant 44 figures. Prix. . . . . . . . . . . . . . .     12 fr.

**WINS (A.)**, ancien interne des hôpitaux. — **L'Allaitement à la Nourricerie des Enfants-Assistés.** Prix. . . . . . . . . . . . . . . . . . .     2 fr. 50

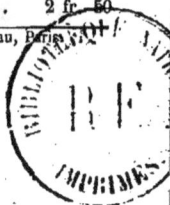

Imp. G. Saint-Aubin et Thevenot, à St-Dizier (Hte-Marne), 30, Passage Verdeau, Paris.

Imp. G. Saint-Aubin et Thévenot; Saint-Dizier (Haute-Marne), 30, Passage Verdeau, Paris.